全国中医药行业高等教育"十四五"创新教材

南方医科大学中医经典传承系列创新教材

中医经典导读

（供中医学、针灸推拿学、中西医临床医学等专业用）

主 编 贺松其 张国华

U0338812

全国百佳图书出版单位

中国中医药出版社

·北 京·

图书在版编目（CIP）数据

中医经典导读 / 贺松其，张国华主编 . — 北京：中国中医药出版社，2022.2（2024.7重印）

全国中医药行业高等教育"十四五"创新教材

ISBN 978 – 7 – 5132 – 7250 – 6

Ⅰ . ①中… 　 Ⅱ . ①贺… ②张… 　 Ⅲ . ①中医典籍 – 高等学校 – 教材 　 Ⅳ . ① R2–5

中国版本图书馆 CIP 数据核字（2021）第 208299 号

中国中医药出版社出版

北京经济技术开发区科创十三街 31 号院二区 8 号楼

邮政编码　100176

传真　010 – 64405721

唐山市润丰印务有限公司印刷

各地新华书店经销

开本 787 × 1092　1/16　印张 20　字数 446 千字

2022 年 2 月第 1 版　2024 年 7 月第 2 次印刷

书号　ISBN 978–7–5132–7250–6

定价　68.00 元

网址　www.cptcm.com

服 务 热 线　010–64405510

购 书 热 线　010–89535836

维 权 打 假　010–64405753

微信服务号　zgzyycbs

微商城网址　https://kdt.im/LIdUGr

官 方 微 博　http://e.weibo.com/cptcm

淘宝天猫网址　http://zgzyycbs.tmall.com

如有印装质量问题请与本社出版部联系（010 – 64405510）

全国中医药行业高等教育"十四五"创新教材
南方医科大学中医经典传承系列创新教材

《南方医科大学中医经典传承系列创新教材》编委会

全国中医药行业高等教育"十四五"创新教材
南方医科大学中医经典传承系列创新教材

《中医经典导读》编委会

前 言

习近平总书记在关于中医药工作的重要指示中强调，要遵循中医药发展规律，传承精华，守正创新。中医经典是中医的灵魂与根基，是中医学几千年来发展的源头活水。习近平总书记指出，要加强古典医籍精华的梳理和挖掘，要强化中医药特色人才建设。经典传承是中医药高等人才培养的核心内容与关键因素，是"传承精华、守正创新"的血脉基因。《中共中央 国务院关于促进中医药传承创新发展的意见》及教育部、国家卫生健康委员会、国家中医药管理局《关于深化医教协同进一步推动中医药教育改革与高质量发展的实施意见》明确要求，提高中医学类专业经典课程比重，将中医药经典融入中医基础与临床课程。立足中医经典传承、建立适应经济社会发展、体现中医传承特色的经典传承创新体系，对高质量发展中医高等教育事业具有重要意义。现代高等中医教育实现了中医人才培养的规模化、标准化和教育管理的规范化、制度化，这是中医教育的进步，但存在学历教育培养模式单一、中医经典传承和中医临床思维不足等弊端。现代医学背景下，我们既要着眼于世界医学教育发展的前沿，充分借鉴现代医学学历教育模式的长处，又要传承师承教育模式的"合理内核"，构建具有鲜明特色的中医人才协同培养模式和体系。

南方医科大学是一所以西医学教育为主体的重点大学，又是全国在西医院校中较早、大规模开设中医药教育的大学之一；既拥有西医优势学科和教育教学资源，也同时拥有厚重的中医药文化基础和学科人才优势。回顾我校中医学专业建设所取得的成绩，深刻剖析目前中医药人才培养中普遍存在的经典学习不够系统、实践能力不足及创新能力有待提高等一些共性问题，在国家一流专业、国家特色专业、广东省重点专业、广东省创新人才培养实验区等国家、省级质量工程及教改项目资助下，我们自2012年创办"名老中医传承班"，培养过程中坚持以"四重"为本，创新性地构建"双体合一"

的新型中医药创新人才培养模式。该中医药人才培养模式是"传承精华、守正创新"的生动实践，其研究成果入选南方医科大学教学成果特等奖、广东省教学成果一等奖，并获得国家级教学成果培育项目的特别资助。

根据国家级一流本科专业建设的导向和教育部 2018 年新出台的《普通高等学校本科专业类教学质量国家标准》，以及教育部高等学校中医学类专业教学指导委员会关于加强中医经典学习的要求，结合国医大师普遍提倡的把研习经典作为中医基本功的共同倡议，我们要求中医传承班学生反复研读中医经典，在熟谙和领会经典的基础上，挖掘经典背后的现实意义，提升中医经典的临床应用能力。以经典传承为重点，加强经典古籍研读。按照培养要求，在正常完成中医经典理论学习的基础上，在第二年增设中医经典导读课程，第三年增设中医经典精读课程（精讲中医四大经典），第四年增设中医经典泛读课程，第五年增设中医临床经典课程。在临床跟师的过程中，强调导师在临床带教过程中运用中医经典指导学生的临床学习，在临床实践中进一步理解经典、消化经典，撰写临床经典应用心得及医案。在经典传承中，勤求古训，博采众方，注重中医精华的可及性，将系统经典传承理念落到实处。

南方医科大学"名老中医传承班"在培养学生过程中坚持以"四重"为本，即"重经典、重实践、重结合、重创新"，其中以经典传承为重点，首次提出系统经典传承理念，从经典导读到经典精读，从经典泛读到临床经典，着力构建中医经典传承的创新体系，培养学生的中医经典传承能力。在普通中医学专业培养方案的基础上，学校切实落实中医经典传承的实效性，通过读书（学习中医经典医著）、看病（应用中医经典）、撰文（理解与阐释经典）三个渠道，充分发挥中医经典的临床价值，将经典理论学习与临床跟师实践教学贯穿于培养的全过程。为了将系统经典传承理念落到实处，中医经典传承与授课有据可依，有必要编写一套中医经典传承系列创新教材。该系列教材由《中医经典导读》《中医经典精读》《中医经典泛读》和《中医临床经典》四本组成，构建了系统经典传承理念。《中医经典导读》分专题宏观地介绍中医经典源流，以扩展学生的知识面，提高学生对中医经典的学习兴趣，从而实现广博与集约的融通，对经典的学习和临床应用起引领作用，为后续中医经典学习打下坚实基础。《中医经典精读》以中医四大经典课程为主线，在对四大经典课程教材精简概括的基础上，增加了临床应用指导和临床医案举例，突出经典在临床的应用，适用于已经学习过经典课程的学生，作为本科教材学习的拓展应用。《中医经典泛读》所选著作精良，代表了中医古籍优秀著作，所节选的范例精简适当，能够反映著作的主要观点，有助于学生进一步扩大中医经典学习的范围。《中医临床经典》注重经典理论与临床的联系，对各疾病的病因病机证治、医案选析，引经据典，进行系统阐述，对临床应用具有指导意义。

本系列教材是中国中医药出版社和南方医科大学中医经典传承系列创新教材建设专家指导委员会首次合作项目，各方领导高度重视，从教材规划至编写和编辑的各个环节，精心组织，层层把关，步步强化，意在提高中医经典传承系列教材的内在质量。在教材内容组织上，力争中医经典传承体系完整，知识点完备，内容精练，切合中医经典的教学实际和临床实践所需，体现"传承性""创新性"和"实用性"的统一；在教材形式上，力求新颖，主体层次清晰，类目与章节安排合理、有序，体现中医经典传承的"可及性""易读性"和"连续性"的统一。

本系列教材在编撰过程中，得到了教育部高等教育中医学类专业教学指导委员会主任委员、北京中医药大学党委书记、著名温病学家谷晓红教授，教育部高等教育中医学类专业教学指导委员会秘书长、北京中医药大学副校长、著名内经专家翟双庆教授，浙江中医药大学原校长、著名金匮专家范永升教授，辽宁中医药大学基础医学院院长、著名中医药文化及基础理论专家郑洪新教授，广州中医药大学伤寒教研室主任、著名伤寒专家李赛美教授等国内知名专家的支持、指导与帮助。专家们一致认为，本系列教材在中医经典传承方面逐次推进，以实用为首务，经典思维贯穿始终，对中医药创新人才的素质提升具有重要奠基及引领作用。在此表示感谢！

需要说明的是，尽管本系列教材的组织者与编写者殚精竭虑，精益求精，几易其稿，方成其书。然而，由于水平有限，难免有错误与疏漏，敬请广大师生提出宝贵意见和建议，以便今后修订提高。

南方医科大学中医经典传承系列创新教材建设专家指导委员会

2021 年 8 月

编写说明

中医经典著作是学习中医的源泉，在中医学发展史上有着举足轻重的地位。读经典、做临床是中医传承和培养优秀中医药临床人才的重要途径。学中医必须读经典，必须读原著。然而中医经典著作浩如烟海，在学习中医的道路上，除"四大经典"外，哪些是中医学生必读的书目，初学者难以选择。正如唐代医学家王冰所言："且将升岱岳，非径奚为？欲诣扶桑，无舟莫适。"精选推荐最重要、最著名及对临床有重大指导意义的经典书目，并在有限的时间内让初学者尽快了解这些经典著作的概貌、主要内容与核心价值，为进一步有目的地深入学习及临床实践打下坚实的基础，是本教材编写的初衷，有如为初学者指明了"升岱岳"之径，提供"诣扶桑"之舟。

本教材根据教育部相关精神，遵循中医药学形成与发展规律，在强调思想性、科学性、先进性、启发性和适用性的基础上，精心遴选 57 部最有价值的中医药经典著作编撰而成。每部经典著作首设著作简介，包括该书的作者、成书年代、书名释义、版本沿革等，其次介绍主要内容、学术思想、学术特点、价值影响、历史评价和研读要领等。书末附有主要参考文献。

本教材共六章。第一章国学素养由贺松其、庞杰、孙海涛编写；第二章医理由冯文林编写；第三章诊法由段新芬、王静编写；第四章方药由刘怡、华玥、张国华、安海燕编写；第五章临床精要由余洁英、张继苹、王明清、周凤华、张绪富、潘东梅、徐薇、廖华君编写；第六章医案医话由谌祖江、曲姗姗、张绪富编写。

本教材编写力求简明扼要、层次清晰、重点突出、通俗易懂、凸显经典的魅力，目的是为了使学生在尽可能在较短时间内了解经典、熟悉经典、爱上经典，跨越学习中医之路的第一个台阶。

本教材适用于全国高等医学院校中医学、针灸推拿学、中西医临床医学等专业，亦适合作为临床中医师和中医爱好者学习经典著作的案头参考书。

　　本教材经过多次讨论，数易其稿，最后方定稿出版。书中若有不当之处，衷心希望前辈与同道提出宝贵意见，以便再版时修订完善。

《中医经典导读》编委会

2021 年 11 月

目 录

第一章 国学素养 …………… 1
　第一节 儒释道学 …………… 1
　　一、儒家文化 …………… 1
　　二、道家文化 …………… 13
　　三、佛教文化 …………… 19
　第二节 古代科技 …………… 23
　　一、天文 …………… 23
　　二、历法 …………… 26
　　三、度量衡 …………… 30
　第三节 汉语言基础 …………… 33
　　一、汉字 …………… 33
　　二、词义 …………… 43
　　三、训诂 …………… 48

第二章 医理 …………… 54
　第一节 《黄帝内经》 …………… 54
　　一、简介 …………… 54
　　二、内容提要 …………… 57
　　三、主要学术思想 …………… 62
　　四、价值影响与历史评价 …………… 63
　　五、研究书目 …………… 64
　　六、研读方法 …………… 67
　第二节 《难经》 …………… 69
　　一、简介 …………… 69
　　二、内容提要 …………… 70
　　三、主要学术思想 …………… 70
　　四、价值影响与历史评价 …………… 73

　　五、研究书目 …………… 74
　　六、研读方法 …………… 75
　第三节 《中藏经》 …………… 76
　　一、简介 …………… 76
　　二、内容提要 …………… 77
　　三、主要学术思想 …………… 78
　　四、价值影响与历史评价 …………… 78
　　五、研读方法 …………… 79
　第四节 《医学三字经》 …………… 80
　　一、简介 …………… 80
　　二、内容提要 …………… 81
　　三、主要学术思想 …………… 81
　　四、价值影响与历史评价 …………… 83
　　五、研究书目 …………… 83
　　六、研读方法 …………… 83

第三章 诊法 …………… 85
　第一节 《脉经》 …………… 85
　　一、简介 …………… 85
　　二、内容提要 …………… 86
　　三、主要学术思想 …………… 88
　　四、价值影响与历史评价 …………… 89
　　五、研读方法 …………… 90
　第二节 《诸病源候论》 …………… 91
　　一、简介 …………… 91
　　二、内容提要 …………… 92
　　三、主要学术思想 …………… 94
　　四、价值影响与历史评价 …………… 95

　　五、研读方法 ……………… 96
　第三节 《崔真人脉诀》……… 97
　　一、简介 …………………… 97
　　二、内容提要 ……………… 98
　　三、主要学术思想 ………… 99
　　四、价值影响与历史评价 … 99
　　五、研读方法 ……………… 99
　第四节 《察病指南》………… 99
　　一、简介 …………………… 99
　　二、内容提要 ……………… 100
　　三、主要学术思想 ………… 101
　　四、价值影响与历史评价 … 102
　第五节 《诊家枢要》………… 102
　　一、简介 …………………… 102
　　二、内容提要 ……………… 102
　　三、主要学术思想 ………… 103
　　四、价值影响与历史评价 … 105
　第六节 《濒湖脉学》………… 105
　　一、简介 …………………… 105
　　二、内容提要 ……………… 106
　　三、主要学术思想 ………… 106
　　四、价值影响与历史评价 … 108
　第七节 《四诊抉微》………… 108
　　一、简介 …………………… 108
　　二、内容提要 ……………… 108
　　三、主要学术思想 ………… 110
　　四、价值影响与历史评价 …… 111

第四章 方药 ………………… 112
　第一节 《神农本草经》……… 112
　　一、简介 …………………… 112
　　二、内容提要 ……………… 113
　　三、主要学术思想 ………… 114
　　四、价值影响与历史评价 …… 115
　　五、研究书目 ……………… 117
　　六、研读方法 ……………… 118
　第二节 《肘后备急方》……… 118

　　一、简介 …………………… 118
　　二、内容提要 ……………… 119
　　三、主要学术思想 ………… 119
　　四、价值影响与历史评价 …… 123
　　五、研究书目 ……………… 124
　第三节 《备急千金要方》……… 124
　　一、简介 …………………… 124
　　二、内容提要 ……………… 124
　　三、主要学术思想 ………… 125
　　四、价值影响与历史评价 …… 127
　　五、研究书目 ……………… 128
　第四节 《新修本草》………… 129
　　一、简介 …………………… 129
　　二、内容提要 ……………… 130
　　三、主要学术思想 ………… 131
　　四、价值影响与历史评价 …… 132
　　五、研究书目 ……………… 132
　第五节 《外台秘要》………… 133
　　一、简介 …………………… 133
　　二、内容提要 ……………… 134
　　三、主要学术思想 ………… 134
　　四、价值影响与历史评价 …… 136
　　五、研究书目 ……………… 137
　第六节 《太平惠民和剂局方》… 138
　　一、简介 …………………… 138
　　二、内容提要 ……………… 139
　　三、主要学术思想 ………… 140
　　四、价值影响与历史评价 …… 142
　　五、研究书目 ……………… 143
　第七节 《经史证类备急本草》… 143
　　一、简介 …………………… 143
　　二、内容提要 ……………… 145
　　三、主要学术思想 ………… 146
　　四、价值影响与历史评价 …… 148
　第八节 《药性赋》…………… 148
　　一、简介 …………………… 148

　　二、内容提要 …………………… 148
　　三、主要学术思想 ……………… 151
第九节　《本草纲目》 …………… 151
　　一、简介 ………………………… 151
　　二、内容提要 …………………… 153
　　三、主要学术思想 ……………… 155
　　四、价值影响与历史评价 ……… 160
　　五、研读方法 …………………… 160
第十节　《雷公炮制药性解》 …… 161
　　一、简介 ………………………… 161
　　二、内容提要 …………………… 162
　　三、主要学术思想 ……………… 163
　　四、价值影响与历史评价 ……… 164
第十一节　《古今名医方论》 …… 164
　　一、简介 ………………………… 164
　　二、内容提要 …………………… 165
　　三、主要学术思想 ……………… 165
　　四、价值影响与历史评价 ……… 166
第十二节　《医方集解》 ………… 166
　　一、简介 ………………………… 166
　　二、内容提要 …………………… 167
　　三、主要学术思想 ……………… 168
　　四、价值影响与历史评价 ……… 169
第十三节　《汤头歌诀》 ………… 170
　　一、简介 ………………………… 170
　　二、内容提要 …………………… 171
　　三、主要学术思想 ……………… 172
　　四、价值影响与历史评价 …… 174

第五章　临床精要 ………………… 175
第一节　《伤寒论》 ……………… 175
　　一、简介 ………………………… 175
　　二、内容提要 …………………… 175
　　三、主要学术思想 ……………… 176
　　四、研读方法 …………………… 178
第二节　《金匮要略》 …………… 180
　　一、简介 ………………………… 180

　　二、内容提要 …………………… 180
　　三、主要学术思想 ……………… 181
　　四、研读方法 …………………… 184
第三节　《针灸甲乙经》 ………… 186
　　一、简介 ………………………… 186
　　二、内容提要 …………………… 187
　　三、主要学术思想 ……………… 188
　　四、价值影响与历史评价 ……… 190
　　五、研究书目 …………………… 191
　　六、研读方法 …………………… 191
第四节　《小儿药证直诀》 ……… 192
　　一、简介 ………………………… 192
　　二、内容提要 …………………… 192
　　三、主要学术思想 ……………… 193
　　四、研读方法 …………………… 195
第五节　《妇人大全良方》 ……… 196
　　一、简介 ………………………… 196
　　二、内容提要 …………………… 197
　　三、主要学术思想 ……………… 197
　　四、价值影响与历史评价 ……… 199
第六节　《脾胃论》 ……………… 200
　　一、简介 ………………………… 200
　　二、内容提要 …………………… 200
　　三、主要学术思想 ……………… 201
　　四、价值影响与历史评价 ……… 202
　　五、研读方法 …………………… 203
第七节　《仁斋直指方论》 ……… 205
　　一、简介 ………………………… 205
　　二、内容提要 …………………… 205
　　三、主要学术思想 ……………… 206
　　四、价值影响与历史评价 ……… 208
第八节　《世医得效方》 ………… 209
　　一、简介 ………………………… 209
　　二、内容提要 …………………… 209
　　三、主要学术思想 ……………… 210
　　四、价值影响与历史评价 ……… 210
第九节　《外科理例》 …………… 211

一、简介 ……………………… 211
二、内容提要 ……………… 211
三、主要学术思想 ………… 212
四、价值影响与历史评价 …… 214
五、研究书目 ……………… 214
六、研读方法 ……………… 215
第十节 《针灸大成》 ………… 216
一、简介 ……………………… 216
二、内容提要 ……………… 217
三、主要学术思想 ………… 219
四、价值影响与历史评价 …… 223
五、研究书目 ……………… 224
六、研读方法 ……………… 224
第十一节 《外科正宗》 ……… 225
一、简介 ……………………… 225
二、内容提要 ……………… 226
三、主要学术思想 ………… 226
四、价值影响与历史评价 …… 228
五、研究书目 ……………… 228
六、研读方法 ……………… 229
第十二节 《医学入门》 ……… 230
一、简介 ……………………… 230
二、主要内容 ……………… 230
三、主要学术思想 ………… 233
四、价值影响与历史评价 …… 235
第十三节 《慎柔五书》 ……… 236
一、简介 ……………………… 236
二、内容提要 ……………… 236
三、主要学术思想 ………… 237
四、价值影响与历史评价 …… 239
第十四节 《医宗必读》 ……… 239
一、简介 ……………………… 239
二、内容提要 ……………… 240
三、主要学术思想 ………… 240
四、价值影响与历史评价 …… 241
第十五节 《景岳全书》 ……… 241

一、简介 ……………………… 241
二、内容提要 ……………… 242
三、主要学术思想 ………… 243
四、价值影响与历史评价 …… 247
第十六节 《温疫论》 ………… 247
一、简介 ……………………… 247
二、主要内容与学术特点 …… 248
三、价值影响与历史评价 …… 248
第十七节 《理虚元鉴》 ……… 250
一、简介 ……………………… 250
二、主要内容与学术特点 …… 250
三、价值影响与历史评价 …… 251
第十八节 《傅青主女科》 …… 252
一、简介 ……………………… 252
二、主要内容与学术特点 …… 253
三、价值影响与历史评价 …… 254
第十九节 《证治汇补》 ……… 255
一、简介 ……………………… 255
二、内容提要 ……………… 255
三、主要学术思想 ………… 257
四、价值影响与历史评价 …… 258
第二十节 《医学心悟》 ……… 259
一、简介 ……………………… 259
二、内容提要 ……………… 259
三、主要学术思想 ………… 260
四、价值影响与历史评价 …… 261
五、研读方法 ……………… 262
第二十一节 《医宗金鉴》 …… 262
一、简介 ……………………… 262
二、内容提要 ……………… 263
三、主要学术思想 ………… 265
四、价值影响与历史评价 …… 266
五、研读方法 ……………… 267
第二十二节 《四圣心源》 …… 267
一、简介 ……………………… 267
二、内容提要 ……………… 268

三、主要学术思想 …………… 269
四、价值影响与历史评价 …… 272
第二十三节 《温病条辨》 272
一、简介 ………………… 272
二、内容提要 …………… 272
三、主要学术思想 ……… 273
四、价值影响与历史评价 … 274
第二十四节 《温热经纬》 275
一、简介 ………………… 275
二、内容提要 …………… 275
三、主要学术思想 ……… 276
四、价值影响与历史评价 … 276
第二十五节 《医学衷中参西录》 277
一、简介 ………………… 277
二、内容提要 …………… 278
三、主要学术思想 ……… 279
四、价值影响与历史评价 … 280

第六章 医案医话 ……… 281
第一节 《医说》………… 281
一、简介 ………………… 281
二、内容提要 …………… 282
三、主要学术思想 ……… 283
四、价值影响与历史评价 … 284
第二节 《格致余论》 284
一、简介 ………………… 284
二、内容提要 …………… 285

三、主要学术思想 …………… 287
四、价值影响与历史评价 …… 288
第三节 《名医类案》 288
一、简介 ………………… 288
二、内容提要 …………… 289
三、主要学术思想 ……… 290
三、价值影响与历史评价 …… 290
四、研读方法 …………… 291
第四节 《临证指南医案》 …… 291
一、简介 ………………… 291
二、内容提要 …………… 292
三、主要学术思想 ……… 292
四、价值影响与历史评价 …… 295
五、研读方法 …………… 295
第五节 《古今医案按》 …… 296
一、简介 ………………… 296
二、内容提要 …………… 296
三、主要学术思想 ……… 297
四、价值影响与历史评价 …… 299
五、研读方法 …………… 299
第六节 《王孟英医案》 …… 300
一、简介 ………………… 300
二、内容提要 …………… 300
三、主要学术思想 ……… 300
四、价值影响与历史评价 …… 302

主要参考书目 ……………………… 303

第一章 国学素养 ▷▷▷▷

第一节 儒释道学

一、儒家文化

儒文化是中国传统文化的核心和主导，其创始人孔子创立的学说被称为"儒学"。儒学经过历代统治者和后世儒学诸家的不断补充完善，形成了较为系统的儒家思想体系，对中国思想文化影响深远。

（一）儒家文化的形成与发展

早在商代，"儒"的名称已经出现。"儒"最早是在奴隶主贵族中掌管道德教化、音乐礼仪的官员，包括巫、史、祝、卜等。许慎《说文解字》（以下简称《说文》）云："儒，柔也。术士之称。"后来在社会的不断变动发展中，儒从巫、祝、卜中逐渐分化出来。春秋时期，"儒"成为以传授礼仪知识谋生的自由职业者。春秋末年，孔子出现，因其创立了"儒学"，且弟子众多，影响深远，就形成了儒家学派。

1. 先秦儒家 先秦儒家的代表人物有孔子、孟子、荀子。

（1）孔子 孔子（前551—前479年），名丘，字仲尼，春秋时期鲁国陬邑（今山东曲阜）人，思想家、教育家、政治家。孔子所在的鲁国文化与周文化一脉相承，因此，孔子的思想中推崇周朝"礼乐制度"。他开办了中国历史上的第一所私学，被后人尊称为"至圣先师"。《论语》记录并汇编了孔子及其弟子的言行，集中体现了孔子的哲学思想、政治理念、道德伦理、教育原则，是儒家学说最为重要的文献之一。

孔子的中心思想是"仁"。儒家倡导的"仁"包括孝、悌、忠、恕、礼、智、勇、恭、宽、信、敏、慧等，几乎囊括了人应具有的一切修身美德。"仁"的基本内涵是"仁者爱人"，指出人与人之间要彼此相爱。实现"仁"的具体方法就是实行"推己及人"，行"忠""恕"之道。"己欲立而立人，己欲达而达人"。反之，"己所不欲，勿施于人"。"推己及人"要从爱自己出发，由小到大，由内及外，即《大学》"修身、齐家、治国、平天下"的道理。《论语·学而》中说："孝悌也者，其为仁之本与？""弟子入则孝，出则悌，谨而信，泛爱众，而亲仁。"指出孝、悌乃"仁"之本，如果一个人能做到孝悌，那在外面就可做到仁爱。"仁"是儒家追求的至高人格。《论语·泰伯》中曾子说："士不可以不弘毅，任重而道远。""仁"甚至重于生命。因此，孔子说："志士仁

人，无求生以害仁，有杀身以成仁。"（《论语·卫灵公》）

孔子还提出了"中庸"理念，以其作为最高的道德标准。《论语·雍也》中说"中庸之为德也，其至矣乎！"中庸就是适度，不偏不倚，不要太过，也不要不及，折中调和。孔子说："过犹不及。"（《论语·先进》）相类似的还有"和"。《论语·学而》中有"礼之用，和为贵"。特别指出的是，"中庸"和"和"并非附和，孔子指出："君子和而不同，小人同而不和。"（《论语·子路》）

孔子是伟大的教育家，其确立了因材施教、有教无类的教育理念。在教育目标上，孔子既主张要培养知识技能，又强调学习理论要联系实践，而君子之崇高品格的培养也同样十分重要。同时，孔子主张学生应"学而优则仕"，参与政事。

（2）孟子　孟子（约前372—前289年），名轲，字子舆，战国时期邹国（今山东邹城）人，著名思想家、教育家。孟子据说是孔子孙子子思的门人，一生不曾做官，专以讲述为业。孟子有"亚圣"之称，后世常以"孔孟之学"代指儒家学说。孟子及其弟子著成《孟子》一书，集中反映了其学术思想。

孟子最重要的理论之一是"性善论"。孟子认为，"人之所以异于禽兽者"，乃因人性本善。孟子认为，人天生就有恻隐、羞恶、辞让、是非之心，这些是人与生俱来的良知良能，而它们正是仁、义、礼、智四种美德之端。在孔子提倡的"推己及人"之道的基础上，孟子发展为"老吾老，以及人之老；幼吾幼，以及人之幼"（《孟子·梁惠王上》）。孟子进一步指出，如果君主能够如是做就能施行"仁政"了。

孟子的仁政思想是从孔子的德政思想发展而来的。孟子提出："民为贵，社稷次之，君为轻"（《孟子·尽心下》）。将人民放在了比君主更高的位置，是非常具有跨时代意义的人本主义思想。孟子还补充提出了"义"，指出"仁，人心也；义，人路也。舍其路而弗由，放其心而不知求"。在孔子"杀身成仁"的基础上，他提出了著名的"舍生取义"说。孟子重视对自身精神"正气"的修养。他说"我善养吾浩然之气"，以达到"富贵不能淫，贫贱不能移，威武不能屈"的大丈夫气概，这些思想都成为影响中国人的人格标杆。

（3）荀子　荀子（约前313—前238年），名况，字卿，战国时期赵国（今河北邯郸）人，著名的思想家、教育家。荀子曾三次任齐国"稷下学宫"的祭酒、楚国兰陵令，后定居兰陵授徒讲学。冯友兰说："孟子以后，儒者无杰出之士，至荀卿而儒家壁垒始又一新。""孟子代表儒家的理想主义的一翼，稍晚的荀子代表儒家的现实主义的一翼。"荀子曾深入研究儒家、道家、名家、法家等学派的著作和思想，并兼收并蓄，创新发展了儒学。《荀子》一书集中反映了他的思想。荀子同样提倡儒家"礼义"。

荀子重视"礼"，认为礼可以规范人的行为，限制人的利欲。但对于人性的认识则主张"性恶论"，认为"人之性恶，其善者伪也"（《荀子·性恶》）。伪，是人为，即人之"善"是后天人为的表现。荀子思想的基础是性恶说，并指出孟子"性善论"是没有将人的本性与人为正确区分。正是因为人性本恶，所以人要靠后天的礼仪教化来改造提升。

荀子反对"生而知之"，《荀子·劝学》中主张"学不可以已"，学习贵在持之以恒，

"不积跬步，无以至千里；不积小流，无以成江海"。在政治思想方面，荀子主张强化君权，认为礼必须与强制力量相结合，进而保证社会公共秩序的正常运行。"立君上之势以临之，明礼义以化之，起法正以治之，重刑罚以禁之"（《荀子·性恶》）。于是，荀子之"礼"就与"法"相结合，具有了一定的法家思想。同时，荀子也重视国之民的重要作用，认为"君者，舟也；庶人者，水也。水则载舟，水则覆舟"（《荀子·王制》）。荀子还反对天命和迷信，提出了"天行有常，不为尧存，不为桀亡"（《荀子·天论》）的唯物主义观点。

2. 从汉至清的儒学发展 两汉时期，儒学发展被概称为汉代经学。此时的儒家思想经过董仲舒的改造，在汉武帝时期确立了"罢黜百家，独尊儒术"的儒学至尊地位。儒学正式成为国家官方学说，倡导大一统思想，强化君臣伦理观念。儒学从内容到形式都发生了巨大变化，以研究和阐发儒家经典的宗旨及其方法的"经学"成为两汉学术思想的主流。经学最初从研究"六经"开始，即孔子整理的《诗》《书》《礼》《乐》《易》《春秋》。但在西汉时期，因《乐》已名存实亡，故而实为"五经"。后来经学研究的内容经过多个朝代的不断补充，至南宋发展到"十三经"。汉初之时，因先秦的旧本经书大多在"焚书坑儒"的过程中丧失了，一些儒生根据记忆，将儒家经典重新记录下来。因汉代采用隶书文字书写，因此这批记录下来的儒家文献被称为"今文经"。而从孔子旧宅和其他地方陆续发现的一批用先秦古文字写成的经书，被称为"古文经"。研究者们因各有所依，逐渐形成了"今文学派"和"古文学派"两大经学学派。

西汉时期，今文学派地位尊崇，董仲舒（约前179—前104年）即其代表人物。董氏采纳了先秦时期的阴阳学说、五行学说，经与儒学体系的融合改造，建立了以"天人感应"为中心的思想体系。"天人感应"理论认为，人世间的过失会引起自然界的异常，引发天怒，故而人君须要努力修德。此学说构成了一个具有神学色彩的思想体系，后来发展为谶纬神学。因董氏学说中竭力为汉王朝的封建"大一统"寻找理论依据，因而受到了西汉统治者的重视。今文经学被立为"官学"。今文经学发展到西汉后期，因谶纬泛滥，经学逐渐神学化而受到批判，逐渐衰落。西汉末年，古文经学亦成为"官学"。东汉后期，强调实学的古文经学逐渐取代今文经学，占据了主导地位。东汉经学大家郑玄（127—200年）为汉代经学集大成者。其以古文经学为主，兼采今文经学的有益成分，编注群经，"郑学"一时称雄天下。三国末期又有王肃（195—256年）结合自己的理解注释群经，形成"王学"。

魏晋至隋唐时期的儒学发展相对衰落。魏晋时期，玄学盛兴。南北朝期间则佛家风靡南北。唐代开始重整儒学。唐太宗为提高儒学地位，命孔颖达、颜师古等考订编写了《五经正义》。该书作为国学和科举的统一定本，综合整理了汉代以来的儒学研究成果。但是总体而言，整个唐代时期，佛教、道教的影响较大。

到了宋代，儒学家们融合儒、释、道三家之长，重视对义理性命的阐释，竭力宣扬儒家的"大道"，形成了宋明理学，简称"理学"，又被称为"道学"。北宋年间，先后涌现出周敦颐、邵雍、张载、程颢、程颐等人。周敦颐（1017—1073年），字茂叔，世称濂溪先生，为宋代理学开山之人。他以《太极图说》"无极而太极"探讨了宇宙的生成，以"中正仁义"为人生之大道。邵雍（1011—1077年），字尧夫，擅以易学之理与数术阐释宇宙变化和历史演变。张载（1020—1077年），字子厚，世称横渠先生。他以"气"作为事物存在的本源，以"太虚即气"等阐释宇宙的生成。气聚则构成宇宙万物，气散则万物消亡。其所言的"为天地立心，为生民立命，为往圣继绝学，为万世开太平"被称为"横渠四句"，体现了儒家经世致用精神。"二程"即程颢（1032—1085年）、程颐（1033—1107年）兄弟。他们为洛阳人，故其学说被称为"洛学"。他们提出"理"，"在天为命，在人为性"，是宇宙的本体，具有至高无上的绝对性，也是社会伦理纲常的最高原则。"二程"之说既有一致性，也有一定的区别。程颢认为，心性就是天理，天理是活泼的、具有生命形态的、能动的，其思想成为陆王心学的主要理论源泉。程颐认为"性即理也"，天理是一个静态的客观之理，其思想至南宋得到朱熹一派"理学"思想的不断延续。南宋朱熹（1130—1200年），字元晦，后改字仲晦，号晦庵，徽州婺源人，为"二程"的四传弟子，因讲学于武夷山紫阳书院，世称"紫阳先生"，为集理学之大成者。朱熹建立了较为完整的理学体系，以"理"和"气"解释宇宙及人生。朱熹倡导的"格物致知"认识论对后世影响深远。《宋史·道学传》称朱氏"其为学，大抵穷理以致其知，反躬以践其实，而以居敬为主"。理学发展中的另一个重要流派就是"心学"。代表人物为南宋·陆九渊和明·王守仁。陆九渊（1139—1193年），字子静，江西抚州金溪人，因讲学于江西象山书院，世称象山先生。陆氏认为"心即理"，强调"心"与"理"的二者合一，提出"宇宙便是吾心，吾心便是宇宙"。心学思想发展至明代得到了王守仁的进一步完善发挥。王守仁（1472—1529年），字伯安，浙江余姚人，因常于会稽山阳明洞讲学，世称阳明先生。王守仁学问广博，精通儒、释、道三家，是心学集大成者。王氏也主张"心即理"，主张"夫万事万物之理不外于吾心""心外无物，心外无事，心外无理"。同时，他提出了"知行合一"的主张，内心代表真理的是"良知"。"致良知"应该一方面扩充自己的良知，另一方面要把良知付诸行为中去，从内及外地加强道德实践，做到"知行合一"。

进入清代，儒学家们开始反思批判宋明理学过于空谈义理性命，误国误民，转而追求"经世致用"之儒学。清代儒学效仿汉儒，注重训诂和考据。这种注重实事求是的考据之学被称为"朴学"。顾炎武（1613—1682年）被誉为清代儒林第一人。其以考古求真为宗旨，提倡经世致用，反对空谈。"天下兴亡，匹夫有责"便是他的名言。他还提出了具有民主启蒙思想色彩的"众治"主张。其学说发展成乾嘉学派。黄宗羲（1610—1695年），精于史学研究，其所著《明儒学案》是第一部系统研究哲学断代史的著作。黄氏提出了"天下为主，君为客""为天下之大害者，君而已矣"等民主思想，被誉为"中国思想启蒙之父"。王夫之（1619—1692年），创立了有着朴素唯物主义和辩证法思想的哲学体系。王氏推举张载的哲学思想，认为宇宙是由"气"构成的物质实体，而宋代程朱陆王等所论之"理"不过是客观规律。

清代自雍正、乾隆之后，大兴文字狱，学者们多在考据训诂方面下功夫，朴学因此盛况空前。待至清代中期以后，因国家面临着内忧外患，儒学中也表现出了变革思想。

龚自珍（1792—1841 年）倡导政治改革。魏源（1794—1857 年）提出了"师夷长技以制夷"。康有为（1858—1927 年）以今文经学为思想武器，破除封建传统观念的迷信，论证变法维新的合理性。

总体而言，儒家思想随着时代的变迁而不断演进，儒学的理论形态在不同的时代不断变化，但儒学共同的基本特征始终贯穿其间。

（二）儒文化对中医文化的影响

儒学作为中国传统文化的主流，儒家文化已成为融入中国人血液的文化基因，渗透到中国人的思维方式、价值理念、行为举止、道德修养等方方面面。就儒学的一般特色而言，儒家一贯反对以神为本，如《论语·述而》所言"子不语怪力乱神"。

1. 中庸思想与中医平衡观 "中庸"或称为"中和"，是儒家的世界观和方法论，被广泛运用于思想认识和社会活动的各个领域。自然而然，中医学汲取了儒家"中庸"思想，渗透到对人体生理、病理、病因、病机、治疗及预防养生的认识中，影响至深。

"中庸"一词最早见于《论语·雍也》。云："中庸之为德也，其至矣乎！"《礼记·中庸》云："喜怒哀乐之未发，谓之中；发而皆中节，谓之和；中也者，天下之大本也；和也者，天下之达道也。致中和，天下位焉，万物育焉。"并指出："君子中庸，小人反中庸。"可见，"中庸"是天地万物存在的根本和至高境界，也是君子所追求的道德行为的最高标准。南宋朱熹对"中庸"进一步阐释为："中者，无过无不及之名也。庸者，平常也。"即要求人们在思维、行动上"执中致和"，不偏不倚，中正适度。

（1）说明人体生理病理 中庸思想被运用在中医学对人体生理病理的认识上，认为人体的脏腑经络功能"中和"则健康，当机体的"中和"被打乱则发病。如生理上，《素问·调经论》指出"阴阳匀平，以充其形，九候若一，命曰平人"；《灵枢·始终》曰"平人者不病"；《素问·生气通天论》说"阴平阳秘，精神乃治"，都是强调机体处于平衡状态，即平人，则身体康健不患病。

反之，"失中为病"。无论是时气失常、饮食失宜、劳逸失度、情志失调，当引发机体的平衡紊乱时都可导致疾病的发生。《素问·经脉别论》言："春秋冬夏，四时阴阳，生病起于过用。"明代医家张介宾认为："五脏受气，强弱各有常度，若勉强过用，必损其真，则病之所由起也。"《素问·六节藏象论》指出了时气失常所致的危害，"未至而至，此谓太过，则薄所不胜而乘所胜也，命曰气淫……至而不至，此谓不及，则所胜妄行，而所生受病，所不胜薄之也，命曰气迫"。饮食失宜而致病，主要包括饮食不节、饮食不洁和饮食偏嗜。《素问·痹论》就指出："饮食自倍，肠胃乃伤。"唐代大医家孙思邈则谆谆告诫大家，"饱食过多则结积聚，渴饮过多则成痰癖"（《备急千金要方·养性序》）。《灵枢·师传》则强调了饮食寒热亦需适中："食饮者，热无灼灼，寒无沧沧，寒温中适，故气将持，乃不致邪僻也。"劳逸过度包括体力、脑力等方面。《素问·举痛论》指出"劳则气耗"，《素问·宣明五气》则有"久视伤血，久卧伤气，久坐伤肉，久立伤骨，久行伤筋"的五劳所伤之说，都旨在强调劳逸之间的过犹不及。情志失调可引发情志病证，对机体的脏腑功能、病势变化等也会造成极大影响。如《素问·疏五过论》言："尝贵后贱，虽不中邪，病从内生，名曰脱营。尝富后贫，名曰失精，五气留连，病有所并。"总之，当各种原因导致机体失衡，"血气不和，百病乃变化而生"(《素问·调经论》)，进一步发展，则"阴阳离决，精气乃绝"(《素问·生气通天论》)。

（2）确定治则治法 相较于西医学治疗中的"对抗"法则，中医学治疗的核心是纠偏调和，使机体恢复至"中和"。如《素问·至真要大论》所言"谨察阴阳所在而调之，以平为期"。《伤寒论》有云："凡病若发汗，若吐，若下，若亡血，亡津液，阴阳自和者必自愈。"故而《素问·至真要大论》立"寒者热之，热者寒之"，《灵枢·邪客》有"补其不足，泻其有余"等治疗法则。同时，这些法则在运用中仍要秉持"允执其中"的法度，应做到"补泻无过其度"(《灵枢·五禁》)、"无使过之，伤其正也"(《素问·五常政大论》)。清代名医程钟龄，在其《医学心悟》中将前人治病之方归纳为八法。其中专列和法，是指通过和解或调和的方法，使半表半里之邪，或脏腑、阴阳、表里失和之证得以解除的一种治法。

（3）指导预防养生 中医学开展预防养生仍以"和"为要，起居有时、饮食有节、劳逸合度、情志调和。和，《说文》："相应也，从口禾声。"既指调和，也有和谐之义。人秉天地之气而生，故在养生防病中，要顺应四时气候变化规律，使人与自然、社会达到和谐。如《素问·上古天真论》提出了"和于阴阳，调于四时""上古之人，其知道者，法于阴阳，和于术数，饮食有节，起居有常，不妄作劳，故能形与神俱，而尽终其天年，度百岁乃去"。《灵枢·本神》指出，"顺四时而适寒暑，和喜怒而安居处，节阴阳而调刚柔"，是未病先防的重要手段。《备急千金要方·养性》则对饮食、劳逸等日常预防养生提出建议，如"善养性者，先饥而食，先渴而饮，食欲数而少，不欲顿而多，则难消也。当欲令如饱中饥，饥中饱耳"。"养性之道，常欲小劳，但莫大疲及强所不能堪耳"。以上内容都体现了中医对"中和"思维的具体应用。

2.仁孝观念与医学伦理 "仁"是儒家思想体系的核心，"仁者爱人"。仁的本原是孝悌。儒家的"仁"和"孝悌"思想，对于中医学的医学伦理、医疗行为规范等都产生了积极的影响。

《论语·颜渊》载："樊迟问'仁'。子曰：'爱人。'"仁者爱人，即人与人要彼此相爱。这种仁爱思想，由内及外，由家及国，是一套"修身、齐家、治国、平天下"的修身达仁的伦理观念。这种理念传播千年，对于中医学的影响主要体现在以下几方面。

（1）以"人"为本 儒家重视"人"，重视生命，将人推崇到很高的地位。《孝经·圣治章》引孔子言："天地之性，人为贵。"荀子说"人之所欲，生甚矣；人之所恶，死甚矣"(《荀子·正名》)。这一儒家思想也为中医学所继承，如《素问·宝命全形论》称："天覆地载，万物悉备，莫贵于人。"孙思邈《备急千金要方·大医精诚》言："人命至重，有贵千金。"

（2）儒门事亲 孟子言："仁之实，事亲是也。"(《孟子·离娄上》)金代医家张从正的代表著作《儒门事亲》，即取意于"惟儒者能明其理，而事亲者当知医"的思想。

儒家重"孝"。于人子而言，孝顺父母，父母的身体健康是令人牵挂之事。如孔子曰："父母唯其疾之忧。"（《论语·为政》）因此，习医知医也是孝子应备之能。医圣张仲景《伤寒论·序》曾劝诫"居士之人"应当"留神医药，精究方术，上以疗君亲之疾，下以救贫贱之厄，中以保身长全，以养其生"。《备急千金要方·序》中亦言："君亲有疾不能疗之者，非忠孝也。"宋代儒理学家程颢则明言："病卧于床，委之庸医，比之不慈不孝。事亲者亦不可不知医。"（《近思录·家道》）古代医家中不乏因父母亲人患病而步入医学之人。如金代医家李杲，家境富有，幼习儒术，因母亲患病被庸医所误而死，"痛悼不知医而失其亲"而立志学医。另一位大医家朱震亨，也因母亲患有脾病，"于医亦粗习"，后又因其师患病日久，劝其转而从医，故弃举子业，致力于医学，终成一代名医。清代著名温病学家吴鞠通因为青年时父亲一病不起，"哀痛欲绝，以为父病不知医，尚复何颜立天地间"（《温病条辨·序》）而弃儒从医。近代医家唐宗海少时习儒，16岁为秀才，因其父患有血证多方求治无效，而于儒学之外兼修医学，潜心研究血证并撰写完成了《血证论》，对发展中医血证的临证诊治具有重要的指导意义。

（3）医乃仁术　清代喻嘉言说："医，仁术也，仁人君子必笃于情，笃于情则视人犹己，问其所苦，自无不到之处"（《医门法律·明问病之法》）。医生以治病救人为天职。医乃仁术是儒家"仁"的思想在中医文化和临床实践中的具体体现。正是因为儒与医都以济世救民为己任，故而有"不为良相，当为良医"之说。戴良在《九灵山房集·原医·医儒同道》中说："医以活人为务，与吾儒道最切近。"医学的职业特点要求医家不但要具有精湛的医术，还要品德高尚、医者仁心，即孙思邈所言大医之"精"与"诚"。因此，晋代杨泉在其《物理论》中说："夫医者，非仁爱之士，不可托也；非聪明理达，不可任也；非廉洁淳良，不可信也。""仁"给业医者提出了医学伦理和行为规范的相应要求。

首先，业医者当具备强烈的社会责任感和使命感。儒家以济世利天下为最高理想。《国语·晋语》云："上医医国，其次疾人，固医官也。"医者当以救天下苍生为己任。《灵枢·师传》中说："上以治民，下以治身，使百姓无病，上下和亲，德泽下流，子孙无忧，传于后世，无有终时。"东汉张仲景因民间爆发流行伤寒而"感往昔之沦丧，伤横夭之莫救，乃勤求古训，博采众方"，著成《伤寒杂病论》。明代医药学家李时珍因历代本草"舛谬差讹遗漏，不可枚数"，而"本草当可妄言"，乃搜罗百氏，博采四方，"岁历三十稔，书考八百余家，稿凡三易"，撰成了巨著《本草纲目》以传不朽。

其次，医者当以"仁"为标准，正己修身。儒家追求"仁"而主张先从自身做起，乃有"修身、齐家、治国、平天下"之说，如《礼记·大学》所云："自天子以至于庶人，壹是皆以修身为本。"医乃仁术，业医者当以"仁"为标准不断修正自己的德行。宋代《小儿卫生总微论方·医工论》中说："凡为医之道，必先正己，然后正物。正己者，谓能明理以尽术也；正物者，谓能用药以对病也。如此，然后事必济而功必著矣。若不能正己，岂能正物？不能正物，岂能愈疾？"孙思邈在《大医精诚》中指出："省病诊疾，至意深心；详察形候，纤毫勿失；处判针药，无得参差……唯当审谛覃思，不得于性命之上，率尔自逞俊快，邀射名誉，甚不仁矣。"

第三，医品诚信，医风廉洁。儒家讲究诚信，强调待人讲诚信，对朋友讲诚信，做事讲诚信，治理国家讲诚信。如《论语·述而》中说："与朋友交，言而有信。"《论语·颜渊》云："民无信不立。"受此影响，医者也要求做到诚恳信实，具有一丝不苟、严谨求实的科学态度，这也是医者应具备的重要品质。《史记·扁鹊仓公列传》载扁鹊治虢国太子"起死回生"案，"天下尽以扁鹊能生死人"，而扁鹊说："越人非能生死人，此自当生者，越人能使之起耳。"儒医的代表医家朱震亨，在《丹溪翁传》中述其："翁简悫贞良，刚严介特，执心以正，立身以诚。"近代医家张锡纯在《医学衷中参西录·张序》中说："诚者物之终始，不诚无物。"张氏正因"天性谅直，无稍涉虚浮，忠信为本，实事求是，此其所以进德，即其所以立业也"。"廉洁"一词最早见于诗人屈原《楚辞·招魂》："朕幼清以廉洁兮，身服义而未沫。"东汉学者王逸在《楚辞·章句》中释曰："不受曰廉，不污曰洁。"儒家强调君子应树立正确的"义利观"。业医者也应淡泊名利。清·徐廷祚《医粹精言·卷一》曾云："欲救人学医则可，欲谋利而学医则不可。"《神仙传》载三国时名医董奉为人治病，以病愈之人种下杏树代替诊金，留下了"杏林春暖"的千古佳话。《宋史·庞安时传》载北宋医家庞安时医术高超，"踵门求诊者，为辟邸舍居之，亲视药物，必愈而后遣；其不可为者，必实告之，不复为治。活人无数。病家持金帛来谢，不尽取也"。孙思邈则谆谆告诫说："医人不得恃己所长，专心经略财物，但作救苦之心"（《大医精诚》）。正是受到儒家思想的影响，古今有多少医家不计个人名利，施医舍药，树立了中医医德光辉典范。

第四，医者当具有医学同理心，对患者一视同仁。儒家从"仁者爱人"发展为"泛爱众"。中医文化中很早就蕴含了视人如视己、不分贫富贵贱、一视同仁的思想。如孙思邈《大医精诚》中要求凡大医治病："有疾厄来求救者，不得问其贵贱贫富，长幼妍蚩，怨亲善友，华夷愚智，普同一等，皆如至亲之想。""见彼苦恼，若己有之，深心凄怆。""其有患疮痍下痢，臭秽不可瞻视，人所恶见者，但发惭愧凄怜忧恤之意，不得起一念蒂芥之心。"北宋医药学家唐慎微临诊时亦强调"求治者，不论贵贱必往"。明代龚廷贤说："勿重利，当存仁义，贫富虽殊，药施无二""今世之医……每于富者用心，贫者忽略。此固医者之恒情，殆非仁术也。"

第五，医者守礼，尊重他人。儒家提倡待人以礼，业医者也当有礼貌，尊重病人。如《大医精诚》中指出："为医之法，不得多语调笑，谈谑喧哗，道说是非，议论人物，炫耀声名，訾毁诸医，自矜己德。"医际同行间则应谦恭，互相尊重，互相学习。如明代陈实功在《外科正宗·医家十要》中指出："凡乡井同道之士，不可生轻侮傲慢之心，切要谦和谨慎，年尊者恭敬之，有学者师事之，骄傲者逊让之，不及者荐拔之。如此自无谤怨，信和为贵也。"而切不可行如明代医家龚廷贤所言之事："吾道中有等无行之徒，专一夸己之长，形人之短。每至病家，不问疾痾，唯毁前医之过，以骇患者。"（《万病回春·云林暇笔》）

3. 儒医与中医人才培养 自汉代"罢黜百家，独尊儒术"以来，儒学的官学地位被确立，儒学思想也融入中医药文化领域，儒医成为中国特有的历史文化现象。儒医，旧时指读书人出身的中医。广义指具有一定文化知识素养的非道、非佛的医者。狭义指宗儒、习儒的医者和习医、业医的儒者。儒家"修身、齐家、治国、平天下"的思想影响甚远。北宋名臣范仲淹说："吾读书学道，要为宰辅，得时行道，可以活天下之命。不然，时不我与，则当读黄帝书，深究医家奥旨，是亦可活人也。"之后被发展为"不为良相，当为良医"。

从汉至清两千多年，儒医的身影可谓是无处不在，几乎贯穿了整个中医的发展历史。尤其宋代以后，因加强了文官统治，政府重视医学教育和发展，部分文人进入医学队伍，出现了儒医群体现象。儒医对中医药队伍的人才储备和中医药学的发展产生了极其重要的影响。

（1）儒医的形成　首先，从儒转医。由于各种原因，某些儒士未能通过"学而优则仕"的道路实现自己的理想，继而从儒转医，投身医学"济世救人"。如宋代医家许叔微，绍兴二年（1132年）进士第六名，官集贤殿学士，故而后世多称之"许学士"。许氏精于医学，尤精伤寒之学，代表著作有《伤寒百证歌》《伤寒发微论》《伤寒九十论》等。

易水学派开山金代医家张元素，8岁应"童子举"，27岁经义登科，因犯"庙讳"而落榜，遂弃仕从医。张氏完善了脏腑辨证理论，发展了遣方制药理论，发明了"药物归经"说并提出"引经报使"理论，不仅对其弟子李杲的脾胃论、王好古的阴证论和明清温补学派的形成发展产生了重要影响，且直至今日仍具有重要的临床指导意义。

明代医药学家李时珍自幼习儒，14岁中秀才，后3次乡试不第，于23岁时弃举子业，跟随父亲行医。其所著《本草纲目》对中医药学产生了深远影响，并广泛流传到其他国家，在亚洲、欧洲、美洲的多个国家和地区产生了巨大影响。英国科技史家李约瑟评价说："毫无疑问，明代最伟大的科学成就，就是李时珍那部登峰造极的《本草纲目》"（《中国科学技术史》）。李时珍另撰有《濒湖脉学》《奇经八脉考》等，亦具有重要的学术价值。

明代著名医家张介宾，在其《景岳全书·全书纪略》中述："生颖异，读书不屑章句，韬钤轩岐之学，尤所淹贯。壮岁游燕冀间，从戎幕府，出榆关，履碣石，经凤城，渡鸭绿，居数年无所就，亲益老，家益贫，翻然而归。功名壮志，消磨殆尽，尽弃所学而肆力于轩岐，探隐研神，医日进，名日彰，时人比之仲景、东垣云。"张氏所倡"阳非有余""真阴不足"论，对当时医学界乱用寒凉起到了纠偏补弊作用。

另外，在古代官学医学教育中也会选派一些儒生加入医学生队伍。我国古代医学教育以师徒授受和家传为主。自隋唐以后，官学教育成为中医药教育的有力补充，大大推动了中医药教育的发展。特别是宋代时期，两宋多位皇帝明医重医，极大地促进了儒医的出现。如宋徽宗时设置了中央医学教育和地方医学教育，规定从儒生中选取有一定医学基础或对医学感兴趣的人加入医学学习。同时，宋代创设了不同职能的医政机构，广授医官，使学医也能成为入仕之一途。

第二，亦儒亦医。医圣张仲景，唐代·甘伯宗《名医录》云："南阳人，名机，举孝廉，官至长沙太守。"孝廉，即孝子、廉洁之士之谓，是儒家非常推崇的两种德行。举孝廉是汉代由下而上推选人才入仕为官的制度。可见，张仲景即为亦儒亦医的代表。相传"坐堂医"的典故就源于张仲景任长沙太守时一边为官一边行医的经历。当然，关于仲景"官至长沙太守"的真伪学界仍有争论，但其《伤寒杂病论·序》中"怪当今居世之士，曾不留神医药，精究方术，上以疗君亲之疾，下以救贫贱之厄，中以保身长全，以养其生""进不能爱人之人，退不能爱身知己"均体现了张仲景深受儒家思想的影响。

魏晋时期的文史学家皇甫谧，博综典籍百家，撰有《帝王世纪》《高士传》《列女传》等。42岁时，因患风痹，始习医学。其将《素问》《灵枢》《明堂孔穴针灸治要》"使事类相从，删其浮辞，除其重复，论其精要，至为十二卷"，名为《黄帝三部针灸甲乙经》（《针灸甲乙经》）。这是我国现存最早的、内容较完整的一部针灸学专著，为针灸学的发展奠定了基础。至宋代以后，文人以知医善医为时尚，名臣苏颂、林亿、文彦博、范仲淹、苏轼、沈括等都精通医学或养生。如宋代·苏颂，于经史九流、百家之说，及算法、地志、山经、本草、训诂、律吕等学无所不通，宋仁宗庆历二年（1042年）登进士第，长年在馆阁任职，遍历地方长官。苏氏编撰的《本草图经》于嘉祐六年（1061年）成书。该书收集药物780种，图文并茂，被誉为我国历史上第二次大规模的药物普查成果。在历代本草中，该书的图与注文都具有重要的实用价值和学术价值。《苏沈良方》据考证，是后人将沈括的《良方》《梦溪笔谈·药议》与苏轼的医药类随笔医话合编而成。书中所载药方颇具实用性，如首次详细记录了"秋石"的炼制方法和应用价值，首载被誉为"急救三宝"之一的至宝丹等。

（2）儒医的贡献　首先，整理注释典籍以传不朽。中医经典古籍成书以后，由于年代久远，经蠹鱼蛀蚀、自然风化、兵燹摧残，在流传过程中多有散佚，或出现辗转传抄错误。因此，医籍整理研究和注释阐发对于医籍的流传极其重要。两汉经学兴起，儒家注重整理、训释先秦儒家经典，其方法对于中医古籍的整理、校订、注释具有重要的指导借鉴意义。

校订就是校勘，也称为校雠。"校"，比较、查对，"勘""雠"是分析、研究、考证。校勘是研究古代文献的一种传统方法。"注释"也称为"疏证"，即考据、会通古书的义理，加以补充、校订、考证、阐释。古籍校勘需要掌握校勘的基本技能，多数业医者并不具备此项能力，儒者或儒医是中医文献整理研究的骨干力量。以《黄帝内经》为例，宋代嘉祐年间设置校正医书局，校正医书官林亿虽非医生但知医懂医。林亿等人校《素问》一书，"正其谬误六千余字，增注义者二千余条"，使得王冰注《素问》中的不少讹误得以校正。

清·胡澍素精于"小学"，因中年多病，遂弃仕而留心医典，著《素问校义》，虽仅32条，但校勘严谨，每多精辟之论。如《四气调神大论》曰："名木多死。"王冰注："名谓名果珍木。"胡澍指出："（王）注未达名字之义。名，大也。名木，木之大者。《五常政大论》则名木不荣，《气交变大论》名木苍凋，《六元正纪大论》名木上焦。木旧误作草，辨见本条。《至真要大论》名木敛生。名木皆谓大木。古或谓大为名。大木谓之名木，大山谓之名山，大川谓之名川，大都谓之名都，大器谓之名器，大鱼谓之名鱼，其义一也。"可见，胡氏旁征博引，引经据典，训释更切原意。

明清时期，考据之风盛行。乾隆、嘉庆时期，校勘达到巅峰期。大批读书人在无缘仕途之后，转而致力于儒家经典的考据工作。此时，也有一些儒者开展了医学经典的注释与整理研究，成绩斐然。又如晋代儒医皇甫谧首开分类研究《黄帝内经》之先河，著《针灸甲乙经》，被誉为文献整理大师的唐代·王焘编纂了《外台秘要》等，为中医药的传承发展做出了巨大贡献。

第二，发展中医药学理论。儒医受儒学影响颇深，可使中医学广泛吸收其他学科知识，如哲学、天文、地理、科技等，以促进中医学理论的创新发展。如宋明时期的儒理学重视对天地之道、象数运气的阐发，这些思想对宋、金、元乃至明清时期的中医学发展产生了极为深刻的影响。例如，北宋周敦颐作《太极图说》，提出了"无极而太极"的宇宙模式，发展了阴阳互根理论，对后世影响极大。宋代以后的多位医家在医学理论的阐述中参以太极之理。如明代医家孙一奎在其著作《医旨绪余》中阐释命门之义："二五之精，妙合而凝，男女未判，而先生此二肾，如豆子果实，又曰原气，禀于有生之初，从无而有。此原气者，即太极之本体也。名动气者，盖动则生，亦阳之动也，此太极之用所以行也。两肾，静物也。静则化，亦阴之静也，此太极之体所以立也。动静无间，阳变阴合而生水火木金土也。"医家张介宾不但提出了"阳非有余，真阴不足论"，重视命门，还发展了阴阳互根互用思想。《类经·阴阳类》指出："阴阳者，一分为二也。"《景岳全书·新方八阵·补略》中说："善补阳者，必于阴中求阳，则阳得阴助而生化无穷；善补阴者，必于阳中求阴，则阴得阳升而源泉不竭。"基于阴阳互根理论，张氏创制的左归丸、左归饮、右归丸、右归饮成为救治肾命水火的经典方剂。

第三，优化中医人才队伍。儒医往往具有深厚的儒学功底，多为博古通今之士，从儒入医，对优化中医人才队伍产生了积极影响。元代朱震亨早年"从乡先生治经，为举子业"，又跟随"得朱子四传之学"的许文懿公学习"道德性命之说"，年近40弃儒从医，跟随名医罗知悌学习，在不到两年间就尽得其学而归，数年间声名大振。因朱氏医者仁心，乐于施教，江南从师及私淑其学者甚众。

第四，确立中医经典地位。为了抵制隋唐以来佛道两教对传统伦理纲常思想的冲击，宋代儒家提出了重振三纲五常、以正名为中心、恢复"道统"的主张。金元以后，儒家道统说被引入中医药学。如张介宾喻《黄帝内经》为医家"六经"。东汉名医张仲景被誉为"万世医宗""医门之仲景，儒门之孔子"。在宋代以前，张仲景在医学界的地位尚未凸显。尊奉仲景为医圣始于宋代之后。随着张仲景医圣地位的确立，仲景方便被尊为经方，善用仲景方治疗疾病的医家概称为"经方家"。

总之，儒家的"济世观"激发了儒士习医、业医。儒医的加入在一定程度上改变了传统中医的人员构成，充实了中医学队伍。儒医在其医疗活动之外，还凭借其"格物致知"的求知精神，钻研医学理论，不断创新发展中医药学。中医学的职业道德规范也深受儒学思想的影响。

4. 儒学思想对中医学的负面影响　儒学对中医学的形成和发展起到了积极的作用，但也产生了一定的负面影响。

（1）中医解剖学发展受阻　对于人体解剖的研究，早在《黄帝内经》中已有相关记载，如"肠胃""经筋""脉度"等篇中就有关于人体解剖的论述。据宋人赵与时《宾退录》载："王莽诛翟义之党，使太医尚方与巧屠共刳剥之，量度五脏，以竹筵导其脉，知其始终，云可以治病。然其说今不传。"这可能是西汉末年开展人体解剖的最早相关文献记载。宋代年间尚有《欧希范五脏图》《存真环中图》，均为对被处决的犯人尸体进行解剖，绘图成册，为后世保留了一些根据实物描绘的解剖图谱。但总体而言，因受到儒家仁义忠孝等思想观念的影响，中医解剖学的发展受阻。如《孝经·开宗明义章》提出："身体发肤，受之父母，不敢毁伤，孝之始也。"《礼记·祭义》曰："父母全而生之，子全而归之，可谓孝矣。不亏其体，不辱其身，可谓全矣。"《宋书·顾觊之传》曾载：有名唐赐之人，临终前嘱咐妻子为其解剖尸体以探查病因，妻子遵夫遗嘱，和儿子一道解剖了唐赐的尸体。顾觊认为："法移路尸，犹为不道，况在妻子，而忍行凡人所不行。不宜曲通小情，当以大理为断，谓副为不孝，张同不道。"最终，唐氏之妻、子获"妻伤夫五脏，子不孝"等罪名。可见，儒家思想排斥、扼杀解剖学研究，从而阻碍了医学解剖的发展。

（2）封建纲纪伦常对中医学发展的制约　儒家思想既有精华也存糟粕，其纲纪伦常思想中的很多内容已经不符合今天的时代精神。如中国古代的宗法家族制是古代社会以家族为中心、根据血缘远近区分嫡庶亲疏的一种等级制度。宗法家族的伦理观念与儒家思想结合，形成了相应的礼法制度，如"三纲五常"。梁启超说："吾中国社会之组织，以家族为单位，不以个人为单位，所谓家齐而后国治是也。周代宗法之制，在今日其形式虽废，其精神犹存也。"

早在周代，周王室从周成王之后就推行固定的嫡长子继承制，"传嫡不传庶，传长不传贤"就是该制度的具体体现。"家传"在中国古代医学教育中占有重要地位，受传统封建思想的影响，家传往往存在挟技自重、固守一家之言、传男不传女等现象，这一定程度上制约了中医学的传承发展。又如孔子在《论语·颜渊》中提出："非礼勿视，非礼勿听，非礼勿言，非礼勿动。"《孟子·离娄上》云："男女授受不亲，礼也。"受此影响，医家诊治中就要注意诸多避讳，如"诊妇女，须托其至亲，先问证色与舌及所饮食，然后随其所便，或证重而就床隔帐诊之，或证轻而就门隔帷诊之，亦必以薄纱罩手"（《医学入门·习医规格》）。清中期以后，封建统治者因"针刺、火灸，究非奉君之所宜"，1822 年下令"太医院针灸一科，着永远停止"。伦理纲常思想对于稳固古代社会家族秩序的构建起到了重要作用，但其中包含的某些封建意识严重束缚了人们的思想，阻碍了中医学的发展，对此必须加以批判地继承。

（3）尊经崇古思想禁锢医学创新　儒家素有厚古薄今、尊经崇古的思想。儒家注重经典，习惯从经典中找寻先人智慧。受儒家影响，中医界自"四大经典"问世以来，"尊经卫道"的保守作风也在一定程度上禁锢了医学的创新发展。医必寻宗、言理必论经一度成为医学界的治学风尚。医家欲要阐述自己的观点，必引经据典，不敢离经叛道。如清代医家王清任的代表著作《医林改错》刊行后，即遭到很多儒医的抨击。清代儒医陈念祖咒骂王清任"不仁"，是"狂徒""邪人"。清代儒医陆懋修认为王清任"教人于觜骼堆中，杀人场上学医道"。王清任以大无畏的胆识与胸襟，强调"业医诊病，当先明脏腑"，敢于质疑、批评《黄帝内经》《难经》这样的皇皇经典，纠正前人医著中的错误，这种勇于冲破束缚、敢于革新的科学精神，当给我们以启迪。

（4）儒家缺乏对自然科学的探索精神　儒家关注的往往是"人道伦理"，即人世社会里的理想世界。儒家的"六经"基本围绕的是政治、哲学、历史、文学、艺术等。儒家对自然本身的认识和改造则影响有限。英国科技史家李约瑟指出："儒家的集中注意于人与社会，而忽略其他方面，使得他们只对'事'的研究而放弃一切对'物'的研究"（《中国古代科学思想史》）。儒家即使涉及自然，也主要是"利用自然知识以说明政治、道德方面的主张，而不以自然本身的研究为目的"（《中国科学技术史》）。受儒学思想的影响，中国古代科学领域的研究往往重哲史伦理，轻自然科学；重宏观，轻微观；重思辨，轻实验。在中医学领域，古代医家受自然科学知识和研究手段的限制，多注重运用取象思维、宏观思维、辩证思维等去认识探索医学问题，这在一定程度上阻碍了医学的深入研究和微观探索。

总之，儒家文化在多方面参与了对中医文化的渗透与塑造，成为中医道德观、生命观、疾病观、治疗观、养生观等的重要组成部分。

二、道家文化

道家是中国文化史上一个重要学派，对中国文化、科技发展等都产生了深远的影响。任继愈先生曾指出："儒道两家的思想主导了中国两千年思想文化的发展。"因道家哲学更关注自然之"道"，因此，对自然科学研究具有推动作用。英国李约瑟先生在《中国科学思想史》中说"道家在中国科学史上非常重要"，"东亚的化学、矿物学、植物学、动物学和药学都渊源于道家"。"中国如果没有道家，就像大树、没有根一样"。

（一）道家文化的形成与发展

道家文化是中国传统文化的重要组成部分，其来源有二：一是战国时期的哲学思想家，二是宗教信仰的道教。道家与道教既有联系又有区别，一个偏重于哲学思想，一个是宗教信仰，但都崇尚"道"，且以老子、庄子为尊奉对象，因此，道家与道教很难截然分开。

1.道家文化概说　道家是"道德家"的简称，因老子《道德经》而得名，是以"道"为理论中心的学派。老子是我国道家学派的开创者。《汉书·艺文志》指出："道家者流，盖出于史官，历记成败、存亡、祸福、古今之道，然后知秉要执本，清虚以自守，卑弱以自持。"与儒家不同的是，道家思想更具有自然主义色彩。

（1）先秦道家思想　先秦时代的代表人物是老子和庄子。老子（约前571—前472年），春秋时期思想家，道家学派的创始人。《史记·老子韩非列传》中载："老子者，楚苦县厉乡曲仁里人也，姓李氏，名耳，字聃，周守藏室之吏也。"老子曾经负责管理国家图书，后来隐居不仕，著《道德经》（即《老子》）五千言，出函谷关后不知所终。《道德经》乃道家经典之一，分上下篇，上篇称为《道经》，下篇为《德经》。"道"是老子哲学思想的核心，用以观察和认识客观世界。"道"的本义是道路，后引申为规律、规范。老子提出"道"是宇宙的原始状态，并阐述了"道"的内涵，奠定了道家学说的理论基础。如"有物混成，先天地生。寂兮寥兮，独立不改，周行而不殆，可以为天下母。吾不知其名，强字之曰道"（《道德经·第二十五章》），指出"道"就是万物的本源；天地万物都从"道"产生出来，"道生一，一生二，二生三，三生万物"（《道德经·第四十二章》）。"道"还是事物发展的规律，"道法自然"（《道德经·第二十五章》），认为宇宙万物都是自然而然地演进和发展的，是"无为自化"的。"道"也是人们的生活准则，如"道生之，德畜之，物形之，势成之。是以万物莫不尊道而贵德"（《道德经·第五十一章》）。老子哲学中蕴含着丰富的辩证法思想。他认为，事物的自身都包含着矛盾对立的两个方面，任何事物都是正与反、肯定与否定的对立统一，如"有无相生，难易相成，长短相形，高下相倾，音声相和，前后相随"（《道德经·第二章》）。"祸兮，福之所倚；福兮，祸之所伏"（《道德经·第五十八章》）。正是因为天地万物都是处于不断的矛盾运动之中，矛盾的双方会向其相反的方向转化，即"反者，道之动；弱者，道之用"（《道德经·第四十一章》）。从这些辩证观点出发，老子建立了他的策略思想，如"柔弱胜刚强""无为而无不为""夫唯不争，故天下莫能与之争"等。老子开创了道家的理论体系，对中国传统文化产生了深远的影响。但其强调无为而治、使民无知无欲等思想存在局限性。

庄子（约前369—前286年），名周，字子休，战国时宋国蒙（今河南省商丘市一带，一说安徽省蒙城县）人，时代差不多与孟子同时或稍晚。《庄子》是庄子学派的代表著作，集中反映了庄子的哲学思想，现存33篇。庄子继承了老子关于"道"的思想并有所发挥，以自然天道观和相对主义认识论为主要主张，其思想的核心是顺应自然。庄子认为，要先找到自然的客观规律，进而消除物我之间的对立，达到人与自然的契合，使人的精神获得绝对自由。人应保持自己的自然本真状态，安时处顺，死生如一，用一种完全顺乎自然的态度来对待人生。庄子倡导"守一""坐忘"等内心修养的养生方法。庄子的这些思想，无论对后世追求精神自由，还是对文学创作中的审美意识，包括养生之道，都产生了深远的影响。

（2）黄老之学与玄学　黄老之学兴于战国时期，盛于秦汉时期。这一学派是借黄帝之名，宗老子之说，即所谓"黄老思想"。黄老之学以道家思想为核心，兼法家、墨家、儒家、阴阳家、名家等学术流派的思想而成。该学派在政治上推行"无为而治"，提出"道生法"（《经法·道法》）的观点，主张以"道"修身养性。西汉初年，以清静无为的黄老哲学为治国理念，对社会生产力的恢复起到了非常积极的作用。汉武帝初年，淮南王刘安（前179—前122年）主持编写的《淮南子》就是当时黄老思想的集中体现。据《汉书·艺文志》载：《淮南子》有内篇22篇，外篇33篇，现仅存内篇。该书以先秦、汉初道家思想为主体，杂糅百家之言，并广泛汲取了包括医学、天文学等领域的内容，构建了一套较为系统的天道观体系。汉武帝"罢黜百家，独尊儒术"之后，道家地位下降。

玄学是魏晋时期流行的一种思潮。此时，儒家经学衰落，道家思想再次兴起。玄学是以老庄思想为主旨，并融入儒家伦理学说而形成的一种新的学说。"玄"指深奥难测，难以用语言明确表达的某种状态、关系或理论，取自老子"玄之又玄，众妙之门"。《老子》《庄子》《周易》并称为"三玄"。魏晋间的名流学士崇尚清谈，通过探讨玄妙的话题，结合对"三玄"的理解来表达自己的哲学主张。代表人物有何晏、王弼、阮籍、嵇康、向秀、郭象等。玄学的宗旨是"贵无"，认为"天地万物以无为本"，强调"返本归真，一任自然"。玄学注重抽象理论的探讨，丰富了中国哲学的范畴，但一定程度上也使医学陷入空泛的高谈阔论，对医学的发展产生了消极影响。相对于儒家现实主义的处世态度，以阮籍、嵇康为首的"竹林七贤"更倾向于"触情而行""越名教而任自然"（嵇康《释私论》）的浪漫主义，形成了著名的"魏晋风度"。这对于中国士大夫的人生态度和审美趣味都产生了很大的影响。

2. 道教文化概说　道教是在中国土生土长的宗教，它起源于春秋战国时期的神仙方术。道教尊老子为太上老君，奉《道德经》为道教的基本经典，尊《庄子》为《南华真经》，用老庄的哲学来论证道教的神仙学。

道教一般认为创建于东汉顺帝以后时期。在东汉顺帝、桓帝、灵帝时期，形成了早期道教的两大派别——"太平道"和"五斗米道"。魏晋时期，道教一度受到统治者的严厉管制和打压。

葛洪（283—336年），字稚川，自号抱朴子，丹阳郡句容人，晋代著名的道教理论家、医药学家和炼丹家。其所著《抱朴子》将道教神仙思想与儒家思想相结合，大大丰富和发展了道教理论。南北朝时期，道教得到了极大发展，成为可以与儒家思想、佛教鼎足而立的官方宗教。南方、北方通过对道教的改革，分别建立了"南天师道"和"北天师道"。

陶弘景（约452—536年），字通明，梁代丹阳秣陵（今南京，一说江苏句容县）人。一生经历了南朝宋、齐、梁三个朝代，19岁时被朝廷任命为诸王侍读，40岁始隐居。因梁武帝非常尊信陶弘景，每遇到吉凶、征讨等大事，常常派人进山征询他的意见，故其又被称为"山中宰相"。陶弘景又是南朝道教改革集大成者，提出儒、释、道"三教均善"，将儒家、佛教的思想融入道教。陶氏撰《真灵位业图》，创立了道教的神仙谱系，使道教形成了一个庞大的信仰系统。

唐代，李姓天下，唐高祖尊奉老子李耳为先祖，确定了道教第一、儒学第二、佛教第三的次序。唐代出现了孙思邈、成玄英、李荣等道教理论家。

宋元时期，道教继续受到统治者的支持，道教理论不断发展深化，道教制度不断完善。宋徽宗迷信道教，自称"教主道君皇帝"，下诏全国求仙访道而荒怠朝政。明朝中叶以后，官方道教逐渐失势。清代，因统治者重视佛教，道教逐渐陷入衰微。

道教文化是中国传统文化的重要组成部分，对中国传统文化的发展产生了巨大影响。鲁迅先生曾说"中国根柢全在道教……从此读史，有多种问题可迎刃而解"（《致许寿裳》）。日本学者日洼德忠在《道教入门》中指出："要了解中国和中国人，最有效的手段是研究中国固有的道教。"哲学家冯友兰先生的论述则启人深思，指出："道家与道教的教义不仅不同，甚至相反。道家教人顺乎自然，而道教教人反乎自然。举例来说，按照老子、庄子的思想，生而有死是自然过程，人应当平静地顺应这个自然过程。但是道教的主要教义则是如何避免死亡的原理和方术，显然是反乎自然而行的。"（《中国哲学史》）

（二）道家文化对中医药学的影响

道家文化中蕴含着丰厚的哲学思想，其对天地宇宙的阐释、认识论等对中医药理论体系的形成和发展产生了广泛而深远的影响。

1. 对中医思维的影响

（1）整体思维　整体思维是指将自然界、人体作为一个完整的相互联系的整体加以观察和认识的思维方式。老子说："有物混成，先天地生，寂兮寥兮，独立而不改，周行而不殆，可以为天地母。吾不知其名，强字之曰道，强为之名曰大。大曰逝，逝曰远，远曰反。故道大，天大，地大，王亦大。域中有四大，而王居其一焉。人法地，地法天，天法道，道法自然"（《老子·第二十五章》）。这正是"天人合一"这种整体思维的早期认识。至汉代，董仲舒以阴阳五行为框架的天人感应论，提出了更加完备的整体模式。受整体思维的影响，《黄帝内经》从人体本身的整体性和人与自然的统一性等方面，系统而完整地诠释了整体观念。整体观念贯穿于中医学的生理、病理、诊法、辨证、养生和治疗等各个方面，成为中医学基础理论和临床实践的指导思想。

（2）辩证思维　道家思想中蕴含的辩证法思想对中医思维产生了深远的影响。辩证思维是以整体的、动态的、相对的观点来看待事物运动变化的一种思维方法。对立统一是唯物辩证法的实质和核心。中医学则运用辩证思维来认识生命活动，阐释健康和疾病的发展变化规律，并指导着疾病的诊治。如阴阳学说集中体现了中国古代的唯物辩证法思想。《周易·说卦》云"立天之道，曰阴与阳""一阴一阳之谓道"（《周易·系辞》）。老子指出，"万物负阴而抱阳"（《老子·第四十二章》）。中医学中，《素问·阴阳应象大论》说："阴阳者，天地之道也，万物之纲纪，变化之父母，生杀之本始，神明之府也。"《素问·宝命全形论》说："人生有形，不离阴阳。"《素问·阴阳离合论》说："阴阳者，数之可十，推之可百，数之可千，推之可万，万之大，不可胜数，然其要一也。"阴阳学说被广泛用于说明人体的组织结构、生理功能、病理变化，并指导养生保健及疾病的诊断和治疗，而阴阳的对立制约、互根互用、消长平衡、相互转化和交感互藏等关系和作用都是基于对立统一这个核心。

（3）直觉体悟思维　直觉体悟是指在思维过程中，排除一切来自体内外因素的干扰，集中所有的思维能力，在所有已知的思维材料和认知经验基础上，对客体的本质属性和规律性联系做出迅速识别和整体判断的思维方式。中国古代哲学认为，对于宇宙的认识，很多时候不能靠语言、逻辑推理、认知方法等获得，只能依托直觉体悟加以把握。如老子对于"道"的认识，"无形无名，无声无臭，视之不可见，听之不可闻，搏之不可得"。中国古代的思想家善于运用直觉体悟思维获得智慧。道家进一步指出"虚静"是"道"存在的一种形态，同时也是体悟道的方式。老子说："致虚极，守静笃。万物并作，吾以观复。夫物芸芸，各复归其根，归根曰静，静谓复命，复命曰常"（《老子·第十六章》）。《庄子·天道》云："圣人之心静乎，天地之鉴也，万物之镜也。"《荀子·解蔽》也说："心何以知？曰：虚一而静。"道家的直觉体悟思维影响了中医思维，体现在中医诊断、治疗、养生等方面。如《素问·八正神明论》云："神乎神，耳不闻，目明心开而志先，慧然独悟，口弗能言，俱视独见，适若昏，昭然独明，若风吹云。"《素问·宝命全形论》云："凡刺之真，必先治神……静意视义，观适之变，是谓冥冥，莫知其形。见其乌乌，见其稷稷，从见其飞，不知其谁。"

2. 对中医理论构建的影响

（1）道在于一　老子指出，"道"既是宇宙万物的本源，又是宇宙万物运动所遵循的规律，因而"圣人抱一为天下式"（《老子·第二十二章》）。《淮南子·诠言训》云："一也者，万物之本也，无敌之道也。"对于医学而言，医道既指医学之道，亦指医者之道。《素问·玉版论要》记载："揆度奇恒，道在于一，神转不回，回则不转，乃失其机。"其中，"道在于一"即深得道家思想的内涵。

（2）对生命本源的认识　道家文化中对于宇宙万物本源的认识直接影响了中医学对生命本源的认识。老子说："道生一，一生二，二生三，三生万物"（《道德经·第四十二章》）。庄子则对宇宙万物生命的起源做了更细致的论述，"人之生，气之聚也。聚则为生，散则为死……故外物一也……通天下一气耳"（《庄子·知北游》）。《黄帝内经》则说"人以天地之气生，四时之法成"（《素问·宝命全形论》），"气合而有形"（《灵枢·顺气一日分为四时》）。可见，与道家之说同出一源。

（3）中医名词术语　道文化对中医理论的影响还体现在大量援引道家概念、术语。以《素问·上古天真论》为例，"至人""真人"术语出于《庄子》，"圣人"为《老子》所推崇，"持满"化裁于《老子》"持而盈之，不若其已"（《老子·第九章》）等，可见该篇章中融会了浓厚的道家文化。又如《银海指南》是成书于清代嘉庆十四年的一本眼科专著，道家称人的眼睛为"银海"。清代新安医家郑宏纲著《重楼玉钥》，这是一部对后世影响很大的喉科专著，治疗喉证的著名方剂养阴清肺汤即出自该书。重楼，道教指气管，又称十二重楼。中医名词术语源于道文化者不胜枚举，也反映出道家文化对于中医文化的深远影响。

3. 对中医养生理念的影响　"养生"一词初见于道家经典《庄子·养生主》。庄子以"庖丁解牛"的故事，阐述掌握了事物的客观规律即"道"，则做事就能得心应手，运用自如。而文惠君听庖丁解牛的讲解后说："吾闻庖丁之言，得养生焉。"养生体现了中医预防医学的思想，是中医文化的重要组成部分。

（1）道法自然　老子提出"人法地，地法天，天法道，道法自然"。《庄子·应帝王》则云："顺物自然而无容私焉，而天下治。"道家主张效法、顺应于自然规律。中国传统文化中非常崇尚人与自然、社会的和谐并存，实现生命与自然及社会过程的协调统一。在中医养生理念中，道法自然、顺应自然就成为养生的重要原则之一。如指出人生于天地之间，依赖于自然而生存，也必然受自然规律的支配和制约。如《素问·至真要大论》说："天地之大纪，人神之通应也。"《灵枢·顺气一日分为四时》云："春生、夏长、秋收、冬藏是气之常也，人亦应之。"因此，人体应该依照自然规律来摄养生命。如《素问·四气调神大论》云："故阴阳四时者，万物之终始也，死生之本也，逆之则灾害生，从之则苛疾不起，是谓得道。道者，圣人行之，愚者佩之。"《灵枢·本神》曰："智者之养生也，必顺四时而适寒暑，和喜怒而安居处，节阴阳而调刚柔，如是则僻邪不至，长生久视。"

（2）未病先防　未病先防是指在疾病发生之前通过采取各种措施防止疾病的发生。道家文化中蕴含着丰富的未雨绸缪、防患未然的思想。如老子云："其安易持，其未兆易谋，其脆易泮，其微易散。为之于未有，治之于未乱"（《老子·第六十四章》）。是说当局面安定时容易保持和维护，没有预兆发生前容易谋划，力量脆弱时容易消解，问题细微时容易解决，在事情尚未发生以前就处理妥当，尚未出现祸乱前就加以治理。老子又说："夫唯病病，是以不病。圣人不病，以其病病，是以不病"（《老子·第七十一章》）。指出当人在担心患病的时候，反而不会发生疾病。这种思想被引入中医学领域，发展为"治未病"理论。早在《黄帝内经》就提出了"治未病"的未病先防思想。如《素问·四气调神大论》云："是故圣人不治已病治未病，不治已乱治未乱，此之谓也。"《灵枢·逆顺》云："上工刺其未生者也，其次刺其未盛者也，其次刺其已衰者也……故曰上工治未病，不治已病。"

（3）调养精神　道家强调"虚静"，注重养神。如《老子·第十六章》云："致虚极也，守静笃也。万物并作，吾以观复。"《庄子·刻意》中云："纯素之道，惟神是守；守而勿失，与神为一；一之精通，合于天伦。"庄子还明确指出养精育神也是养生的重要方法，具体就是做到恬淡虚静，不为外界所惑。如《庄子·刻意》云："平易恬淡，则忧患不能入，邪气不能袭，故其德全而神不亏。"《庄子·在宥》曰："无视无听，抱神以静，形将自正。必静必清，无劳汝形，无摇汝精，乃可以长生。"这些思想被中医所吸收，成为中医养生理论的重要组成部分。如《素问·上古天真论》云："恬惔虚无，真气从之，精神内守，病安从来？是以志闲而少欲，心安而不惧，形劳而不倦，气从以顺……故合于道。"著名道医孙思邈提出了一套和而有度、动静结合、起居有常、饮食有节、道德有养的养生学说，其中特别指出养性的重要性。"善养性者，则治未病之病，是其义也"。并为此提出了宜"十二少"、忌"十二多"的原则。其谓："善摄生者，常少思、少念、少欲、少事、少语、笑、少愁、少乐、少喜、少怒、少好、少恶。行此十二少者，养性之都契也。多思则神殆，多念则志散，多欲则志昏，多事则形劳，多语则气乏，多笑则脏伤，多愁则心慑，多乐则意溢，多喜则忘错昏乱，多怒则百脉不定，多好则专迷不理，多恶则憔悴无欢。此十二多不除，则荣卫失度，血气妄行，丧生之本也。"

4. 道教炼丹术与制药化学　道家追求"长生不老，得道成仙"，在讲求"虚静"思想的同时，也发展了种种道家方术以助修道。这些方术中不乏以延年益寿、追求长生不老为目的者，自然与医学相通，如导引、药食等，但其中有精华，也不乏糟粕。

炼丹术分为炼制外丹和内丹。外丹术又称外丹黄白术，或称金丹术，是通过各种秘法烧制矿石类药材成为丹药，用以服食。内丹以"人身一小天地"，以人体为鼎炉，以精、气、神为药物，在体内修炼结丹。炼丹约起源于战国时期。秦始皇时，神仙家和方士为了迎合秦始皇长生不死的欲望，曾四处采药以炼制仙丹。汉代时期，更留下了淮南王刘向"一人得道，鸡犬升天"的神话故事。东汉魏伯阳的《周易参同契》是现存最早的炼丹著作。道教术士为了追求长生，继承了方士的炼丹术。魏晋南北朝时期，炼丹术盛行。及至唐代，炼制外丹一度发展至高峰。两宋时期开始，道家转而提倡修炼内丹而排斥外丹。炼丹术至明末才逐步衰落。晋代葛洪、南朝陶弘景和唐代孙思邈均为炼丹的代表人物。葛洪所著《抱朴子》中"金丹""仙药""黄白"等篇记载了多种已经失传的炼丹著作、药物和方法。陶弘景著有《合丹法式》《太清玉石丹药要集》等，也都为炼丹著作。炼丹术所需的金石类药物，在我国早期的本草学著作如《神农本草经》中被列为"上药"，认为可以延年益寿，常吃无碍。而实际上，这些用矿石药炼成的丹药，往往含有砷、汞等成分可致人中毒。历史上，仅唐代就有唐太宗、唐宪宗、唐穆宗、唐武宗和唐宣宗因服食丹药中毒而死。因此，以炼丹追求长生甚至升仙的想法是痴心妄想。炼丹术作为追求长生不老的方术最终走向了失败。但客观上说，炼丹术对制药化学也有一定贡献。在炼丹过程中，炼丹家逐渐掌握了如汞、铅等矿物的氧化还原反应。炼丹使用的升华、蒸馏等技术促进了制药化学的发展。因此，英国科技史家李约瑟说："整个化学的最重要的根源之一（即使不是唯一重要的根源）是地地道道从中国传出去的。"

三、佛教文化

佛教文化本身蕴藏着极深的智慧，它对宇宙人生的洞察、对人类理性的反省、对概念的分析有着深刻独到的见解。佛教传入中国后，在漫长的历史中逐渐中国化，与儒、道两家在相互的碰撞交流中又不断地相互吸收与融合，成为中国传统文化不可分割的一部分。

（一）佛教的传入与发展

佛教是我国现有五大宗教中历史比较悠久、影响也比较大的一个宗教，在我国有两千余年的历史。佛教虽然来自印度，但其成熟和发展是在中国完成的。它既吸收了中国传统文化，又丰富了中国传统文化。

1. 印度佛教简介 佛教起源于古印度，创始人是古印度迦毗罗卫国（今尼泊尔境内）的王子乔达摩·悉达多。他生活于公元前6世纪左右，29岁时出家修行，35岁时在一棵菩提树下苦思而大彻大悟，从此建立了佛教的僧团，开始宣讲佛教教法，被称为佛陀（Buddha，觉者）或释迦牟尼（释迦部落的圣者）。

佛教创立后，在印度几经演变。释迦牟尼及其直传弟子所宣扬的佛教，称为根本佛教。公元前4世纪至公元前3世纪，约在释迦牟尼去世100年后，佛教分裂成上座部和大众部两大派，被称为部派佛教。此后100余年间续有分裂，先后分成十八部或二十部，称枝末部派。约1世纪时，从大众部中又发展出一个派别，即大乘佛教。"乘"是梵文yana（音读"衍那"）的意译，运载之意，比喻佛法普度众生，达到解脱之途。不同于原来部派只强调个人的修行和解脱，大乘佛教的理想是运载无量大众到达彼岸的涅槃境界。随着大乘佛教的兴起，部派佛教即为小乘佛教。六七世纪起，印度佛教中又出现了一个新的派别——密教。密教是大乘佛教与民间信仰结合的产物，也吸收了印度教性力崇拜的因素，宣传纵欲。8世纪后，印度佛教逐渐密教化，陷入衰微。11世纪起，伊斯兰的入侵和宗教迫害使得佛教在印度逐渐消亡。到13世纪时，佛教从印度本土消失。

佛教开始仅在中印度恒河一带流传。到公元前3世纪古印度孔雀王朝时期，在阿育王的扶植、倡导下才开始在古印度各国广为流传。此后，佛教传到西域，大约在两汉间从西域传入中国。大乘佛教后来主要传播流行于中亚、中国、朝鲜、日本等地，小乘佛教主要流行于东南亚、斯里兰卡等地。

佛教教义的内容较为丰富。"缘起论"是佛教的重要理论，也是佛学的哲学基础，是说世间的一切事物都是由众缘和合而生起的。缘起论是说世间上所有的一切都是相互依存的关系，不存在因缘，一切都不能成就。而一切因缘生起都离不开因果。性空则是说众缘合成的诸法，其性本空，没有真实的本体。佛教的理论核心是"四谛"，释迦牟尼所悟出的人生四条最基本的原理包括苦谛、集谛、灭谛、道谛。苦谛是说人生一切皆苦，生、老、病、死、怨憎会、爱别离、求不得、五蕴盛等一切苦、苦是现实宇宙人生的真相。集谛是指造成人生痛苦的各种原因，具体有"五阴聚合说""十二因缘说""业报轮回说"等。由于凡夫自身的贪嗔痴等，造作了种种不善业，故而招致了一切苦。灭谛指超出苦海，超脱生死轮回，进入快乐无苦的涅槃（灭度、圆寂）境界，得到彻底的解脱。涅槃是常住、安乐、寂静的境界。道谛指为达到涅槃的境界所应该遵循的方法、道路、途径，具体方法很多，但最根本的是"八正道"。八正道又名八圣道，是释迦牟尼所悟到的8条圣者的道法，包括正见、正思惟、正语、正业、正命、正精进、正念、正定。

2. 佛教传入　据史料记载，佛教在两汉之际传入中国，最初依附于黄老学说和神仙方术。西汉哀帝元寿元年（前2年）时，博士弟子景庐曾向大月氏使臣学习《浮屠经》。"浮屠"为"佛陀"的旧音译，从此中国统治阶层始知佛经。东汉明帝时，曾派遣使者12人前往西域访求佛法。永平十年，使者在西域大月氏国遇到两位印度僧人，迦叶摩腾和竺法兰，将其带回洛阳，并用白马驮回经书和佛像。汉明帝择地建庙以便供奉，即现在的洛阳白马寺。两位僧人翻译了中国最早的佛经《四十二章经》。东汉末年到三国时期，佛教在统治层已有了相当的影响，并开始传到民间，出现了第一个出家和尚朱士行。他还是第一位西行求法的和尚。

早期佛教的主要工作之一就是翻译佛经。因为当时的一些学者认为佛家思想与道家尤其是庄子的思想有近似相通之处，所以在佛经的翻译过程中，往往援引道家的思想和名词，如"有无""有为""无为"等。这类翻译著作在当时称为"格义"。东汉末年，由两位著名的译经者安世高和支娄迦谶翻译的著作形成了两大系统：一为"安译"，所译的是小乘经典；二为"支译"，所译的是大乘经典。乘，梵文指运载之意，以达到解脱之途。大乘佛教的理想是运载无量众生到达彼岸的涅槃境界，小乘佛教则更强调个人修行与解脱。大小乘佛教虽然几乎是同时传入中国，然而，我国主要流行的是大乘佛教。大乘的经典有《般若经》《华严经》《法华经》《维摩诘经》《阿弥陀经》等。魏晋南北朝时期，佛教有了突出的发展。东晋僧肇（384—414 年）是龟兹僧人鸠摩罗什最出色的弟子，其论著《肇论》被誉为中国僧人正确理解佛教教义的标志。僧肇将佛、玄二者融会贯通，创建了具有中国特色的一整套佛教哲学体系。东晋名僧慧远以庐山东林寺为道场，一时间，庐山佛事大盛。南北朝的统治者都推崇佛教，大量营建佛寺，建造石像石窟。唐代诗人杜牧《江南春绝句》中描写的"南朝四百八十寺，多少楼台烟雨中"，只是当时的一个缩影。著名的敦煌、云冈、龙门三大石窟都开凿于此时期。随着佛教在中国不断传播，到了隋唐时期佛教进入到鼎盛期，主要表现为佛学盛兴、寺产丰厚、各种宗派林立。此时佛教分出诸多的宗派，如天台宗、华严宗、禅宗等，而其中最具中国特色的佛教宗派就是禅宗。禅，本意是思维修养，静虑定心，是佛教的一种修炼方法。中国禅宗尊菩提达摩为初祖，而真正的传播者是慧能（638—713 年）。传说有一日五祖弘忍要弟子们各做一偈语以表达自己对禅的见解。首席弟子神秀云："身似菩提树，心如明镜台，时时勤拂拭，勿使惹尘埃。"慧能作偈："菩提本无树，明镜亦非台，本来无一物，何处惹尘埃？"五祖遂将衣钵秘密传给慧能，是为禅宗六祖。慧能至岭南传法，至南禅兴盛，成为禅宗主流。中唐之后，禅宗又逐渐分为"五家七宗"。宋元以后，佛教各宗相承发展，以南禅为中国佛教的主流。明清以后，随着佛教的世俗化，转而渐渐走向衰落。禅宗在中国佛教各宗派中流传时间最长，它对中国的文化、艺术、哲学思想有着重要的影响。

佛教的流传深刻影响了中国文化。佛教所具有的圆融精神，以及对生死大事的关注，为发源于印度的佛教可以在中国传播与发展创造了条件。佛教传入中国后，吸收中国传统文化中的儒、道思想，以适应佛教在中国的传播。当佛教思想及文学艺术等形式与中国的传统文化融合后，就形成了佛教的中国化，进而也丰富了中国文化的内容和形式。如文学方面，佛教译文的梵文经典本身就是伟大、富丽的文学作品，《维摩诘经》《法华经》《楞严经》等就特别为历代文人们所喜爱。佛教宣传时所用的变文，成为后来中国通俗文学，如小说、戏曲等的重要素材来源。历代描写佛教的诗文亦浩如烟海。艺术方面，佛教的传入对于中国的绘画和雕塑艺术也产生深远影响。古印度的佛教艺术主要是石窟壁画和雕塑。自佛教传入中国，壁画艺术也迅速发展起来，出现了如阎立本、吴道子等著名的宗教画家。在雕塑艺术方面，沿着"丝绸之路"，中国的石窟艺术呈现出对古印度雕塑技艺的继承和发展。因此，冯友兰先生曾说："佛教传入中国，是中国历史中最重大的事件之一。它传入以后，它就是中国文化的重要因素，在宗教、哲学、文学、艺术方面有其特殊影响。"（《中国哲学简史》）

（二）佛教文化对中医药学的影响

随着佛教在中国的不断传播，佛经中包含的印度医学的内容也逐渐被中医药学兼收并蓄，从而丰富和发展了中医药学理论和医疗技术。

1. 慈悲情怀与医德修养　佛教弘扬慈悲情怀、众生平等的思想。《大智度论·卷二十》云："大慈与一切众生乐，大悲拔一切众生苦"。慈，慈爱众生并给众生快乐；悲，悲悯众生并拔除一切众生的痛苦。慈悲是佛法的根本。佛教徒追求慈悲为怀，普度众生，救苦救难。因此，佛教徒中也不乏僧医通过救治病人以弘扬佛法。慈悲之心已经成为医德修养的重要组成部分。佛教还强调"众生平等"，反对"杀戮"。宋代僧人清远说："若论平等，无过佛法。唯佛法最平等。"孙思邈兼通儒释道，其《大医精诚》中就体现了佛教慈悲情怀、众生平等思想，如"凡大医治病，必当安神定志，无欲无求。先发大慈恻隐之心，誓愿普救含灵之苦。若有疾厄来求救者，不得问其贵贱贫富、长幼妍媸、怨亲善友、华夷愚智，普同一等，皆如至亲之想""自古名贤治病，多用生命以济危急，虽曰贱畜贵人，至于爱命，人畜一也。损彼益已，物情同患，况于人乎！夫杀生求生、去生更远"。

2. 医方明　基于佛教的教义，古代印度佛教僧人要学习"五明"，即5种学问，其中之一是"医方明"，即医学技术。佛教中有关医药学的内容还是极其丰富的。如《大藏经》中就汇集了众多佛教医经，《佛说佛医经》《佛说医喻经》《人身四百四病经》《咒时气病经》《婆罗门诸仙药方》等，记载了较为丰富的包括疾病病因病理、临床表现及药物治疗的相关内容，独具特色。

佛教医学关于致病原因，提出了"四大学说"。在印度哲学中，宇宙本体有"四大"，即地、水、火、风四大元素，它们有不同的性质和业用：地性坚，能载万物；水性湿，能使物摄聚不散；火性热，能使物成熟；风性动，能使物成长。如山岳土地属于地大，海洋河川属于水大，阳光炎热属于火大，空间气流属于风大。佛教认为，有色世界是由"四大"组成，因而要追求"四大皆空"的境界。人体也由地、水、火、风"四大"构成，这也是印度医学的理论基础。唐代王焘《外台秘要》中引述说："身者，四大所成也。地水火风，阴阳气候，以成人身八尺之体。"发、毛、爪、齿、皮、肉、筋、骨、髓、脑等属于"地大"；唾、涕、脓、血、津、液、涎、沫、痰、泪等属于"水大"；体温属于"火大"；呼吸动转归于"风大"。当疾病发生时，其原因则由于"四大"失调。《佛说佛医经》中载："人身有四病，一者地，二者水，三者火，四者风。风增气起，火增热起，水增寒起，土增力起。本从是四病，起四百四病，土属鼻，水属口，火属眼，风属耳。""四大学说"传入中国后，在陶弘景的《肘后百一方》、巢元方的《诸病源候论》、孙思邈的《备急千金要方》、王焘的《外台秘要》等著作中都有一定体现。巢元方、孙思邈等医家还尝试将"四大学说"与五行学说进行融合。

除了医学理论的影响，印度的医疗技术也得以传播。《龙树菩萨眼论》传入中国后，我国医生将印度的手术与中医整体疗法相结合，制造出精巧的假眼，并据中医理论拟定了手术前后的调护方药，使其日益成熟。《天竺经眼论》记载了金针拨障术，这是已知最早的白内障手术疗法。唐代王焘的《外台秘要》记载了金针拨障术的疗效，"一针之后，豁若开云而见白日"。孙思邈的《备急千金要方》记载了天竺国按摩法。

佛教的一些卫生保健习惯如焚香、揩齿等，也渐渐融入百姓的日常生活。刷牙滥觞于揩齿。东汉传入的《温室洗浴众僧经》记载用杨枝洁齿，令人"口齿好香，方白齐平"。其后，《诸病源候论》《外台秘要》等医书中都收引了类似内容。孙思邈则将佛教揩齿和道教叩齿并提："每旦以一捻盐内口中，以暖水含，揩齿及叩齿百遍……口齿即牢密。"

3. 丰富中医药　佛教传入中国，还从印度传入诸多药材，丰富了中药资源。佛教焚香需要大量香料，而这些具有芳香气味的物质则逐渐成为中药的重要组成部分，即香药。据文献记载，陶弘景的《名医别录》中首载了沉香、熏陆香（乳香）、鸡舌香、藿香、苏合（香）、紫真檀木等，但其主要用途仍为佛教的合香进香。唐代《新修本草》则首载了密陀僧、诃黎勒、麒麟竭等。唐代贞观、开元年间，从印度输入了龙脑香、郁金香等。明代李时珍的《本草纲目》中以梵名收录了 20 余种外来药物。这些印度医学中特有的药物随着佛教的传播，也逐渐为中医所习用。

在医方书方面，魏晋时期，随之从西域传入的国外方书有耆婆方、婆罗门方等。南北朝及隋唐医书中引载印度等地的方药逐渐增多，据范行准《胡方考》载方 40 余首。《隋书·经籍志》载《耆婆所述仙人命方论》两卷、《婆罗门诸仙药方》20 卷、《婆罗门药方》5 卷等。唐代《备急千金要方》《千金翼方》载有药方 10 余首，如耆婆万病丸、耆婆治恶病方、阿伽陀圆、服菖蒲方等。其中《千金翼方·卷十二·养性》所载服菖蒲方后就注明"天竺摩揭陀国王舍城邑陀寺三藏法师跋摩米帝以大业八年（612 年）与突厥使主至，武德六年（623 年）七月二十三日为洛州大德护法师净土寺主矩师笔译出"。《外台秘要》载有 20 多首，如莲子草膏、酪酥煎丸、治肺病方等。同时，出现了一些由佛教徒编写的医方书。《申苏方》为晋宋间岭南佛教徒支法存撰著，五卷，现佚。今人冯汉镛根据《肘后方》《千金方》《外台秘要》中收引的支法存佚方加以辑佚，得 22 方，用于治疗伤寒、疟、脚气、蛊、吐、疔肿、妇人病。其中"药子一物方：婆罗门胡名船疏树子，国人名药（子）"，系域外传来之方。尚有敦煌石窟的医药卷子和部分壁画上的动植物也与医药有关，龙门石窟的药方洞刻有初唐方剂 100 余首，五台山、峨眉山、九华山、普陀山、嵩山等佛教圣地亦留有不少方药，这些都是佛学文化中存留的方药资源，有待挖掘和整理。

第二节　古代科技

一、天文

天文学是我国古代最发达的自然科学之一，几千年来积累了大量宝贵的天文资料，可与数学并列，仅次于农学和医学，是构成中国古代最发达的四门自然科学之一，在中国科学、文化史中占有极为重要的地位。

（一）中国古代的宇宙观

宇宙的概念在中国古代是指空间和时间的统一体。《墨经》云："宇，弥异所也；久，弥异时也。"宇是空间概念，久是时间概念。久又是"宙"字所体现的含义。战国时代的《尸子》对于"宇宙"又有明确的定义："四方上下曰宇，往古今来曰宙。"东汉时期的张衡在他的天文著作《灵宪》中对宇宙的阐释是"宇之表无极，宙之端无穷"。

1. 盖天说　盖天说是中国古代最古老的宇宙结构学说之一。远古时代，人们仰观天文，依据直观想象而形成盖天说。盖天说为了解释天体的东升西落和日月五星在恒星间的位置变化，想象设计出一种模式：极星及北斗居于天之中，恒星附着在天盖内壁上，日月五星又运行于恒星之间。天之中距地 8 万里，天盖的边缘距地的边缘处较天顶为近，天高为两万里。天盖以极星为中点，绕大地由东向西运转，形成了直观上的东升西落。日月五星在随天盖由东向西旋转的同时，又自行由西向东慢慢运动。为使其形象化，又把天盖想象为旋转的磨盘，把日月行星想象为在旋转运行的磨盘上又自爬行的蚂蚁。

盖天说的主要观测仪器是表，又称髀，是利用勾股定理测定夏至、秋分、冬至日影的长度及其间的伸缩度，以此计算冬至日及夏至日的日道半径。盖天说显现出明显的原始假说状态。

2. 浑天说　浑天说是古代先哲在认识天地结构过程中提出的一种学说，比盖天说又进了一步。浑天说认为，天像一个圆球包裹着大地，地在天圆之中。天球一半在地下，一半在地上。日月五星天体在天球上运动，又随天球旋转。

浑天说概念在战国时期已经出现，公元前 4 世纪，天文学家石申在浑天说的基础上编制出星表。浑天说近似于希腊的天球说，即以地球为中心的球面运动概念。"浑天"最早见于西汉扬雄的《法言·重黎》篇。扬雄认为，较完整的浑天说是西汉早期的落下闳所开创。西汉中期一个叫鲜于妄人的天文学家利用浑天说做过实际测量。耿中丞以形象的方法对浑天说进行表述。

浑天说认为，大地不是悬浮在空中，而浮在水上。这种说法受到盖天说学派的批评，后来又有所发展，认为大地浮在气中，故而才有可能回旋游动。这就是"地有四游"的朴素地动说先导。浑天说认为，全天恒星都布在一个"天球"上，日、月、五星则附在这天球背景上运行，这与现代天文学中的天球概念十分接近。浑天说采用球面坐标系，如赤道坐标系来度量天体的位置及天体的运动。如对于恒星昏旦中天、日月五星的运行及顺逆去留都采用浑天说体系进行描述。所以浑天说不仅仅是一种宇宙结构学说，也是一种观测和测量天体运动的计算体系。

3. 宣夜说　宣夜说约在战国时期产生。东汉时期的郗萌记述了先师流传下来的宣夜说，主要观点被收入《晋书·天文志》。宣夜说认为根本不存在有形质的天，而是无形的无限空间，因为无限高远才显现出苍色。为证明其说，他引证远方的黄色山看上去呈青色，万丈深谷看上去呈黑色。事实是山并非青色，深谷也并非没有实体，都是因为无限遥远而人"目瞀精极"所造成的假象。宣夜说展示了宇宙是茫茫无涯、无穷无尽的空间，而日月星体则漂浮于这寥廓的太虚之中。这比盖天说和浑天说认为日月星体附着在天球同一层面上有了很大进步。浑天说学派的张衡，其"宇之表无极，宙之端无穷"的观点，实质上受宣夜说的影响。宣夜说的消亡而后失其传承，可能是它缺乏历法学所需要的实际测量，在古代又缺乏有力的理论证明，仅保留在思想领域而成为一种思辨的假说。

（二）天文与中医药学

中国古代的天文知识非常发达，形成了极具中国特色的宇宙观、世界观。这些认识对中医药理论体系的建立和发展起到了重要作用。

1. 宇宙观对中医哲学的渗透　任何一门学科的形成和发展都有其哲学基础。早期的天文思想主要受泛神论的影响。泛神论认为，天地自然、山川湖海、风雨雷电，甚至草树都有内在的神在支配其各种运动变化。其中以天神为崇高，支配天地间的一切，包括气候变化、季节交替、万物荣枯。这种思想对中医哲学也产生了影响。《黄帝内经》中便体现了这种思想。《素问·天元纪大论》云："太虚寥廓，肇基化元，万物资始，五运终天，布气真灵，揔统坤元，九星悬朗，七曜周旋，曰阴曰阳，曰柔曰刚，幽显既位，寒暑弛张，生生化化，品物咸章。"

早期天文学家受《易》学影响，认为构成宇宙的是"气"，作为本原物质的气又演化为万物。这种思想影响到中医理论便产生了"元气说"。受天文学中日月运动和日月之象的影响，又产生了"阴阳学说"。该学说在春秋后期高度发展，作为认识论和方法论解释宇宙万物，最终成为中医认识人体、认识疾病的方法。依据宇宙万物的生克制约和物类品性差异，又产生了"五行学说"，该学说为中医脏腑生理和病理的生克制约关系提供了说理工具。

2. 中医经典理论中的天文学成就

（1）宣夜说在《内经》中的体现　《内经》是中医基本理论的渊薮，又是中医文化的百科全书。其内容几乎涉及诸多学科。古代天文学知识在《内经》中几乎都有所反映。关于宇宙结构学说，《内经》更接近宣夜说。宣夜说的成就没能全部流传下来，《晋书·天文志》仅保留了基本观点。宣夜说较盖天说和浑天说有 3 个方面的进步。其一，打破了宇宙是盖形或球形有形质的说法，认为是宇宙是"虚空"的，这与《内经》称之为"太虚"是一致的。其二，认为天体各有其运动规律，无所附着，无所缀系。其三，认为宇宙是无限的空间。《素问·五运行大论》有一段接近宣夜说的论述。其云："天垂象，地成形，七曜纬虚，五行丽地。地者，所以载生成之形类也。虚者，所以列应天之精气也。形精之动，犹根本之与枝叶也，仰观其象，虽远可知也。帝曰：地之为下否乎？岐伯曰：地为人之下，太虚之中者也。帝曰：凭乎？岐伯曰：大气举之也。"

《内经》中尚保留了似业已失传的天文资料。如《素问·五运行大论》中引述的《太始天元册》之文："丹天之气，经于牛女戊分；黅天之气，经于心尾己分；苍天之气，经于危室柳鬼；素天之气，经于亢氐昴毕；玄天之气，经于张翼娄胃。所谓戊己分者，奎璧角轸，则天地之门户也。"这是所谓《内经》的"五气经天说"，而古代天文学未见有相关资料。

（2）日月运行在《内经》中的体现　《内经》采用古代天文观测的成就和数据用以说明日月运行对天地阴阳升降的决定作用，从而阐释其对人体阴阳变化的影响。日月的周期运动又决定气历的成因。《素问·六节藏象论》云："天度者，所以制日月之行也；气数者，所以纪化生之用也。天为阳，地为阴；日为阳，月为阴；行有分纪，周有道理。日行一度，月行十三度而有奇焉，故大小月三百六十五日而成岁，积气余而盈闰矣。立端于始，表正于中，推余于终，而天度毕矣。"这段文字不但说明了日月运行分度，而且指明了太阳的回归周期和置闰的原理。置闰是指立表测日影而四年置闰一日。古天文学黄道的周天度数是三百六十五又四分之一日。平年是三百六十五日，差四分之一日而天度不毕，积四年而盈满一度，置闰一天，放在第四年成为天度闰年三百六十六天，这样才会天度毕。

这里所说的日行一度是指太阳每昼夜绕黄道一周而越过一度。《内经》中对太阳的运行还有另一种描述，见于《灵枢》的《卫气行》篇和《五十营》篇。其根据"天人相应"思想，认为卫气和营气在人体内的运行是与太阳在二十八星宿之间的昼夜运行同步。《内经》涉及的二十八星宿中，星宿与星宿之间是等距离的。这是《内经》引用天文学不成功之处。

《内经》已注意到月象的盈亏与潮汐的关系，以及对人体气血的影响。《灵枢·岁露论》云："人与天地相参也，与日月相应也。故月满则海水西盛，人血气积，肌肉充，皮肤致，毛发坚，腠理郄……至其月廓空，则海水东盛，人气血虚，其卫气去。"《素问·八正神明论》提出，针刺之法应参照月象的盈亏而制定原则。"法天则地，合以天光""必候日月星辰""月生无泻，月满无补，月廓空无治"。《素问·缪刺论》提出了根据上半月月象渐生而增针、下半月月象渐亏而减针的方法。

（3）天极星和北斗在《内经》中的反映　《灵枢·九宫八风》提到利用北斗在北极运转一周而作为年钟的方法来占验年周期八个重要节气的风向，用以预测气候的正常与否，从而占测气候致病的情况。其方法是将北极星为中心轴，通过斗星运转的八个区设立八宫，另加极星所居的中央一宫共为九宫。八宫实质为二十四节中八节斗柄所居的区域。八节指"二至""二分""四立"。这是《内经》将北斗天文与历法非常完美地结合，这里有其科学的一面，但也有占星术的色彩。

（4）五星在《内经》中的反映　五星即水星、金星、火星、木星、土星。古人开始命名时有其亮度和色彩的原因，但后来完全将其纳入五行体系，甚至认为五星是五行在天的本原精气。《内经》涉及五星的记载可见于多篇，主要是《素问》中的"运气七篇"。《内经》中把五星运行的徐、疾、顺、逆、留、守、还等现象都依据天文科学描述得非常真切。但实际运用仍有占星术倾向，这无疑会使其价值大失其色。

二、历法

历法是天文学的分支学科，是一种推算年、月、日的时间长度和它们之间的关系，制定时间的序列的方法。简单地说，是人们为了社会生产时间的需要而创立的长时间的纪时系统。早在新石器时代的母系氏族社会，人们就能利用星体的位置辨别方向，判断时间，识别季节，积累了丰富的天文历法知识。古代天文历法对中医学、哲学、天文、数学等都有极为深远的影响。

（一）天干地支概说

天干地支简称干支，源自中国远古时代对天象的观测，形成了古代纪年历法。十干与十二支依次相配，组成六十个基本单位，两者按固定顺序相互配合，构成干支纪元法。

1. 天干地支的含义

（1）天干 天干即甲、乙、丙、丁、戊、己、庚、辛、壬、癸，又称"十干"。"干"有"个"之意，如颜师古注《汉书·食货志》云："干，犹个也。"最早是用来纪日的，日为阳，阳为天，故称"天干"。天干的先后不仅仅指数字符号，而且包含着万物由发生至少壮、至繁盛、至衰老、至死亡、至更始的含义在内。《史记·律书》和《汉书·律历志》的解释如下。

甲："出甲于甲"。第一个"甲"为荚，嫩芽也；第二个"甲"为甲壳，种皮也。百果草木，皆荦甲开坼。

乙："奋轧于乙"。奋轧，即抽轧，抽芽而生长，犹如"乙"状，为屈扭上升之象。

丙："明炳于丙"。丙者，明也、显也。阳气充盛，生长显著。

丁："大盛于丁"。丁有壮之意，言幼苗壮大成长。

戊："丰懋于戊"。懋即茂，茂盛也，生长茂盛。

己："理纪于己"。己有己之意，言万物已成熟而有条理。

庚："敛更于庚"。庚有更之意，言果实收敛而生命从此更换。

辛："悉新于辛"。辛有新之意，言新的生机又开始酝酿。

壬："怀任于壬"。壬有妊养之意，言新的生命又开始孕育。

癸："陈揆于癸"。癸有揆度之意。言生命又将开始而宿根待发，可揆度而置。

（2）地支 地支即子、丑、寅、卯、辰、巳、午、未、申、酉、戌、亥。支者，枝条也，其数十二，故又称"十二地支"，最早是用来纪月的。月为阴，阴为地，故称"地支"。一年十二个月，每月各建一支，即正月建寅，二月建卯，三月建辰，四月建巳，五月建午，六月建未，七月建申，八月建酉，九月建戌，十月建亥，十一月建子，十二月建丑。地支的先后与十干具有同一意义，也是说明事物发展由微而盛、由盛而衰、反复变化的进展过程。《史记·律书》和《汉书·律历志》的解释如下。

寅："万物始生蟥然也"。蟥者，动也，阳气初发而万物始动也，故正月建之于寅。

卯："言万物茂也"。卯者，冒也，言万物冒地而出，开始生出，故二月建于卯。

辰："万物之枥也"。枥者，动也，伸也，言万物伸舒而出也，故三月建之于辰。

巳："阳气之已尽"。巳有已之意，言阳气盛极，万物旺盛而壮，故四月建之于巳。

午："阴阳交曰午"。午者，交也，言阳极阴生而万物成长繁茂至极，故五月建之于午。

未："万物皆成有滋味也"。未有味之意，言万物成熟有味也，故六月建之于味。

申："阴用事申贼万物"。申者，申诉也；申贼也，言秋金之气收敛万物，故七月建之于申。

酉："言万物之老也"。酉者，就也、老也，言万物成熟衰老也，故八月建之于酉。

戌："万物尽灭"。戌有灭之意，言阳气微而入地，万物毕成，故九月建之于戌。

亥："阳气藏于下也"。亥者，该阂也，言阳气潜藏而万物也闭藏也，故十月建之于亥。

子："万物滋于下"。子有滋之意，言阳气始生，万物滋生，故十一月建之于子。

丑："万物纽芽于丑"。纽芽为结芽之意，言阴气已尽，阳气已动，万物幼苗即将解结而出，故十二月建之于丑。

地支的顺序，子居首位，而分建于各月，却从寅始，这是因为"建子之月，阳气虽始于黄钟，然犹潜伏地下，未见发生之功，及其历丑转寅，三阳始备，于是和风至而万物生，萌芽动而蛰藏振，遍满寰区，无非生意，故阳虽始于子，而春必起于寅。是以寅卯辰为春，巳午未为夏，申酉戌为秋，亥子丑为冬，而各分其孟仲季焉"（《类经图翼·运气》）。

2.天干地支的配合 天干和地支配合可以用来纪年、纪月、纪日、纪时。

天干与地支的配合是天干在上，地支在下，按干支的顺序向下排列。

天干的第一位是甲，地支的第一位是子，两者配合起来便是甲子。十天干与十二地支相互配合，从甲子始依次推算到癸亥，共得六十次，便称为一周或叫一个甲子。六十年后（癸亥止）又复从甲子纪年起，如此交替轮转。故曰"天气始于甲，地气始于子。子甲相合，命曰岁立，谨候其时，气可与期"（《素问·六微旨大论》）。在六十年中，天干往复轮周六次（10干×6次＝60年），地支往复轮周五次（12支×5次＝60年）。用以纪年，六十年就是一个周期，故曰"天以六为节，地以五为制，周天气者，六期为一备，终地纪者，五岁为一周……五六相合而七百二十气，为一纪，凡三十岁，一千四百四十气，凡六十岁，而为一周，不及太过，斯皆见矣"（《素问·天元纪大论》）。用以纪日、纪时，则以十干反复六次和十二支反复五次排成甲子，再乘以六，便为一年三百六十五日的大概日数。"天有十日，日六竟而周甲，甲六复而终岁，三百六十五日法也"（《素问·六节藏象论》）。

3.天干地支与阴阳五行的关系

（1）天干地支的阴阳属性 天干、地支各有阴阳属性。干支阴阳属性的划分不是绝对的而是相对的。一般而言，天干为阳，地支为阴。但从干支本身来说，则天干和地支都可再分阴阳。其划分是以奇偶数为依据，奇数为阳，偶数为阴。天干中的甲、丙、戊、庚、壬属阳，为阳干；乙、丁、己、辛、癸属阴，为阴干。地支中的子、寅、辰、午、申、戌属阳，为阳支；丑、卯、巳、未、酉、亥属阴，为阴支。

（2）天干地支的五行属性 天干地支各有两种五行配属方法。

①干支配属五行和方位：在天干中，甲乙属木，应东方；丙丁属火，应南方；戊己属土，应中央；庚辛属金，应西方；壬癸属水，应北方。这是结合五方五时生物生、长、化、收、藏的规律而确立的。如甲乙属东方，东方为木位，应于春季，春气主生，万物萌发；甲乙为万物初生，破甲乙屈之象，故属木。余可类推。

在地支中，寅、卯属木，巳、午属火，辰、未、戌、丑属土，申、酉属金，亥、子属水。地支配属五行，主要根据方位与月建（北斗星的斗柄所指）确定。依月建所指，每年农历的正月属寅，二月属卯，三月属辰，四月属巳，五月属午，六月属未，七月属申，八月属酉，九月属戌，十月属亥，冬月属子，腊月属丑。因木为东方之气，旺于春，寅、卯月建是正月、二月位于东方，所以寅、卯属木。火是南方之气，旺于夏，巳、午的月建是四月、五月，位于南方，所以巳、午属火。金是西方之气，旺于秋，申、酉的月建是七月、八月，位于西方，所以申、酉属金。水是北方之气，旺于冬，亥、子的月建是十月、十一月，位于北方，所以亥、子属水。土为中央之气，寄旺于四季之末各十八日，辰、未、戌、丑建于三月、六月、九月、十二月，位于四方，所以辰、未、戌、丑均属土。

②干支化运与化气配属：天干化五运是根据五气经天理论及相关气象特征确定的，结果是甲己化土，乙庚化金，丙辛化水，丁壬化木，戊癸化火。地支化气的结果是丑、未主土，卯、酉主金，辰、戌主水，巳、亥主木，子、午、寅、申主火。

4. 天干地支与历法　干支历法是一种用天干地支推算年、月、日的时间长度及它们之间的关系，制定时间的序列的方法。它是中国古人经过长期观察，根据太阳在恒星之间运行的视路径（黄道）上的位置变化，结合所在地理位置的气象规律和物候特征而制定的。特定的干支组合所标记的特定时间，不仅与太阳等天体运行的特定位置这种大范围的天文空间相对应，而且还体现了特定干支所代表的特定五行方位这种全息的空间特性。这是干支历法与世界上其他任何历法的最大区别所在。

在干支历法中，一年分为 12 个月，一日分为 12 个时辰，年、月、日、时均可用甲子干支来表示，并且依六十甲子的固定次序转化。如今年为甲子年，则明年为乙丑年，后年为丙寅年，一直排到第六十个干支组合即癸亥年，之后又从甲子年开始，一直循环下去，月、日、时的干支也分别按照这种固定的规律编排。干支纪年的排列次序见表 1-1。

表 1-1　干支 60 环周次序

干支	甲子	乙丑	丙寅	丁卯	戊辰	己巳	庚午	辛未	壬申	癸酉
干支	甲戌	乙亥	丙子	丁丑	戊寅	己卯	庚辰	辛巳	壬午	癸未
干支	甲申	乙酉	丙戌	丁亥	戊子	己丑	庚寅	辛卯	壬辰	癸巳
干支	甲午	乙未	丙申	丁酉	戊戌	己亥	庚子	辛丑	壬寅	癸卯
干支	甲辰	乙巳	丙午	丁未	戊申	己酉	庚戌	辛亥	壬子	癸丑
干支	甲寅	乙卯	丙辰	丁巳	戊午	己未	庚申	辛酉	壬戌	癸亥

表中每一对干支数代表一年，逐年依次就位。从甲子到癸亥共六十年为一周，而后又从甲子开始，周而复始。如 1984 年为甲子，则 1985 年为乙丑，依次推知各年干支。

5. 干支历法与中医药学

（1）五运　即木运、火运、土运、金运、水运的统称，指木、火、土、金、水五行之气在天地间的运行变化，故曰"五运阴阳者，天地之道也"（《素问·天元纪大论》）。五运又有大运（岁运）、主运、客运之分，它们的变化都是以当年纪年的天干及其阴阳属性为准则的。

（2）六气　六气指风、热（暑）、火、湿、燥、寒等6种气候变化，用以说明和推算每年气候的一般变化和特殊变化。每年的六气一般分为主气、客气、客主加临3种情况。主气用以述其常，客气用以测其变。主气和客气相合，称为客主加临，用来进一步分析气候的复杂变化。

六气是气候变化的本元，三阴三阳是六气的标象。标本相合就是风化厥阴，热化少阴（君火），湿化太阴，火化少阳（相火），燥化阳明，寒化太阳。故《素问·天元纪大论》曰："厥阴之上，风气主之；少阴之上，热气主之；太阴之上，湿气主之；少阳之上，相火主之；阳明之上，燥气主之；太阳之上，寒气主之。所谓本也，是谓六元。"六气，时至而至，便是天地间的正气；如非其时而至，就成为邪气了。因此，《素问·五运行大论》曰："五气更立，各有所先，非其位则邪，当其位则正。"

（3）运气学说在医学上的应用　运气学说在医学中主要是用以推测每年的气候变化，预测疾病的发生和流行，指导疾病的预防和治疗等。

人与自然界是一个动态变化的整体。中医学认为，一年四季的气候变化经历着春温、夏热、秋凉、冬寒的规律，对人体的脏腑、经络、气血、阴阳均有一定影响。运气运行所形成的正常气候是人类赖以生存的必备条件。人体各组织器官的生命活动一刻也不能脱离自然条件。人们只有顺从自然的变化，及时做出适应性调节，才能保持健康。

自然界的气候变化，是生物生长化收藏的必需条件。如果规律反常或变化超越常度，必然不利于生物的生存，故曰"风气虽能生万物，亦能害万物，如水能浮舟，亦能覆舟"（《金匮要略·脏腑经络先后病脉证》）。六气合于四时，在正常情况下能促进万物的生长。若六气太过或不及就成为六淫，则为致病因素。当气候顺逆失常时，人们如果不注意摄生就会引起疾病。所以说，"应则顺，否则逆，逆则变生，变则病"（《素问·六微旨大论》）。人们只有经常保养精神，锻炼身体，增强体质，才能适应气候的变化，保持身体健康而尽终其天年。

三、度量衡

历代度量衡都经历了不断演变的过程，即逐渐由粗糙变为精细，由简单变为复杂，特别在器量上经历了由小变大的过程。在中药处方中，古方的用药分量，由于历代度量衡的不断迭变，以致实际分量与所用度量衡名称很不一致，与现代相差尤甚。知晓古代度量衡的一些基本知识，了解其变易情况，可避免混淆古今计量概念。

（一）古代度量衡的命名

度量衡之名源自《尚书·舜典》"同律度量衡"。《汉书·律历志》阐明其意，随后历代都沿用这个名称。将度量衡这个名词分开，就有度、量、衡三个量。这种分开来的各个单一量的名称由汉代刘歆的条奏所言"审度""嘉量""衡权"而确定。其中"嘉量"出自《周礼·考工记·桌氏》"嘉量既成，以观四国"。"审"的意思是"定"，审度是指用"度"来确定物体的长短。"嘉"的本义是"善"，嘉量是指以量器来量物体的多少时，必须以水平为标准。"权"的意思是"重"，"衡"的作用是用"权"来平衡物体的轻重，"衡权"是指权和物形成平衡。

1. 度　长度单位的名称，产生很早，上古时是以人身体的某个部分或某种动作为命名依据的，如寸、咫、尺、丈、寻、常、仞等。这些名称中，尺是长度的基本单位。一尺的长度与一手的长相近，容易识别，所以古时有"布手知尺""尺者识也"等说法。仞是量深度的实用单位，并单独构成一个系统。仞与尺的比例关系，一向没有明确的定数，说一仞为四尺、五尺六寸、七尺、八尺的都有，一般认为是八尺。周代以前的长度单位名称，经过《汉书·律历志》整理，保留了寸、尺、丈三个，并在寸位以下加一"分"位，丈位以上加一"引"位，都是十进，这就是所谓的五度。长度的小单位，一般是算数学者使用的。所谓"度长短者，不失毫厘"，只是表示测量时应该具有微小数的精度的意思。《孙子算经》卷上有"蚕所吐丝为忽，十忽为一秒，十秒为一毫，十毫为一厘，十厘为一分"的说法。这些十退位的分、厘、毫、秒、忽成为算术上专用的小数名称和长度小单位名称。到了宋代，把秒改为丝。清末时把长度小单位定到毫位为止。

2. 量　量器是封建社会计量农产品多少的主要器具，容量的计量产生最早，单位名称最复杂。《左传》《周礼》《仪礼》《尔雅》等经典著作中都有关于容量单位的记载。其专用名称有升、斗、斛、豆、区、釜、钟及溢、掬等。与长度一样，周代以前容量单位也是用人的身体计量，以一手所能盛的叫作溢，两手合盛的叫作掬，掬是最初的基本的容量单位。《小尔雅·广量》说"掬四谓之豆"，《左传·昭公三年》说"四升为豆"，这两种说法是相通的，就是说掬也就是升。升的本义是"登""进"的意思，两手所盛是基本的容量数，然后从这个数登进，按四进有豆、区、釜，按十进有斗、斛。所以升（亦即掬）是容量的基本单位。后来《汉书·律历志》对容量单位进行了系统的整理，命名为龠、合、升、斗、斛五量，一合等于二龠，合以上都是十进（宋以后一斛为五斗）。升是容量的基本单位，斗和斛则为实用单位。至于《说苑·辨物》云"十龠为一合"，说法有所不同，可资参考。另外还有石。石本来是重量单位，为一百二十斤，但自秦汉开始，石也作为容量单位，与斛相等。关于容量的小单位，《孙子算经》卷上说："六粟为一圭，十圭为抄，十抄为撮，十撮为勺，十勺为合。"这样六粟为一圭（一说，十粟为一圭），其余圭、抄、撮、勺、合、升、斗、斛八个单位都是十进。这种计算方法，自汉代以后一直都在采用。

3. 衡　很早以来，铢、两、斤、钧、石五者都用作重量的单位。但古时对重量单位的说法复杂不一。例如《孙子算经·卷上》云："称之所起，起于黍，十黍为一絫（'累'的古字），十絫为一铢，二十四铢为一两。"《说苑·辨物》云："十粟重一圭，十圭重一铢。"《说文·金部》云："锱，六铢也。"《淮南子·铨言》高诱注："六两曰锱。"《玉篇·金部》云："镒，二十两。"《集韵·质韵》云："二十四两为镒。"等等。"黍""粟""絫""圭"等都是借用粟黍和圭璧的名称，早已不用。"锱""镒""锾""斤"等都是借用钱币的名称，也早就不用。所以各家说法有种种不同。自《汉书·律历志》把铢、两、斤、钧、石这五个单位命名为五权之后，名称就比较一致起来，直至唐代都没有改变。其进位方法是二十四铢为两，十六两为斤，三十斤为钧，四钧为石。关于使用两以下的钱、分、厘、毫、丝、忽等小单位，南朝梁陶弘景的《名医别录》曾说："分剂之名，古与今异，古无分之名，今则以十黍为一铢，六铢为一分，四分成一两。"唐·苏敬注云:"六铢为一分,即二钱半也。"可见,自唐代起已把本作为货币的"钱"当作重量单位,并且"积十钱为一两",但分的进位还没有确定为钱的十分之一。再说分、厘、毫、丝、忽等,原是小数名称,后从长度借用为重量单位名称,自宋代开始定为钱的十退小单位。宋代权衡的改制废弃了铢、絫、黍等名称,其重量单位名称由大到小依次为石、钧、斤、两、钱、分、厘、毫、丝、忽,进位方法已如前述。宋制衡量一直沿用至元明清,很少改易。但有一点,宋元明清之医方,凡言"分"者,是分厘之"分",而晋唐时一分则为两钱半,二者不同。

(二)历代度量衡比较

历代度量衡屡经变迁,古方今用,计量方法差异甚大,历代度量衡与现代标准比较见表1-2。

表1-2 历代度量衡与现代标准比较

时代	度制统一换算 1尺/厘米	量制统一换算 1升/毫升	衡制统一换算 1斤/克	衡制统一换算 1两/克
战国	15.8	205.8	250	15.6
秦	23.1	200	253	15.8
西汉	23.1	200	248	15.5
东汉	23.8	200	220	13.8
三国	24.2	204.5	220	13.8
西晋	24.2	204.5	220	13.8
东晋	24.5	204.5	220	13.8
南朝	24.5	梁、陈 200 南齐 300	梁、陈 220 南齐 330 北魏 440 北齐 440	梁、陈 13.8 南齐 20.6 北魏 27.5 北齐 27.5
北朝	29.6	北周 600	北周 660	北周 41.3
隋	29.6	(开皇)大 600 (大业)小 200	(开皇)大 661 (大业)小 220	(开皇)大 41.3 (大业)小 13.8
唐	大尺 36 小尺 30	大升 600 小升 200	661	41.3
宋	31.2	670	633	40
元	31.2	950	633	40
明	裁衣尺 34 量地尺 32.7 营造尺 32	1000	590	36.9
清	裁衣尺 35.5 量地尺 34.5 营造尺 32	1000	590.8	37.3

注:表中数据资料节取自《汉语大词典》附录"中国历代度量衡制演变测算简表"。

（三）中药特殊计量

古代医药著作中还使用一些特殊或模糊的"量"名。

1. 方寸匕　古代盛药量器犹今之药匙。《政和证类本草·序例上》云："方寸匕者，作匕正方一寸，抄散取不落者为度。"一方寸匕约等于现代的 2.74mL，盛金石药末约为 2g，草木药末约为 1g 左右。

2. 钱匕　古代量取药末的器具。用汉代的五铢钱币盛取药末至不散落者为一钱匕；用五铢钱币盛取药末至半边者为半钱匕；钱五匕者，是指药末盖满五铢钱边的"五"字至不散落为度。一钱匕约今五分六厘，合 2g 强；半钱匕约今二分八厘，合 1g 强；钱五匕约为一钱匕的 1/4，约今一分四厘，合 0.6g。

3. 刀圭　古代量取药末的器具。《政和证类本草》引陶弘景《名医别录》云："凡散药有云刀圭者，十分方寸匕之一，准如梧桐子大也。"明董毅《碧里杂存·刀圭》云："形正似今之剃刀，其上一圈正似圭璧之形，中一孔即贯索之处。盖服食家举刀取药，仅满其上之圭，故谓之刀圭，言其少耳。"

4. 一字　古以唐开元通宝钱币抄取药末，将药末填满钱面四字中一字之量，即称一字，约合今之 0.4g。

5. 鸡子黄大　这是对某些药物采用取类比象的方法而作为用药分量的。如《伤寒论》大青龙汤中的石膏，"如鸡子黄大"。一鸡子黄大略等于 40 颗梧桐子大，约合 9g。

6. 枚　果实计数单位。随品种不同，亦各有标准，如大枣十二枚，则可选较大者为一枚之标准。

7. 握、把　部分草本类药物的一种约略计量单位。

8. 束　部分蔓茎类药物的一种约略计量单位。以拳尽量握之，切去其两端超出部分，称为一束。

9. 片　为一种约略计量单位。如生姜一片，约计一钱（3g）为准。

10. 盏、杯、碗、盅　为药液（或水、酒）的约略计量单位。通常的容量约合今之 150～300mL。

古代方书或民间用药时还有一些模糊的计量名称，如一捻、一撮、一指撮等，即言其少，大概为几克的分量。

第三节　汉语言基础

一、汉字

语言是人类社会交际和传播信息的工具。在语言中，先发生的是口头语言。由于口头语言的表达受时间和空间的限制，必须用书面语言的"字"记载下来才能传播给那些在时间或空间上存在距离的人们，而接收方也只有通过文字形式来了解发出方传出的语义信息。因此，文字是信息传播的载体。

汉字是汉民族创造、用以记录汉语言的文字体系。汉字是世界上最古老的文字之一。现在可以见到的最早且较为成熟的汉字系统是殷商时期的甲骨文，距今三千多年。其后有金文，始于商代，盛行于西周至春秋时期；再后是战国到秦的篆书。其中，秦系文字继承了汉字发展的主流，秦始皇统一全国后，李斯修订《战国秦》，篆作为统一文字的标准，后世称较成熟的秦篆为"小篆"，称早期的秦系文字及战国时期的六国文字为"大篆"。小篆以前的文字统称为"古文字"。形成于秦、成熟并盛行于汉代的隶书标志着汉字进入了"今文字"阶段。由小篆变化为隶书的过程称为"隶变"。隶变是汉字发展史上最重要的一次变革。隶书之后又产生了草书、行书、楷书，最后发展到现代使用的简化字。汉字在形体演变的过程中，逐渐由图形变为笔画，由形义紧密结合到形义分离，由造字方法的表意到形声，由笔画繁复到简化。了解汉字的发生发展规律，掌握一定的汉文字理论知识，正确辨识汉字、掌握字义，从而具备阅读古代典籍的基本能力，是学习中华传统文化的必要基础。

为了能够较好地阅读古代医籍，我们需要了解汉字的结构及其与字义的关系，熟悉形声字中形符与声符的作用、位置，掌握古医籍中借字、古字、异体字的识别方法，并学会辨识繁体字，正确读写中医药常用字。

（一）汉字的结构与字义分析

汉字结构是指汉字的造字结构。分析汉字结构可以帮助我们了解造字意图，进而理解与特定字形相关联的特定词义。《左传》中就已经有了"止戈为武""皿虫为蛊"等说法，这是我国早期汉字结构分析的零散记载。最早对汉字的结构方式进行系统研究的是东汉许慎。他在所著《说文解字》中首次全面阐述了关于汉字结构的理论体系——六书，并利用六书理论对九千多个汉字进行结构分析，从而为我们留下了关于汉字结构和字义分析的宝贵遗产。后世对古文字的研究都以六书理论为基础。

1. 象形字　《说文·叙》云："象形者，画成其物，随体诘诎，日、月是也。"象形字的特点是用简约的写意方法形象地描绘个别的对象。此类字的对象通常是客观实在的，少数是存在于人们想象中的事物。多为描绘对象的全体，个别为描绘对象的局部特征。这类字用作构件，构成其他各类绝大部分汉字的基础，因此也有人称之为原生字。其中多数是以文字全体描摹对象的本体，称为纯体象形。

日　甲骨文作⊝，篆文作日，象太阳之形。其中，短画是填充符号，表示太阳是个实体。

月　甲骨文作☽，篆文作月，象月亮常缺之形。

人　甲骨文作，篆文作人，象侧立人形。

女　甲骨文作，篆文作女，象两手交叉胸前而跪坐的女人形。

有些对象物单独画出很难看出其真实意义，或者容易与其他事物相混，就附加相关物体的形象作为衬托，这就是复体象形。

果　金文作，篆文省作果，上象果实形，下以"木"作衬托。

齿　甲骨文作，内象齿形，外以"口"作衬托（后加声符"止"而作"齿"）。

雨　甲骨文作▥，下象雨滴形，上以"天"作衬托。

兒　篆文作▥，上象小儿头囟未合形，下以"儿"（变形的"人"）作衬托。

胃　篆文作▥，上象胃形，下以"肉"作衬托。

2. 指事字　《说文·叙》云："指事者，视而可识，察而可见，上、下是也。"有一些要表达的概念是一个自然物的局部，难于单独描绘，因此就在象形字的基础上用符号点明所要表示的局部，所加的符号称为指事符号。这类字一看就能辨识其整体意义，但还要仔细考察指事符号所在位置，才能了解它的具体意义。

本　篆文作▥，以短线指示木下，表示树根。

末　篆文作▥，以长线指示木上，表示树梢。

朱　篆文作▥，以长线指示木中，表示树干。

刃　篆文作▥，以短线指示刀口部，表示刀刃。

身　篆文作▥，以短线指示人凸出的腹部，表示怀孕。"身"为"娠"古字。"身"的另一种写法没有作指事符号的短线，则可归于上一类复体象形。

母　篆文作▥，以两短线指示女性乳部，表示哺乳者。

此外，"指事"字还包括一类纯粹用符号构成的字，这类字很少。

上　甲骨文作▥，篆文作上，长画为基准线，短线表示方位在其上方。

下　甲骨文作▥，篆文作下，长画为基准线，短线表示方位在其下方。

中　甲骨文作▥，篆文作中，在一条竖直线（或谓是旗杆）的中间用一个框指明中央部位。

一、二、三、三（《说文》："三，籀文四。"）等积画而成的数目字也是纯粹的符号字。

3. 会意字　《说文·叙》云："会意者，比类合谊，以见指㧑，武、信是也。"对于较复杂的概念，就将两个以上的字组合在一起，利用它们形体（有时是意义）会合时产生的新义来表达。这就是"会意字"。组合成会意字的各字用以表意，称为形符或意符。

步　甲骨文作▥，篆文作步，象前行时两足一前一后，表示行走。

涉　甲骨文作▥或▥，篆文作涉，两足行于水中或跨于水两侧，表示涉水。

即　甲骨文作▥，象人面对食器入坐就食。

既　甲骨文作▥或▥，象人食后转而背对食器。

降　甲骨文作▥，篆文作降，象二足从山阶下行（注意甲骨文二足的方向与"陟"字相反）。

也有一些会意字是用意符的抽象意义来组合成义。这类字多数是秦汉以后出现的新会意字，如尘、雀、歪、灾、灭、甦、劣。

以上象形、指事、会意三种造字法，主要基于一个词所表示的事物的意象，将此意象简要地勾勒下来作为它的书写形式。因此，现代学者多主张将它们统归为"表意字"。这样的分类有助于了解三者的共同点。

应当注意的是，表意类汉字形体上反映的意义并不完全等同于字义或词义，比较典型的是为了表达比较抽象的概念，古人常借助一个比较具体的形象来造相关的字。这类字的字形不直接反映字义，而需要曲折地去理解。

大，篆文作**大**，以正面的大人形表示大。

酉，篆文作**酉**，是壶樽一类酒器形，表示的却是器皿里的酒。

逐，篆文作**逐**，甲骨文从"止"从"豕"，篆文从"辵"从"豕"，意思为人逐兽，而不单是逐"豕"（猪）。

间，篆文作**間**，"间"的古写。字形为门隙中见到月光，用以表示一般的间隙。

轰，篆文作**轰**，《说文》云："群车声也。从三车。"不表示三部车。同样，"众"也不指三个人，而是众人。"林"不表示两棵树，而是众树。"鱻"是"鲜"的本字，而不是三条鱼。

此外，还有一些表意字是将象形字做某种改造而产生的。如裁木（木）为片（片）、反正（正）为乏（乏）、倒大（大）为屰（甲骨文作**屰**，金文作**屰**，即逆字）、反永为辰（**辰**后作派，或认为与"永"为同字）等。这类字是以一个象形字为基础进行改造而生成的，不从基础字入手就不容易理解改造字的意思。但这类字究竟应该归于象形、指事、会意三者中的哪种造字法，学者的理解不尽一致。

表意字直观、易懂。直观性较强的客观对象或可以用物与物的关系意会表达的概念，大多可以用表意造字法造出。但语言中大量的抽象概念如思维、感觉、颜色，以及过于具体的概念如人称及其他物种的属概念等，是很难造出表意字的，这些概念就得用新的办法来表示。

4. 形声字　《说文·叙》云："形声者，以事为名，取譬相成，江、河是也。"形声字由表意和表音两部分组合而成，表意的部分叫形符（以事为名），表音的部分叫声符（取譬相成）。形符通常由表意字充当，尤以象形字为主；声符则由一个可用以表音的字充当。江、河古义为长江、黄河，皆为水名，故以"水"为形符，以"工""可"为声符。

（1）形符　形声字的形符一般表示字义的类属，而不表示具体意义。因此，形声字的本义与形符的意义有关，但二者之间并没有固定的联系模式。例如，"疒"部的字一般与疾病有关，但具体看，疾、病、痾、疫等都是疾病的泛称；疖、痈、疽、疮等都为外科病证或局部的病灶；痨、疸、瘘、痹等都是病证名；瘥、瘳、痊等都表示疾病治愈的效果；疗，表示治疗疾病的动作。而"瘦""疲"之类不一定是病，只是常为疾病的表现，也用了"疒"作形符。可见，形符的意义在于提示字义的类别，但不能昭示具体字义。

此外，有些形符使用的范围比形符本身的意义宽泛，因而所属的形声字有些与形符只是状貌相似、品物相类，而实际上却不属于该形符所表示的类属。如"马"部有"驴""骆驼"，"犬"部有"狐""猿"，"艸"部有"菌""蕈"等。

（2）声符　声符表示形声字的读音。例如：

"胡"声的字　如葫、瑚、糊、湖

"柔"声的字　如揉、糅、蹂、鞣

但是由于造字时可能有取音近（而非全同）字作为声符的情况，更由于古今语音的变化，因此，很多形声字的声符已经不能准确表示字的读音。

（3）形符声符的组合 形符与声符组合通常有 8 种组合方式。

左形右声 如偏、脾、滑、妨

右形左声 如刺、数、顿、瓶

上形下声 如简、芩、宇、空

下形上声 如肾、盂、常、基

外形内声 如固、術、匣、裹

内形外声 如问、辩、風、齑

声居一角 如痘、屢、颶、咫

形居一角 如旭、戽、哉、匙

其中最常见的是左形右声型。

由于汉字形体的历史演变等因素，使得有些形声字的形符与声符不容易简单地看出，需要多加分析。

5. 转注字 《说文·叙》云："转注者，建类一首，同意相受，考、老是也。"由于许慎为"转注"所下的定义较为简单，而且除了"考、老"两个例字外，《说文》全书的文字说解中并没有指出还有哪些属于转注字，导致后人对"转注"的理解分歧很大。从古到今，人们根据"转注"这一名称和许慎八个字的定义以及两个字例，提出过许多不同的解释，但都很难取得公认。事实上，"转注"的原义已经无法再说清楚。因此，这里不加详说。

6. 假借字 《说文·叙》云："假借者，本无其字，依声托事，令、长是也。"在人们使用文字的早期，由于语言中的概念大大多于已经造出的文字，很多词是没有专用字的。为了能记写这些词，古人想到了利用现成的文字符号的语音直接记录词语的语音。具体说，虽然一个词没有专用字，但却已经有了与之同音的某个词专用的字，古人就利用这个已有的同音字来记写那个意义上并无关系的词。例如，畚箕的"箕"甲骨文写作"✄"（其）。这是一个象形字，同时口语里还有一个同样读音的代词没有造出专用字来，古人就基于同音的关系，将这个代词也写作"其"。假借之法只用所借字的音而不用其义，因此假借的实质就是将本来表意的汉字作为表音符号来使用。早期的假借字多是借表意字中的象形字，后世的假借字也有来自其他类型的。

来 甲骨文作✦，本为麦名，假借为到来之"来"。

午 金文作✦，为捣臼的棒槌形，假借为十二支的第七位。

我 字从"戈"，本为兵器名，假借为人称代词。

難（难） 字从"隹"，本为鸟名，假借为困难之"难"。

如果一个假借字原先的意义和假借后的意义都使用得较多，也可能另造一个新字以分担其中一部分意思。如为畚箕义另造了"箕"，为棒槌义另造了"杵"。

从文字记写词义的机制看，表意字以形记词，假借字以音记词，形声字则兼以形、音记词。其中，表意字借助于形象，意义明白易晓，但造字方面受到较多限制。假借法以语音记录语言，克服了表意字依赖于形体的局限性，因此，从理论上说，所有概念都可以用这种方法记写。但由于汉语音节有限，较多使用假借字必然不能满足从文字形体上区别同音词的要求，而且从心理感受上来看，假借字也不符合自表意字以来人们已经习惯了的以文字形体别义的心理定式，因此，假借法最终没有被广泛使用。形声字既有表义部分，又有表音功能，能够同时满足以形别义和记录语音两方面的要求，而且产字能力极强，因此成为汉字发展的主流。现代汉字中，形声字占90%以上。

（二）通假字、古今字、异体字、繁简字

文字在使用与发展中会出现变异现象。这在中医药古籍中较为常见，不了解其变化机理和一般情况，阅读中很容易发生差错。

1. 通假字　在古籍中，本有其字未使用，却借写了当时读音相同或者相近的其他字，而这两个字在意义上并不相同，古人的这种用字方式称为通假字，也称通借字。"假"即是"借"。借用的字称为借字，与其相对的、本来应该使用的字称为本字。通假字产生的原因大体为不明本字、以误为正、弃繁从简、仿古求雅等，但根本原因还是受到假借造字的影响，使人们有时将汉字只视为表音符号，而忽略了它形体的区别意义。通假字开始使用时类似今之音近的别字，但由于后人有仿用的习惯，而有了社会流行倾向，这就与别字不尽相同。通假字是在本有其字基础上的借用，假借字是在本无其字基础上的借用，二者从机理上看是不同的；但对于具体字来说，古人记写时是否已有其字，有的很难认定；而通假和假借在借用他字这一点上是相同的，因此也有学者认为不必区分通假和假借。事实上，前代学者在使用假借这一术语时也常指通假。

怎样识别通假字呢？主要依据是古音的相同或相近。如果古音没有联系，就不可能通假。通假字是在先秦古文时代产生的，后世以仿用为主，所以这里所说的古音通常是指上古音的韵部和声母。根据借字与本字之间的声韵关系，可以将通假分为三类：一是同音通假，即声母和韵部完全相同；二是双声通假，即声母相同，韵部相近；三是叠韵通假，即韵部相同，声母相近。如果是中古时期新出现的通假用法，就应从中古音体系考察，但基本原理是相通的。

（1）同音通假

伎 – 技

《史记·扁鹊仓公列传》云："秦太医令李醯自知伎不如扁鹊也，使人刺杀之。"伎，本指同伴，常用义为歌舞伎。此借为"技"，指技艺。《素问·灵兰秘典论》云："肾者，作强之官，伎巧出焉。""伎"亦通"技"。"伎"与"技"古音都是群母、支韵。

保 – 葆 – 宝

《素问·脉要精微论》云："是故持脉有道，虚静为保。"《说文》云："保，养也。"于文不合。此借为"宝"。《说文》云："宝，珍也。"例文引申指珍爱。《甲乙经》卷四第一下正作"宝"。又《素问·征四失论》云："治数之道，从容之葆。"《吕氏春秋·尽数》云："凡食之道，无饥无饱，是之谓五脏之葆。"《说文》云："葆，草盛貌。"此两条

中的"葆"与此义不合，亦通"宝"，珍宝。"保""葆"与"宝"古音都是帮母、幽韵。

（2）双声通假

宛－菀－鬱（郁）

《医案六则》云："夫悍药入中，则邪气辟矣，而宛气愈深。"宛，屈草自覆；本句通"鬱"（今作"郁"），郁结，郁伏。又《素问·生气通天论》云："阳气者，大怒则形气绝，而血菀于上，使人薄厥。"菀，本为中药紫菀名；本句亦通"鬱"（今作"郁"），郁结，郁伏。"宛""菀"，古音影母、元韵；"鬱"，古音影母、物韵；"宛""菀"与"鬱（郁）"双声且韵部相近。

约－要

《素问·脉经精微论》云："仓廪不藏者，是门户不要也。"《说文》云："要，身中也。"本为以手叉腰之形，以示腰部，引申指重要、要领、需要等义。本句"要"字通"约"，指约束、节制。又《灵枢·刺节真邪》云："此刺之大约，针之极也。"与上例相反，本句"约"通"要"，"大约"谓"大要"，大法要领。"要"，古音影母、宵韵；"约"，古音影母、药韵；二字双声且韵部相近。

（3）叠韵通假

信－伸

《五十二病方》云："痉者，伤，风入伤，身信而不诎。"信，本义为信用，本句中通"伸"，与"屈"相反（诎，即今"屈"字）。"信"，古音心母、真韵；"伸"，古音书母、真韵；二字叠韵且声母相近。

服－愊

《史记·扁鹊仓公列传》云："因嘘唏服臆，魂精泄横。"服，本义为使人服从；本句通"愊"，郁满貌。"服"，古音并母、职韵；"愊"，古音帮母、职韵；二字叠韵且声母相近。

撰－選

《伤寒论·序》云："乃勤求古训，博采众方，撰用《素问》《九卷》《八十一难》《阴阳大论》《胎胪药录》，并平脉辨证，为《伤寒杂病论》，合十六卷。""撰"，原指天地阴阳等自然现象的变化规律，引申为制造、著作；本条云"撰用"，而下列诸书并非张仲景所著，故本句中通"選（选）"，选用。"撰"，古音崇母、元韵；"选"，古音心母、元韵；二字叠韵且声母相近。

除此三类之外，还有声和韵都不相同但都相近的，这里不作例析了。

通假字在古籍中并不少见，一般来说，在阅读古籍遇到疑难词语时，如果按原来字形的本义或引申义都无法得出与原文吻合的解释，就可考虑是否为借字（还要排除讹误字等其他变化因素）。对于通假字，只有依据声音线索，求出隐藏在借字之后应当使用的本字，才能得出正确的解释。相反，如果将借字误为本字，望文生义，勉强作解，就必然违背文章原意。

近年来较为常见的是将记音字混同于通假字。汉语中有一部分词汇没有专门造字，而是借用其他意义的字来表示。例如，果仁之"仁"在古代方药书里都写作"人"，近代才改用"仁",不少方药书整理本称古书里的"人"通"仁",这种做法并不正确。也有人把联绵词的不同写法之间的关系称为通假。因为联绵词本无定字,所以这样的说法也是不对的。

现代人一般不熟悉古音,在推断某个字为借字时可借助古音方面的工具书。查检汉字古音的常用工具书有《汉语大字典》、郭锡良的《汉字古音手册》、唐作藩的《上古音手册》、丁声树的《古今字音对照手册》、李珍华的《汉字古今音表》等。由于声符相同的形声字互借的情况较为常见,而形声字在汉字中占有绝大多数,且根据形声字的一般原理,同谐声的字通常应该音同或音近,因此,当读古文怀疑某字为借字时,可以先在同声符的形声字中寻求意义吻合的字推定其为本字,这样的推想正确率往往比较高。寻求同声符字可以利用清代朱骏声的《说文通训定声》和现代沈兼士的《广韵声系》、李卓敏的《李氏中文字典》。另外还可以利用高亨的《古字通假会典》查找所求字前代已有的通假用法。

2. 古今字　广义的古今字包含的类型较多,现代所说的古今字,一般是指在一个原有字的基础上,通过增加或改换形符另造新字以分担原有字一部分义项的文字现象。原有的字称为"古字",改造成的新字称为"今字"。古字又称"初文",今字又称"后起形声字""后起区别字""分化字"。古今字的"古"与"今"是一个相对概念,相对在前的称"古",相对在后的称"今"。

一个字在其初制时,一般只表示一个较为具体的概念,但事物概念远远多于造出的字形,为了用有限的文字记写无限的概念,一个字就会因假借或引申的原因具有较多的义项。但这样一来,有些字在使用中就可能意思不明确。例如,"莫"字字形为日落草中,初义是傍晚,但后来它又被借用来记写否定副词,这一后起义反而成了"莫"字的常用义,傍晚的初义就不明显了。武威汉代医简中有一丸药方的服法云:"如吾(梧)实,旦吞七丸,餔吞九丸,莫吞十一丸,服药十日知,小便数多,廿日愈。"本条"莫"与"旦""餔(通'晡',指午后时分)"相对,当然取其本义傍晚,但后人读本方时也很容易误解为其后起常用义"不要",而这样理解与条文原意就相差很远。再如《大医精诚》:"偶然治差一病,则昂头戴面,而有自许之貌。"若不知此中"差"用其后起的"病愈"之义,取其常义"误""坏",则意思正相反。为了避免这类误解,就必须新造专用字来分散其中一部分字义,而今字正是为了分担古字的一部分字义而造出的。从古字与今字的形体变化上看,绝大部分今字是在古字基础上增加或改换形符而成,所以今字以形声字为主,古字全体或古字的声符用为今字的声符,再按照所分散字义为今字选用合适的形符。如上例中的"莫"和"差",后世分别写作"暮"和"瘥"。这种文字分化可使字义专职化、精细化、明晰化,因而渐渐就成了一种趋势,即使不太会发生字义混淆的字,也往往按字的义类增加或改换形符,使汉字的形体更有系统化。由古字向今字分化是形声字产生的一个重要途径。分散字义的方法有多种,利用增加或改换形符来区分是一种主要的方法。

(1)增加偏旁的分化字

要－腰

"要",本义为腰部,《史记·扁鹊仓公列传》:"暮,要脊痛。"后引申为重要、要求等义，故为原义加肉月旁另造"腰"字。

然 – 燃

"然"，本义为燃烧。《素问·大奇论》："脉至如火薪然，是心精之予夺也，草干而死。"后借用为代词、连词等义，故加火字旁另造"燃"字。

支 – 肢

"支"，本义为竹木枝，人四肢与竹木枝相似，故亦称为"支"。《灵枢·邪气脏腑病形》："肺脉……微涩为鼠瘘，在颈、支腋之间。"后加肉月旁另造"肢"字。

增加偏旁的分化字例较多。

（2）改换偏旁的分化字

被 – 披

"被"，本义指被盖，引申为覆盖、散覆。《素问·四气调神大论》："春三月，此谓发陈，天地俱生，万物以荣，夜卧早起，广步于庭，被发缓形，以使志生。""被发"即披头散发，此义古以"被"记之，后改加提手旁作"披"。

淡 – 痰

"淡"，本义薄味。古无"痰"字时，即借"淡"记之。《脉经·卷八第十五》："问曰：'夫饮有四，何谓也？'师曰：'有淡饮，有悬饮，有溢饮，有支饮。'"此义后改疒字旁作"痰"。按，此例本于《金匮要略》，今传世赵开美本《金匮要略·痰饮咳嗽病脉证并治》已改为"痰饮"。

改换偏旁的分化字总数比增加偏旁的分化字少得多。

不少物名原先没有专用字，采用这样的改造方法就有了专用字。例如药名方面，"伏苓"成了"茯苓"，"勺药"成了"芍药"，"草解"成了"萆薢"，"鞠華（花）"成了"蘜（今省作'菊'）花"，"茵陈蒿"成了"茵蔯（今复作'陈'）蒿"，"吴公"成了"蜈蚣"，"丹沙"成了"丹砂"，"流黄"成了"硫黄"，"消石"成了"硝石"……

除了增加或改换形符的古今字外，广义的古今字也包括少数采用其他方法分化的古今字形演变关系。例如，对古字略加改造而分化出今字，铺陈之"陳"分化出战阵之"陣"就是如此。再如，在表意字的基础上增加表音偏旁而分化出今字，"自"本为鼻形，后加声符"畀"新造"鼻"字。此外也有完全撇开古字字形另造新字的，如妊娠义古作"身"，后新造"娠"字；背脊义本用象形字"吕"，后新造"脊"字；苏醒义本用借字"苏"（草名），南北朝时新造"甦"字（现已归并）等。

古今字关系与通假字关系有时不容易分清楚，但二者的着眼点不同，基本区别应是明确的。古今字立足于时代的先后和用法的分工，通假字则立足于文字在文献中的用义与其本身固有的意义是否相关。

3. 异体字　读音和意义相同，只是写法不同的文字关系称为异体字。

汉字不是一时一地一人造出的，因此就可能因不同的人为同一个词创造出不同的字形，这样就产生了异体字。文字是用来交际的，由于用字者的心态不尽相同，有的人喜欢标新立异，以用异体为美；加上对异体字与正体字的认识历代也在动态变化之中，这就使我们看到的古代书籍或多或少都有一些异体字。异体字在甲骨文中很常见，金文特别是小篆中，多数异体字被归并，但隶变后，异体字又有增多的倾向。1955 年 12 月，文化部、中国文字改革委员会曾颁布了《第一批异体字整理表》（以下简称《整理表》），规定了停止使用的异体字有 1053 个（后调整为 1027 个）。一字多形互为异体字，其中较为习用、被古字书认可的写法，古人称为正字，其他字形则以"俗"或"通"相称。《整理表》颁布后，异体字就专指被停止使用的那部分字，而被该表所选定使用的字相应地被称为正字。

异体字给印刷、写作、阅读带来了不少麻烦，但由于中医药古籍中存在大量的异体字，因此中医药学习者应该了解、掌握异体字知识。下列各组连线前的字是《整理表》颁布以前较通行（少数连线前后形体使用的频度相差不大）或较规范的写法，是古代的常用字；连线后的字是古代不太常用的字；下划线的字是现在的正体或通行体。

（1）造字方法不同

瓜——芯　嵩——崧　婦——娹（妇）　災——裁（灾）

渺——淼　野——埜　筆——笔　粗——麤

上一行连线前的为表意字，连线后的为形声字；下一行连线前的为形声字，连线后的为表意字。

（2）表意字成分的变化

明——朗　災——灾　牀——床　比——仏

侯——疾　冊——册　肉——宍　並——丛——竝（并）

燕——鷰　须——鬚　艸——草　躬——躳

第一行为会意字改换构成部件，第二行为表意字书写出入或讹误，第三行为表意字增加形符或声符（其中"躬"变为"躳"是将会意字视同形声字换进声符而得）。

（3）形声字成分与相对位置的变化

①声符相同，而改换与字义相关的其他形符。

喧——誼　妙——纱　鞕——硬　秕——粃

误——悮　脣——唇　撰——譔　险——嶮

②形符相同，而改换读音相同或相近的其他声符。

痹——痺　痱——疿　泛——汎　麵——麪（面）

喫——吃　笋——筍　線——线　菇——菰

③形符声符同时变化。

视——眡　村——邨　剩——賸　腿——骽

迹——（跡）——蹟　裤——（袴）——绔

④移动形符和声符的位置。

鄰——隣（邻）　氊——氈（毡）　秋——秌　翅——翄

眦——眥　胸——匈　峰——峯　群——羣

蟹——蠏　裹——裡（里）　鑒——鑑（监）　脅——脇（胁）

第一行为左右换位移动，第二行为左右结构变上下结构，第三行为上下结构变左右结构。

⑤既改变形符或声符，又移动位置的异体字。

谿——溪　杯——盃　雜——襍（杂）　糙——糌

⑥形或符采用变体。

鬻——煮　臀——臋　笑——咲　擧——舉（举）

恠——恽　花——苍　恆——恒　驗——驗（验）

第一行为形符采用变体，第二行为声符采用变体。变体的产生或源于不同的隶变，或源于俗写的变化。

（4）字形省写与不省写的差异

蠱——蛊　蚊——蟁　島——嶋（岛）　累——纍

（5）其他特殊变化

"脈"从"辰"声，因"辰"与"永"的字形关系，"脈"就变化为"脉"，现代确定"脉"为正字，"脈"为异体字。

"眂"，《说文》："视貌也。"段玉裁注："与眡别。眡，古文视，氏声，在十五部；眂，氏声，在十六部。宋元以来尠（鲜）有知氏、氏之不可通用者。"据此，后世有人将"眂"作为"视"的异体，是混淆"氏"与"氏"、"眂"与"眡"而导致的。

4. 繁简字　汉字是由图画渐渐演化而生成的，因而早期的汉字往往比较繁复。为了方便书写，利于实用，就产生了笔画比较简单的简体字。虽然历史上繁体字为正统，简体字被斥为"俗字"，但因简体字容易书写，也易于认读，在民间用字中却成了主流。历代印刷的书籍中往往或多或少都有简体字，宋元以后民间通俗读物的印刷品中也有不少简体字。中华人民共和国成立后，1956年国务院公布了《汉字简化方案》，确认了简化字为规范用字的"正统"地位。其后有关机构多次颁布《简化字总表》（或《方案》），现以国家语言文字工作委员会1986年10月10日重新发表的《简化字总表》为准。《简化字总表》中的简化字多数已在民间长期流传、应用较广，已得到较为广泛的社会认同。繁体字虽已不作为现代实用汉字，但由于传世中医药古籍仍以繁体字本为主，同时考虑到某些文字词汇现象是基于繁体字而发生的，今后一部分中医药古籍仍将以繁体字本出版，所以，熟悉繁体字也应是中医药工作者语言文字方面的基本功。

二、词义

提高阅读古代医书的能力，是学习医古文的根本目的，阅读水平的高低是衡量医古文程度的尺度。其中词语数量的多寡、句读能力的强弱、今译水平的高低、文句意义理解的正误是测试阅读素养的圭臬。其中尤以词语为基础。累词而成句，积句乃为文。句读、今译和理解的对象都是文句，而文句由词语材料构成，因而句读、今译和理解都必须植根于词义这片沃土之中。词义是学习医古文的首要问题。

语音、语法、词汇是构成语言的三大要素，其中，词汇的古今变化最为迅捷而明显，旧词旧义逐渐消失，新词新义不断产生。而词语又是语言组织的基本单位，因此，词语数量掌握不足，词语意义模糊不清，一向成为阅读古书的主要障碍。因此，词义是学习医古文的重点和难点。

（一）词语意义的演变

词语意义的演变形式主要有扩大、缩小和转移3种。

1.词语意义范围的扩大 一个词语原有意义表示的范围小，今义表示的范围大，古义（即原有意义）包含在今义中。这是词语意义演变的主要现象。例如：

皮 《说文·皮部》："剥取兽革者谓之皮。"《周礼·大宗伯》："孤执皮帛。"郑玄注："皮，虎豹皮。"《诗经·鄘风·相鼠》："相鼠有皮，人而无仪。"皮，原指兽皮，后来逐步扩大指人的皮肤。《素问·皮部论》："邪之始入于皮也，淅然起毫毛，开腠理。"这里的"皮"，便指人体皮肤而言。刘熙《释名·释形体》"皮，被也，被覆体也"，讲的也是这个意思。皮，也扩大指植物表面的一层组织，如树皮、竹皮之类；又扩大指物体的表层或包裹在物体外面的一层东西，如地皮、书皮之类；进而又往抽象方面扩大，指表面的、肤浅的，如皮相、皮傅之类。

牙 《说文·牙部》："牙，壮齿也。"段玉裁注："壮齿者，齿之大者也。统言之，皆称齿称牙；析言之，则当唇者称齿，后在辅车者称牙。牙较大于齿。"由此可知，牙指大牙、臼齿，齿指门齿、门牙。《诗经·召南·行露》："谁谓鼠无牙？何以穿我墉？"朱熹集注："牙，牡齿也。"《左传·隐公五年》"皮革、齿牙、骨角、毛羽，不登于器"；孔颖达疏"颔上大齿谓之为牙"，都是把牙释为臼齿。《三国志·华佗传》："普施行之，年九十余，耳目聪明，齿牙完坚。""齿牙"与"耳目"类义对举，则"齿"与"牙"显然有别。今义"牙"包括"齿"，如牙医、牙垢、牙签、牙刷、牙膏之类，"牙"都指牙齿。

以上属于名称范围的扩大。

徐 《说文·彳部》："徐，安行也。""安行"亦即缓行。《孙子兵法·军争》云："故其疾如风，其徐如林。"杜牧注："言缓行之时，须有行列如树木也。"《战国策·赵策四》云："入而徐趋，至而自谢。"这个"徐"字也是"缓行"义。后来大凡缓慢都用"徐"来表示。《素问·脉要精微论》云："来徐去疾，上虚下实，为恶风也。"王冰注："亦脉状也。"此谓脉行缓慢。《素问·针解》云："疾出针而徐按之。"此指针法缓慢。《灵枢·口问》云："阴气疾而阳气徐。"此言气行缓慢。《灵枢·官能》云："语徐而安静。"此为言语缓慢。

以上属于指称范围的扩大。

2.词语意义范围的缩小 一个词语原有意义表示的范围大，今义表示的范围小，今义包含在古义（即原有意义）中。

丈夫 本来是成年男子甚至男子的通称。作为成年男子通称的如《谷梁传·文公十二年》："男子二十而冠，冠而列丈夫。"《晏子春秋·谏下》："今齐国丈夫耕，女子织，夜以继日，不足以奉上。"作为男子通称的如《素问·上古天真论》把"丈夫八岁，肾气实，发长齿更"与"女子七岁，肾气盛，齿更发长"对举论述，可知"丈夫"所指为男子。《广雅·释亲》："男子谓之丈夫。"后来"丈夫"的意义范围缩小为妻的夫。

子 本为孩子的通称，包括男孩和女孩。如《仪礼·丧服》："故子生三月，则父名之，死则哭之。"郑玄注："凡言子者，可以兼男女。"《史记·淮南衡山王列传》："衡山王赐，王后乘舒生子三人，长男爽为太子，次男孝，次女无采。又姬徐来生子男女四人。"说"生子三人"为"长男""次男"与"次女"，又说"生子男女四人"，可知"子"兼男女而言。《史记·扁鹊仓公列传》说淳于意因触犯刑法而将递解到长安，"意有五女，随而泣。意怒，骂曰：'生子不生男，缓急无可使者！'"这里"生子不生男"中的"子"自然是指孩子。后来"子"的意义范围缩小为男孩。

3. 词语意义范围的转移 词语的古今意义所表示的概念内涵不同，今义出现后，古义不再存在，古今意义之间存在一定的联系。

走 《说文·走部》："走，趋也。"段玉裁注："《释名》曰：'徐行曰步，疾行曰趋，疾趋曰走。'此析言之，许浑言不别也。今俗谓'走'徐'趋'疾者非。"段玉裁的意思是说，许慎把"走"解释为"趋"，"走""趋"不加分别，那是浑言，即笼统称说，而刘熙在《释名·释姿容》中认为"走""趋"二字有"疾趋""疾行"的区别，在速度上"走"快于"趋"，那是析言，即分析称说。不管浑言也好，析言也罢，"走"的古义相当于今义的"奔跑"。《灵枢·天年》："人生十岁，五脏始定，血气已通，其气在下，故好走；二十岁，血气始盛，肌肉方长，故好趋；三十岁，五脏大定，肌肉坚固，血脉盛满，故好步。"说十岁喜"走"，二十岁喜"趋"，三十岁喜"步"，以下讲四十岁喜"坐"，六十岁喜"卧"，随着人体的生长衰老，逐步趋于懒散，可见这一"走"字用的是"疾趋"，即"奔跑"的古义。如今"走"的"奔跑"义在通语中消失，转移为"徐行"义，相当于古代的"步"。而"走"的古义"奔跑"与今义"徐行"之间具有一定的联系。

涕 《说文·水部》："涕，泣也。"段玉裁注："按'泣也'二字，当作'目液也'三字，转写之误也。"依段氏之说，"涕"的古义为目液，而不是鼻液。古代表示鼻液义一般用"泗"或"洟"。如《诗经·陈风·泽陂》："寤寐无为，涕泗滂沱。"毛传："自目曰涕，自鼻曰泗。"《易经·萃卦》："赍咨涕洟。"孔颖达疏："自目出曰涕，自鼻出曰洟。"《史记·扁鹊仓公列传》中"流涕长潸"的"涕"即是此义。大约汉代以后，目液又称"泪（泪）"，"涕"便同时有鼻液义。如《素问》中就有数例。《素问·阴阳应象大论》云"下虚上实，涕泣俱出矣"，《素问·宣明五气论》云"肺为涕，肝为泪"，《素问·评热病论》云"唾出若涕，恶风而振寒，此为劳风之病"。眼泪与鼻涕都是面窍的分泌物，二者之间具有一定的联系。

脚 《说文·肉》："脚，胫也。"段玉裁注："膝下踝上曰胫。"可知"脚"的古义为小腿。《素问·水热穴论》："三阴之所交结于脚也。"足太阴、足少阴、足厥阴所交之处正是小腿。古代用"足"字表示现在的"脚"义。如《伤寒论·序》："按寸不及尺，握手不及足。"后来"脚"由"小腿"义转移为"足"义。如《备急千金要方·论风毒状》："然此病发，初得先从脚起，因即胫肿。"由"脚"而"胫"，则此"脚"当为"足"义。"脚"的原始义"小腿"与后起义"足"属人体相邻的部位，自然具有相当的联系。

（二）词语意义的引申

词义引申是客观事物不断发展与人类思维日益发达的反映。古代汉语普遍存在一词多义的现象。其众多义项之间并非杂乱无章、互不相关，因为引申是形成一词多义现象的根本原因，而引申是有规律可循的。词义引申涉及词的本义与引申义、引申的方式与规律等问题。

1. 词的本义 词的本义指该词产生时的意义，因语言材料的滞后性，难以完全了解词语产生时的意义，故词的本义一般是指文献语言材料所能证明的最早意义。

汉字属于表意文字，造字之初，一般是意寓于形；古代又以单音词为主，基本上是一个字便是一个词。因而词的本义与它的形体关系密切，分析汉字的形体结构，是掌握本义的一个基本方法。这里所说汉字的形体结构，是指甲骨文、金文、篆文的形体，因为这些文字距离造字的时代相当接近，形体结构大体能反映其所要表示的意义。许慎的《说文解字》就是通过分析篆文的形体来阐述本义的典范字典。

探讨词的本义，既要注重字形结构的分析，依据其形体寻求意义，也须考虑这一本义在文献语言中有无根据。二者兼顾，方才可信。

例如"欠"字，《说文·欠部》："欠，张口气悟也。象气从人上出之形。"段玉裁注："悟，觉也，引申为解散之意。《口部》'嚏'下曰'悟，解气也……今俗曰呵欠。'"《说文》与段注的意思是说，"欠"是个象形字，象口中所出之气，也就是现在所讲的呵欠。这是从字形结构上进行分析。《灵枢·口问》："人之欠者，何气使然？"上文提出"人之欠"，下文询问是什么气造成的，很明显，这个"欠"字应当是呵欠之意。张志聪《黄帝内经灵枢集注》对其中的"欠"有两条注释："欠，江左谓之呵欠。""欠者，大呼吸也。"所谓"大呼吸"，就是《说文》的"张口气悟"，亦即张开嘴巴气解散的意思。《伤寒论·平脉法》云："师持脉，病人欠者，无病也。"其中的"欠"也是此义。《仪礼·士相见》："君子欠伸。"贾公彦注："志倦则欠，体倦则伸。"《礼记·曲礼上》孔颖达疏近同。《伤寒论》说医师诊脉时，病人打呵欠，反映病人没有病，只是精神不振。这是从文献语言中获得的根据。如此便可肯定"欠"的本义为呵欠。

词的本义与词的基本义是两个不同的概念。汉字造字之初一般是意寓于形，因而词的本义是从字形结构上反映出来的意义。词的基本义亦即常用义，是指在词的义项群中经常使用的意义。本义与基本义有的相同，有的不同。比如"向"字，《说文·宀部》："向，北出牖也。从宀，从口。"这是《说文》对"向"的本义的说明与字形的分析。"向"字外部的"宀"，武延切，音mián，《说文》训为"交覆深屋"，即东西与南北交相覆盖的深屋。"向"字内部的"口"，不是"口舌"之"口"，段玉裁在《说文》"稟"字中认为，其中的"回"，外面的"口"像屋形，里面的"口"像窗牖，据此说明"向"字中的"口"也应当是窗牖义。《说文》释"向"为"北出牖"。这一解释与它以前的文献书证正相吻合。《诗经·豳风·七月》："穹窒熏鼠，塞向墐户。"毛传："向，北出牖也。"可见"向"的本义是朝北开的窗子，而其常用义却是由本义引申出来的"方向"。

又如"书"字，《说文·聿部》："书，箸也。"段玉裁引《说文·叙》"箸于竹帛谓之书"指出："箸于竹帛，非笔末由矣。"则知"书"的本义是"用笔书写"，亦即"书写"。但是它的常用义是由"书写"义引申而来的"书本"。这是本义与基本义有别的例子。又比如"付"字，《说文·人部》："付，予也。从寸持物以对人。""寸"是"手"的意思，手拿物给人，所以释为"予"，即"给予"义。"给予"既是"付"的本义，也是"付"的基本义。《说文》所收从"疒"的字大多是单义词，因而其本义与基本义一般都相同。例如："痔，后病也。""后"指"后阴"。"疫，民皆疾也。"说明是带有传染性的疾病。这是本义与基本义相同的例子。

2. 本义与引申义的关系　掌握词的本义对于网络该词的义项群具有重要的作用。汉语中大部分词都呈现多义性，而多义现象的出现主要是词义引申的结果。词义引申是汉语词汇中最为常见的现象。它不是主观愿望的产物，然却受到语言约定俗成的制约，按照一定的方式进行。本义与引申义、先后引申义之间存在着内在联系，两个意义之间的某种共性便是其内在联系的桥梁，借助这一桥梁，一个意义就引申为另一意义。

《说文·角部》："解，判也。从刀判牛角。"《庄子·养生主》"庖丁为文惠君解牛"的"解"便是这一意思，这是本义。由解牛引申为分解动物或人的肢体，如《史记·扁鹊仓公列传》"割皮解肌"的"解"便是分割人体。由分解动物或人的肢体引申为一般的解开，如《灵枢·九针十二原》："结虽久，犹可解也。"

由解开引申为离散、缝隙、通达、解释等义。《素问·生气通天论》："卫气散解。"这是离散义。《素问·缪刺论》："邪客于足太阴之络，令人腰痛，引少腹控䏚，不可以仰息，刺腰尻之解。"这是缝隙义。《灵枢·大惑论》："故肠胃大则胃气行留久，皮肤湿，分肉不解则行迟，留于阴也久，其气不精则欲瞑，故多卧也。"这是通达义。《素问·热论》："不知其解，愿闻其故。"这是解释义。

由离散又引申为消除、溶解、脱落、排遣等义。《素问·评热病论》："汗出烦满不解者，厥也。"这是消除义。《伤寒论·小建中汤方》："内饴，更上微火消解。"这是溶解义。《梦溪笔谈·药议》："如夏至鹿角解，冬至麋角解。"这是脱落义。《理瀹骈文》："七情之病也，看花解闷，听曲消愁。"这是排遣义。

由解释又引申为理解。如《医话四则》："遂命之食。饮啖甚健，愈不解。"

由消除又引申为痊愈，即疾病消除。如《类证活人书·问表证》："伤风有汗，只与柴胡桂枝汤，或得少汗而解，或无汗自解。""解"的意义屈指难数，只要抓住本义这个纲，也就纲举目张，迎刃而解了。

由此可以看出，本义与引申义的关系，从疏密程度上主要表现为直接引申和间接引申两个方面。由本义引申出来的意义，叫直接引申义，其引申称直接引申。如"解"的本义是"判牛角"，由"判牛角"引申为"分解动物或人的肢体"就是直接引申，"分解动物或人的肢体"便是直接引申义。不是由本义引申，而是由前一引申义引申出来的意义，叫间接引申义，其引申称间接引申。如由"解开"引申为"离散""解释"、由"离散"引申为"消除"、由"解释"引申为"理解"就是间接引申，"离散""解释""理解"便是间接引申义。

三、训诂

训诂学是中国传统研究古汉语词义的学科，是中国传统的语文学——小学的一个分支。训诂学在译解古汉语词义的同时，也分析古代书籍中的语法、修辞现象，从语言的角度研究古代文献，帮助人们阅读古典文献。训诂学有广义和狭义之分。广义的训诂学包括音韵学和文字学，狭义的训诂学是小学中与音韵、文字相对的学科。

（一）古代训诂学及其内容

训诂学是以历代训诂理论和实践为研究对象，主要根据文字的形体与声音，以解释文字意义的学问。其偏重于研究古代词义，尤其着重于研究汉魏以前古书中的词义、语法、修辞等现象，是学习和研究中国古代文献必须具备的一项基本功。

1. 训诂与训诂学　"训"字先秦时代已多见使用。《说文·言部》："训，说教也。"本义是劝导、教诲，引申为训释、解说。"训"也可专指古书注解的一种，如东汉高诱为《淮南子》作注，在篇名之后都加上"训"字，像《原道训》《天文训》《时则训》等。"诂"字始用于汉代。《说文·言部》："诂，训故言也。"唐孔颖达《诗经·周南·关雎》"诂训传"疏："诂者，古也，古今异言通之使人知也；训者，道也，道物之貌以告人也。"可见"训""诂"二字都有训释字词、解释语言之义，是动词。"训"和"诂"也可指字词的解释，《尔雅》的前三篇中，第一篇是《释诂》，第三篇是《释训》，这里的"训""诂"都是名词，指词义的解释。"训诂"都是解释语言词义的，正如孔颖达所说的"解释之义尽归于此"，无论是"释古今之异言"，还是"通方俗之殊语"。对此还可从我国古代第一部训诂专著《尔雅》的命名找到根据。"尔雅"之义就是以今言释古语，以雅言释方言俗语。对词语的解释是跨越时空的。虽然最初的"训诂"是指对字词的解释，但后来随着古书注解的兴起、训诂范围的逐步扩大，训诂的内容也更加广泛，包括训释字词、串讲句意、分析篇章结构、说明语法修辞、考察典实制度等，其中解释字词的含义是训诂的核心工作。

训诂学是以语义为中心，综合运用文字、音韵等各方面知识，以语言解释语言，并推阐探求语言渊源流变的科学。它虽以语义为中心，但在具体解释语义时，并不限于语义本身，还包括词义的渊源研究、句读分析、语法阐述、修辞手段、表达方法阐明、篇章结构分析等。它是综合性的实用科学。其任务就是总结前人的注疏经验，阐明古代文献训诂的体制、义例、方式、方法和规律，从而探求语义本身内在的规律，达到建立语义系统的目的。黄侃说："真正之训诂学，即以语言解释语言，初无时地之限域，且论其法式，明其义例，以求语言文字之系统与根源是也"（《文字声韵训诂笔记·训诂学定义及训诂名称》）。许嘉璐说："什么是训诂学？这就是从语言现象里头概括出规律，从前人用语言解释语言的实践里总结出经验和教训，并把它系统化、理论化。"（"训诂学的衰微与复兴"《训诂研究》第一辑）

训诂学具有综合性和实用性两大特点。第一，综合性。训诂学作为语言学的三大门类之一，与文字学、音韵学有着明确的分工，其研究的内容和范围各不相同，文字学重在形，音韵学重在音，训诂学重在义。但训诂学本身综合了文字、音韵、语法、修辞等方面的知识。广义的训诂还包括校勘学和文献学的部分内容。第二，实用性。训诂学一方面有自身的理论体系和研究目的，另一方面直接解释语义，直接为人们读懂古书、继承文化遗产服务。正是因为这种实用性，中医训诂学应运而生，成为研究中医古籍不可忽视的一门学科。

训诂发端于先秦，在这一时期，形训、声训、义训这些基本的训诂方法已经得到较为广泛的使用。但体式和方法还很粗略，训诂的运用不是自觉的，具有随意性和实用性，只是随文释义，作为儒家和诸子辩学的工具。两汉时期是训诂学发展的第一个高峰期。魏晋至隋唐是训诂学的发展时期，这时的训诂学在汉学的基础上得以发展，如笃守古义、重视师法、实事求是、不凭胸臆，但仍保持着汉学风格。宋、元、明三代是训诂学的革新和中衰时期，训诂学作为语言解释之学，在新的宋明理学的影响下，发生了迥乎传统的变化。宋儒以"理"说经，连同实事求是的名物训诂也废置不用，出现了改经易字、标新立异、本末倒置、唯我所用的训诂之风，但也取得了一些成就，如古文字的研究，即"金石学"的出现。清代是训诂学的复兴时期，训诂学取得了超越汉唐的巨大成就。首先，训诂学家普遍具有语言文字的发展观、历史观，懂得形、音、义有古今之变，于是用形、音、义相互推求，进行综合研究。其次，发现了"训诂之旨，在声音不在文字"的原理和因声求义的方法，直接从语言本身研究词义转变分化情况。清代学者对古代文献进行了全面细致的整理和注释，无论质量还是数量，无论深度还是广度都是前无古人的。近代是训诂学的革新时期。鸦片战争以后，中国开始了"睁眼看世界"的时代。在向外国学习治国兴邦方略的同时，引进了西方学术，开始了所谓的"西学东渐"时期。

2. 训诂的内容　训诂的内容可分为传注训诂和专著训诂两种类型。

（1）传注训诂　所谓传注训诂是指古书里的注释解说部分，是专为解释某部著作而作的，包括对词义、句读、语法等进行解释和分析，即随文释义。我国最早的以系统而完备的注释形式出现的传注式训诂是毛亨的《毛诗诂训传》。

传注训诂包括两种方式。①古籍正文中的训诂材料。这是最早出现的一种训诂方式。先秦古籍中以这种形式出现的训诂材料是训诂萌芽的肇端。这种方式的训诂，一方面启迪产生了后世的训诂学，另一方面，以独有的作用和价值在后世古书中一直被人们所使用，直到现在还在使用。如"辄者何也？曰两足不能相过"（《谷梁传·昭公二十年》）。"夫仁者，己欲立而立人，己欲达而达人"（《论语·雍也》）。古籍正文中的训诂与正文是不可分割的整体，是为说理和议论服务的，并非有意识的训诂。例如："夫文，止戈为武。"《左传·宣公十二年》之"晋楚邲之战"，楚军大获全胜后，潘党建议"收晋尸以为京观"来炫耀武功，且"示子孙，以无忘武功"，而楚庄王说："非尔所知也。夫文：止戈为武……夫武：禁暴、戢兵、保大、定功、安民、和众、丰财者也。"楚庄王通过"武"的形训，用分析字形、说解字义的手段说明其反对穷兵黩武的主张，增强了说服力，可以说是说理的一个论据。②传注里的训诂。传注是后人对之前的古书进行的解说注释，是直接为解经服务的。这种体式有"传""说""解"等。"传"如《左传》

是对《春秋》的注释，此外还有《谷梁传》《公羊传》，合称"春秋三传"。《周易》中的"传"是对《周易》古经最早的注释，反映了战国时期的哲学思想。"传"共七个部分：彖、象、文言、系辞、说卦、序卦、杂卦。其中彖、象、系辞各分上下篇，故"传"共计十篇，称为"十翼"，言其为《易经》之羽翼，也称《周易大传》。"说"也是解说之义。如《墨子》有《说经》（上下篇）。《韩非子》有《内储说》《外储说》《说林》。"解"也是分析、解说之义。如《韩非子·解老》等。这样的说解注释，内容非常宽泛，涉及历史文物、典章制度、山川地志、天文历法及社会科学的方方面面。由于古人的注释距离经书的成书时代较近，因而传注训诂的资料非常宝贵。

（2）专著训诂 专著训诂是指把古代的语言和注释抽取出来，搜集词语，分类编排，进行分门别类的专门研究，说明其意义，寻求其系统。实际上就是字典、辞书性质的训诂专书，如《尔雅》《释名》《说文解字》等。

3. 解释词义的方式 解释词义是传统训诂学最基本、最核心的工作。传统训诂学解释词义的方式一般有直训、声训、义界3种。

（1）直训 直训就是直接用意义相同或相近的词进行解释。如《尔雅·释言》："弄，玩也。""聘，问也。""奔，走也。""亚，次也。""宵，夜也。"《说文·又部》："反，覆也。""及，逮也。""叔，拾也。"

直训又可分为"互训""递训""同训"和"反训"。

①互训：互训即互相解释，是两个意义相同或相近的词彼此相互解释，以此释彼，以彼释此。刘师培论述互训的起因时说："互训之起，由于义不一字，物不一名，则从方俗语殊，各本所称以造字。"互训多是专著训诂从传注训诂中总结归纳而来，在传注训诂的原始状态则以直训形式出现。如《尔雅·释诂》："初，始也。""始，初也。"《尔雅·释宫》："宫谓之室，室谓之宫。"《说文·言部》："谨，慎也。""慎，谨也。"《说文·木部》："栋，极也。""极，栋也。"《说文·支部》："更，改也。""改，更也。"《说文·页部》："颠，顶也。""顶，颠也。"

互训试图说明所互训的两个词（字）之间的意义是完全重合的。实际上，真正完全同义的词（字）是很少的。一个词（字）往往有几个义项，互训的词（字）之间的词义并非完全重合，不过是在具体的上下文里，两者在某一义项上具有互训的关系而已。如"更"和"改"互训，只是在"更改""改变"这个意义上的相同。除此之外，"更"还有"又""历经"等义。"顶"和"颠"互训，也只是在"顶端"这个义项上是相同的。除此之外，"顶"还有"顶替""顶撞""支撑""担当"等义；"颠"也还有"颠簸""跌落""癫狂"等义。所以互训时，一定要把握互训的具体义项，这也是直训的共同特点。

②递训：递训即"相递为训"，是直训方法的连续使用，递相解释。由于层递关系的存在，被解释的词越来越浅显明了，越来越贴近具体文意。如《尔雅·释言》："速，征也；征，召也"（《易》曰"不速之客"）。《说文·口部》："咙，喉也；喉，咽也；咽，嗌也。"

递训不像直训那样突兀，但也有局限性，如果无限递训下去，则越训越远。为此，必须把握同义相训这个根本，使递训的几个词都具有一个共同的义项。

③同训：同训是用同一个词去解释若干个同义词。《尔雅》可以说是同义词词典，也有人说它是类书的开端。《尔雅》的显著特点就是罗列一系列的同义词，然后总括起来，用一个词去解释。如《尔雅·释诂》："迄、臻、极、赴、来、吊、格、戾、怀、摧、詹，至也。""卬、吾、台、予、朕、身、甫、余、言，我也。"《说文》是以共名解释别名，用大概念解释小概念，解释词与被解释词之间存在着种属关系。如《说文·广部》："疾，病也。""痛，病也。""疴，病也。""瘵，病也。""瘨，病也。""瘼，病也。""痛，病也。"

同训实质上是汉语词汇的同义类聚。这种训释词义的方法，对于词义系统的建立是有帮助的。同训也存在其局限：一是解释过于简单和笼统，只见其同，不见其异，不便于掌握和运用。二是排列在一起的被解释的所谓同义、近义词，有的是通过假借和引申之后才义同义近的。三是有的内容重复，因为非出于一时一人之手。

④反训：反训是用反义词解释词义。反训的出现是因为有些词含有相反的两个意义，后世只有一个意义广泛流行，而相反的另一个意义被人们忽略和遗忘。这实际上是辩证法在汉语词汇中的体现。俞樾在《古书疑义举例》称之为"美恶同辞"。他说："古者，美恶不嫌同辞……学者当各依本义体会，未可徒泥其辞也。"刘师培《古书疑义举例补》称之为"二义相反而一字之中兼具其义。"并举例说《方言》云："苦，快也。"郭注曰："苦而曰快者，犹以臭为香，以乱为治，以徂为存。"杨树达《古书疑义举例续补》称之为"施受同辞"。无论如何定义，其实质是一种事物，就是一个词中包含着一种相对的两个方面，包含着辩证法。就具体词义来说，如《汉书·艺文志》序："今删其要，以备篇籍。"其中，"删"为"节取"，而非"删去"。

（2）声训　声训是根据词与词之间在声音上的联系去推原词义的一种训诂方法，目的在于推求语源，推求事物命名的含义。有人也把声训叫"推原"或"推因"。黄侃《训诂述略》说："凡字不但求其义训，且推其字义得声之由来，谓之推因。"

声训的方法产生很早，先秦古籍就有使用。如《周易·说卦》："干，健也；坤，顺也；震，动也；巽，入也；坎，陷也；离，丽也；艮，止也；兑，说也。"按照古音，"干"与"健"、"兑"与"说"二者属于同音；"坤"与"顺"、"坎"与"陷"二者属于叠韵；"震"与"动"、"离"与"丽"二者属于双声。《淮南子》《史记》《汉书》等在个别章句中也运用了声训。《说文》中声训就更多了。到了刘熙的《释名》则成为声训的专著，有很高的价值。到了清代，段玉裁、王念孙阐发了形音义的关系，声训蔚然成为训诂方法之大宗，把训诂学推进到一个崭新的历史阶段。声训实际上是对词的音义关系的研究。后来就是在此基础上形成了语源学。

《说文·目部》眇："一目小也。从目从少，少亦声。"《周易·履》虞翻注："故眇而视之。"按：疑为瞄之异体字。

《说文·言部》诽："谤也。从言，非声。"本谓指责他人的过失。《吕氏春秋·自知》："尧有欲谏之鼓，舜有诽谤之木，汤有司过之士，武王有戒慎之鼗。"引申出毁谤之义，段玉裁注云："诽之言非也，言非其实。"总之，诽是指说他人的坏话。

（3）义界　所谓义界，就是确定词的意义界限，就是用下定义的方法解释词义。它以句子或词组的形式对被注释的词进行解释，尽量以简洁的语句揭示被注释词的意义范围。这是一种最合理的解释词义的方法，比起直训、声训，能给词以固定的解释，揭示词的具体含义，起到确定和区别词义的作用。因此，义界成为训诂学中运用最广泛、最普遍的一种方法。这种方法也是较早出现的，先秦训诂就以辨析词义为首要任务。

《左传·庄公三年》："凡师一宿为舍，再宿为信，过信为次。"

《尔雅·释训》："善父母为孝，善兄弟为友。"

《孟子·梁惠王下》："老而无妻曰鳏，老而无夫曰寡，老而无子曰独，幼而无父曰孤。"

义界实际上是给概念下定义。概念是反映客观事物的，而客观事物是很复杂的。为了恰当、准确地反映和表述客观事物，就需要对概念也就是词的意义范围和界限加以确定。确定一个词的义界，就必须抓住这个词的重点与特点，从它与其他词的联系中找出独有的特征加以概括，这样才能把一个词的意义表达得既完全准确又突出明了。义界必须周严，做到无懈可击。

4. 常用训诂术语　训诂的术语与训诂的方法和内容密切相关，不少训诂术语在一定程度上体现了训诂的内容和方法。学习和掌握训诂术语有三方面的意义：一是了解古人注释的内容与方法；二是读懂古注；三是规范我们注释的体例。关于训诂的术语，《经籍纂诂》归纳了28种，这里举要如下。

（1）某，某也　这种方法看似简单，实则包含了极为复杂的内容。就训释词和被训释词之间的关系来看，可以是互训、一训，也可以是声训以表示假借关系。如"字，乳也。"（《说文解字·子部》）"高粱之变，足生大丁。"（《素问·生气通天论》）王冰注："高，膏也；梁，粱也。"

（2）谓之、为　其多用于对同义词和近义词的比较，说明其细微差别。需要注意的是，训释词在术语之前，被训释的词在术语之后。如"父之弟曰仲父，仲，中也，位在中也。""仲父之弟曰叔父，叔，少也。"（《释名·释亲属》）"化而裁之谓之变；推而行之谓之通。"（《周易·系辞》）"望而知之谓之神，闻而知之谓之圣，问而知之谓之工，切脉而知之谓之巧。"（《难经》）

（3）谓　这种术语多用来以具体的概念解释抽象宽泛的概念。要注意的是，被训释词在术语之前，训释的词在术语之后。如《素问·生气通天论》："血菀于上。"王冰注："上谓心胸也。"《素问·奇病论》："治之以兰，除陈气也。"王冰注："除谓去也，陈谓久也。"《素问·阴阳别论》："二阳之病发心脾，有不得隐曲，女子不月。"王冰注："隐曲为隐蔽委曲之事也。"

（4）貌　"貌"多用以解释形容词、联绵词。如《报任安书》："拳拳之忠，终不能自列。"注引郑玄曰："拳拳，捧持之貌。"如《说文·页部》："颐（音矧），举目礼貌，从页臣声。"《素问·玉机真脏论》："帝瞿然而起。"王冰注："瞿然，忙貌也。"

（5）犹、犹言　用引申义解释本义，或用近义词互相解释，多用"犹"。说明被训释词与训释词之间的近义关系和相通关系。取其大致之意，犹今言之"等于说"。如

《素问·疟论》："此荣气之所舍也。"王冰注："舍犹居也。"《素问·生气通天论》："日中而阳气隆。"王冰注："隆犹高也、盛也。"《素问·长刺节论》："头疾痛，为藏针之。"王冰注："藏，犹深也。"

（6）之为言　这个术语的基本作用是说明声训和假借的。被训释词在术语之前，训释词在术语之后。如《素问·五运行大论》王冰注："脾之为言并也，谓四气并之也。"《白虎通义·论五脏六腑主性情》："肝之为言干也；肺之为言费也……心之为言任也，任于思也……脾之为言辨也，可以积精禀气也。"

（7）当作、当为　这一术语的作用在于校正讹误，主要是校正讹字。如《韩非子·有度》："攻尽陶魏之地。"顾千里指出，"魏"当为"卫"。《韩非子·饰邪》"魏数年东向攻陶卫"，可为佐证。于鬯又加以补正，列举《吕氏春秋·应言览》："魏举陶削卫。"《战国策·魏策》："又长驱梁北，东至陶卫之列。"

如《针灸甲乙经校注·卷二》第一："雷公问曰：禁脉之言，凡刺之理，经脉为始，愿闻其道。"《类经·卷七》第一注："脉，当作服。即本经禁服篇。"《灵枢发微》："按禁脉当作禁服。"

《素问·离合真邪论》："若先若后者，血气已尽，其病不可下。"林亿注："按，全元起本作'血气已虚'，'尽'字当作'虚'字，此字之误也。"

（8）读为、读曰、读作　这是用以解释通假的常用术语。被训释词（假借字）在前，训释词（本字）在后。本字与借字之间要么双声关系，要么叠韵关系。段玉裁《周礼汉读考序》："汉人作注，于字发疑正读，其例有三：一曰读如，二曰读曰，三曰当为。读如、读若者，拟其音也，古无反语，故为比方之词。读为、读曰者，易其字也，易之以音相近之字，故为变化之词。比方主乎同，音同而义可推也；变化主乎异，字异而义了然也。比方主乎音，变化主乎义。"如《难经·十六难》："小腹急痛，泄如下重。"滑寿注："如读为而。"《素问·骨空论》："厌之令人呼噫嘻。"吴崑注："厌读作压。"

（9）读若、读如　这是给被训释词注音的术语，即段玉裁《周礼汉读考序》所谓"读如、读若者，拟其音也，古无反语，故为比方之词。"如"馗，从言，九声。读若求。"（《说文·言部》）"珣，从王，旬声，读若宣。"（《说文·玉部》）"芨，从艸，及声，读若急。"（《说文·艸部》）

第二章 医理▷▷▷▷

第一节 《黄帝内经》

一、简介

《黄帝内经》（简称《内经》）是我国现存最早的一部医学典籍，是中医学理论体系形成的标志性著作，为中国数千年来的医学发展奠定了基础，因此被后世尊为"医家之宗"。《内经》不仅是一部医学名著，其中不少记载在一定程度上反映了当时的社会背景、意识形态、学派主张和其他自然学科的成就。这些内容又与医学相互渗透，深刻地影响着医学，遂使该书成为一部以医学为主而涉及多学科的巨著。千百年来，众多医家及有关学科专家对《内经》进行了广泛深入的研究，注疏、专论大量问世，并越来越受到中外学术界的重视。

（一）作者与成书年代

据文献考证，《内经》成书时间上限当在《史记》成编之后，下限在公元前 1 世纪内。汇总成编的时间大约在公元前 1 世纪的西汉中后期。由于成编年代的原因，不同篇章中所反映的社会背景、纪时纪年、学术思想、医理之粗精、诊疗技术的运用，以及文章笔法、文字使用、篇幅大小等都存在着一定差异。这一现象可以说明在《内经》成书之前，不同的学术观点、学术论文，甚至学术流派早已先后产生并且流传着，经过整理、加工、补充和完善而编辑成册，遂成为《内经》一书。可见，《内经》确非一时一人之作，则是多数学者的共同见解。

（二）书名释义

黄帝氏族是中华民族的始祖，其文化对中华民族的发展有着重要影响，历代人们都以自己是黄帝的子孙为荣，而且为了追本溯源，也常把一切文物制度都推源到黄帝，托名为黄帝创造。当时的学者为了体现学有根本，将著作冠以"黄帝"以取重，成为一种时尚。正如《淮南子》所说："世俗之人，多尊古而贱今，故为道者，必托之于神农、黄帝而后能入说。"据此说明，《内经》冠以"黄帝"仅是托名而已，非为"黄帝"所著。

《内经》之"经"字，其本义是指织物的纵线，引申为常道，即义理、法则、原则，在书籍指可称为典范者。医书名"经"，也无非是说明该书是医学的规范，也就是医者们必须学习和遵循的意思。

《内经》之"内"字是与"外"字相对而言。如《汉书·艺文志》所载书目就有《黄帝内经》《黄帝外经》，说明书名的内与外仅表示内容的分类，并无他意。也有人说《内经》是讨论基本知识的，《外经》是论述医疗技术的，但这仅仅是推测而已，无法确切考证。

1.《素问》书名释义 全元起说："素者，本也。问者，黄帝问岐伯也。方陈性情之源，五行之本，故曰《素问》。"马莳、吴崑、张介宾等人则认为，《素问》之义即"平素问答之书"。林亿等《新校正》之说似近经旨。"按《乾凿度》云：'夫有形生于无形，故有太易、有太初、有太始、有太素。太易者，未见气也；太初者，气之始也；太始者，形之始也；太素者，质之始也'气形质具，而疴瘵由是萌生，故黄帝问此太素质之始也，《素问》之名义或由此。"《素问》正是从天地宇宙的宏观出发，运用精气学说和阴阳五行学说，解释和论证天人关系及人的生命活动规律和疾病的发生发展过程的，确有陈源问本之意。

2.《灵枢》书名释义 《灵枢》是唐代王冰所改易的书名，其改《针经》为《灵枢》可能与其崇信道教有关，《灵枢》之名蕴涵着深刻的道家思想。马莳认为，本书是医学的门户，解云："以枢为门户，阖辟所系，而灵乃至圣至元之称……"张介宾则从本书对医学的效应解，谓："神灵之枢要，谓之《灵枢》。"

（三）成书背景

《内经》理论体系的形成，基于医疗实践经验的不断积累，并与古代哲学思想的渗透、自然科学技术的影响有密切的关系。

1.医疗实践经验的积累 劳动人民在长期与疾病做斗争的过程中积累了大量的实践经验，如《诗经》载有许多古代疾病的病名和证候及防病保健方面的知识；《山海经》收载了100余种药物及30多种疾病。1973年，长沙马王堆出土了大批西汉医药帛书，如《足臂十一脉灸经》《阴阳十一脉灸经》《五十二病方》等，收载了涉及内、外、妇、儿、五官各科疾病的防治经验及有关经络等内容，足见《内经》成书前，医家们已经积累了丰富的实践经验。另外，战国时期战争连年不断，战争必然要死人，这为解剖学的产生提供了一定的条件，人们有机会探索了解人体的形态结构。如《内经》记载有"若夫八尺之士，皮肉在此外可度量切循而得之，其死可解剖而视之，其脏之坚脆、腑之大小、谷之多少、脉之长短、血之清浊，皆有大数"。《内经》时代不仅对人体外部有了细致的观察度量，而且在相当进步的人体解剖技术基础上，对人体内部器官也有了很多研究。对于脏腑的坚脆、大小、长短的观察测量，大大开阔了人们的眼界，丰富了医疗经验，为进一步把握人体生理病理的活动规律创造了条件。

再者，《内经》成书以前已有许多医学文献问世，这为《内经》的产生奠定了理论基础。因为任何自然科学的发展都是连续性的，不可能从一无所有突然产生一部巨著，这一点从《内经》所引用的文献可以得到佐证。据统计，《内经》引用的医学文献有 20 余种，如《上经》《下经》《大要》《本病》《奇恒》《揆度》等，可惜的是，这些珍贵的资料皆已散佚，无可稽考。

2. 古代哲学思想的渗透　气一元论、阴阳学说、五行学说是《内经》理论体系形成的主要哲学基础。

（1）气一元论　又称"元气论"，是中国古代哲学中的一个重要范畴。它萌生于先秦，成熟于战国及秦汉。气一元论认为，气是构成万物的本原。气是一种运动不息的物质，其存在状态无非是弥散和聚合，即无形、有形两类。有形与无形之间不仅没有不可逾越的鸿沟，而且随时处于相互转化之中。万物的生成、变化、强盛、衰落都取决于气的运动及其变化。《内经》汲取了气一元论思想，用以说明生命过程的物质性和运动性，并以气为中介阐述人及人与自然的整体性和联系性，进而诠释人的生理现象和病理过程。可以认为，气一元论是形成《内经》理论体系的基石。

（2）阴阳学说　阴阳学说肇源于商周，至秦汉已较成熟。先民们在长期生活生产实践的观察和体验中发现，自然界存在着许多既相关又属性相对的事物或现象，并从中领悟了自然界的某些奥秘，萌生了"阴"和"阳"的初始含义。通过推衍和引申，先民们将阴阳作为一对既对立又统一的范畴，用于诠释世界一切事物的相互关系及运动变化规律。《易传·系辞上》提出了"一阴一阳之谓道"。阴阳学说把自然界事物的发生、发展和变化都归为阴与阳之间相反相成的矛盾运动的结果。《内经》把阴阳学说作为认识人体生命活动的一种方法论，运用阴阳之间存在的对立、统一、消长、转化、交感、协调等关系，阐释人体的组织结构，概括人体的生理功能，说明人体的病理变化，指导疾病的诊断和防治，从而构建起《内经》理论体系的基本框架。

（3）五行学说　五行学说是战国至秦汉时期很有影响的哲学思想。它是人们从日常生活和生产实践中积累的经验中抽象而成的一种哲学思想。故《尚书·洪范》曰："水火者，百姓之所饮食也；金木者，百姓之所兴作也；土者，万物之所资生，是为人用。"古人将自然界的许多事物或现象根据五行的属性特点分为五大类别，并认为这五大类别之间存在着生克制化的联系，遂建构起一个整体的、相互关联的、动态的世界五行模式和图景。五行学说渗透于中医学领域，帮助中医学家认识机体自身内在的联系及机体与外界环境的统一性。《内经》汲取五行学说，说明五脏系统的生理特性及其相互关系，阐释病理情况下五脏之间的相互影响，进而协助诊断，指导临床治疗。五行学说为《内经》理论体系的形成提供了重要方法。

4. 科学技术和科学思想发展的影响　《素问·气交变大论》云："夫道者，上知天文，下知地理，中知人事，可以长久。"提示医学理论与天文、地理、社会人事联系密切。《素问·举痛论》又云："善言天者，必有验于人；善言古者，必有合于今；善言人者，必有厌于己。"说明阐释医理必须借鉴各方面的知识。《内经》理论体系的形成与接受借鉴秦汉时代科学技术和科学思想有关，这可以从《内经》有关篇章的记载中得到印证。

如《素问》运气"七篇大论"中医家独创的五运六气历实际是对阴阳合历的创造和

发展。《素问·四气调神大论》倡导四季养生方法，以维护人与自然的和谐而保持健康。《素问·八正神明论》云："月始生则血气始精，卫气始行；月廓满则血气实，肌肉坚；月廓空则肌肉减，经络虚，卫气去，形独居。"在针刺治疗时则应注意："天寒无刺，天温无疑，月生无泻，月满无补，月廓空无治。"这些观点都是天文历法知识与医学相结合的结果。《内经》直接记载了许多当代的自然科学技术和科学思想，从中我们可以体察到医学理论的形成和医疗技术的发展与自然科学的发展是相连的。

（四）版本流传

《内经》自西汉中后期问世以来，距今两千余年，其间《内经》版本几经变更，而历代医家皆奉其为圭臬，演绎发挥、考核编次、注释研究者达 200 家以上，著作达 400余部。

1.《内经》的流传　根据东汉·班固《汉书·艺文志》所载，《内经》曾以十八卷本与《黄帝外经》等医经七家一并传世。《汉书》之后至东汉末的一段时间内，《内经》是怎样流传的，史无记载。

从东汉末年张仲景在《伤寒论·序》中列举的古代名医可以推断，《素问》确属《内经》之一部，而《九卷》当为《内经》的另一部（该部书尚无正式书名，暂以卷数名之），即今之《灵枢》。注云"梁八卷"。说明九卷本《素问》在南北朝时已散佚一卷。晋皇甫谧也印证《内经》包括《素问》（九卷）和《针经》（九卷）。

2.《素问》的整理　《素问》书名始见于《伤寒杂病论》，至今未改。该书九卷，曾散佚一卷。唐·王冰据家藏"张公秘本"补足所佚一卷内容，并对全书编次注释，勒为二十四卷。后经宋代林亿等人校正，定名为《重广补注黄帝内经素问》，流传至今。林亿的校本，即今所见《素问》原型。

3.《灵枢》的整理　《灵枢》始称《九卷》，又名《针经》，至唐，王冰易名《灵枢》，沿用至今。该书亦九卷，曾一度散佚。现通行者是以南宋史崧校正家藏旧本为底本的（书名《九卷》，取其卷数）。

二、内容提要

《内经》内容极为丰富，分为《素问》《灵枢》，共 81 篇。各篇虽然处于同一理论体系，但篇幅之大小、内容之广狭相去甚远。《灵枢》偏重经络和刺法；《素问》侧重于基本理论，也论述经络、腧穴和针法。两书之间、篇章之间都有不少互见的内容，也偶见不一致之处。对于《内经》，历代医家有不同的分类。隋·杨上善的《黄帝内经太素》分为十九类，明代张介宾的《类经》分为十一类，李中梓的《内经知要》分为八类，清·沈又彭的《医经读》分为四类。近年来，许多学者也采用此法，一般将《内经》理论体系分为阴阳五行、藏象、经络、病因病机、诊法、病证、论治、养生及运气九类。

（一）阴阳五行

1.阴阳学说　《灵枢·阴阳系日月》指出，阴阳"有名而无形，故数之可十，离之可百，散之可千，推之可万"。《素问·五运行大论》指出："天地阴阳者，不以数推，以象之谓也。"阴阳不仅具有"有名无形"、无限可分性，还具有普遍性、对立统一性。如《素问·阴阳应象大论》云："阴阳者，天地之道也，万物之纲纪，变化之父母，生杀之本始，神明之府也。"太少阴阳模式多用于说明五脏，如《灵枢·阴阳系日月》云："心为阳中之太阳，肺为阳（原本作'阴'，误）中之少阴，肝为阴中之少阳，脾为阴中之至阴，肾为阴中之太阴。"少为初生，太为盛极，显示了阴阳量的差异。三阴三阳模式多用于说明六经之间的关系，并直接为经脉命名，如一阴为厥阴、二阴为少阴、三阴为太阴，一阳为少阳、二阳为阳明、三阳为太阳。此太少，也可表示量的差异等。《内经》将病因分为阴阳两类，如《素问·调经论》曰："夫邪之生也，或生于阴，或生于阳。其生于阳者，得之风雨寒暑；其生于阴者，得之饮食居处，阴阳喜怒。"在治疗方面，《素问·阴阳应象大论》中"治病必求于本"的"本"即指阴阳而言。因为阴阳是"天地之道也，万物之纲纪，变化之父母"，因此疾病发生和发展变化的根本原因就在于阴阳的失调。《素问·至真要大论》所言的"谨察阴阳所在而调之，以平为期"，说明诊断上要诊察阴阳的失调状况，治疗要重视纠正阴阳的盛衰偏颇，恢复和促进其平衡协调。

2. 五行学说 《素问·脏气法时论》曰："五行者，金木水火土也。更贵更贱，以知死生，以决成败，而定五脏之气，间甚之时，死生之期也。""更贵更贱"指五行衰旺变化，寓五行生克制化之理。《素问·六节藏象论》曰"薄所不胜，而乘所胜"，指出五行乘侮理论。薄与乘皆为欺凌之意，其中侵犯"所不胜"即为反侮，侵犯"所胜"即为相乘。《素问·五运行大论》则直用"侮"字："气有余，则制己所胜，而侮所不胜。"

五行在中医学中的运用体现在天地人事物分类和说明五脏相关性方面。一方面，按五行属性类分天地人中众多的事物，如《灵枢·阴阳二十五人》指出："天地之间，六合之内，不离于五，人亦应之。"五行将人体脏腑器官、四肢百骸及其功能活动根据其相关类属与自然界紧密联系起来。另一方面，运用五行的生克乘侮理论说明五脏相互关系，解释病机，预测传变，判断预后，确立治则。如《素问·玉机真脏论》指出了五脏疾病相克而传的顺传方式："五脏相通，移皆有次，五脏有病，则各传其所胜。"五脏之气相互贯通，五脏之气的转移有一定的次序，故五脏有病一般传其所胜之脏，如肝病传脾等。

《内经》更多的是将阴阳学说与五行学说结合在一起说明问题，即如《灵枢·官能》说："言阴与阳，合于五行，五脏六腑，亦有所藏，四时八风，尽有阴阳。"阴阳五行理论与医学理论在《内经》中紧密地结合在一起，已浑然一体，难以分割。

（二）藏象

藏象或称藏象学说，是研究脏腑经脉形体官窍的形态结构、生理活动规律及其相互关系的理论，是《内经》理论体系的核心和其他各学说的基础。藏象是中医学独特的提法，《素问·六节藏象论》除篇题以藏象为名外，篇内还有"藏象何如"等的问答。如《素问·六节藏象论》说："帝曰：藏象何如？岐伯曰：心，生之本，神之变也，其华在面，其充在血脉，为阳中之太阳，通于夏气……"

《内经》在古代人体解剖知识和生理病理知识的基础上，完成了人体组织器官的命名和分类，其中包括五脏（加心包为六脏）、六腑、奇恒之腑、五官九窍等组织，确定了这些组织器官的功能作用和彼此联系，如《素问·五脏别论》云："脑、髓、骨、脉、胆、女子胞，此六者，地气之所生也，皆藏于阴而象于地，故藏而不泻，名曰奇恒之腑。"同时，《内经》还阐明了维持生命活动的基本物质——精、气、血、津液的生成、分布、形态和作用，体内水谷运化、气血运行、精神情志等生理活动变化的规律。如《灵枢·本脏》说："人之血气精神者，所以奉生而周于性命者也。"气血精神乃是生命之根本。

《内经》认为，人的生命活动是与天地自然相通相应的，指出人体内存在着以五脏为中心，内连组织器官，外应阴阳四时的五大功能活动系统，体现了"四时五脏阴阳"的整体观思想。

（三）经络

经络是经脉、络脉及经筋、经别、皮部的总称。经络"内属于脏腑，外络于肢节"（《灵枢·海论》），沟通表里，贯通上下，运行气血，也属于人体的组织结构及功能系统，本属藏象，因其具有相对独立性，而单列。经络在《内经》中居重要地位，原因在于经络关系到"人之所以生，病之所以成，人之所以治，病之所以起，学之所始，工之所止"（《灵枢·经别》），经络还能"决死生，处百病，调虚实"（《灵枢·经脉》）。

《内经》不仅记载了十二经脉和督、任、冲脉的起止、循行路线、与脏腑之连属、生理功能和有关病候，还对阴跷、阳跷、带脉和维脉的部位、功用，以及十五别络、胃之大络、浮络和孙络等络脉有粗略描述，还辟专篇记述了十二经筋、十二经别、十二经水、十二皮部的名称、循行，或言及病候。《内经》还对一些特殊腧穴进行了专门论述。腧穴在《内经》中有俞（腧、输）、节、气穴和气府等名称。

（四）病因病机

病因学说的研究对象是致病因素的性质、类别和致病特点，以及它所产生和存在的条件。病机学说的研究对象是疾病的发生、发展、传变机理和规律。病因方面，《内经》深入讨论了风、寒、暑、湿、燥、火等外邪，喜、怒、忧、思、悲、恐、惊等情志刺激，以及饮食、劳伤、跌仆等多种致病因素的致病性和所引起的疾病。例如，针对"风"邪，《素问·生气通天论》说："故风者，百病之始也。"《素问·玉机真脏论》还说："故风者，百病之长也。"风为六淫之首，常为外邪致病的先导，又善行数变，故称百病之长。《素问·举痛论》指出了情志致病的病因："怒则气上……怒则气逆，甚则呕血及飧泄，故气上矣。"《内经》还将病邪分为使病发于阳分的风雨寒暑和使病发于阴分的饮食居处阴阳（房室）喜怒等两大类，开后世病因分类学的先河。

"病机"二字见于《素问·至真要大论》，且《内经》其他诸篇也蕴含"病机"（疾病发生、发展、传变的机理和规律）之义。《素问·至真要大论》提出将"病机十九条"

作为审察分析病机的示范。《内经》非常重视人体正气在发病中的作用，指出"邪之所凑，其气必虚""生病起于过用""两实相逢，众人肉坚"，即正气不虚，邪气不盛，就不会发病。若"两虚相得"，正虚邪客，正不胜邪，则会导致疾病的发生。而气血逆乱、阴阳偏倾及脏腑经脉功能失调等皆为重要的病机环节。《内经》还指出，人的素质（体质）状态与疾病的发生与演变也有着密切的关系，对体质的病理问题也进行了入微阐述。如《素问·痹论》曰："其寒者，阳气少，阴气多，与病相益，故寒也。其热者，阳气多，阴气少，病气胜，阳遭阴，故为痹热。"同样感受风寒湿之邪，导致痹证，但"阳气少，阴气多"的体质者，表现为肢体骨节寒冷、疼痛剧烈的痛痹；而"阳气多，阴气少"的体质者，则表现为骨节红肿热痛、发热、口干、舌红的热痹。

关于疾病的传变与转归，《内经》指出了表里相传、循经传变、脏腑相移和循生克之次第传变等多种模式，皆示人以规矩。如《素问·玉机真脏论》指出了五脏疾病相克而传的顺传方式："五脏相通，移皆有次，五脏有病，则各传其所胜。"五脏之气相互贯通，五脏之气的转移有一定的次序，故五脏有病一般传其所胜之脏，如肝病传脾等。

（五）诊法

诊法即诊查疾病的手段和方法。诊法二字见于《素问·脉要精微论》。后世的望、闻、问、切四诊方法在《内经》中大部分已被述及，其中以望、切二诊内容较全面。《内经》中的望诊重在五色诊和颜面分部望诊以及身形动态，对眼和舌等官窍的察验也有一定的记述。如《素问·脉要精微论》说："夫精明五色者，气之华也。"精明五色是望诊的主要内容。切诊内容最为丰富，提出了切脉分三部九候诊法、寸口诊法和人迎寸口合诊法，其中寸口诊法应用最为普遍，有"气口（即寸口）独为五脏主"之说，诊尺肤、扪按局部等多种方法。其中脉象已提出长、短、大、小、细、弱、代、散等20多种，还描述了五脏气绝、胃气全无的"真脏脉"脉象。问诊中既有问病史，也有问现在症状，重视病人的生活环境和精神状态，了解病人的喜恶，如《素问·三部九候论》说："必审问其所始病，与今之所方病。"闻诊涉及听声音和嗅气味两方面，但内容较少。

《内经》诊法学说特别强调多种诊法的结合运用，如《灵枢·邪气脏腑病形》指出："见其色，知其病，命曰明；按其脉，知其病，命曰神；问其病，知其处，命曰工……故知一则为工，知二则为神，知三则神且明矣。"并告诫医者："卒持寸口，何病能中，妄言作名，为粗所穷！"（《素问·征四失论》）

（六）病证

《内经》中病证学说的内容极为丰富，其中予以专题讨论的就有风病、热病、寒热病等数10种（类），包括内、外、妇、儿等多科疾病，所载病证名称多达300余个。《内经》关于疾病的理论一直受到历代医家的重视，许多病名还沿用至今。

《内经》中采用了脏腑分证、经络分证、病因分证等方法进行证候分类。如咳嗽一病有五脏咳和六腑咳等 11 种，痹以风寒湿分为行痹、痛痹、著痹等。这些分类法是后来辨证体系的雏形。《素问·咳论》《素问·痹论》等都是专篇论述咳嗽、痹证等病证的专篇。值得一提的是，《内经》言病多用"病""疾"和"候"字。"证"字仅见于《素问·至真要大论》，"症"字晚出，不见于《内经》。"疾"与"病"无异；"候"则类似"证"，故后人常"证候"合称。而《内经》中多次出现的"病形""病态"和"病状"等字样，皆指症状之意。《内经》中病名与症名未严格分开，某一名称常一身而二任。

（七）论治

论治学说包括治疗原则、治法理论和各种疗法。《内经》记载有治病求本、标本先后、三因制宜、协调阴阳、因势利导、攻邪养正和早期治疗等治疗原则。《内经》尚载有平调阴阳寒热、虚实补泻、表里异治、治法逆从等治疗理法。《内经》还记载有砭石、针刺、灸焫、药物、熏洗、药熨、敷贴、按摩、导引、手术、饮食和精神疗法等各种疗法，而且护理方法也有所论。其中，针刺疗法在《内经》中占有特殊重要的位置，仅针刺法就有 20 余种，几乎用于所有疾病的治疗。相对来说，药物性能及制方理论，《内经》中虽有较详细记载，但所载方剂较少，全书仅得十三方（包括遗篇的小金丹）。

（八）养生

养生即保养生命的意思，又称摄生。养生学说是研究如何保养身心以却病延年的原则和方法的学说。养生一词先秦已有，战国时庄子撰写的《养生主》是一篇讨论养生问题的专门文章。"主"有"要领"之意，"养生主"就是养生的要领。在《内经》则见于《灵枢·本神》，该篇有"故智者之养生也"句。

《内经》建立了医学养生学体系，主张人要顺应天地阴阳四时的规律，以全面摄养形与神。《内经》养生术还涉及气功保健及房中术等。其所倡导的"治未病"蕴含着预防医学思想，如《素问·四气调神大论》所谓："圣人不治已病治未病，不治已乱治未乱，此之谓也。夫病已成而后药之，乱已成而后治之，譬犹渴而穿井，斗而铸锥，不亦晚乎！"养形要做到"虚邪贼风，避之有时"（《素问·上古天真论》），"食饮有节，起居有常，不妄作劳"（《素问·上古天真论》），节欲保精。养神则要"恬惔虚无""和喜怒""无为惧惧，无为欣欣"，排除不良的精神刺激，保持精神情绪的稳定。

（九）运气

运气即五运六气。运气学说是探讨自然界天象、气象变化规律与人体疾病发生及流行关系的一门学问。运气学说贯穿着"天地之大纪，人神之通应也"（《素问·至真要大论》）的思想。其说理、推演工具是干支甲子和阴阳五行。

五运就是木、火、土、金、水，分别配以天干，用来推测每年岁运和各个季节的气候变化。六气是属于三阴三阳之气的风、寒、暑、湿、燥、火，分别配以地支，用来推测每年岁气和各个季节的气候变化。"天地之大纪，人神之通应也"，古人在长期观察中发现，日月星辰环转、气象的变化对生物界特别是人的身体有着重要的影响，从而试图用宇宙节律来探讨气候变化影响下的疾病发生与流行。

三、主要学术思想

（一）从功能角度把握生命规律

《内经》的各种理论，包括藏象、经络、病因、病机、诊法、治则，主要是指功能而言，形质则处于次要地位，不仅《内经》理论体系的藏象学说具有重视功能的特征，其病因、病机、病证、诊法及养生诸理论也同样具有此特征。例如，《素问·刺禁论》说："肝生于左，肺藏于右，心部于表，肾治于里，脾为之使。"人体面南而立，左东右西。肝主春，其气升，位居东方，所以肝生于左。肺主秋，其气降，位居西方，所以肺藏于右。心为阳中之太阳，布阳于表；肾为阴中之太阴，主阴于里，所以心部于表，肾治于里。脾土旺于四季，转输气机，且主运水谷，以营四肢，所以脾为之使。可以看出，这里的五脏主要是指功能而言的，与解剖形态没有直接的联系。

（二）从整体角度把握生命规律

1. "天人合一" 《内经》按照事物的功能、行为的相同或相似，将天、地、人三大类别的各种事物分别归属于木、火、土、金、水的五行框架中，借以阐述人体脏腑组织之间的生理和病理的复杂联系，以及人体与自然的相互关系，这种复杂的联系和关系充分反映在《内经》的"四时五脏阴阳"的整体观中。

人与自然结构统一。人的身体体现了天地的结构，人体仿佛是天地的缩影。例如《灵枢·邪客》说："天圆地方，人头圆足方以应之。天有日月，人有两目。地有九州，人有九窍。天有风雨，人有喜怒……"从一天来说，人体的疾病往往随昼夜阴阳消长而进退。例如《灵枢·顺气一日分为四时》说："朝则人气始生，病气衰，故旦慧；日中人气长，长则胜邪，故安；夕则人气始衰，邪气始生，故加；夜半人气入脏，邪气独居于身，故甚也。"人体对自然环境还有一种保护性适应，如《灵枢·五癃津液别》说："天暑衣厚则腠理开，故汗出……天寒则腠理闭，气湿不行，水下留（流）于膀胱，则为溺与气。"人体对自然环境的这种适应，是一种本能的保护性适应。

2. 五脏一体 人体的脏腑组织，包括五脏、六腑和奇恒之腑，通过五行的归类构成了以五脏为主体的五个功能活动系统。这五个系统之间并不是孤立的，而是通过五行之间的生克制化进行着调节和控制，从而维持着一定的相对稳定状态，构成了一个生命活动的整体。

（三）从运动变化角度把握生命规律

《内经》不仅从运动变化的角度认识天体、人的生理活动，也从运动变化的角度分析和认识疾病，如《素问·六微旨大论》说："成败倚伏生乎动，动而不已则变作矣。"再如《素问·热论》云"伤寒一日，巨阳受之……六日厥阴受之"，即是言寒邪侵入，邪正相争，病邪由表入里、由浅入深的运动变化过程。

四、价值影响与历史评价

（一）价值影响

1. 构建了中医学独特的理论体系 在《内经》问世以前的医学，尚处于较为零星的不成系统的医疗经验积累阶段，尚无理论可言。至春秋战国时代，出现了"诸子蜂起，百家争鸣"，朴素的唯物主义哲学发展到战国时代，出现了道家、儒家、墨家、法家、阴阳家、名家、兵家等学派，这是我国古代历史上学术思想最为活跃的时期，为医学理论的形成奠定了思想基础。

《内经》作者自觉地吸收了当时比较先进的哲学思想作为理论支柱，并与医疗经验进行有机地结合，使之升华，形成了藏象学说、病因病机学说、诊法学说及疾病防治学说，为中医学奠定了较为完整的理论体系，为中医学的发展提供了理论依据和指导方法。这也是中医学术发展历千年而不衰，而且在世界传统医学中独树一帜的根本原因。

2. 确立了中医学特有的思维方法 《内经》认为，世界是一个整体，整体中包含的许多部分，主要有天、地、人三大类别，每一类别中又包含着许多具体的事物。三大类别中的各种具体事物具有密切的联系，《内经》主要是通过"天人相应"的思想来建立这种联系。以五脏为主体的人的功能活动，与自然界的"四时阴阳"密切联系。四时，实际指春、夏、长夏、秋、冬五季，与五气相应，分别具有温、热、湿、凉、寒的季节性气候变化，并促使生物生、长、化、收、藏的生化过程。五气又各有阴阳属性，风、热（火）属阳，寒、燥、湿属阴。五气更迭主时所形成的气候变化，也就是自然界阴阳二气的升降消长运动。由此可见，《内经》把人体看作是世界整体的组成部分，并从自然、社会的大环境中认识人体的整体性，因而使《内经》理论体系具有人体自然社会心理医学模式的典型特征。现代通过理论研究和临床实践，越来越多地证明了这种医学模式的正确性。

3. 汇集了中国古代生命科学的成果 《内经》是多学科交互渗透的产物。总览《内经》，其内容远不止涉及医学一个学科，它还广泛吸收了中国古代劳动人民和科学家对天文学、历法学、气象学、生物学、地理学、心理学以及哲学等多学科的研究成果。《内经》对中医学的贡献，不仅在于它汇集了秦汉以前的医学成就，而且也为我们展示了多学科研究医学的典范。

4. 创造了经络学说和针灸疗法 经络现象是《黄帝内经》的一大发现。经络学说集中体现了中医学用整体系统的观点观察人体和治疗疾病的特点。对经络现象的研究吸引着越来越多的国内外学者，他们运用多种现代科学研究方法，初步证实了经络现象的客观存在。针灸疗法除用于处理常见病外，还用于治疗肿瘤、不孕症、艾滋病，以及减肥、戒毒、针刺麻醉等。以《内经》为发端的经络学说和针灸疗法，已经显示出其无法泯灭的科学光彩。

5. 开启了中医药文化素质培养的先河 《内经》内容广博独特，是中国传统文化的经典名著，近现代国学研究者也将其作为一部重要典籍学习参考。《内经》所包含的中医药学原理、观念、范畴与概念，具有普遍的适用性与恒定性，是形成中医药文化素质稳定品质与素养的基础。学习《内经》，有助于提高学医者的综合能力。尽管《内经》采用的是古代语言，但包含着丰富的高品位的理论表达，有助于提高学医者的中医药学知识。

6. 为医家临证之"兵书"　《内经》虽然没有明确提出辨证论治的治疗原则，但从它的脏腑分证、六经分证来看，却是后世辨证论治理论及方法的起源。在治疗方面，《内经》提出了因人、因时、因地制宜及因势利导、治病求本、同病异治、异病同治、标本缓急、补虚泻实、寒热温清、预防与早治等原则。在治法方面，除针灸和药治外，还广及精神疗法、按摩、导引、药熨、敷贴、术数等方法，有些疗法，如针灸、按摩、导引、精神疗法、饮食疗法等已引起中外学者的重视。

（二）历史评价

《内经》是第一部中医理论经典。《内经》所奠定的中医学，为中华民族的卫生保健及繁衍昌盛做出了不可磨灭的贡献。试想，大约700年前，欧洲鼠疫流行，夺去了欧洲四分之一人口的生命，而中国近两千年的历史中虽不断有瘟疫流行，但从未有过像欧洲一样惨痛的记录，可见没有《内经》的庇佑，就不会有中华民族的生生不息。

《内经》全书贯穿了朴素的唯物辩证法思想，贯穿了"人与天地相应"的整体观、恒动观，既有丰富的科学内容，又有独特的理论体系；既有原则又有方法，是中医理论原则的渊薮、辨证论治的纲领，始终有效地指导着临床实践。历代著名医家，从张仲景到吴鞠通，在理论和实践方面的创新和建树都是在《内经》的基础上发展而来的，故《内经》被称为"医书之祖""医界之宗"，是学习中医必读的第一部经典。

《内经》是第一部养生宝典。《内经》中讲到了怎样治病，但更重要的是讨论怎样不得病，怎样在不吃药的情况下就能够健康、能够长寿。这就是《内经》中非常重要的"治未病"思想。"不治已病治未病，不治已乱治未乱"，寓意是要防病于未然，不要等病入膏肓才四处求医，这是中医学的理论精髓。

《内经》是第一部关于生命的百科全书。《内经》以生命为中心，还涵盖了天文学、地理学、心理学、社会学、哲学、历史等，是一部围绕生命问题展开的百科全书。国学的核心实际上就是生命哲学，《内经》就是以黄帝命名、影响最大的国学经典。

五、研究书目

（一）《黄帝内经太素》

《黄帝内经太素》，隋·杨上善所撰。原书30卷，今国内只存23卷残本。现存的有日本天保年间写本、日本影抄卷子本、清刻本、《丛书集成》本等多种抄本、刊本。中华人民共和国成立后，人民卫生出版社将萧延平兰陵堂仿宋刻本予以影印出版。

本书是早期分类编纂、研究、注解《黄帝内经》的语译本，由《素问》《灵枢》两书分条混合重编而成。本书是校勘《黄帝内经》的重要资料。在医学史上与《内》《难》齐名，列为"七经"之一。

杨氏据其内容性质之异同，各归其属，分为摄生、阴阳、人合、脏腑、经脉、腧穴、营卫气、身度、诊候、证候、设方、九针、补泻、伤寒、邪论、风论、气论、杂病等 19 大类重予编次、注释。编撰体例取法皇甫谧《针灸甲乙经》，而无编辑害义之失。杨氏对训诂有研究，注释多存古义，不浮泛臆断。本书保持了原书体例、分类，对缺佚之卷有所增补。原文部分尽量减少了通假字、古今字、异体字，只对原文中生僻古奥的字词和术语进行简要注释。语译部分以直译为主，参以意译。

《黄帝内经太素》保存了《内经》中一些原文的较早面貌，全书译文深入浅出，晓畅通达，既反映了原书原意，又便于读者学习研究，在考校字义、诠释发挥和引录古书佚文方面均有重要的学术价值。

（二）《黄帝内经素问》

唐·王冰次注《黄帝内经素问》，对后人启发和影响很大，成为后人注释《素问》的基础。王冰的注释带有浓厚的道家气息，特别是他"夙好养生"，所以极其重视肾精的保养，强调要慎房事，这些观点在他的注释中有明显反映。另外，他对理论的注释也有许多突出的发挥。王冰的生卒籍贯无从考证，其著《黄帝内经素问》经北宋·林亿等校正后名《重广补注黄帝内经素问》，即现在《素问》的通行本。据王冰在序文中说，《素问》至唐已阙其第七卷，并且由于年久变迁，辗转传抄，已到了"世本纰缪，篇目重叠，前后不伦，文义悬隔"，无法窥其原貌的地步。王氏"受得先师张公秘本，文字昭晰，义理环周，一以参详，群疑冰释"，并"精勤博访""历十二年方臻理要，询谋得失，深遂夙心"。他的整理、注释对《素问》的流传贡献极大。王氏治学态度严谨，"凡所加字，皆朱书其文，使古今必分，字不杂糅"。可惜在北宋·林亿校书时已朱墨不分，古今杂糅了。王冰注的主要贡献和特点一为重新编次，订为二十四卷，并在篇目及内容方面多所增删；二为补入第七一卷，即"七篇大论"的内容；三为注释条理缜密，释词简而有法，对理论多有发挥，宋以后的注家多以王注为规范。由于王氏笃信道教，且自号"启玄子"，在编次与注释方面道家思想浓厚。

（三）《黄帝内经素问注证发微》

明·马莳通注《内经》全书，分为《黄帝内经素问注证发微》和《黄帝内经灵枢注证发微》。其娴于针灸经脉，其所注《灵枢》颇为人称道。马莳，字仲化，号玄台子（后因避清圣祖玄烨之讳，亦称元台子）。马氏所注《素问》和《灵枢》，变唐·王冰二十四卷复为九卷，每卷九篇，以合九九八十一篇之旧，并将其分成若干章节，然后分章分节予以注证，略不同于以前注家随句注释的方法。马氏所注《素问》部分，并不为他人所称许，但在某些地方亦颇能传承经旨。《灵枢》多论经脉、腧穴和针刺，以前很少被人重视，所以马氏之注可称为专门研究《灵枢》之启端。由于马氏素娴经脉、腧穴、针灸之术，其注证又认真负责，因而马注《灵枢》深得后人称许。正如清·汪昂曰："《灵枢》以前无注，其文字古奥，名数繁多，观者蹙额颦眉，医家率废而不读。至明始有马玄台之注，其疏经络穴道，颇为详明，可谓有功后学。虽其中间有出入，然以从来畏书之难，而能力开坛坫，以视《素问》注，则过之远矣。"

（四）《内经素问吴注》

明·吴崑，字山甫，号鹤皋，著《医方考》《脉语》《素问吴注》《针方六集》等。吴氏对《内经》有深入研究，他继承了唐·王冰、北宋·林亿等人的成果，以王冰二十四卷本为基础，删繁就简，引申发挥成《素问吴注》，其作包括注释和删节补正两方面。吴氏临床经验丰富，有很多观点来自临床实践，其注释及删节补正中有不少医理发挥，其阐发医理深入而不流于空泛，是发前人之未发。但其删节擅改经文，不遵古籍校勘法度，甚至将一己之见混入正文，受到后世批评，是其不足处。

（五）《类经》

明·张介宾，字会卿（又作惠卿），号景岳，别号通一子，著有《类经》《类经图翼》《类经附翼》《景岳全书》《质疑录》等。张氏所著《类经》，是现存全部类分《素问》《灵枢》最完整的一部书。其分类法扼要而实用，《类经》的注文义理周详，明白晓畅，影响很大。《类经》一书将《内经》全文分为摄生、阴阳、藏象、脉色、经络、标本、气味、论治、疾病、针刺、运气、会通等 12 大类，凡 390 目，共 32 卷，并注明出处篇名，注解精彩，得到后人褒奖。《四库全书总目提要》认为，该书"虽不免割裂古书，而条理井然，易于寻觅，其注亦多有发明"，因而该书得到历代学者医家的赞赏，如清·薛雪赞曰："诚所谓别裁为体者欤。"此外，张氏注《内经》旁征博引，运用音韵、训诂、易理、天文、地理、史学、道家、儒家等诸多方面加以训释，结合临床，对许多学术理论问题附意阐发，以启后学，至今本书仍是研究《内经》的重要参考书之一，也是现存最全类分注解《内经》的著作。

（六）《黄帝内经素问集注》《黄帝内经灵枢集注》

清·张志聪著《黄帝内经素问集注》《黄帝内经灵枢集注》，是其率门人数十人等历 5 年之久的集体注释的成果，对前人之注做到了取其精华，扬弃糟粕，新意不少，为集体注释《内经》开辟了先河。张志聪，字隐庵，著有《素问集注》《灵枢集注》《伤寒论宗印》《金匮要略注》《侣山堂类辨》《本草崇原》等。任应秋先生评价曰："正因为他们发挥了集体智慧，其校注质量还是较高的……对古人的东西，取其精华，扬弃糟粕，又发挥集体力量，共同创作，这一精神，还是有可取之处。"本书的特点是既强调"以经释经"，突出《素问》《灵枢》经文之间的相互联系、相互印证，又不因循旧制，在注释上有所创新，反映出阴阳、脏腑、气血等气化学说的特点，为后世学者所重视。

（七）《黄帝素问直解》

清·高世栻，字士宗，曾从其师清·张志聪集注《内经》，但认为《集注》"义意艰深，其失也晦"，因而他"不得已而更注之"，遂成《素问直解》。高世栻著《黄帝素问直解》，除注释明白晓畅、要言不烦外，还在每篇之中分为数节，眉目清楚，注释也常以寥寥数语，不落窠臼，直疏经旨，便能大畅经旨，使人一目了然，这就是本书所以名"直解"的含义。他对衍文、错简、讹字的处理方法也常直解原文，而在注释中加以说明。

（八）《素问识》《灵枢识》

日本医家丹波元简，即多纪元简，字廉夫，通称安清，后改称安长，号桂山、栎窗，生活约在清代乾嘉时期，著有《素问识》《素问记闻》《素问绍识》《灵枢识》《难经疏证》《伤寒论辑义》《金匮玉函要略辑义》《脉学辑要》《观聚方要补》等。《素问识》和《灵枢识》系丹波元简所著《皇汉医学丛书》之一。丹波氏运用选注而不自注之法，多采用唐·王冰、明·马莳、明·张介宾、明·吴崑、清·张志聪等家注释，并将考证精确、符合经旨而有发挥者入选。对各家注释有分歧时，则提出自己的看法，指出孰是孰非。如未能肯定，或可并存者，则用"恐非""似是""可并存"等口吻，望学习者思考抉择。本书在阐述自己的见解时注重考据，旁征博引，精选诸家注释，持论公允，逻辑性强，对学者分析诸注、体会经旨很有帮助，因而为学习《内经》者所重视。

六、研读方法

由于《内经》成编于西汉中后期，文字古奥，义理隐晦，加之长期流传过程中原文出现一些衍、误、脱、倒等情况，给学习和研究带来不少困难。如何学好《内经》介绍一些方法。

（一）利用工具书，弄懂文理

学习《内经》原著必须弄懂文理和医理，读通原文是领会医理的前提。而弄懂文理必须具备一定的古代汉语知识，在阅读原著时还应借助于工具书。例如，《内经》中一字多义的现象很多。一个"能"字除原有"能够""才能"等词义外，在《素问·阴阳应象大论》"能夏不能冬"句中作"耐"解；在"阴阳更胜之变，病之形能也"句中与"态"同义；在"阴阳者，万物之能始也"句中作"元始"解。又如"卒"字，《灵枢·玉版》"士卒无白刃之难"句中作"士兵"解；在《素问·评热病论》"愿卒闻之"句中作"详尽"解；在《素问·征四失论》"卒持寸口"句中作副词"只"解；在《灵枢·口问》"大惊卒恐"句中通"猝"。对于合成词有两种情况，一种是两个词素的意义相同或相近，如《素问·上古天真论》"提挈天地，把握阴阳"。《说文》："把，握也。""提，挈也。"另一种是两个词素的意义相反，如"呼吸精气，独立守神"中的"呼吸"。

另外，应掌握《内经》中惯用的修辞手法。如《素问·举痛论》"客于脉外则血少，客于脉中则气不通"，乃互文见义的修辞方法，意思当是客于脉外血少、气亦少，客于脉中气不通、血亦不通，比较符合经意及医理。另有一种修辞方式"举偶"，即举一反三法，也为《内经》所常用。如《灵枢·口问》曰："夫百病之生也，皆生于风雨寒暑，阴阳喜怒"句中，举"寒暑"以赅六淫，举"喜怒"以赅七情。还有讳饰手法的使用也较普遍，如用"宗筋""阴器"讳饰男女生殖器，用"茎""垂"分别讳饰阴茎和睾丸，用"子门"讳饰"子宫之门"，等等。

（二）借助注家，弄懂医理

《内经》的注家及其注本较多，其中不乏真知灼见者。但由于学术观点不尽相同，往往对同一问题出现分歧，阅读时我们可借助多个注家的观点，进行分析比较，弄通其医理。例如，《素问·生气通天论》"因于气为肿"的"气"，今人多从气虚为肿解，然而杨上善注："因邪气客于分肉之间，卫气壅遏不行，遂聚为肿。"高世栻注："气，犹风也。《阴阳应象大论》云，阳之气，以天地之疾风名之，故不言风而言气。"再从文例分析，前言寒、暑、湿诸气，则此作"风"较顺。另如同篇"四维相代"句中关于"四维"的解释，张介宾作"四肢"解，谓阳气虚，四肢交替浮肿；高世栻作四时邪气解，即寒、暑、湿、风4种邪气更替伤人。

《内经》中同一医学名词术语在不同篇章具有不同含义，我们可以通过分析该篇的前后文义并借助注家分析理解其确切含义。例如"精"字，就有多种含义。《素问·经脉别论》"食气入胃，散精于肝"中"精"指水谷之精；《素问·阴阳应象大论》"东方阳也，阳者其精并于上"中"精"指天地之精；《灵枢·本神》"生之来谓之精"中"精"指先天之精；《素问·热论》"巨阳引，精者三日"中"精"作强壮解；《灵枢·大惑论》"五脏六腑之精气，皆上注于目而为之精"，此句后一个"精"通"睛"，等等。

还有，联系《素问》《灵枢》的有关篇章内容可以互相印证经义，诠解经旨。如《素问·针解》旨在解释《素问·宝命全形论》及《灵枢·九针十二原》中有关针刺的道理和方法，《灵枢·小针解》则重点对《灵枢·九针十二原》提出的"小针"用法做注解和补充说明。学习时应前后比照，借此弄通医理。

（三）联系临床实践，领会精神实质

学习《内经》必须结合临床实践才能深刻理解它。如《素问·平人气象论》有"面肿曰风"说，一般来说浮肿大都属水，何以曰风？吴崑的解释是："六阳之气聚于面，风之伤人也，阳先受之，故面肿曰风。"义理似无大谬，但难得要领。联系临床中"坐卧当风"确可引起浮肿，后世浮肿病中有"风水"一证，初起用祛风疏表法即可退肿。现代临床中治疗急慢性肾炎见浮肿症者，用祛风利水法不仅可改善症状，还可消除蛋白尿。又如《素问·五脏别论》中有"魄门亦为五脏使"的说法，"魄门"，即肛门。张介宾注："虽诸府糟粕固由其泻，而脏气升降亦赖以调，故亦为五脏使。"应该说，张氏所注颇为达意，但不联系临床总觉浮浅。临床中由肺气壅实而上逆的哮喘，治通肠腑，令肺气得降而喘平；由肝胆湿热所致的黄疸病，用仲景茵陈蒿汤，方中有大黄一味，服后大便次数增多，邪从下解而黄疸渐退；由心火上炎、神不内守导致的狂证，用大承气汤

化裁，可釜底抽薪，心火平而神泰然；由肾虚气化失职、浊邪弥漫所致的"关格"，用大黄附子汤增减，俾腑气通而浊邪祛，有显著疗效。这些都是经临床实践证明疗效可靠之法，细究其取效机理，乃是邪从肛门排解，腑气行而脏气升降调达，不治脏而脏病自愈。这才是"魄门亦为五脏使"的真正含义。

第二节 《难经》

一、简介

《难经》原名《黄帝八十一难经》，或称《八十一难》。《难经》的理论主要在于演绎《内经》的旨趣，其中包括生理、病理、诊断、治疗诸方面的内容，尤其对于脉学、命门、原气等均有创造性发明，对于奇经八脉和腧穴有较为详细的论述。在学术上，《难经》可与《内经》并重，故后世有"内难"之称。

《难经》以问答释难的形式编撰而成，共讨论了 81 个问题。本书所述内容以基础理论为主，涉及脉学、经络、藏象、疾病、腧穴、针法等多方面。

（一）作者与成书年代

《帝王世纪》说："黄帝有熊氏命雷公、岐伯论经脉，傍通问难八十一为《难经》"（《太平御览》七二一卷）。这如同说《黄帝内经》为黄帝所作一样，是不能成立的。而通常传说《难经》作者是春秋战国时的秦越人，即扁鹊。但在《汉书·艺文志》中有《扁鹊内经》和《扁鹊外经》，而无《难经》，《史记·扁鹊仓公列传》也没有扁鹊著《难经》的记载。《难经》之名，最早见于张仲景《伤寒杂病论》序："撰用《素问》《九卷》《八十一难》《阴阳大论》《胎胪药录》，并平脉辨证，为《伤寒杂病论》，合十六卷。"《隋书·经籍志》载有《黄帝八十一难经》之名，但未注明作者的姓名，到《旧唐书·经籍志》才说是秦越人所著。唐·杨玄操《难经集注》序中也说："《黄帝八十一难经》者，斯乃勃海秦越人之所作也。越人受桑君之秘术，遂洞明医道，能彻视脏腑，刳肠剔心，以其与轩辕时扁鹊相类，乃号之为扁鹊。"诸多学者对《难经》为秦越人所作持怀疑态度，对其成书年代也有不同看法。但多数学者认为《难经》主要是阐发《内经》之作，张仲景曾经撰用，可见《难经》的成书时代当在《内经》之后，《伤寒杂病论》之前，是东汉时期的作品。由此可见，虽然自唐以后的历代注家多认为是战国时期秦越人（扁鹊），但据考证，该书是一部托名之作，约成书于东汉以前（一说在秦汉之际）。现在通行的《难经》，是经过唐·杨玄操"条贯编次"后而流传至今的。

（二）书名释义

《难经》全称《黄帝八十一难经》，因有八十一章故名。对于"难"字主要有两种解释：一是作问难之"难"，如徐大椿说："以《灵》《素》之微言奥旨引端来发者，设为问答之语，俾畅厥义也"（《难经经释·叙》）。《四库全书总目提要》也说："其曰《难经》者，谓经文有疑，各设问难以明之。"一是作"疑难"或作"难易"之"难"，如杨玄操说："名曰八十一难，以其理趣深远，非卒易了故也。"（《难经集注·序》）从《难经》的体例和文义看，它以阐明《内经》的疑义要旨为主，用问答的形式加以表达，当以《难经》之"难"有"问难"之意为是。"经"指《内经》，即问难《内经》。作者把自己认为难点和疑点提出，然后逐一解释阐发，部分问题进行了发挥性阐释，因共讨论了 81 个问题，故又称《八十一难》。

（三）成书背景

一是《难经》问对题材多半出于《灵枢》和《素问》。二是《汉书·艺文志》有《扁鹊内经》九卷，《外经》十二卷的记载，证明扁鹊有大量医籍留传。同时，近人发现它们之间有着一定的内在联系，秦越人著《难经》之说应解释为东汉时期扁鹊学派的医家撰写了《难经》，《难经》继承了西汉之前扁鹊学派的学术思想并使之有所发展。三是仓公拜出生于战国时代的公乘阳庆为师，公乘阳庆传给仓公其保留下来的战国时期的医书中就有《扁鹊脉书》，很可能就是今本《难经》。四是《史记》《汉书》均提到扁鹊"特以诊脉为名耳""至今天下言脉者，由扁鹊也"，而《难经》讨论的独取寸口切脉诊法，从仓公诊籍看，已将独取寸口切脉方法广泛用于临床。

（四）版本流传

《难经》的原本早已不存，流传下来的都是注释本。其中最早的当推《黄帝八十一难经王翰林集注》，简称《难经集注》。此书明代以后亦失佚，而流传至日本才得以保存下来。清·钱熙祚据日本所保存的丛书本校勘，收入守山阁丛书。清·丁锦称在参政朱公处见到所藏古本《难经》，作《古难经阐注》，其八十一难原文次序与《难经集注》不同。据《难经集注》杨玄操序云："今辄条贯编次，使类例相从，凡为一十三篇，仍旧八十一首。"可见，《难经集注》已对《难经》做过编次，固非《难经》旧貌，而自汉迄清已历一千几百年，丁氏所见古本是否即《难经》之旧，亦大可怀疑。现在见到的历代注本，多依《难经集注》次序作注，以其能"类例相从"，有利于阅读和研究。

二、内容提要

《难经》以基础理论为主，结合部分临床医学，更以脉诊、脏腑、经脉、腧穴为重点。其中一至二十二难为脉学，二十三至二十九难为经络，三十至四十七难为脏腑，四十八至六十一难为疾病，六十二至六十八为腧穴，六十九至八十一难为针法。《难经》以解释《内经》中某些疑难问题为主，而不是讨论所有医学问题，故内容不似《内经》全面，但有新的发展。书中对三焦的学术见解等丰富了中医学的理论体系。该书还对五脏之积、泻痢等病多有阐发。

三、主要学术思想

《难经》八十一难中有三十二难涉及经络、腧穴、刺法、针灸治疗等内容。

（一）经络方面

《难经》的独特之处在于较系统地论述了奇经八脉体系。任脉、督脉、冲脉、带脉等的循行及部分病候散见于《黄帝内经》各篇，但奇经八脉一名首见于《难经》。《难经·二十七难》："凡此八脉者，皆不拘于十二经，故曰奇经八脉也。"《难经·二十八难》《难经·十九难》对奇经八脉的作用、起止、分布、病候等进行了重点论述，提出奇经八脉与十二正经的关系就好像"圣人图设沟渠，沟渠满溢，流于深湖"（《难经·二十八难》），起着调节气血的作用。

（二）注重特定穴及应用方面

《难经》首次提出了八会穴，对五输穴、原穴、俞募穴的理论进行了补充和发展。

1. 首次提出"八会穴"理论　《难经·四十五难》曰："腑会太仓，脏会季胁，筋会阳陵泉，髓会绝骨，血会膈俞，骨会大杼，脉会太渊，气会三焦外一筋直两乳内也（即膻中穴）。热病在内者，取其会之气穴也。"八会穴可调治脏、腑、气、血、筋、骨、髓、脉之病证，扩大了其临床主治范围。

2. 完善俞募穴理论　《难经·六十七难》提出"五脏募皆在阴，而俞皆在阳"，指出了脏腑俞募穴的具体位置和阴阳属性，完善了俞募穴理论。

3. 补充了原穴内容　《难经·六十六难》曰"少阴之原，出于兑骨"，使十二原穴趋于完整，并指出原穴是三焦原气留止的部位，阐明了原穴的性质。

4. 注重五输穴的应用　《难经·六十四难》提出了阴阳各经五输穴的五行属性，即阴经的井、荥、输、经、合分属木、火、土、金、水；阳经的井、荥、输、经、合分属金、水、木、火、土。《难经》总结了五输穴的主病，如《难经·六十八难》云"井主心下满，荥主身热，输主体重节痛，经主喘咳寒热，合主逆气而泄"，扩大了五输穴的主治范围。在五输穴配五行的基础上，《难经》提出了"虚者补其母，实者泻其子"和"子能令母实，母能令子虚"的治疗原则，并将五输穴的五行生克规律用于"迎随补泻""泻南补北"和"泻井刺荥"法中。如《难经·七十九难》云："迎而夺之者，泻其子也；随而济之者，补其母也。"还举例说明，心属火，心病而泻本经输穴；输属土，则为迎而夺之的泻法。反之，如补本经的井穴，井属木，乃为随而济之的补法。又如肝病实证，取本经荥穴，即实则泻其子之义。补母泻子法除用本经穴位外，也可应用相关经脉上的穴位。如肺虚可用脾（土）经五输穴或脾经输（土）穴太白。肺实可用肾（水）经五输穴或肾经合（水）穴阴谷。

《难经·七十五难》的"东方实，西方虚，泻南方，补北方"提出了重要的"泻南补北"法。东方属木，代表肝；西方属金，代表肺；南方属火，代表心；北方属水，代表肾。东方实，西方虚，即肝（木）实肺（金）虚，是一种木实侮金的反克表现。泻南方（心）补北方（肾），就是益水制火，即补肾泻心。水为金之子，补水可以制心，使火不能刑金，又能济金以资肺（母）之虚，使金实，本得以固。这里不按补脾土而用补肾水的方法，即不以补母泻子法中的"肝实肺虚，法当泻心火补脾土"方法治疗，而是独辟蹊径，应用了"泻南补北"法，是对"虚则补其母，实则泻其子"原则的拓展、补充和发扬。

《难经》根据"实者泻其子"的原则，提出了"泻井刺荥"法。在泻井穴治疗实热证时，改用荥穴来代替，即《难经·七十三难》所言"诸井者，肌肉浅薄，气少不足使也。刺之奈何？然诸井者木也，荥者火也，火者，木之子。当刺井者，以荥泻之"。井穴均在手足指（趾）端，此处肌肉浅薄，而气藏于皮肉之内，所以说气少不足使也。如胃经实证当泻其井穴厉兑，可改用荥穴内庭治疗。

（三）强调双手针刺操作

《难经·七十八难》曰："知为针者信其左，不知为针者信其右。当刺之时，必先以左手厌（压）按所针荥输之处，弹而努之，爪而下之，其气之来，如动脉之状，顺针而刺之。"指出进针时一定要先用左手按压所要针刺的穴位，通过弹、爪等辅助手法宣导气行，使右手所持之针得以顺利刺入。《难经·八十难》中的"左手见气来至，乃内针，针入见气尽乃出针，是谓有见如入、有见如出也"，说明左右手协调配合是针刺进针、候气、催气、得气、补泻、出针等过程中极为重要的一环。

（四）针刺深浅宜合四时

《难经》认为，人的气血运行与季节关系密切，针刺深浅宜迎合四时，具体腧穴的应用也要结合四时。《难经·七十难》曰："春夏者，阳气在上，人气亦在上，故当浅取之；秋冬者，阳气在下，人气亦在下，故当深取之。"又曰："春夏温，必致一阴者，初下针，沉之至肝肾之部，得气，引持之阴也。秋冬寒，必致一阳者，初内针，浅而浮之至心肺之部，得气，推内之阳也。是谓春夏必致一阴、秋冬必致一阳也。"《难经》还认为，五输穴的应用与季节密切相关，如春刺井，夏刺荥，季夏刺输，秋刺经，冬刺合。《难经·七十四难》又曰："春刺井者，邪在肝；夏刺荥者，邪在心；季夏刺输者，邪在脾；秋刺经者，邪在肺；冬刺合者，邪在肾。四时有数，而并系于春夏秋冬者也。针之要妙，在于秋毫者。"

（五）针刺补泻分清营卫

《难经》提出，针刺补泻宜分清营卫，因为卫为浅表，营为深里。在针刺时刺卫要浅，刺营宜深，要求"刺荥无伤卫，刺卫无伤荥"。《难经·七十一难》曰："针阳者，卧针而刺之。"即针刺属阳的卫分（浅层）时，要沿皮横刺，以免损伤深层的阴气。又提出"刺阴者，先以左手摄按所针荥俞之处，气散乃内针"，即针刺属阴的营分（深层）时，要先用左手按压穴位，待浅层的阳气散开后，方可刺入，以免损伤浅表的阳气。《难经》同时指出，针刺补泻与营卫深浅有密切关系。《难经·七十六难》云："当补之时，从卫取气；当泻之时，从营置气……营卫通行，此其要也。"《难经·七十八难》指出："得气，因推而内之，是谓补；动而伸之，是谓泻。"意指进针得气后，将针推进下插者为补法，将针拉伸上提者为泻法。

四、价值影响与历史评价

（一）价值影响

《难经》虽以阐述《内经》为主，但也有所发挥。"经言""经曰"的内容不见于《内经》者，可能另有其他医经版本，或者现存《内经》已有失佚的缘故。在学术上，《难经》与《黄帝内经》并重，故有"内难"之称，是研习中医学的重要文献。《难经》的内容涉及阴阳五行、藏象、经络、生理、病理、诊断、治则、针灸等诸方面，内容简要，辨析精微，对中医学的理论发展具有深远影响。如脉学方面，《内经》虽有诊气口之法，但言之不详。《难经》提出了"独取寸口"（《难经·一难》）之说，并对寸、关、尺部位作了规定（《难经·二难》），说明左右三部与脏腑的配合（《难经·十八难》），指出诊脉时的指法轻重（《难经·五难》），男女脉象的差异（《难经·十九难》），以及"呼出心与肺，吸入肾与肝，呼吸之间，脾受谷味也，其脉在中"（《难经·四难》）的理论。在脏腑方面，载有"七冲门"（《难经·四十四难》，即消化道的 7 个冲要部位）和"八会"（《难经·四十五难》，即脏、腑、筋、髓、血、骨、脉、气等精气会合处），是《内经》所未见，补充了五脏形态和重量（《难经·四十二难》），尤其是首创命门学说（《难经·三十六难》、《难经·三十九难》），对中医基础理论的发展有着巨大而深远的影响。在疾病方面，对积与聚（《难经·五十五难》）、狂与癫（《难经·五十九难》）作出了明确鉴别，提出"伤寒有五：有中风，有伤寒，有湿温，有热病，有温病，其所苦各不同"。这既是对《素问·热论》的继承与发展，也是张仲景《伤寒论》及后世温病学说的先驱。在腧穴与针法方面，发现了原穴与原气的关系（《难经·六十六难》），以及"虚者补其母，实者泻其子"（《难经·六十九难》）和"泻南方，补北方"（《难经·七十五难》）的治法，并为肝病传脾、先实脾气之说的创导者。

（二）历史评价

历代医家对《难经》一书的评价褒贬不一。其中大多数对其评价甚高。宋·苏轼《楞伽经·跋》说："医之有《难经》，句句皆理，字字皆法。后世达者，神而明之如架走珠、如珠走桑，无不可者。"杨玄操赞之"医经之心髓，救疾之枢机"。徐灵胎认为，"《难经》者，乃真读《内经》之津梁也，其中有自出机杼，发挥妙道。未尝见于《内经》，而实能显《内经》之奥义，补《内经》之所未发。此盖别有师承，是与《内经》并垂千古"。滑寿称之"括前圣而启后贤"。黄元御赞誉它是"真千古解人"。历来贬之者亦有之，姚继恒《古今伪书考》中云："今之《难经》，盖由好事医生冒《八十一难》之名，杂《灵》《素》，益以荒谬之语而成，此不通之怪书耳。"黄云眉在《古今伪书考补正》指出："中国古医书之荒谬者，无过于《难经》。"我们认为，书无真伪，对书的判定不能简单地因其托名就斥之为"不通之怪书"。对古医籍的评价，应如凌耀星所言，不能离开当时的历史条件，需根据其内容、学术思想，对医学的贡献，对后世的影响，以及存在的问题等进行客观的分析，如此才可做出判断。《难经》一书是有宝贵的历史价值和科学价值的。它的许多创见对后世医学产生了深远影响，如"独取寸口"诊法沿用至今，有效地指导着中医临床。

五、研究书目

（一）《难经本义》

元·滑寿撰《难经本义》，成书于至正二十一年（1361年）。滑寿根据《隋书·经籍志》《汉书·艺文志》所载，将《难经》重新厘定为两卷，于两卷正文之前，首列《汇考》一篇，阐释《难经》名义及源流；次列《缺疑总类》一篇，论《难经》中的脱文误字；又次列《难经图》一篇，绘图十三幅，对较复杂的理论用图表加以阐明。《难经本义》在内容上"考之《枢》《素》，以探其源达之仲景、叔和，以释其绪。凡诸说之善者，亦收而博致之"。其注释的方法是"融合诸家之说，而以己见折衷之"。从其所引用书目及古医家姓名来看，其源并非来自《难经十家补注》，而是自成系统。《四库全书提要》评价其说"辩论精确，考证亦极详审"。其注释特色可总结概括为尊崇《内经》，以经释经提示互见，融会贯通异说并陈，直书己意。滑寿注释《难经》，继承了前人注释《难经》的成就，又具有自身的特色，是注释《难经》的一部承前启后之作。张瑞麟将其注文特点归纳为五个方面：一是说理透彻，简明精当；二是广参博引，择善而从；三是点明要点、重点，前后联系，并作归纳；四是实事求是，不因循敷衍；五是引导读者"凡读书，要须融活，不可泥滞"。因此，历代医家对此书评价很高，均视之为善本。本书初刊本已不存，但其对后世影响较大，流传甚广，刊本众多，《全国中医图书联合目录》共收载22种。其中有代表性的如吕复校正本、薛己校刻本、吴勉学校刻本、《四库全书》本，以及周学海补注《增辑难经本义》。

（二）《难经经释》

清·徐大椿撰《难经经释》，初刻于雍正五年（1727年），后廖平撰有《难经经释补正》，补徐注之不足，并加评述。该书刊于《六译馆医学丛书》中，在历代《难经》注本中也被认为是较好的一种。徐氏采用以经释经的方法进行注释，凡辩论考证均以《内经》为主要依据。遇至《内》《难》二书不合之处，便援引《内经》原文加以驳斥，虽不免有过责之词，然非全盘否定。如他在序言中说："其间有殊法异义，其说不本于《内经》，而与《内经》相发明者，此则别有师承，又不得执《内经》而议其可否。"其中述源析变、考订辩论、注释发挥颇具参考价值。

（三）《难经正义》

清·叶霖撰《难经正义》，成书于清光绪二十一年（1895年）。吴考槃《难经正义·点校后记》说："本书为叶霖晚年著作，叶氏医林物望，名满遐迩。本书探微索隐，寻其旨趣，辨析精切，考证详审。如浮象火上炎，沉象水润下；三菽之通称三部，至骨之微举其指，数热迟寒之只言其常，针石之去邪即所以补正等，均能发前人之所未发，明前人之所未明。且所引《素》《灵》文字，全有篇名查对，对于脏腑部分，兼采西说引证，为近今中西医结合之先河。确是《难经》注疏之有数善本，虽其书限于历史条件，尚存可议之处，亦属瑕难掩瑜。"但其说理透彻，考证详审，确是学习《难经》较好的参考书。

六、研读方法

（一）结合注家，理解原文的基本含义

杨玄操在《难经注·序》中说"(《难经》)理趣深远，非卒易了"而且"文句舛错，事绪参差"，因而作注以便后学；今之读者，隔于古今文、事，更难理解原文的含义，故结合注释阅读原文，也是学习《难经》的基本方法。如《难经·二难》论脉有尺寸，为什么"阴得尺内一寸，阳得寸内九分"，其义难明。《难经本义》云："从关至尺泽谓之尺""从关至鱼际是寸口""老阴之数终于十，故阴得尺内之一寸；老阳之数极于九，故阳得寸内之九分""以配阴阳之数"，注释切当，了无余义。又如《难经·五十八难》论伤寒，"阳盛阴虚，汗之则死，下之则愈；阳虚阴盛，汗之则愈，下之则死"，关键词是阴阳虚盛所指。《难经本义》注云："此阴阳字，指表里言之""受病为虚，不受病者为盛""表病里和，汗之可也，而反下之，表邪不除，里气复夺矣……"对阴阳虚盛汗下宜忌原则分析得十分清晰，有助于读者进一步深刻领会原文的精神实质。当然，各注家的学术观点不一，注释中难免歧义，通过分析，既可从不同侧面加深理解原文，还能培养我们分析问题、判断是非的能力。

（二）分析原文，掌握从经脉立论的特点

《难经》为经脉书，论述经络、脉诊、腧穴及针刺补泻等占全书的60%，许多理论观点是通过经脉而发挥的。如论藏象，反复于经脉营卫阴阳相贯为说；营卫相随，营周不息，五脏六腑皆受其气；三焦上治在膻中，中治在脐旁，下治在脐下一寸；心肺通行营卫气血于经络而在膈上；阴脉营五脏，阳脉营六腑，以温养脏腑濡润腠理；脏腑骨肉八会于俞穴；荣卫行异，老少寐异。又如论病机，首言脉之虚实，正经自病与五邪所伤；次言脏腑病证亦主于诸脉之动；而五脏病证又各有脉气异动等。所以《难经》诊脉阴阳以决吉凶、刺治经穴补泻取效盖由于此。

（三）前后联系，归纳本经的学术观点

1. 在《内经》理论体系基础上研读 《难经》的问难内容或出自《灵》《素》，或出自其他古典医著，从学术来看仍不出《内经》理论体系，即以藏象、经脉病机、诊法、治则为纲，分别提出问题讨论与阐发，其中贯穿着阴阳五行之朴素的唯物观和辩证思想。五脏为主体的内外统一的整体观等基本学术思想，只不过取其重点、难点和疑点专题讨论而已，故周学海说："察其所言，皆《内经》之精髓，不易之定法，其于大义，已无不赅，而不必如《内经》之详且备也。"因此，以《内经》理论体系及其基本学术

思想为指导，是学习《难经》的基本方法之一。

2. 重视《难经》新发展的理论　《难经》所论与《内经》歧义者，或别有师承，或发自作者，均可视为独创，在学习过程中要重点研读。通过联系全书各难有关内容，深入理解《难经》新发展的理论，对于探讨某些中医理论的源流、提高学术水平具有重要意义。如原气的创说为后世言真阴真阳之所据；独取寸口、脉分三部属阴阳配脏腑经络，成为中医诊断之定法。其他如三焦的见解、东实西虚、泻南补北、五输五行配属，以及伤寒分类等都是杰出的创见。

第三节　《中藏经》

一、简介

《中藏经》是综合性临床医著，又名《华氏中藏经》，包括医论部分和方剂部分。其最突出的学术成就就是把《素问》《灵枢》等书中分散零碎的脏腑病证理论集中化、条理化、系统化，是一本集医理与方药于一体的医学古籍。

（一）作者与成书年代

《中藏经》署名为汉·华佗，历代学者对此存有疑义与争议，主要有三种观点：一是认为此书为华佗所作，后世有所增删修订，如有人据史载华佗之书焚于狱中，以及后世增附的有名为邓处中者尝为该书作序言，此书系从华氏寝室遗藏中获得，然序之言语多荒诞不经，颇不足信，且《隋书》及新旧《唐书》均未著录；二是认为此书为华佗弟子或其后人的辑录结集而成，后世仍有增删修订；三是认为此书疑为六朝人所作，纯系后世托华佗之名伪书，如清·孙星衍认为："此书文义古奥，似是六朝人所撰。"对《中藏经》作者的质疑，主要是因为书中出现了唐宋始见的药物及语言文字习惯，且目录书对该书的收载也较晚。《中藏经》的书名首见于《宋志》，但亦有人认为医论与附方部分成书于不同年代。

（二）书名释义

"中"有内、里之义；"藏"有储藏、脏器之义；"经"有常规、原则之义，又是载一事一艺的专书。脏腑是人体最宝贵的脏器，藏于胸腹之内。本书主要论述脏腑的生理、病理及辨治，故名《中藏经》。如《中国医籍考》云："是书名中藏者，取保而藏之之义……中藏，犹内藏也。"唐晋时期佛教盛行，佛教经典有《大藏经》。本书是论述中医学第一部经典著作《黄帝内经》中的脏腑学说专著，学术地位仅次于《黄帝内经》，犹如次于《大藏经》，故取名《中藏经》，一语双关。

（三）成书背景

《中藏经》多处提及古医学典籍名及黄帝、扁鹊之语，但并未有一处提及《内经》

《难经》及其异称，且所引用的典籍内容在《内经》《难经》中都未出现过，如《中藏经》引《金匮》"秋首养阳，春首养阴，阳勿外闭，阴勿外侵"等，书名及内容皆不见于《内经》《难经》。这也提示《中藏经》理论传承可能不是《内经》《难经》。华佗一生内、外、妇、儿全精，但最具特色的成就则是"断肠湔洗，缝腹膏摩"的外科手术。我们知道，秦汉以后国人一直深受儒家"身体发肤，受之父母，不敢毁伤"的礼仪道德观念影响，对外科手术讳莫如深，正因如此，《内经》《难经》《伤寒论》等丝毫未及外科手术的理论技术，显然华佗的外科手术之学是不可能传承于《内经》《难经》的。

（四）版本流传

《中藏经》全书分三卷（《宋书·艺文志》作"一卷"，另有"二卷"本或"八卷"本，内容相同）。从内容分析，《中藏经》可能成书于北宋。该书载述之地黄煎丸，内有山药（旧名薯蓣，为避英宗名讳而改此名），故知此书当成书于英宗后（1064 年以后）。但《中藏经》大部分文辞较古奥，具有两晋南北朝的风格，且其系统的脏腑辨证体系与史载的华佗学术特点较为相符，不似后人所能伪造。因此，该书之作者是否为华佗尚未定论。无论出于谁之手，该书丰富的学术内涵却不容置疑。

此书有多种刊本，现存最早的是明《医统正脉》本，另有明清多种刊本及日刻本、现代排印本等。据《全国中医图书联合目录》所载，《中藏经》现有 20 多种版本。据马继兴教授考证：《中藏经》现存最早的版本为元赵孟𫖯抄本，但惜为残卷。《中藏经》在宋之前传本的情况已不可考。宋代曾有两种版本，一为闽中仓司本所刊，一为陆从老陆本。宋代之后，开始有两卷本、三卷本、八卷本流传，均自宋卷本析出。至明代，医学家吴勉学校刊《中藏经》为八卷本，收入《古今医统正脉全书》中，共 49 卷，130 余方。至清代，《中藏经》刊本很多，亦有多种复刊本、批校本、精抄本，主要有孙星衍三卷校刊本、吴勉学八卷复刊本、周锡瓒二卷校刊本等。民国以后《中藏经》版本更加繁杂，但大都不出三卷本和八卷本系统。

二、内容提要

《中藏经》全书分三卷。上卷、中卷共四十九论，下卷附有疗诸病药方实计六十八道。如果按内容分，可分为四部分。第一部分，第一至第二十论为总论。第二部分，第二十一论至第三十二论为脏腑虚实寒热生死逆顺诊法的专论。第三部分，第二十三论至第四十九论为各种疾病诊治方法的分论。第四部分，附方。《中藏经》全书前半部为基础理论，后半部为临床证治（以内科杂病为主）。医论共 49 篇，联系脏腑生成和病理以分析证候和脉象，并论各脏腑的虚实寒热、生死逆顺之法。所述病证包括阴厥、劳伤、中风偏枯、脚弱、水肿、痹证、痞证、癥瘕、积聚等，兼论外科常见的疔疮、痈疽等病。书中对一度盛行的"服饵"有较为中肯之评析。临床部分介绍各科治疗方药及主治病证，所列诸方大多配伍严谨，服法交代清楚。不少方剂类似经方，方论亦有精义，为后世临床家所珍视。

三、主要学术思想

《中藏经》秉承了《内经》天人相应、顺应自然、以阴阳为总纲的思想，发展了阴阳学说，倡导重阳论，提出了以形色脉证相结合、以脉证为中心分述五脏六腑寒热虚实的辨证方法。

全书以脏腑脉证为中心，以《内经》《经》及上古医经之中的理论为圭臬，提纲挈领，发挥奥义，首创脏腑辨证"八纲"（虚、实、寒、热、生、死、逆、顺），奠定了脏腑辨证的理论基础。同时内容丰富，剖析详明，探赜索隐，自成系统。在阐释病机、详明脉理、诊察顺逆、决断生死、解释三焦等多方面均有独到论述。正如前贤所言，论脉论证，而"洞见阴阳血气升降虚实之微""其议论卓然，精深高远，视脉察色，以决死生。虽不敢以为真是元化之书，若行于世，使医者得以习读之，所济多矣！"

《中藏经》对每个病证都有详细的预后说明，对许多病的逆证、危重死候都有详尽记述。《中藏经》将理论与临床紧密结合，既有论又有治，记载了许多切实可用的治疗方法。如在"水法有六""火法有五"篇提出了水火基本治疗原则，论曰：病起于六腑者，阳之系也，可用通、塞、中经水、冰等属于水的方法治之；病起于五脏者，阴之系也，可用温、热、火、汤等火法治之。在"论诸病治疗交错致于死候"篇，详细解释了汤、丸、散、下、吐、汗、灸、针、补、按摩、导引、蒸熨、暖洗、悦愉、和缓、水、火等法的作用及用法，以及用错后可能发生的后果。

《中藏经》所附药方虽经后人增附，但仍不乏简便廉验之剂，用药简练，剂型上绝大多数为膏、丹、丸、散等成药，并记载了多种给药途径，如吸烟、吹鼻、佩药、淋脐、贴膏、外敷、内药疮中、上药漏管、中扫、洗等。《中藏经》所弘扬的"贵阳贱阴"思想对后世崇阳、养阳、温阳的医家影响深远。《中藏经》还非常重视生活方式不当引起的疾病，指出饮食不节，起居无常，思虑、色欲过度均可导致疾病，并强调要预防疾病，是一部切合实用的中医经典。

四、价值影响与历史评价

（一）价值影响

《中藏经》的主要内容可归纳为五个方面，一是讨论人与自然关系；二是讨论病机；三是讨论脏腑辨证；四是讨论杂病；五是讨论诊断方法，重点是脏腑辨证。其中最有代表性的莫过于《论五脏六腑虚实寒热生死逆顺之法》等11篇，这是《中藏经》最主要的内容。

1.讨论四时阴阳的变化　所谓"四时阴阳"，即春夏为阳，秋冬为阴，讨论的是一年气候变化对人体生理、病理的影响。《中藏经》认为，人在自然界中生存不是封闭的，春、夏、秋、冬四季的气候变化无时无刻不对人体产生影响。

2.提出阴阳、寒热、虚实、上下的辨治方法　《中藏经》认为，人体的病变虽然复杂，但不外乎阴阳的病变、寒热的病变、虚实的病变、上下的病变，并提出了针对阴阳、寒热、虚实、上下几种病变的调治方法。

3. 提出脏腑的虚实、寒热、生死、顺逆的脉证辨别方法　这是《中藏经》最主要的内容，如《论心脏虚实寒热生死顺逆脉证之法》《论肺脏虚实寒热生死逆顺脉证之法》等，心、小肠、肝、胆、脾、胃、肺、大肠、肾、膀胱、三焦等各有一篇。总之，将五脏六腑的种种脉象、种种证候及各种治疗方法进行了系统论述。

4. 诸种杂证　介绍了脏腑辨证中没有包括的其他杂证。

5. 诊脉察声色形的决死法　提出很多疾病可以通过脉象、声音、色泽、形态进行判断，预测其能不能治，是生是死。

《中藏经》中有许多名方效果都很好。如失笑散（载于《太平惠民和剂局方》），仅蒲黄、五灵脂两味药，主治妇科产后恶露不止、心痛，以及瘀血排泄不畅的"血痛"等。醉仙丹（麻黄、天南星、附子、地龙），主治半身不遂、心脑血管病、动脉硬化等。安息香丸是苏和香丸的前身，主治心血管病。神术散主治伤风头痛、身痛、身重、头痛等。

《中藏经》后附"内照法"，讨论"诊脉察声色形决死法"，就是判断病的生死预后。华佗《内照法》中有类似的记载，看"头发"可以判断病的生死预后。古人在这些方面是有很多经验的，在某种病的情况下，观察"头发"的状况，就可以知道这个病的预后"主生"还是"主死"。"内照"的意思是通过望、闻、问、切，把人体内脏腑的病变了解得清清楚楚，"照"是"一明二白"的意思。虽然"内照法"所记载的不一定都很灵验，但里面的很多信息对指导临床还是有价值的，可以通过实践予以验证。

（二）历史评价

医籍能否传世，首当其冲的是学术价值。《中藏经》之所以能够流传至今，是因为它是一部具有系统、简明、精辟、实用、完整五大特点的医著。它部分地保存了上古医经和华佗的学术思想。尤其是医论部分，对脏腑辨证的论述对后世易水学派产生了较大影响。然而，自传世以来，尚未有系统整理研究语译全书，使之通达晓畅，属中医文献研究的一项空白。

五、研读方法

研读《中藏经》应从与《内经》的关系入手。《中藏经》的《论五脏六腑虚实寒热生死逆顺之法》等11篇发挥了《素问》的《玉机真脏论》《平人气象论》《脏气法时论》《脉解》，《灵枢》的《经脉》《本脏》《本神》《淫邪发梦》《邪气脏腑病形》等内容，将《灵枢》《素问》加以综合，形成了系统的脏腑辨证理论。在《内经》中，这些内容并不系统，通过华佗的整理，结合其丰富的临床经验，将《内经》中脏腑辨证论治的内容充实后系统化了。同时，华佗把《素问》中有关脏腑辨证的知识，整理成系统的脏腑辨证论治理论。如果没有临床实践经验，只是拼凑一些文字资料是不可能有这样成果的。只有文献资料并不能判断其合理性，也不知道临床上是否有效，只有临床经验丰富，才能把文献资料组织起来，且组织得符合临床实际，这是华佗能够发挥《内经》脏腑辨证的原因所在。

第四节 《医学三字经》

一、简介

《医学三字经》是医学启蒙之作，采用三字歌诀的形式书写，并加以自注、说明，语言精练，便于诵读记忆。内容繁简结合，易读易懂。本书问世以来颇受医家（尤其是初学者）的欢迎，流传甚广，亦被称为中医的"四小经典"之一。

（一）作者与成书年代

《医学三字经》为清·陈修园所撰，成书于1804年。陈修园，名念祖，一字良友（或作良有），号慎修，后以字行，人多称之陈修园，福建长乐人，生于清·乾隆、嘉庆、道光年间（约1753—1823年）。少时孤贫，好读诗书，并承祖习医。乾隆五十八年（1793年）中举。后曾旅居京城，因治愈光禄寺伊云林中风偏瘫之症，一举成名。嘉庆六年（1801年）出任磁县、威县（今河北）等地知县，又升同知代理知府，任内常，常救治民病。晚年以病告归，讲医授徒。

陈修园学识渊博，医理精湛，治学谨严，尊经崇古，是一位富有创见的医学理论家和医术超群的临床家，尤推仲景学说，对历代医学成就也有不同看法。同时还是一位杰出的科普家，在医学知识的普及上影响深远。他数十年如一日，本着"深入浅出、返博为约"的精神，采用通俗易懂的文字阐释深奥难懂的中医学理，为后学者开启了升堂入室之门。著有《医学三字经》《医学实在易》《医学从众录》《时方妙用》等16种，后世合刊为《南雅堂医书全集》（一作《陈修园医书16种》，或题《公余16种》）。

（二）书名释义

《医学三字经》采取歌诀形式，三字一句，便于诵读记忆，并附注释，以助理解。正如他在序言中所言："童子入学，塾师先授以《三字经》，欲其便诵也，识途也。学医之始，未定先授何书，如大海茫茫，错认半字罗经，便入牛鬼蛇神之域，余所以有《三字经》之刻也。"

（三）成书背景

清代医学发展的突出特点就是医学知识通俗性著作的普及与推广。这一时期，各医学著作无不以歌诀、歌括、诗赋、要诀、韵编、韵语、图注、图说等形式阐述医学理论。例如，清朝官方编纂的大型医学丛书《医宗金鉴》，几乎全部采用歌诀体，论述医学的理、法、方、药，在医学普及、教育后学方面发挥了重要作用。这种体例的优点是不注重学术上的广度与深度，而是以易学、易诵、易用为主要目的。该时期贡献最突出的是陈修园。其中以《医学三字经》影响最大，是医学启蒙的佳作之一。

《医学三字经》是陈修园在为母亲守孝期间撰写完成的。根据陈氏自述，本书先完成了正文三字歌诀部分，然后他恐读者难以读懂遂对其做了自注。《医学三字经》的成书与其奉命在恒山赈灾治疗瘟疫的经历，以及当时医学界的痼疾有很大关系。在其赈灾期间，他目睹了很多灾民为时医误治而死的惨状，而当时医学界又不注重学习经典，只注重时方，滥用温补的弊病盛行。陈修园想到要扭转这样的局面，必须普及医学，让医生能够重归经典，使病患具有基本的医学常识。这是他撰写《医学三字经》的动机所在。除此之外，还跟他"仁术济世""活人活国"的人生抱负有很大关系。加之陈修园深厚的医学和文学积淀，为母守孝，丁忧在家的特殊时期，使他能够不受外界环境干扰，全神贯注，聚精会神，全身心地投入于《医学三字经》的创作上。《医学三字经》的成书过程是在特殊时间、特殊环境下多因素综合作用的结果。

（四）版本流传

根据《中国医籍通考》第三卷的记载，《医学三字经》的现存版本主要有以下几种。清嘉庆九年甲子（1804 年）南雅堂本，清嘉庆九年甲子（1804 年）经国堂重刊本，清嘉庆九年甲子（1804 年）渝郡乐取堂重刊本，清嘉庆九年甲子（1804 年）刊本，清光绪二十七年辛丑（1901 年）新化三味书局校刊本，清光绪三十三年丁未（1907 年）普成堂刊本，清光绪三十四年戊申（1908 年）宝庆经元书局校刊本，清敦厚堂刻本，清巴川文渊阁版，友文堂版，双流张氏刊本，汉文书局校印本，鸿文书局石印本，广益书局石印本，石印《陈修园医书七十种》单行本，1935 年三星书局石印本，1939 年大文书局印本，1954 年锦章书局石印本，1956 年人民卫生出版社影印本，1956 年上海卫生出版社铅印本。

此外，《中国古医籍书目提要》上卷还记载有以下版本：1958 年科技卫生出版社铅印本，1959 年上海科学技术出版社铅印本，1993 中医古籍出版社铅印本（李占永等点校）。

二、内容提要

《医学三字经》全书主要由小引、凡例、目录、卷一、卷二、卷三、卷四和附录等组成。卷一、卷二介绍了从医学源流至临床各科二十余种临床常见的内科杂病和妇儿科疾病，分门别类地解析这些病证的症状、诊断与治疗等，并详细记载了治疗上述疾病的常用方剂。卷一、卷二共 24 节，第一节医学源流，略述中国古代医学的起源和发展，叙述历代主要医家医疗方面的重要主张及其成就；第二至第二十一节为内科杂病证治；第二十二节论伤寒、瘟疫；第二十三至第二十四节论妇人、小儿科。卷三、卷四记载了前两卷所列病证对应的方剂，选方 163 首，介绍方剂的药物组成、药物剂量、煎服方法，并分析其配伍与疗效等。末附阴阳、脏腑诸说、经络、四诊与运气，简要介绍了中医基本知识及作者的某些认识。

三、主要学术思想

《医学三字经》以《内经》、仲景之书为根本，通俗而不离经旨。全书从医学史到临床常见病证的症状、病因病机、性质类型、诊断、辨证法则与治疗等都进行了简要介绍，并分众医治法和仲景治法（先众医而后仲景）两类进行扼要阐述，将方药、煎法、服法及脏腑的生理，依据古代方书与经说明，为医学入门书中流传较广的一种。这些都使《医学三字经》成为既内容全面又重点突出且甚益实用的非常难得的中医学之入门与研习佳作。本书言简意赅，具有高度概括性，是一部较有价值的中医启蒙书。尤其在妇科与儿科方面有独到贡献。

（一）妇科方面

陈修园在继承前人治疗月经病理论的基础上，结合自己的临床经验，将月经病分为"早至""迟至""错杂至""不月"而分型论治，如月经先期是"血海有热也"，月经后期是"血海有寒也"，月经先后不定期是"气血虚而经乱也"，闭经是"二阳之病发心脾，有不得隐曲""郁气伤肝，思虑伤脾"的缘故。对此，陈修园给出了具有针对性的治疗方案：即以四物汤为基础，血海有热者加续断、地榆、黄芩、黄连等清热凉血药；血海有寒者加干姜、肉桂、附子等温经散寒之品；气血亏虚者加人参、白术、黄芪等益气养血之药；对心脾两脏有病引起的闭经当用归脾汤调理心脾；气郁伤肝、思虑伤脾所致的闭经用逍遥丸疏肝理脾治疗。由此可见，陈修园重视心、脾、肝三脏在月经病诊治过程中的作用。陈修园还以调经理论治疗女性不孕，他指出，"以归脾汤治其源，以逍遥散治其流"，妇人肥厚不能受孕是"子宫脂满"所致，宜用二陈汤加川芎、香附治疗。

陈修园指出："妊娠初得，上下本无病，因子室有凝，气溢上下，故但以芍药一味固其阴气，使不得上溢，以桂、姜、甘、枣扶上焦之阳，而和其胃气，但令上焦之阳气充，能御相侵之阴气足矣。"所以怀孕初期的妇人有病宜选用桂枝汤，强调了顾护胃气在孕期调养中的重要作用。陈修园还用六君子汤治疗孕三月的妊娠恶阻；根据引起胎动不安的具体原因以四物汤为基础方加减化裁，热者加黄芩、白术、续断，寒者加艾叶、阿胶、杜仲、白术。陈修园还继承了《金匮要略》治疗妊娠期疾病的思想，如以附子汤治疗孕妇少腹如有扇子扇风样感觉的腹痛；以桂枝茯苓丸治疗怀孕 3 个月后脐上动且漏下者；以当归芍药散治疗孕期剧烈腹痛；以干姜人参半夏丸治疗妊娠呕吐不止；以当归贝母苦参丸治疗妊娠小便不利；以葵子茯苓散治疗孕妇因水气引起的身重、小便不利、恶寒、起即头眩等症，并提出常服当归散、白术散等以养胎。

陈修园在自注中指出："新产妇人有三病：一者病痉，二者病郁冒，三者大便难。"他用小柴胡汤治疗产后郁冒和大便难，以竹叶汤治疗产后中风引起的风痉。陈修园还指出，治疗产后病当参考《金匮要略》产后篇的九方。

在妇科杂病的治疗上，陈修园宗《金匮要略》经旨，对温经汤和甘麦大枣汤极力推崇，并告诫医者身为"道中人，须造福"，要熟读经典，重视经方的运用。如对因虚所致的隐痛用羊肉汤食疗；瘀血停注脐下的腹痛以下瘀血汤泻下瘀血；对血因热裹不行所致的小腹痛、不大便、日晡烦躁、谵语以大承气汤攻热泻瘀，并指出"攻有大承气汤，凉有竹皮大丸、白头翁加甘草阿胶汤"的选方范围。

（二）儿科方面

陈修园指出，小儿"若吐泻，求太阴"。在这句话的自注中又说："太阴病以吐食、自利、不渴、手足自温、腹时痛为提纲。"陈修园认为，吐泻是太阴伤寒，并且指出吐泻不止是土虚木乘所致，开创了从太阴入手论治小儿伤寒吐泻的独特治法。

陈修园在自注中指出："痘为先天之毒，伏于命门，因感外邪而发。"并提出痘症初起当用桂枝汤等从太阳化其邪气，以免邪气不化导致先天之毒停留人体而出现郁热症状。他反对滥用寒凉之药，以免引发变症。对痘症的正确治法是"及报点已齐后"用理中汤等方剂培补中宫脾土之气，增强人体正气，促使成浆，浆满则易结痂痊愈。陈氏还指出："疹症视痘症稍轻，亦须知此法。"由此可以看出，陈氏认为痘和疹有轻重之分，但治法则同，即培补脾胃之气，增强人体正气，禁止滥用寒凉药物，以防疾病传变。

四、价值影响与历史评价

《医学三字经》自问世之日起就以其简练通俗、文约义丰、深入浅出、易读易记的特点而深受世人欢迎，并由此而广为流传，至今不衰。原书以歌诀体裁编写，三字为一句，语言简明，比喻生动，易于诵记，便于应用，并附以注释，有助于理解。因此，该书是中医学初学者必读经典。正如巫祯来所说："由此入门习医，可以不入歧途。"该书又适合临床医生时时研习，以提高其理论和实践水平。巫祯来曾作诗赞誉该书："医学启蒙三字经，清源正本圣心明。升堂捷径修园指，理法得来可顺行。"

然而，《医学三字经》由于受写作体裁所限，不仅内容难免受到限制，而且注文也是过于简略的文言文所写，阅读时理解不易。与此同时，书中对持不同学术观点的医家的批评未免失之过激。这是学习《医学三字经》时应予注意的问题。

五、研究书目

《医学三字经浅说》为现代名医方药中所著。方药中研究《医学三字经》的动机和目的主要是方便学西医者学习中医。《医学三字经》原书为韵文体，原注过于简略，初学者在理解上难免存在一定困难。为了帮助学习者更好地学习中医学，他适当地对原书内容加以解释和补充，尽量将某些性质相近的内容并于一处，然后附以概括性浅说，着重结合原文内容加以系统阐述。为了临床实用，他还引用了作者其他的一些著作，如《时方妙用》《医学从众录》，以及相关的中医文献。这样一方面可使读者对书中的各种病证有比较系统的了解；另一方面也为读者提供了学习线索，以便进一步研究。

六、研读方法

（一）读法

读《医学三字经》，字音读准，才能音韵流畅，不然的话，既拗口难读，也歪曲了该字的含意。例如，"咽"是多音字，"咽喉""口干咽燥"等处当读 yān，在《噎膈》篇"吞咽困难"、《自汗盗汗》篇"和营卫，桂枝咽"等处则读 yàn，在《淋证尿浊》篇"肾气咽"应读 yè。"恶"是多音字，在"恶寒""恶风""恶食"处当读 wù；在"呕恶"处读 ě；在《遗精》篇"手淫是青少年的一种恶习"句中，"恶"读作 è。另外还有通假字，如"内"字，在"饮食内伤"句且当读作 nèi；而在《不寐》篇黄连阿胶汤"先煮三物，取汁内胶烊尽，小冷，内鸡子黄"句中，两个"内"字又当读作 nà。因古汉语中"内"字通"纳"，有纳入之意。书中类似的情形还有，不一一列举。

（二）方剂中某些药物与药量

《医学三字经》方剂中的药量，为成人常规用量，临床医师应根据患者体质、性别、年龄等具体情况而增减。虎骨、羚羊角等是国家级保护动物药，虽然现今已不再使用，但为尊重原著原貌仍予以保留，临证时可处以相应替代品。此外，其所载方剂中的人参，除危重病必需外，一般可用党参代替，常规量为 15 ～ 30g。

第三章 诊法 ▷▷▷▷

第一节 《脉经》

一、简介

（一）作者与成书年代

《脉经》成书于公元 3 世纪中叶，为西晋·王叔和所著。王叔和（约 201—280 年），名熙，汉族，西晋高平（今山东邹县西南，一说今山东济宁）人，是魏晋时期著名医学家和医书编纂家，因《三国志》和《晋书》均无其传记，其事迹散见于后世一些医籍之中。最早提及王叔和为太医令的是皇甫谧。他在《甲乙经》序中云："近代太医令王叔和撰次仲景遗论甚精，指事施用。"吕复在《医籍考》中曰："《脉经》十卷，西晋太医令王叔和本诸《内经素问》《九灵》及扁鹊、仲景、元化之说，裒次而成，实医门之龟镜，诊切之指的。"清·孙鼎宜认为，"世通以叔和为晋人，盖习读亿书故也"。因宋人林亿在校定《脉经》中云"叔和，西晋高平人"，故一般学者认为王叔和为晋人，当为西晋太医令也。王叔和以太医令之便利整理仲景遗论，也为日后撰写《脉经》奠定了基础。

（二）书名释义

《脉经》，顾名思义，是以论述中医脉诊相关内容为主的一部著作。王叔和以"脉理精微，其体难辨"为切入点，结合《内经》等先贤著作，总结归纳，提炼浓缩中医脉诊的相关要点。

（三）成书背景

《脉经》之前形成的中医学经典著作中，如《黄帝内经》《扁鹊脉法》《华佗脉法》等对于中医脉诊的相关内容都未能较好地达到统一，包括脉名、脉形、指下感觉等。而脉诊又是医家非常重视的诊法之一，王叔和对之前医家著作中相关脉诊的论述内容进行载录，对脉诊方法进行了初步的总结，制定了相应的规范。

（四）版本流传

唐代时期《脉经》书目相关内容散见于《备急千金要方》《外台秘要》等大型类书中。

北宋校正医书局于宋神宗熙宁元年（1068 年）雕版颁行大字本《脉经》，于哲宗绍圣三年（1096 年）刊行小字本《脉经》。大字本由于售价高，携带不便，很快被小字本取代，小字本成为南宋及元明《脉经》刊本之母本。南宋嘉定年间有两部《脉经》刻本，一为嘉定元年（1209 年）陈孔硕在广西任职时在广西漕司刊行的《脉经》，所据底本为北宋绍圣三年小字本《脉经》，史称广西漕司本；一为嘉定十年（1217 年）何大任刊行的《脉经》，该本以何大任家藏绍圣三年小字本《脉经》为底本影刻之，史称何大任本。何大任曾任南宋太医局和安大夫、特差判，明医术，家藏北宋绍圣三年小字本《脉经》，聘请医学专家校定文字，于嘉定十年刊行。编纂《太医局程文》，撰写《小儿卫生总微论方》序言及《脉经》后序。在《太医局程文》序、《小儿卫生总微论方》序及《脉经》后序里有何大任事迹。《脉经》广西漕司本、何大任本的原始刻本均已失佚，今存者是后世刊刻本。

元明时期影响大的有叶氏广勤堂刻本。清代以钱熙祚校本和周学海校本为主要刻本。

二、内容提要

（一）确立了 24 种脉象名称

脉诊是中医学最具特色的诊断方法之一，是经过医家漫长的医疗实践总结出来的诊断经验与智慧。《脉经》之前不同学派的医家已有多种诊脉方法，如《素问》《灵枢》中有三部九候法、四时脉法、独取寸口法、寸口脉法等，《伤寒论》中又有分经诊脉法等，涉及的脉象名称也有数十种。脉象名称未有统一的描述和归类。

《脉经》准确描述各种脉象的不同指下感觉，并首次总结归纳为浮、芤、洪、滑、数、促、弦、紧、沉、伏、革、实、微、涩、细、软、弱、虚、散、缓、迟、结、代、动等共计 24 种脉象。《脉经》之后，历代中医论述对脉象的描述均离不开《脉经》的 24 种脉象，其成为后世论脉的标准。

（二）确立了三部脉法及脏腑分候定位

《黄帝内经》有全身动脉诊法及三部九候诊脉法，所载诊法不一，有气口、寸口、脉口的笼统说法，但是诊脉"独取寸口"首创于《难经》，并提出了寸口切脉的寸尺两部脉法。张仲景推崇人迎、气口、趺阳全身三部诊法。《脉经》在《难经》寸尺两部脉法的基础上，发展为寸、关、尺三部诊法，并首次提出腕后拇指侧高骨为关，关前为寸，关后为尺，并对《黄帝内经》遍身诊法的三部加以发挥，阐释为掌后脉口寸、关、尺三部，以寸、关、尺三部各有天、地、人三候合为九候。这是最早的寸口三部九候提法。同时《脉经》提出了寸、关、尺三部，左手依次候心小肠、肝胆、肾膀胱，右手依次候肺大肠、脾胃、肾膀胱的脏腑分配观点，使寸口脉法在理论上与方法上都趋于完善。

（三）详述了五脏六腑的脉象特点

《脉经》寸口脉法，寸、关、尺分候不同的脏腑，将不同脏腑的表里关系、生理功能与脉象的表现相结合，同时结合四时脉象的变化，描述了各脏腑的脉象特点及其生理变异，以及各脏腑的平脉、生脉和死脉的相关变化特征，将各脏腑的脉象变化与症状有机结合，有助于理解脏腑与脉象之间的联系。

（四）详述了寸口脉的三部九候

《脉经》详细论述了三部九候的两个含义，包括遍身诊法和寸口诊法。同时对不同脉象的寸、关、尺部位亦有论述。每部脉象的不同表现均有详细的临床症状描述，对于男女不同性别的临床表现均有总结。同时将脉诊与望诊等内容有机联系，又与不同的病位相结合，尤其是相兼脉象的描述，形象确切。

（五）记载了前辈医家的相关论述

《脉经》卷五，专章论述仲景脉法、扁鹊脉法及扁鹊与华佗察声色要诀，对于后学者更好地学习和继承《脉经》之前的医家经验有很好的帮助，同时可结合前面的内容，对不同诊脉方法有更好的总结。

（六）从脏腑病机角度论述脉象

《脉经》从脏腑病因病机的角度，结合不同脏腑的生理功能和病理特点，从各脏腑病变的时间变化特点、临床常见症状特点、脏腑间病理传变特点及其与四时的联系等方面，描述了各脏腑的脉象变化规律。

（七）从脉象论述各治法的适应证与禁忌证

《脉经》根据不同病证，结合不同治法，包括汗、吐、下、温、灸、刺、火、水等，考察不同的证候表现，与脉象的特点综合分析，根据脉象的部位和相兼表现，阐述了各治法的适应证和禁忌证，以及热病诸症的生死病候。

（八）从脉象论述杂病的证候与治法

《脉经》从脉象着手，论述了各种杂病的脉象特点，并详细论述了不同脉象变化的证候预后表现及其相关治法。

（九）从脉象论述妇人、小儿的病证

《脉经》论述了妇人不同时期的脉象变化规律，以及妊娠的脉象特点和治疗禁忌，详细论述了妇人产后病的临床症状、脉象变化和相关治法与方剂。《脉经》亦对小儿杂病的脉象变化及其小儿诊脉的特点进行了阐述。

（十）记录了"手检图三十一部"

《脉经》对已散佚的资料进行了整理和记录，包括"手检图三十一部"论脉的"前、后、左、右、上、下、中央"诊法及诸种脉象主病等。

三、主要学术思想

（一）统一了脉象的名称和脉象特征

1. 脉象统一　脉诊素有"心中易了，指下难明"的特点，《内经》《难经》《伤寒杂病论》等古代医学文献均记载了多种脉象，脉象名称比较混乱，对脉象特征的描述不尽统一。《脉经》首次将脉象归纳为24种，并统一了脉象名称。《脉经》还准确描述了各种脉象的不同指下感觉，如浮脉举之有余，按之不足；沉脉举之不足，按之有余。浮与沉相对，通过举按两种不同的诊脉方法，通过有余和不足而得到不同的脉象，特征描述得简洁明确，确立了脉象认识的基本标准。脉象的名称和特征由此基本统一而规范，为后世所遵从。

2. 脉象鉴别　《脉经》不仅对每种脉象，包括脉的形状、搏动特征与变化进行了详尽描述，还对脉象进行了鉴别，提出浮与芤、弦与紧、革与实、滑与数、沉与伏、微与涩、软与弱、缓与迟等八组相类似的脉象，对后世进行脉象鉴别有着重要意义。例如，沉脉与伏脉都是重按始得，但伏脉是极重按之，着骨乃得，与沉脉相比，更要重按才可获得。

（二）统一了三部诊法

1. 寸口诊法　《脉经》确立了寸口的寸、关、尺三部诊法，提出了三部之说和各部的脉位。尤其是明确了寸、关、尺的具体定位，并确立了寸、关、尺各部的脏腑分候，从临床应用方面进行了系统总结。其所确立的寸、关、尺脏腑定位，成为中医脉学诊断的重要组成部分。

2. 脉象与脏腑的关系　《脉经》对脉象从病理机制进行了原则性概括，结合脏腑分候部位的不同与脏腑生理功能和病理特点相联系，将脉象与证候有机融为一体，脉证相应，从脉证论治，反映了当时脉象病理研究的水平。

同时，《脉经》对于脉象的脏腑病变机理进行了详细的论述，如："肾脉急甚，为骨痿、癫疾；微急，为奔豚，沉厥，足不收，不得前后。缓甚，为折脊；微缓，为洞下，洞下者食不化，入咽还出。大甚，为阴痿；微大，为石水，起脐下以至小腹肿，垂垂

然，上至胃脘，死不治。小甚，为洞泄；微小，为消瘅。滑甚，为癃；微滑，为骨痿，坐不能起，目无所见，视见黑花。涩甚，为大痈；微涩，为不月水，沉痔。足少阴气绝则骨枯。少阴者，冬脉也，伏行而濡骨髓者也。故骨不濡则肉不能着骨也，骨肉不相亲则肉濡而却，肉濡而却故齿长而垢（《难经》垢字作枯），发无泽，发无泽者，骨先死。戊笃己死，土胜水也。肾死脏，浮之坚，按之乱如转丸，益下入尺中者，死。"将脉象、症状及其病情的预后紧密结合，对于临床有明确的指导意义。

（三）丰富了针灸理论

《脉经》不仅全面继承了《灵枢》的经络学说，更对经络学说予以创新和发展，在《脉经·平三关阴阳二十四气脉第一》篇中云："左手关前寸口阳绝者，无小肠脉也。苦脐痹，小腹中有疝瘕，即冷上抢心。刺手心主经，治阴。心主在掌后横理中。左手关前寸口阳实者，小肠实也。苦心下急痹。小肠有热，小便赤黄。刺手太阳经，治阳。太阳在手小指外侧本节陷中。"将脉诊与脏腑经络辨证结合起来，指出针灸的原则与方法。同时还对脏腑的 20 个俞穴、募穴的部位、主治及刺灸方法进行了详细论述，是针灸学俞募穴理论现存的最早文献。《脉经》还对奇经八脉的概念、循行，包括起止与病证进行了系统总结："脉有奇经八脉者，何谓也？然：有阳维、阴维，有阳跷、阴跷，有冲、有督、有任、有带之脉，凡此八脉者，皆不拘于经，故曰奇经八脉也。经有十二，络有十五，凡二十七气，相随上下，何独不拘于经也？然：圣人图设沟渠，通利水道，以备不虞。天雨降下，沟渠溢满，霶霈妄行，当此之时，圣人不能复图也。此络脉流溢，诸经不能复拘也。"这对后世产生了非常大的影响。

（四）整理了古代文献资料

《脉经》对《内经》《难经》等早期的中医古籍著作相关内容进行了很好的记录和整理，尤其是重点编次了张仲景《伤寒杂病论》，对《伤寒杂病论》病脉证治的理论和方法进行了延续。《脉经》中的许多内容弥补了《伤寒论》《金匮要略》现存版本的不足，纠正了相关医籍中存在的问题，对于学习《内经》《难经》《伤寒论》《金匮要略》等古医籍具有非常重要的参考价值。

四、价值影响与历史评价

（一）构建了中医脉诊的统一标准

在《脉经》之前，不同学派的诊脉方法各不相同。战国至秦汉时期形成的古医籍，如《内经》《难经》《伤寒论》《金匮要略》等都有不同的诊法记载，还有扁鹊脉法、华佗脉法等脉诊理论。其对脉象的描述多种多样，脉象的名称、特征、主症及诊脉方法等没有统一的标准。

王叔和的《脉经》是我国现存的第一部脉学著作，收集了魏晋以前医家有关脉学的学说，并加以整理阐发，奠定了中医学脉学基础。《脉经》的最可贵之处是系统总结了前人脉学的经验，采集了《内经》《难经》《伤寒论》《金匮要略》以及扁鹊、华佗等著名医家的医论，淘汰了不合理的脉诊方法，并结合自己的临床，从临床应用出发，总结出 24 种脉象，并具体描述了每种脉象的特征及指下感觉，确立了每一种脉象的形态标准，使中医脉诊临证有标准可依。

（二）构建了脉诊与脏腑病机的联系

《脉经》对所有脉象的主病、机理进行了原则性概括，并结合脉象表现、证候表现、病因病机、治疗方法等进行了综合归纳。《脉经》所论及的诊脉方法和病证包括伤寒、热病、内科杂病、妇人、小儿疾病等，极大地丰富了临床内容，发展了仲景辨证论治体系。

（三）汇集了中国古代脉诊成果

《脉经》集晋以前脉学文献之大成，尤其承继了《伤寒杂病论》的脉学宗旨，被后世誉为最接近《伤寒杂病论》原貌精神的中医脉学传世之作，在仲景学术思想研究中具有举足轻重的地位。

王叔和认为，脉象作为机体气血阴阳盛衰变化的外在表现，对疾病本质的反映具有一定的规律性，提出将脉象与病证有机结合，如迟则为寒，洪则为热，对仲景未能完全将脉病相结合的遗漏，在《脉经》中进行了阐述，采用某脉主某证的形式对脉象主病进行了详细论述，如寸口脉浮、中风、发热、头痛……

王叔和的《脉经》以脉为中心，列出了一系列病证的基本思路，在脉象与病证结合方面做出了巨大贡献，降低了临床探究脉与病证关系的难度。王叔和对仲景妇人脉象进行了补充，首次提出妊娠临产脉证，详细描述了"妇人怀娠离经，其脉浮……为今欲生也"。

五、研读方法

（一）背诵 24 种脉象及其主病

《脉经》对 24 种脉象的脉象特征、指下感觉等描述得非常简洁、清楚，初学者应牢牢背诵 24 种脉象的特征及其主病，并结合所学的中医基础理论，如藏象学说中脏腑的生理功能、生理特点及其病机变化和阴阳五行学说等相关理论，分析各脉象的机理，将脉象之间的联系，如相兼脉等进行分析、思考，包括脉象鉴别，做到融会贯通，从而达到辨证准确、指导临床的目的。

（二）结合实践，反复揣摩

学习脉诊时，可将身边的资源，尤其是生活中能接触到的对象联系起来，如家人的脉搏，亲属、朋友的脉搏，孕妇的脉搏，小儿的脉搏，老人的脉搏等，多实践，多思考，多琢磨，不断掌握脉诊的要领。同时可根据朋友、家人等的情绪变化、健康状态变化，及时体察其脉象，如此日复一日，脉诊的技能和体会将日渐加深，应指能力会得到不断提高。

（三）参照《伤寒杂病论》学习

脉诊对《伤寒杂病论》的学习有非常重要的参考价值，学习《伤寒论》《金匮要略》时，可以参照《脉经》学，以加深对经典脉诊的思考。此外可选取不同版本的书籍进行参考，如中国中医药出版社或人民卫生出版社出版的相关医籍，以提升自己的经典学习能力。

第二节　《诸病源候论》

一、简介

（一）作者与成书年代

《诸病源候论》又名《诸病源候总论》《巢氏病源》，隋·巢元方等撰于大业六年（610年），为我国第一部病因病机和证候学专著。巢元方是隋代著名医家，史书记载不详，生平不可考。曾在隋代时于京城长安任太医博士，后擢升为太医令。巢元方医学理论和医术造诣深厚，凭借精深的医学知识和丰富的临床经验，对各科疾病的病因、病机、证候及其分类等有着深刻的理解和详实的论述。

（二）书名释义

隋代以前，在《内经》时代，虽然对病因病机有所论述，但都是附论于各个篇章当中，或者在其他论著中间有论及病源。为了满足临床认识证候，并指导临床用方，朝廷下诏令巢元方主持编撰一部系统集中论述疾病证候的著作，即我国第一部论及病因证候学的专著——《诸病源候论》。

（三）成书背景

隋代正当久乱之后的复兴时期，经济、文化空前繁荣，医学方面亦是蓬勃发展。之后唐、宋、元、明等朝代的中医学兴盛多认为自隋代开始。隋王朝组织各地学者广泛搜集中医药资料，主要是历代官方及民间方剂、验方单方，可谓规模浩大。

（四）版本流传

在宋代以前的史志中，对于本书作者及卷数著录不一。最早辑录本书的是《隋书·经籍志》。《旧唐书·经籍志》中则为《诸病源候论》五十卷。至《新唐书·艺文志》则为《吴景贤诸病源候论》五十卷和《巢氏诸病源候论》五十卷，两书并存。至《宋史·艺文志》，只有巢元方《巢氏诸病源候论》五十卷一种记述，无吴景贤或吴景编撰的《诸病源候论》记载。据文献记载，《诸病源候论》一书在北宋以前一直流传，如王焘的《外台秘要方》在每门类之前多先引《诸病源候论》之观点阐释疾病概念及病因病机，后列治病诸方，40卷《外台秘要》中，有28卷341处引录了《诸病源候论》30余卷中的文献，可见在王焘供职的弘文馆即藏有该书。

宋代初刻此书的时间是天圣五年（1027年），早于成立"校正医书局"30年。此刊本称为北宋本，但此本未保存下来。现存世的该书传本是南宋以后的各种刊本。其元刊本《重刊巢氏诸病源候总论》，是"据宋本重刊，而兼校改文字……唯标目增重刊巢氏及总字"（《经籍访古志》）。后世刊本均自此本衍化而来。近现代的版本有1912年湖北官书处重刊本、1957年人民卫生出版社铅印本、1991年人民卫生出版社出版的丁光迪等校注本（以元刊本为底本）。

二、内容提要

《诸病源候论》共50卷，分67门，详细论述了1739种病候的病因、病机与病变，涉及内科、外科、妇科、儿科、五官科等多个临床学科，被《四库全书总目提要》誉为"证治之津梁"。其主要内容包括以下几方面。

（一）阐述了各种疾病的相关病因及其特殊性

《诸病源候论》对各种疾病的病因论述广博精详，且有创见，对中医疫病认识深刻详尽，在前人论述精华的基础上，首次提出许多独具特色的中医疫病理论。

1. 传染病　开创性提出伤寒、温病及时气等传染病的病因为"乖戾之气"，认为"人感乖戾之气而生病，多相染易""须预服药及为法术以防之"，明确提出空气等为传染性疾病的病因及相关处理措施。

2. 寄生虫病　填补了该病病因的空白。

（1）疥疮　最早确认疥疮的病原体为疥的"虫"，并且详细论述了疥疮的病原体、传染性、好发部位及不同类型的临床表现特点和诊断要点，提出了疥疮的治愈标准。

（2）绦虫病　最早指出绦虫又叫寸白虫病，是因吃了半生不熟的牛肉、鱼肉导致的，明确提出其相关致病因素，并对多种肠道寄生虫病有非常详尽的描述。

（3）血吸虫病　最早论述血吸虫病，对血吸虫病的病因、病机、流行区域、感染方式和感染后的临床表现等均描述得非常详细。

3. 皮肤病　在皮肤病方面，观察到漆疮与患者的禀性相关，"有禀性不耐漆者，见漆及新漆器，便着漆毒""亦有自耐者，终日烧煮，竟不为害"，对过敏性体质及体质与部分疾病发生的关系有较早认识。

首次揭示了酒渣鼻的病因与饮食习惯和嗜好密切相关，"由饮酒，热势冲面，而遇冷风之气相搏所生"。

4. 生殖疾病　首次明确提出无子与男性具有相关性，对造成无子有关男女双方的因素有了较为正确而深刻的认识。

在妇科方面，认为月经病与任脉、冲脉、心经、小肠经关系密切，同时认为虚劳也可导致无子，在病因学上也是一个新的发现。

5. 儿科疾病 在小儿方面，认为小儿处于生长发育阶段，脏腑组织功能柔弱，容易受邪气的侵袭，同时受病之后容易发惊风，并最早对新生儿破伤风证的病因进行论述。

（二）重点论述内科各病证

《诸病源候论》对内科疾病的论述达 27 卷之多，内科各种病候共计 784 条，对于内科疾病的论述是将风病、虚劳病、热性病（热性病包括伤寒、温病、热病、时气病）等全身性的大病列在前面，然后根据证候的特征或者脏腑系统，把各种疾病分门别类地进行叙述。比如把脾胃病、呕哕病、食不消病等列在一起，把消渴、脚气、黄疸等作为独立疾病专章叙述，与之前的分类比较有大的进步，对后世疾病的分类也有一定的启示。《诸病源候论》对内科疾病证候的论述占全书的一半，描述得非常详细，对学习有很好的指导意义。

（三）对外科诸候的论述

《诸病源候论》对外科疾病的论述共 6 卷，265 个证候，每个证候又分若干类，包括疮疡、皮肤、痔瘘、外伤等病，不仅对病因进行论述，还根据疾病特点提出一些基本治则，并记载了当时对外伤进行手术治疗的方法。可见我国早在隋朝已相当普遍地进行了腹外手术，临床也具有相当经验。外科论述中，与出血有关的有 10 条。书中对创伤描述详细，并提出了预后方法。外科分类也比较详细。

（四）对其他各科的论述

《诸病源候论》论妇人病共有 8 卷。妇人病前 4 卷，论述了妇科病疑难杂症、崩中漏下、绝经白带、妊娠、前后二阴诸病。妇人病后 4 卷，详细论述了妊娠胎养、顺产优产、产后诸疾等。同时，对胎儿与母体之间的关系也有所论述，指出妇女妊娠期的多种疾病均可引起"子母俱伤""动胎""伤胎"等。《诸病源候论》对儿科病的论述有 6 卷，证候达 225 候，并针对小儿的生理特点有专篇论述。对于耳鼻喉科的论述有 4 卷，证候有 130 多候。

（五）补养宣导的论述

《诸病源候论》论述各种疾病的病原和病候，不谈药物治疗，不载方药，但每个证候之间多附有养生方和养生方导引法，以预防和治疗疾病。这是本书的一大特色，也是之后和现代养生法导引术的源头，包括梳头、叩齿、咽唾液、按摩、调情志、慎饮食、慎起居、节房事等养生方法，以及坐、卧、站、蹲、跪等导引和导引六字气诀，继承了《内经》中的养生思想并加以发扬光大。书中导引法内容丰富，形式多样，且附于每个证候之后，针对性非常强，是前代医学著作所没有的，对中医养生学的发展起着承前启后的作用。

三、主要学术思想

(一) 系统论述了疾病病因

《诸病源候论》是继《内经》《难经》《伤寒论》和《金匮要略》之后的又一部中医古典医籍。巢元方对病源的论述，除根据《内经》的基本理论加以阐述外，还结合实践，突破前人的观点，以病因为核心，对疾病的相关症状、临床表现等进行了论述，提出了许多有创见的论点。

(二) 临床病理阐述详细

《诸病源候论》密切联系临床，对疾病的病理进行了明确描述，包括内、外、妇、儿各科疾病的病理机制的阐述都言简意赅，均是以五脏理论为核心，指出脏腑气血不足是病邪侵袭人体引发疾病的主要原因，推动了脏腑病机的创立，并最早阐明了脚气病"从两脚缓弱、疼痛不仁，到心腹胀急、上气肿满"等整个病理过程。

(三) 病证分类系统化

《诸病源候论》列举疾病的范围非常广泛，包括内、外、妇、儿、眼、鼻、耳、齿、皮肤等各科。尤其是对内科的记载，包括急慢性传染病，如伤寒、温病、时气、霍乱、痢疾等。

《诸病源候论》将隋代以前和当时社会上的各种病证进行系统整理，又根据病因、病理、脏腑症状进行分类，发展了证候分类学，使之更加条理化、系统化。同时将妇科病分为杂病、妊娠病、将产病、难产病、产后病等五类，这在当时是非常先进的分类方法，对后世的影响很大。

《诸病源候论》对许多疾病的认识属于首创，如新生儿破伤风、夜盲症、化脓性中耳炎是当时最科学的阐述。首次论述麻风病的病因、病机、症状、转归。最早详细记载了乌头的一些中毒症状，创造性地提出通过观察胃的内容物来确定中毒的原因，较单纯依靠临床症状的诊断方法有了极大提高。

(四) 外科成就贡献卓越

《诸病源候论》对外科病的分类非常详细，如提出肿瘤有瘿瘤、骨瘤、脂瘤、石瘤、肉瘤、血滴瘤等病名，对中医外科理论的建立和发展贡献颇大。巢元方精通外科，书中对一些较大的外科手术均有详细论述，如外科断肠的抢救、肠吻合术的步骤与方法、死骨的剔除术、骨折的缝合固定术、清创缝合术等，虽然存在技术粗糙和消毒不够彻底等问题，但在隋代能有此认识已实属不易，比西方的血管结扎术早了800多年。

（五）重视防护补养宣导

《诸病源候论》指出，正气充足强健与否是防止寄生虫病的关键，并提出了不少科学的预防方法，如妇女妊娠时应适当活动；小儿忌娇生惯养；饭后应漱口，不然会得龋齿；饭后应散步和适当活动，否则易患积聚与不消化病等。另外在预防中毒方面也颇有建树。

四、价值影响与历史评价

（一）确立了中医病因学的框架

《诸病源候论》是我国现存最早的病因证候学专著，总结了秦汉至魏晋的医学理论与临床经验，并且逐病逐证地论述病因，确立了中医病因学的框架，具有非常重要的学术价值。

《诸病源候论》所载的病候，狭义上是指疾病发生发展的变化过程及外部的临床表现。广义上是指疾病的定义、病因、病性、人体的生理功能、疾病的发展变化、脉象表现、转归预后及养生导引的整体过程。如偏风病的定义是"风邪客于身一边"，病因为六淫之风邪，病性为正虚邪盛，症状为"不知痛痒，缓纵，痹痛"，从疾病发生发展的整体过程把握根本性质和临床表现。

《诸病源候论》在病因分类思想的指导下，建立了结构严谨、层次分明、内容丰富的疾病体系，以病因为切入点，使病因学具体化、丰富化、内涵化，突破了简单的"三因论"，确立了具体病候具体病因的分析模式。

（二）确立了病名、症状规范

《诸病源候论》所记载之"候"是对当时背景下病名、症状的规范化总结。病名是针对疾病全过程病机本质的根本性、简要性的概括，其内在要求是精炼、严谨、准确。在古代，疾病、病名、证候、证名、病状、病类等相互混淆，不利于临床对各类疾病的认识。

《诸病源候论》所载1739候，是将疾病病名进行规范，强调突出疾病的独立性，在以病因为指导的分类下采取主症为主的命名方式，将疾病具体化、独立化，以利于临床诊断与治疗。如"气病诸候"中对"上气候""卒上气候""上气鸣息候""上气喉中如水鸡鸣候""上气呕吐候""上气肿候"进行了明确区分，凸显了病变特点和病情发展下疾病的独立性。

症状是疾病病机本质的临床表现，是中医"司外揣内""见微知著"的参照，以及望、闻、问、切四诊的重要内容，症状规范化的实质就是症状名称的规范化、内涵的具体化、表述的清晰化和诊断意义的明确化。如《诸病源候论》明确了"鬼剃头"的现象，认为"人有风邪在于头，有偏虚处，则发秃落，肌肉枯死，或如钱大，或如指大，发不生亦不痒，故谓之鬼舐头"，内涵具体，表述清晰。

（三）重视疾病的预防和调养

《诸病源候论》记载的导引法内容丰富，在继承《内经》提出的"毒药、砭石、九针、艾灸、导引按跷"等法的基础上，系统阐述了导引养生方法治疗疾病的理念。导引方法以病证分类，如风病诸候导引法，虚劳病诸候导引法，腰背病诸候导引法，伤寒、时气、温病诸候导引法等，先论疾病，后述导引套路，体现了辨证论治的中医特色，开创了"辨证导引"的先河。全书共有导引法 287 种，保留了先贤多部著作的精华，对后世导引套路的编创、改进具有深远的影响。

"存想"出自《论衡·订鬼篇》，意为思念想象，是指通过默想某些特定场景等消除杂念的一种防病治病方法，属心理治疗方法。《诸病源候论》将其称为"存、思、度"。作为独具特色的导引方法，该书对其论述有 10 条之多。"存想"既可单独使用，又可与导引配合使用，为后世导引法之三大要素之一的"调心"奠定了基础。现代将其作为心理疗法用于临床各科，尤其是肿瘤、焦虑、抑郁等疾病的治疗。

五、研读方法

（一）明确该书的学术影响

《诸病源候论》的问世，标志着中医病因学、证候学理论得以建立。其内容博大精深，价值极高，历代医家均受益无穷，在中国医学史上占有重要的学术地位。

唐代以后，历代医家十分推崇《诸病源候论》，多从中汲取知识，如《备急千金要方》《外台秘要》《太平圣惠方》《幼幼新书》《医方类聚》等医学著作中有关病因病机的论述大都以《诸病源候论》为宗。

在宋代，凡考核医生也是将《诸病源候论》作为命题依据。今天，《诸病源候论》与《内经》《难经》《伤寒论》《金匮要略》等医著并列，作为中医学者学习和研究的重要文献。因此，学习的时候，要深刻理解《诸病源候论》的学术内涵，把握其精髓，拓展其相关应用。

（二）了解书目的结构特点

《诸病源候论》全书共 50 卷，根据病因证候分为 67 个门类，1739 个病候。其中内科病候 252 条，五官科病候 58 条，口齿科病候 38 条，外科及皮肤科病候 253 条，妇人科病候 283 条，小儿科病候 255 条。每条专论包括疾病发生的原因和表现，专论后附有导引、按摩等外治方法，与历代方书不同。本书专为探讨诸病的"源"和"候"而著，列举的疾病范围非常广泛，且门类清晰，条理系统，自成一体。初学者可根据学习进程，分门别类地阅读相关内容，并勤于思考和总结，与所学知识融会贯通。同时在见习和实习时要结合临床遇到的病案，参考相关的专论去学习，以提高对疾病病源和病候的认识，提升中医诊断思维的能力。

（三）批判性地学习

《诸病源候论》乃早期医学著作，因成书年代早，后世经辗转、抄刻会有所疏漏，错误在所难免。加之其篇章浩繁，内容庞杂，且有一定重复，故学习时要取其精华，去其糟粕，尤其要选择合适的版本。对于文字古奥不易理解的地方，可选用著名医家的文献或备注作参考。对于书中所载的一些治疗方法要勤于思考，批判地学习和接受。对于一些较片面的认识，要结合现代临床和实践进行甄别。

第三节　《崔真人脉诀》

一、简介

（一）作者与成书年代

《崔真人脉诀》，亦称《崔氏脉诀》《紫虚脉诀》，为南宋崔嘉彦所著，约成书于1189年前后。崔嘉彦（1111—1191年），字希范，号紫虚、紫虚道人，被称为"崔真人"，江西省南康人（宋时南康府，辖境包括星子、水修、都昌等地，治所在今庐山市），旴江名医之一。南宋淳熙年间，朱熹任"知南康军"，崔嘉彦在不远的西原山建立道观。朱熹与崔嘉彦时常往来，常向崔嘉彦问养生济世之术，对他的医术评价很高。据说，崔嘉彦精晓医术，尤其擅长脉学。崔嘉彦行医事迹除朱熹外，少见于其他人的著作，所以其生平未有太多的史料记载，也没有更多的行医记录或相关的医案资料。

（二）书名释义

《崔真人脉诀》，顾名思义，是崔真人的脉诊经验总结，内容以歌诀的形式呈现。

（三）成书背景

金元时期，不同医家对高阳生的《脉诀》进行注释，且各有不同的理论阐述和发挥，崔嘉彦在此情况下，结合自身的临床经验，以《难经》为宗，创立了以浮、沉、迟、数四脉为纲的脉学体系，并采用歌诀形式进行编排。

（四）版本流传

《崔真人脉诀》单行本较少，现有藏于中国中医科学院图书馆的明嘉靖三十七年戊午年（1558年）汝南周子抄本（卷末题脉法捷要），以及日本东京大学综合图书馆馆藏写本等。《崔真人脉诀》的主要内容见于其他医书之中，如《东垣十书》本、《古今医统正脉全书》本、《中国医学大成续集》收载的《东垣十书》本等。目前能见到的较早版本有明周日校刊本尊古堂藏版（1583年）和明万历二十九年（1601年）辛丑步月楼刻本映旭斋藏版，但尊古堂藏版有缺页。

收载《崔真人脉诀》的《东垣十书》版本比较多，明代、清代及近代都有不同的版本。收载《崔真人脉诀》的《古今医统正脉全书》版本，明清时期及近现代都有相应的版本。另外，清抄本《脉书八种》也收载有《紫虚崔真人脉诀秘旨》。

二、内容提要

（一）阐述了脉象产生机理

《崔真人脉诀》从阴阳气血经络的角度，采用四言歌诀形式，对脉象的产生进行了描述，内容包括脉象的生理，阴阳气血营卫的关系，诊脉的部位，诊脉的方法，六部所候脏腑，上、中、下所配三焦，并包括七表脉、八里脉、九道脉、中风脉、伤寒脉、暑湿脉、温病脉、杂病脉、六经病脉、妇人脉、小儿脉、四时脉、五脏脉、肥瘦长短人脉等。如"人身之脉，本乎荣卫。荣者阴血，卫者阳气。荣行脉中，卫行脉外。脉不自行，随气而至。气动脉应，阴阳之义。气如橐钥，血如波澜。血脉气息，上下循环。十二经中，皆有动脉。手太阴经，可得而息。此经属肺，上系吭（háng）嗌。脉之大会，息之出入"。

脉象的形成与经络密不可分，然又不能自行，需靠气的推动作用，随气而至，反映了机体气血阴阳的生理和病理变化。

（二）确立了 27 种脉象名称

《崔真人脉诀》的脉象数目与《脉经》稍有不同，共记载了 27 种脉象。对于各种脉象不同的指下感觉，也以歌诀形式进行了较好的总结，有助于学习者背诵和记忆。27种脉象是浮、芤、滑、实、弦、紧、洪、沉、微、缓、涩、迟、伏、濡、弱、长、短、虚、促、结、代、劳、动、细、革、数、散。

（三）寸、关、尺定位

《崔真人脉诀》沿用寸口脉法，寸、关、尺分候不同的脏腑。左寸候心与小肠，左关候肝与胆，左尺候肾与膀胱；右寸候肺与大肠，右关候脾与胃，右尺候命门与三焦。同时将寸、关、尺与上、中、下三焦相应，寸候胸上，关候膈下，尺候于脐，直至跟踝。

（四）脉证相应

《崔真人脉诀》详细论述了病因不同、脏腑病位不同则脉象表现的不同。脉证相应，脉证相参，与临床密切联系。如"病随所在，不病者否。浮沉迟数，有内外因。外因于天，内缘于人。天则阴阳，风雨晦明。人喜怒忧，思悲恐惊。外因之浮，则为表证。沉里迟寒，数则热盛。内因浮脉，虚风所为"。

三、主要学术思想

（一）确立了四脉为纲的脉学体系

《崔真人脉诀》以《难经》的浮、沉、迟、数四脉为宗，风、气、冷、热四气主病，提纲挈领，以简驭繁，简明扼要，确立了四脉为纲的脉学体系。

（二）凭脉辨证

《崔真人脉诀》在四脉为纲的基础上，将脉象与证候、脉象与病因有机结合，在辨脉和辨证两方面发挥着指导作用，脉证相参，丰富了脉学理论，为诊断疾病提供了新的方法，既便于分析脉形，又能够执简驭繁，把握临床千变万化的见症。因此脉证相参、凭证辨脉对后世影响较大。

（三）增补了寸口脏腑所应

《崔真人脉诀》将寸、关、尺三部脉与上、中、下三焦及脏腑、肢体病证相联系，扼要地进行辨证归纳。如"寸部属上焦，头面胸膈之疾；关部属中焦，腹肚肠胃之疾；尺部属下焦，小腹腰足之疾"，内容简明精要。《崔真人脉诀》还对寸口处桡动脉的异常走行有明确认识，如"平人无脉，移于外络"。

四、价值影响与历史评价

《崔真人脉诀》流传很广，影响很大，今天仍对临床有指导意义，对脉学的发展具有承前启后的作用。后续一些医家，如元·滑寿的《诊家枢要》，明·李言闻的《四言举要》、李时珍的《濒湖脉学》等都是在此基础上修撰而成，另外对明清的脉学发展亦影响深远。

五、研读方法

《崔真人脉诀》采用歌诀形式，共682句，每句4字，计2728字，朗朗上口。27种脉象的特征、指下感觉等描述得简洁清楚，作为初学者，应熟练背诵各种脉象的特征及其主病，并结合所学的中医基础理论知识，分析各脉象的机理，对脉象之间的联系，如相兼脉（哪些脉象可能相兼出现、哪些脉象不可能同时出现）进行分析、思考，包括脉象鉴别，以达到辨证准确、指导临床的目的。

第四节 《察病指南》

一、简介

（一）作者与成书年代

《察病指南》成书于宋·淳祐元年（1241年）。作者施发，字政卿，号桂堂，永嘉

（今浙江省永嘉县）人，生平不详。施发年轻时习儒同时开始学习医学，中年以后放弃科考，专心医道，行医著书。师承永嘉医派的代表人物陈无择。施发除撰本书外，还撰有《续易简方论》六卷和《本草辨异》两书，其中《本草辨异》已佚。施发在深入研究经典著作的基础上，结合自己的临床经验，将《灵枢》《素问》《太素》《甲乙经》《难经》及各家方书、脉书中有关脉学、诊法的内容相互参证，分门别类，撰成此书。

（二）版本流传

据《中国中医古籍总目》《全国中医图书联合目录》等记载，本书原版于江户时期传入日本，现存版本有：①日本正保三年丙戌（1646年）中野小左卫门刻本（中国医学科学院图书馆馆藏）。②日本安庆二年己丑（1649年）林甚右卫门刻本（中国中医科学院、上海中医药大学图书馆馆藏）。③1925年、1926年、1932年、1949年上海中华新教育社石印本（1926年本于南京中医药大学图书馆馆藏）。④日本刻本（国家图书馆、北大图书馆馆藏）。⑤抄本（上海辞书出版社图书馆馆藏）。⑥1957年上海卫生出版社据三三医社本校印。⑦1990年上海三联书店影印本。⑧见《三三医书》。其中⑥⑧在全国中医药院校图书馆均可查阅。

二、内容提要

《察病指南》分上、中、下三卷，以脉诊为主，兼及一般诊法。上卷主要论述三部九候脉法，五脏六腑的四季常脉、平脉、贼邪脉、相克脉、虚实脉以及脉诊的基本理论、基本技巧、男女反脉等；中卷根据七表、八里、九道脉象进行分类，具体论述了浮、沉、滑、数等24种脉象的脉形主病及七死脉；下卷论述了伤寒、瘟病、热病、水病等诸病的生死脉法，妇人、小儿、杂病脉法以及听声、察五脏色、考味等一些望诊、闻诊内容。书中绘有33幅脉象示意图。

（一）卷上

开篇"十二经总括"，阐明了左右手寸、关、尺脉的十二经归属，及神志、方位、声音、色嗅味、卦数等的配属和主病，以告诉后学通过取类比象的归类、间接推演等方法灵活掌握中医的精髓——整体观，并在生理上相互联系，在病理上相互影响。在中医诊法中，望、问、闻三诊容易知晓，而切诊易使初学者"心中了了，指下难明"，因此施氏在卷上还以四诊中的脉诊为重点，对脉学基础知识涉及的三部九候、四季常脉、四季相克脉、四时虚实脉及下指轻重、疏密等法一一叙述，且简明扼要。此外还切合临床实际，对一些临床必须掌握又易疏忽的脉象进行重点提示，如男女反脉、观人形性脉法、察平人损至脉法、辨杂病脉吐汗温利可否法等均以简洁的语言进行阐述，甚至以一两句话进行表达，如《察病指南·卷上·诊病内外法》曰："脉浮大者病在外，沉细者病在内。"《察病指南·卷上·诊癥病脉法》言："左手脉横，癥在右；右手脉横，癥在左。脉头大者脐上，脉头小者脐下。"这些脉法的表述通俗易懂而要言不烦，又切合临床实际。

（二）卷中

卷中集中阐述了怎样辨七表、八里、九道、七死脉。所谓七表、八里、九道、七死脉是古代对脉象的一种分类方法，七死脉即釜沸脉、鱼翔脉、虾游脉、屋漏脉、雀啄脉、解索脉、弹石脉。在这些脉象的论述中，其将每个脉象的指下特征、各脉象的主病与症状阐述得非常明了，基本将临床外感、内伤杂病的许多脉象包罗在内。

（三）卷下

卷下针对临床一些常见病，如伤寒类、瘟病类、热病类、水病类等诸病阐述了各病的症状及生死预后脉法。同时还论及了妇人、小儿的常见病与杂病，以作为临床各科参考。

本书虽以脉诊为主要内容，但在卷下之末还论及了望诊、问诊、闻诊等内容，如《察病指南·卷下·察五脏色知生死诀》言："肝病面青如翠羽，或如苍玉之泽者生，如蓝，如地苔，如草滋，如枯草，眼眶陷入者，三日死。"《察病指南·卷下·考味知病法》云："好食酸则肝病，好食苦则心病……好食冷则内热。"《察病指南·卷下·听声验病诀》曰："声悲是肝病，声雄是心病。"内容虽然提及不多，但简明扼要，面面俱到，实为临床诊病之指南。

三、主要学术思想

（一）简易实用，临床诊病指南

施发为陈言（陈无择）的门人弟子，也是永嘉医派的代表人物。其学术思想始终体现着简便实用的鲜明特色。在本书自序中，作者介绍该书的编写时说道："……取《灵枢》《素问》《太素》《甲乙》《难经》及诸家方书脉书参考互观，求其言之明白易晓，余尝用之而验者，分门纂类，裒为一集，名曰《察病指南》。"由此可见，本书的编写原则就是简明实用。

从内容上看，上、中、下三卷紧贴临床，切合实用，可谓临床诊病之指南。

（二）附以脉图，形象直观易记

脉象是手指感觉脉搏跳动的征象，或称脉动应指的征象。如何正确描述脉象变化，关系到对疾病的病位、性质、邪正盛衰与预后吉凶的判断。历代文献关于脉象的记述主要采用文字表述，通过比喻和描述来阐述各种脉象的特征，如洪脉状若波涛汹涌，来盛去衰。滑脉往来流利，如珠走盘，应指圆滑。有的医家为了表述准确，而采用图示的方法。《察病指南》是现存较早运用图解表示脉象的著作，书中将 33 种不同的脉象生动地用不同的图像进行描述，形象直观易记。

四、价值影响与历史评价

《察病指南》博采宋前诸家论脉之说，删繁就简，将临床有诊断价值的脉象"分门纂类，裒为一集"，颇为实用。尤其所创制的 33 种脉图，以图示脉，别开生面。这种描绘脉形的尝试是可贵的科学探索。

第五节　《诊家枢要》

一、简介

（一）作者与成书年代

《诊家枢要》成书于 1359 年，元·滑寿著。滑寿（1304—1386 年），字伯仁，又字伯休，晚号撄宁生。自幼聪敏好学，"博通经史诸家言，为文辞温雅有法"。曾随京口（今江苏省镇江市）名医王居中学习《素问》《难经》，又从高洞阳学习针法。他"参会张仲景、刘守真、李明之三家而会通之，所治疾无不中"（《明史·滑寿传》）。他著有《难经本义》《读素问钞》《十四经发挥》《诊家枢要》等。

（二）成书背景

滑寿所处时代，《脉诀》因词义浅显、易读易懂而盛行，《脉经》因文理深奥、难以理解反而不为人所知。更有甚者以《脉诀》为《脉经》，然《脉诀》乖张谬误甚多。滑寿在继承总结《内经》《难经》《脉经》理论精华和张仲景平脉辨脉法的基础上，撰《诊家枢要》以正视听，起到了承上启下、正本清源的作用，其观点得到明·皇甫中、薛己、汪机、张介宾等诸多医家的引述和赞同，对明代及后世医家产生了深远影响。

（三）版本流传

《诊家枢要》主要版本有王纶《明医杂著》节选本（1502 年）、弘治十七年（1504 年）古绛韩重刻本、薛己《薛氏医案》节选本（1549 年）、皇甫中《明医指掌》附刻本（1579 年）等，以及日本上村次郎右卫门重刊天顺七年（1463 年）刻本。

二、内容提要

全书共 1 卷 20 篇，分为脉法基础、临证脉类和脉以象统会三部分。

（一）脉法基础

脉法基础包括枢要玄言、左右手配脏腑部位、五脏平脉、四时平脉、《内经》三部脉法、呼吸浮沉定五脏法、因指下轻重以定五脏法及三部所主、持脉手法。脉法基础阐述了脉学基础知识，如脉者气血之先也，气血平则脉治，并指出了脉之常，如男子尺脉常弱，女子尺脉常盛，反之者则为逆。对寸、关、尺三部进行脏腑分候；确立了诊脉规范；以六脉为纲，统括 30 种脉象。

（二）临证脉类

临证脉类包括脉阴阳类成（详述浮、沉、迟、数、滑、涩、虚、实、洪、微、紧、缓、芤、弦、革、濡、弱、散、细、伏、动、促、结、代、长、短、大、小、牢、疾 30 种脉象）、兼见脉类、诸脉宜忌、验诸死脉、死绝脉类、五脏动止脉、妇人脉法、小儿脉法等，重新建立了脉象主病与六部定位主病相结合的诊病方法。

（三）脉以象统会

脉以象统会包括脉象统会 16 种、脉象歌等，对相似脉进行了归类对比研究。

三、主要学术思想

（一）规范诊脉方法

滑寿对脉学的贡献在于规范了诊脉方法，包括诊脉时调息、布指、指法（总按、单诊）、指力（举、按、寻）等。

1. 调息　"凡诊脉之道，先须调平自己气息……一呼一吸之间，要以脉行四至为率，闰以太息，脉五至，是平脉也。其有太过不及，则为病脉。看在何部，各以其部断之。"强调诊脉时，医生要先调匀自己的呼吸，这样不仅可以集中注意力，而且可以自己的呼吸计算脉搏至数。

2. 布指　"先以中指定得关位，却齐下前后二指，初轻按以消息之，次中按以消息之，再重按以消息之，然后自寸关至尺，逐部寻究。"指出诊脉先以中指定关位，然后食指、无名指齐放于寸部、尺部。然后进行指法操作，先用不同指力总体诊察脉象（总按），分别施以轻按、中按、重按，然后逐一诊察各部脉象（单诊）。对于布指之疏密，滑氏指出："诊脉之际，人臂长则疏下指，臂短则密下指。"强调因人而异，灵活对待。

3. 指力：举、按、寻　"轻手循之曰举，重手取之曰按，不轻不重，委曲求之曰寻"。轻指力取脉于皮肤之间，属阳、属腑，为心肺之外候。重指力得脉于肉下者，属阴、属脏，为肝肾之外候。取脉不轻不重，见之于血肉间者，则阴阳相适，为脾胃之外候。滑氏在诊察脉象时，明确指出持脉三要：即举、按、寻，切脉指力轻重应灵活运用。

（二）以六纲统领诸脉

《诊家枢要》将脉象厘定为 30 种。滑寿认为，"凡取脉之道，理各不同，脉之形状又各非一。"即脉有多种，脉形不一，主病亦不同，要有重点地加以区分，并提出诊脉当以"浮、沉、迟、数、滑、涩"六脉为纲，统领诸脉。"浮、沉"以脉位区分，"迟、数"以脉的至数区分，"滑、涩"以脉往来之形区分。"浮沉之脉，轻手重手而取之也。

芤、洪、散、大、长、濡、弦皆统于浮，伏、短、细、牢、实皆统于沉。迟数之脉，以己之呼吸而取之也。缓、结、微、弱皆迟之类，疾、促皆数之类。滑涩之脉，则察夫往来之形也，滑类乎数，涩类乎迟。然脉虽似而理则殊，数为热，迟为寒。滑为血多气少，涩为气多血少。"

滑寿认为，此六脉足可以概括疾病的病位、病性，进而对病机做出诊断："所谓脉之提纲，不出乎六字者，盖以其足以统夫表、里、阴、阳、冷、热、虚、实、风、寒、湿、燥、藏、府、气、血也。浮为阳、为表，诊为风、为虚；沉为阴、为里，诊为湿、为实。迟为在脏，为寒、为冷；数为在腑，为热、为燥；滑为血有余，涩为气独滞也。人一身之变，不越乎此。能于是六脉之中以求之，则痰疾之在人者，莫能逃焉。"滑寿将脉象以六脉为纲，使习医者易于掌握。

（三）重新建立脉象主病与六部定位主病相结合的诊病方法

脉学史上，最早将24脉体象与主病、六部主病结合论述的是晋·王叔和。但自唐以后很少论及，滑氏重新将脉象主病与六部定位主病相结合来诊病。六部定位，即左寸，心、小肠脉所出；左关，肝、胆脉所出；左尺，肾、膀胱脉所出；右寸，肺、大肠脉所出；右关，脾、胃脉所出；右尺，三焦、心包脉所出。如迟脉，左寸迟，心上寒，精神多惨；关迟，筋寒急，手足冷，胁下痛；尺迟，肾虚便浊，女人不月。右寸迟，肺感寒，冷痰气短；关迟，中焦寒，及脾胃伤冷物不食，沉迟为积；尺迟，为脏寒泄泻，小腹冷痛，腰脚重。滑氏的这种将脉象与六部定位相结合断病的方法影响深远，后世不少医家都沿袭、继承了这种诊病方法，如明·李士才《诊家正眼》、清·林之翰《四诊抉微》。

（四）注重察脉神、脉势

滑氏认为，察脉时除应注意区别浮、沉、迟、数、滑、涩等各种脉形外，亦须注重察脉神、脉势。滑氏反复强调脉神，并援引李东垣之语："不病之脉，不求其神，而神无不在也。有病之脉，则当求其神之有无。"进而举例说明："谓如六数七极，热也，脉中有力即有神矣，为泄其热；三迟二败，寒也，脉中有力即有神矣，为去其寒。若数极迟败中，不复有力，为无神也，将何所恃耶？苟不知此，而遽泄之、去之，神将何以根据而主耶？故经曰：脉者气血之先也，气血者人之神也。"诊脉者在举、按、寻中体察脉神，这"神"乃指整个脉象的神态而言。关于察脉势，持脉手法中曰："察脉须识上、下、来、去、至、止六字，不明此六字，则阴阳虚实不别也。"并指出了何为上、下、来、去、至、止，及其与阴阳的关系。上者指"自尺部上于寸口，阳生于阴也"；下者指"自寸口下于尺部，阴生于阳也"；来者指"自骨肉之分而出于皮肤之际，气之升也"；去者指"自皮肤之际而还于骨肉之分，气之降也"；"应曰至，息曰止也"。同时指出："上者为阳，来者为阳，至者为阳；下者为阴，去者为阴，止者为阴也。"这六字言简意赅，是滑氏诊脉心法的总结。其以脉搏之上下波动以察表里虚实；以"来去"察腑脏气机之通塞盛衰；以"至止"察阴阳寒热之分，此六字反映了阴阳表里之虚实及脏腑气机之盛衰，因而受到历代医家重视。

（五）专论妇人、小儿脉象及危重脉象

妇人脉法论述了妇人常脉、病脉、妊脉及妊娠后生男女之脉。如妇人平脉是"妇人女子，尺脉常盛，而右手大，皆其常也"。妇人脉若"三部浮沉正等，无他病而不月者，妊也。又尺数而旺者亦然"。同时滑氏指出，女性不同生理阶段所主脏腑不同："凡女人天癸未行之时属少阴，既行属厥阴，已绝属太阴。胎产之病从厥阴。"并据脉象断其是否患有妇科疾病。"若肾脉微涩，或左手关后尺内脉浮，或肝脉沉而急，或尺脉滑而断绝不匀者，皆经闭不调之候也"。

小儿脉法中，滑氏指出3岁以下，看虎口三关纹色，以定疾病的阴阳虚实寒热。"紫热，红伤寒，青惊风，白疳病；惟黄色隐隐，或淡红隐隐，为常候也。至见黑色，则危矣"。并指出，"纹色在风关为轻，气关渐重，命关不治"。3岁以上小儿则一指按三关，一息六七至为率，至数多则为热，至数少则为寒。进而指出小儿主要病脉，如"脉虚濡，为惊风；紧实，为风痫；紧弦，为腹痛……"

在"死绝脉类"论述了弹石脉、鱼翔脉、雀啄脉、屋漏脉、解索脉、虾游脉、釜沸脉等7种危重脉象，详细描述了各脉象的特点，并指出弹石脉、鱼翔脉主肾绝；雀啄脉、屋漏脉主脾胃衰绝。对于此等元气衰竭、胃气衰败之危重脉象，滑氏设专篇论述，以告诫后学者临证小心应对，使脉诊无误，病无可遁。

四、价值影响与历史评价

滑氏《诊家枢要》一书在中医诊断学发展史上占有重要地位。他对脉学的贡献，首要的在于规范了诊脉方法，包括诊脉时调息、布指、指法（总按、单诊）、指力（举、按、寻）等；并设六纲统诸脉，化繁为简；注重察脉神、脉势，明脉辨表里虚实；重新建立了脉象主病与六部定位主病相结合的诊病方法；丰富了妇科脉诊、儿科脉诊的内容，对后世脉学的发展产生了深远影响。

第六节 《濒湖脉学》

一、简介

（一）作者与成书年代

《濒湖脉学》成书于嘉靖四十三年（1564年）。作者李时珍（1518—1593年），字东璧，晚年号濒湖山人，明代蕲州（今湖北省蕲春县）人，是我国16世纪伟大的医药学家，被称为"医中之圣"。

（二）成书背景

该书成书时期，脉诊著作有王叔和的《脉经》、高阳生的《脉诀》、施发的《察病指南》、滑寿的《诊家枢要》、朱丹溪的《脉诀指掌病式图说》、崔嘉彦的《四言脉诀》等。这些脉书存在着文辞古奥、不便习读的问题。李时珍汇集诸书之精华，借鉴其父李言闻所著《四诊发明》，结合自己的临证经验编撰成《濒湖脉学》一书。

（三）版本流传

本书现存主要版本有明万历三十一年（1603 年）刊本、明合刊《脉学奇经》本、清顺治间刻巾箱本、《四库全书》本、清光绪九年（1883 年）天津文成堂合刊《脉学奇经》及光绪十一年（1885 年）味古斋刊本等。中华人民共和国成立后有人民卫生出版社刘衡如校勘本。

二、内容提要

《濒湖脉学》一卷，共两部分。前半部分主要论述浮、沉、迟、数、滑、涩、虚、实、长、短、洪、微、紧、缓、芤、弦、革、牢、濡、弱、散、细、伏、动、促、结、代 27 种脉象，对于脉象的体状、相类、主病都做了七言歌括，便于诵读学习。后半部分《四言举要》，是李时珍之父李言闻根据崔嘉彦之《脉诀》加以删补而成，并以四言歌诀形式，简明扼要地总结了脉诊原理、诊脉部位、分候脏腑、切脉方法、正常脉象和病理脉象等。

三、主要学术思想

（一）汇集诸家之论

李时珍在著《濒湖脉学》的过程中，继承、参考了众多医家的著作和学说，并将之列举在书中"考证诸书目"中，包括《黄帝内经》《难经》《脉经》《脉诀》《皇甫谧甲乙经》《玄珠密语》《扁鹊脉经》《千金方论》《外台秘要》等数十本著作。

这一特点在《濒湖脉学》中主要体现在对脉象特征的论述方面。李时珍将不同著作和医家对各脉象特点的论述一一列举，并标明出处，为读者提供更多参考，也令每种脉象的特征更为客观。例如，对涩脉脉象特征的论述"细而迟，往来难，短且散，或一止复来"出自《脉经》；"参伍不调"出自《素问》，"如轻刀刮竹"出自《脉诀》；"如雨沾沙"为通真子（宋·刘元宾）所言。

（二）脉分阴阳

李时珍《濒湖脉学》中首创以阴阳属性对脉象进行分类，将 27 脉分为四大类，即"浮、数、实、长、洪、紧、动、促" 8 脉属"阳"，"沉、迟、涩、虚、短、微、缓、革、濡、弱、散、细、伏、结、代"15 脉属"阴","滑、芤、弦"3 脉属"阳中阴","牢脉"属"阴中阳"。其分类的依据与脉象本身的特征和所主证候的性质，即表里、寒热、虚实、阴阳有关。

8 种阳脉的脉象特征和主病均有"阳"的特性，15 种阴脉亦同理。滑脉流利辗转，芤脉有浮大之象，弦脉端直应指，三者均属"阳"，而对于这三种脉象主病的论述，《濒湖脉学》认为，滑脉可主"元气衰"、诸痰、"宿食"，弦脉可主"痰饮""饮癖""寒痼"等，两脉所主的病邪多属"阴"，而芤脉主病多与血相关，如"积血""下血""赤淋""红痢""崩漏"等。据此，书中将滑、芤、弦三脉归为"阳中阴"。牢脉的脉象特征有"似沉似伏""牢位常居沉伏间"的描述，可见属"阴"，而牢脉多主寒实、"里有余""疝癥癥瘕"等，实证居多，故将牢脉归为"阴中阳"。

（三）相似脉的辨别

相似脉象鉴别在《脉经》中首次出现，李时珍将王叔和脉象鉴别充分继承并加以发挥，在《濒湖脉学》中除了对每种脉象的形态特征、临床主病详细描述外，还注重与多个相似脉象进行鉴别，并采用"相类诗"的形式，朗朗上口，简单易诵。如"浮如木在水中浮，浮大中空乃是芤。拍拍而浮是洪脉，来时虽盛去悠悠。浮脉轻平似捻葱，虚来迟大豁然空。浮而柔细方为濡，散似杨花无定踪"。诗中将浮脉与芤、洪、虚、濡、散5 种相似脉的脉象特征进行鉴别。再如数脉，"数比平人多一至，紧来如数似弹绳。数而时止名为促，数见关中动脉形。数而弦急为紧，流利为滑，数而有止为促，数甚为极，数见关中为动"。将数脉与紧脉、促脉、动脉进行鉴别。可见《濒湖脉学》中的脉象鉴别，是对《脉经》的进一步发展。

（四）以病脉辨病证

李时珍认为，不同脉象所主的病证是不同的；主脉相同而相兼脉不一样，主病也不尽一致；而且寸、关、尺某一部位异常，其主病亦有一定的区别。如浮脉："浮脉为阳表病居，迟风数热紧寒拘。浮而有力多风热，无力而浮是血虚。寸浮头痛眩生风，或有风痰聚在胸。关上土衰兼木旺，尺中溲便不流通（浮脉主表，有力表实，无力表虚，浮迟中风，浮数风热，浮紧风寒，浮缓风湿，浮虚伤暑，浮芤失血，浮洪虚热，浮散劳极）。"其含义为浮脉主表病，浮而有力为风热，浮而无力为血虚。寸部浮主头痛、眩晕，或胸膈上有风痰。关部浮主肝郁脾虚，尺部浮则小便不利。然而，李时珍并非单以脉诊病，"欲会其全，非备四诊不可"，强调临床诊病需四诊合参。

（五）纠正《脉诀》之误

六朝人高阳生托王叔和之名，编撰了通俗本《王叔和脉诀》，因以歌诀形式阐述脉理，便于习诵，故流传较广，甚至于超过原书，出现"《脉诀》出而《脉经》隐"，不少医家为之作注。李时珍考证《脉诀》并非王叔和之书，指出《脉诀》"错纰谬误甚多"，订正其审脉辨证谬误达三十处。如虚脉，《脉诀》言："寻之不足，举之有余。"李时珍指出："只言浮脉，不见虚状。"又如迟脉，《脉诀》言"重手乃得"，李时珍指出："迟为阳不胜阴，故脉来不及。重手乃得是有沉无浮，一息三至，甚为易见，而曰隐隐。曰状且难，是涩脉矣，其谬可知。"

四、价值影响与历史评价

《濒湖脉学》是李时珍参阅大量中医书籍，对其中脉学内容进行归纳、整理，并结合丰富的临床经验编著而成。书中的脉学内容全面、客观，且简明易懂，言浅意深，形象生动，对当代中医脉诊学的发展具有重要意义。

第七节 《四诊抉微》

一、简介

（一）作者与成书年代

《四诊抉微》成书于雍正元年（1723 年），清·林之翰所撰。林之翰（具体生卒年不详，大约生活在康熙至雍正年间），字宪百，号慎庵，别号苕东逸老，浙江乌程（今湖州市）人。他以《内经》诊病"脉并重"为依据，认为"作述家专以脉称，而略望、闻、问，大违圣人色脉合参之旨"，于是抉取古今有关四诊名著之精微，参以切身体会，编纂而成本书。

（二）版本流传

《四诊抉微》成书后流行版本较多，《中医图书联合目录》收载的有清·雍正元年癸卯（1723 年）刻本，清·雍正四年丙午（1726 年）王映堂刻本，清·光绪二十六年庚子（1900 年）稽阳主人重校石印本，清近文堂刻本，清刻本，1914 年、1921 年上海会文堂新记书局石印本，广益书局石印本，1957 年、1981 年人民卫生出版社铅印本等8 个版本。

二、内容提要

该书共八卷，附余一卷。其中，卷一、卷二为望诊，卷三为闻诊和问诊，卷四至卷八为切诊。书末《管窥附余》一卷，重点分析浮、沉、迟、数诸脉，多为林氏个人见解，补叙前述之未备。林氏将书中重要部分编成四言歌诀，以便记诵。

（一）望诊

林氏论望诊先谈《察形气》以辨清虚实，并指出，"邪盛正虚，当泻其邪，以扶正气，治若轻缓，迁延时日，使病邪日炽，真元日削，病必不治"，详细论述了外形与气血盛衰的诊察方法。他引用张景岳阐发"得神者昌，失神者亡"的实践意义和审查方法。之后谈《察五色》《察五官》《察目部》《察鼻部》《察唇部》《察口部》《察耳部》《察舌部》《虚里跳动》《诊血脉》《诊毛发》《诊额》《诊日月角》《诊眉》《诊项》《诊爪甲》《诊齿》……由上而下，由外而内，记述详尽。

林氏对舌诊颇为重视，他认为，"观舌为外诊要务，以其能辨虚实，别死生也。今见集四诊者，皆略而不载，亦系恨事，惟《脉理正义》载之……故合《舌鉴》，而删润之"，明言编撰之取材，不没前贤之功。林氏从察舌部入手，对各色舌象加以归纳总结，如在《黑苔舌》中云："擦之、拭之，即净而不复生吉；拭之不去，即去而复生者，必凶也。"林氏在批注中言道："黑舌苔，须分燥润，及刮之坚松，以定虚实为要。"明确了黑舌苔的诊察要点。

林氏对妇科、儿科亦重望诊，有妊娠之验胎七征、外验四兆、妇人察形色及验胎寿夭法等。儿科望诊注重望色察纹，不但有小儿指纹和虎口的观察方法，还增设《幼科经证考》，从病机至小儿六症，综合历代医家诊疗经验，结合图例，详细论述儿科的相关四诊。

（二）闻诊

闻诊主要阐述如何听取患者的声息语言。先是《听音论》，阐明发音机理及五脏正音；以声音之清浊，辨病证之阴阳、寒热、虚实等；从声音之失守变化，应候五脏六腑之所应；还有《脏诊》《诊内外》《诊诸痛》《诊坏症》《诊诸风》《诊神志》《诊息》《诊形体上下》等，内容详尽，言简意赅。如"前轻后重，壮厉有力，乃为外感；先重后轻，沉困无力，倦不欲言，声怯而低，内伤不足"。

（三）问诊

问诊首引《灵枢·师传》"入国问俗，入家问讳，上堂问礼，临病人问所便，使其受病本末，胸中洞然"之训，具体内容从"人品起居""嗜欲苦乐"着手，包括性别、年龄、职业、婚配、境遇、习俗等。林氏十分推崇《景岳全书·十问篇》，并全文辑录，以张景岳的"十问歌"为提纲，全面了解患者病情、发病治疗过程及周围环境等。篇后林氏指出"六当见机"，虽似以论医者"明哲自保"为由，实际上是历陈医家、病家及旁观者有碍病情之六大不当。例如，"有议论繁杂者，有亲识要功者，有内情不协者，有任性反复者，皆医中所最忌，是当见机之六也"。

（四）切诊

切诊从卷四至卷八，共五卷，初论切诊之要，继而分析脉以胃气为主，以先贤论脉之辨，如"痰症似祟脉"引王隐君论及朱丹溪治案；并详各家脉法、脉之体状，所引自《内经》《难经》、仲景及濒湖之论，录《四言诀·病脉宜忌》，列述了29种脉的形成、鉴别、主病、病脉宜忌、运气要略等。如《无脉》篇中林氏直言："凡大吐后，有脉伏二三日不出者……不可因其脉无，而遽断为死证也。"

书后附《管窥附余》一卷，重点介绍原脉体用，脉证分析多为林氏经验之谈，切实可用。

三、主要学术思想

（一）勤求古训，博采众长

林氏云"余辑是编，先集经文，继附先哲之神髓"，所搜集的内容，析理深刻，切合实用，除了《内经》《难经》《脉经》《伤寒杂病论》《针灸甲乙经》等传世之中医经典著作，还摘录了从宋至清以来的名家理论，堪称"勤求古训，博采众长"。在体例编撰方面，林氏在名家医理旁加入自己的注释以阐明奥义，为了方便诵记，更是附以简文概括，文简意深。

对于一些有争议的观点，林氏在摘录的同时会在批注中阐明其不妥之处，并举例以详细论述。如《望诊·察形气》摘录引用《内经》："阳引而上，阴引而下，则欠；阴阳相引，故云无病，病亦即愈。"林氏言："此只可指初病轻浅者言，若久病虚脱，呼欠连绵不已者，最为危候。"由此可见林氏治学严谨的态度及对先贤的审慎继承。

（二）较为系统的诊断学专著

望、闻、问、切四诊法是中医学独特的内容，但历代诊断专书往往以脉学为主。《四诊诀微》打破了首列切诊的体例，以望为四诊之冠，告诫后世临床诊病要四诊合参，不唯脉诊。"然诊有四在，昔神圣相传，莫不并重。自典午氏以后，作述家专以脉称而略望闻问，后人因置而不讲，大违圣人合色脉之旨矣。殊不知望为四诊最上乘工夫，果能抉其精髓，亦不难通乎神明，闻问亦然，终是缺一不可。譬如人之行立坐卧，何者可废耶？"

书中还详细论述了小儿"指纹"和"虎口"的特殊观察方法，其实践意义重大。该书是现存最早、较为系统地将四诊内容集合的专著。

（三）强调四诊合参，尤望为首要

林氏认为，"（四诊）终是缺一不可"，强调四诊在临床上同等重要，不可偏用某诊而忽视其他三诊。通过望、问、闻、切四诊以了解病情，并运用整体辨证的理论和方法，识别病证。林氏认为，"四诊为岐黄之首务，而望尤为切紧"，故冠"望诊"为四要之首。林氏在望诊中详论颜面、目、鼻、唇、口、耳、舌、毛发、额、眉、项、爪甲、齿等部位的各种形色变化以及妇科、儿科望诊的重要性，尤其是儿科。其云："望诊在儿科尤为切要。口不能言，古称哑科，以其无从发问，而穷诘病因，惟赖望色察纹以验证，实难事也。"

四、价值影响与历史评价

　　《四诊抉微》是论述望、闻、问、切四种诊法的重要专著，林氏在诸多医家都重视脉诊而轻视其余三诊的时代，通过系统收集总结古今有关四诊的精要，博采众长，加以分类叙述，编撰《四诊抉微》。书中林氏强调四诊合参的重要性，并且提出四诊之中首重望诊，且对历代医家所著中不妥之处敢于质疑评判，审慎继承。该书对后世中医诊断学的发展具有重要的意义。

第四章 方药 ▷▷▷▷

第一节 《神农本草经》

一、简介

(一) 作者与成书年代

《神农本草经》(简称《本经》)是我国现存最早的中药学专著。原书已失佚于宋,其主要内容通过《本草经集注》《新修本草》《证类本草》等主流本草著作的收录得以保存。关于《本经》的成书年代,历来说法不一,归纳起来大致有 4 种说法:成书先秦说、成书两汉说、成书东汉以后说和次第成书说。《神农本草经研究》一书对以上说法进行了详细考证,认为《本经》成书于东汉和帝永元六年,即公元 94 年前后。

关于《本经》的作者,众说不一。以陶弘景为代表的很多人认为《本经》系神农所作,"旧说皆称神农《本经》,余以为信然"(《本草经集注·序录》)。唐代政府组织修撰世界上第一部国家药典《新修本草》时,孔志约也在序中提道:"以为《本草经》者,神农之所作,不刊之书也。"宋·寇宗奭在《本草衍义·序》中明确反对神农撰《本草经》的说法,认为古人只说神农尝本草,而未提著书之事。"本草之名自黄帝、岐伯始……旧说《本草经》者,神农之所作,而不经见……尝读《帝王世纪》曰:黄帝使岐伯尝味草木,定《本草经》造医方以疗众疾,则知本草之名自黄帝、岐伯始"。

现有研究多认为,本书作者是东汉时期的本草官"本草待诏",尚志钧等对此均有深入分析。《汉书·郊祀志》载:"候神方士、使者副佐、本草待诏,七十余人皆归家。"当时方士、本草待诏人数已形成一定规模,汉代方士不仅懂得方术,还"收藏着许多药方"。《本经》应当是熟识药性的"本草待诏"汇集了各家医学文献,在官方支持下统一整理编撰的产物,具有官修性质。从《本经》的产生背景、编纂作者、后世沿革等特征价值来看,《本经》可视为药物的规范性典籍。

(二) 书名释义

《神农本草经》书名冠以"神农",一是因为古代有"神农尝百草"而发现药物的传说;二是一种尊古托古风气的反映,如同《内经》之前冠以黄帝之名一样。正如《淮南子·修务训》所说:"世俗之人,多尊古而贱今,故为道者,必托之于神农、黄帝而后能入说。"书名之所以称为《本草经》，因为所载以植物药为主。《说文解字》记载："药，治病草也。"五代时韩保升也说："按药有玉石、草木、虫兽，而直云本草者，为诸药中草类药最多也。"

二、内容提要

《神农本草经》全书共四卷。第一卷为序录，是全书的总论部分，后三卷为药物的各论。

（一）序录

序录部分类似现代药学著作的总论。序例中简要赅备地论述了中药的基本理论，如四气五味、有毒无毒、配伍法度、辨证用药原则、服药方法及丸、散、膏、酒等多种剂型，并对中药的产地、采集、加工、贮存、真伪鉴别等方面做了简要介绍，为中药学的全面发展奠定了理论基石。

序录指出处方用药时应注意药性，分清多寡、主次："药有君臣佐使，以相宣摄，合和者宜用一君、二臣、三佐、五使；又可一君、三臣、九佐使也。"

对药物的配伍禁忌论述详细："有单行者，有相须者，有相使者，有相畏者，有相恶者，有相反者，有相杀者。凡此七情，合和视之，当用相须相使者良，勿用相恶相反者。若有毒宜制，可用相畏相杀者，不尔，勿合用也。"

在采药、制药、用药等方面，强调采药时应注意药性、时间、产地、干燥、真伪。"药有酸咸甘苦辛五味，又有寒热温凉四气，及有毒，无毒，阴干，暴干，采治时日，生熟、土地所出，真伪陈新，并各有法"。

制药时也要注意药性，"药性有宜丸者，宜散者，宜水煮者，宜酒渍者，宜膏煎者。亦有一物兼宜者，亦有不可入汤酒者，并随药性，不可违越"。

在用药方面，更应慎重其事。应先察病源：病源不清，不可乱用药物。"欲治病，先察其源。先候病机。五脏未虚，六腑未竭，血脉未乱，精神未散，服药必活。若病已成，可以半愈。病势已过，命将难全"。

在病源病机清楚后，用药时："治寒以热药，治热以寒药。饮食不消以吐药，鬼注蛊毒以毒药，痈肿疮瘤以疮药，风湿以风湿药，各随所宜。"

关于剂量问题，则说："若用毒药疗病，先起如黍粟，病去即止。不去则倍之，不去则十之。取去为度。"

服药时间，因病而异："病在胸膈以上者，先食后服药；病在心腹以下者，先服药而后食。病在四肢血脉者，宜空腹而在旦；病在骨髓者，宜饱满而在夜。"

（二）各论

各论为《本经》第二部分，共收录 365 种药物，以应周天之数。这些药物又被分成了上、中、下三品。

上品 120 种，无毒，大多属于滋补强壮之品，如人参、甘草、地黄、大枣等，轻身益气延年。以人参为例："人参味甘，微寒。主补五脏，安精神，定魂魄，止惊悸，除邪气，明目，开心益智，久服轻身延年。生山谷。"

中品 120 种，无毒或有小毒，其中有的能补虚扶弱，如百合、当归、龙眼、鹿茸等；有的能祛邪抗病，如葛根、麻黄、黄芩等。以葛根为例："葛根味甘，平，主消渴，身大热，呕吐，诸痹。起阴气，解诸毒。"

下品 125 种，有毒者多，能祛邪破积，如乌头、甘遂、巴豆等，不可久服。以巴豆为例："巴豆味辛，温，有毒。主伤寒温疟寒热，破癥瘕结聚坚积，留饮痰癖，大腹水胀，荡涤五脏六腑，开通闭塞，利水谷道，去恶肉，除鬼毒蛊注邪物，杀虫鱼。"

三、主要学术思想

（一）三品定位，开创药物分类先河

全书载药 365 种，根据药物之有毒与无毒、养身延年与祛邪治病的不同分为上、中、下三品，即后世所说的"三品分类法"。

（二）药分性味，探究药性理论根源

本草学发展到《本经》时代，已基本形成了完整的药性理论体系。《本经》的"序录"部分，就是当时药性理论的纲领性总结。尽管文字不多，但内容甚广，基本奠定了药性理论的基础，并为后世药性理论的发展指明了方向。如在药物的基本性质方面，有四气，五味、有毒无毒、阴阳等理论；在药物应用方面，有君臣佐使，七情合和以及宜丸、宜散等理论；在药物的采制方面，有阴干曝干、采造时月生熟（制作）、土地所出、真伪新陈、根茎华实、草石骨肉、丸散膏酒等论述；在药物分类上，提出了根据主要药效进行三品分类的原则。此外还有毒药的用法，不同病位的服药法，以及有关辨证用药的一些基本法则。

这些理论都对后世的药学发展有着深刻的影响。尽管后世的本草著作在药性理论的各个方面都有不断的补充和发展，但都是建立在《本经》序录的基础上。

（三）药证对应，确立诊疗病名雏形

《本经》不仅"序药性之源本"，而且也"论病名之形诊"，该书除如实记载药物应用外，已开始注意对一些药物应用进行归纳，并提炼出功效以指导临床。如石韦"利小便、水道"，大黄"推陈致新"，茺蔚子"明目"，桑寄生"安胎"等。全书记载药物主治病证 170 多种，包括现在的内、外、妇、儿等各科疾病。其中痈疽、鼠瘘、头痛、痿证、痹证、痉证、积聚、下痢、奔豚、黄疸、腰痛等沿用至今。《本经》叙述药物的功用时，药证对应、主治互参，使人一目了然。

四、价值影响与历史评价

（一）对本草学的贡献

《本经》是我国本草学的第一部经典著作，它集汉以前药学知识之大成。主要成就有以下几点。

1. 系统地整理了汉以前医家的习用药物，奠定了"本草学"的基础 据记载，在战国时期就曾有不定期《子仪本草》，西汉初年也有公乘阳庆的《药论》等药物学专著，可惜这些早期的药学著作都已失佚，但它们的内容很有可能已融汇于《本经》之中。《本经》是现今能够见到的秦汉时期唯一本草著作，对指导本草学的发展起到了奠基和承前启后的作用。

2. 全面系统地总结了汉以前的药物治疗经验，推动了治法、方剂的形成和发展《本经》不但对当时医家所常用的药物进行了搜集整理，使三百多种药物名称得以统一和保存，更重要的是它全面地总结了这些药物的临床实践经验，使它成为历代医家用药的准绳。《本经》所载之药物，至今尚有两百余种为临床医家所常用，约占现代临床常用药物的 1/3 以上，且大多是各种治法和方剂的代表药或称主药。《内经》中的各种治则，大多是建立在《本经》药物治疗经验的基础上，而"方术"的发展、方剂的定型和完善，以及临床上各种治法的不断建立，都与《本经》有着密切的关系。因此它不仅在现代临床用药上占有重要的位置，而且对常用治法的研究也是探本求源的重要文献。

3. 高度地概括了中药药性理论，确立了中药理论的基本范畴 《本经》以四气五味、君臣佐使，有毒无毒总括药物的性能，均建立在"格物穷理"的实践精神上，通过"仰观天之六气，俯察地之五行，论草木、金石、禽兽之行，而合于人之五脏、六腑、十二经脉"。受宇宙整体观和朴素的阴阳五行学说支配，提出了中药的基本性能，并指出"不得违越"。

（二）对中医学的贡献

本草学是中医学的重要组成部分。药物是中医防治疾病的主要手段，同时也是许多中医理论发展的物质基础。药物的应用离不开中医基本理论的指导，反过来药物实践经验的系统总结，又推动着中医学的发展与进步。《本经》作为我国本草学的经典，它对医学的贡献也是不能轻估的，概括起来有以下三点。

1.《本经》的药性理论推动了中医学的发展 《内经》已经总结了不少治疗法则，但都是单纯的理论概括，而没有方药加以佐证，虽然也记述了一些简单的方剂，但尚未形成理、法、方、药的严谨体系。《本经》通过药物治疗经验的总结和药性理论的概括，使中医学理论与实践形成一个整体。尤其是《本经》比较重视药物的寒热补泻等基本性能。如在寒热药性方面，各药名下均标明了它们的寒热性质及程度，并且强调"治寒以热药，治热以寒药"的用药法则。在补泻药性方面，不但把"轻身益气""遏病补虚赢""除寒热邪气，破积聚愈疾"等药物的补泻性能作为划分三品的依据，而且各药主治也强调它们的补泻性能。

2. 促进了养生学与预防医学的发展　《本经》对药物的总结，不仅记述了它们的治病效果，而且注意到它们的食疗作用。不少药物既可供药用，又是日常食物。这些药用食物，长期服用，不但可以健身却病，而且还可收到"轻身不老""不肌（饥）延年"的效果。早在我国的西周时代已有"食医"的专职医师，可见古代非常重视食物的医疗作用。《素问·脏气法时论》中也有"毒药攻邪，五谷为养，五果为助，五畜为益，五菜为充，气味合而服之，以补益精气"的论述，可见《内经》也很重视饮食与治疗的关系，但是大量记载服食方面的资料，首推《本经》。虽然妄图用服食药物的方法来达到"不老""神仙"等目的，但运用一些调味健胃及富有营养的药用食物来培补机体，使之轻健灵活，防止早衰，或使机体正气旺盛，提高机体的抗病能力，防止疾病的发生，这些无疑是有益的。

3. 记载的疾病和证候名称，反映了当时的疾病认识水平和防治概况　《本经》对药物功效的总结，虽然也概括了一些功能，但大多数是以当时的疾病名称和某些证候或症状来记载的。仅"序例"中就记述了中风、伤寒、温疟、中恶、霍乱等40多种"大病之主"，而各药条下记载的病证名称，则多达170余种。这对于后世考察当时的疾病发病和流行情况具有重要意义。

（三）对其他科学的贡献

《本经》虽然是药学专书，主要论述药物学知识。但由于药物的来源甚广，包括动、植、矿等多类物质，因而涉及多种学科。《本经》的内容也不同程度地反映了当时这些学科的进展情况，主要有以下三方面。

1. 矿物药和炼丹经验的记录，为化学的形成和发展积累了资料　早在周代已开始把矿物药混在一起，用加热升华的制药方法，炼制所谓"五毒"之品以疗疮疡。如《周礼》说："凡疗疡以五毒攻之。"《本经》中收载的矿石药达到47种，不少是炼丹的要品，如丹砂、水银、雄黄、硝石等，同时一些矿石药中也记述了不少炼丹的资料。如丹砂"能化为汞"，石胆"能化铁和铜"，空青"能化钢铁铅锡作金"，曾青"能化金铜"，水银"杀金银铜锡毒，熔化还复为丹"，石硫黄"能化金银铜铁奇物"等，为化学的形成和化学制药的发展留下许多宝贵的资料。

2. 大量植物类药物的汇集，是考察我国古代植物学的重要古籍　秦汉时期植物学尚没有专著，是以本草著作较为集中地记载植物学知识，如《本经》中植物类药物的数量最多，总数达252种。由于具有以"草木为本"的特点，故而古代把药物学称为"本草学"。《本经》不仅是当时记载植物最多的古籍之一，而且不少植物还是首见于它。

3. 记录食用药物和物产区域，反映当时农业生产和社会经济状况　《本经》收载的动植物药物中，诸如禽兽、虫鱼、瓜果、谷菜等类，不少是由食物转化而来的，或者是药食两用。书中记述了这些药物的产地和出处，各种药物的分布地域，不仅对考察药物的起源有参考价值，而且从一个侧面反映了当时的农业生产情况，对研究我国古代农业的发展变化情况不无裨益。

综上所述，《本经》不仅是我国重要的古代医药典籍，同时也是一部古代的自然科学著作，是我国文化遗产中一颗璀璨明珠。

但由于历史条件的限制，《本经》也存在一些不足之处。如以"周天之数"来限定三品药物为365种，把许多有用的药物排除在《本经》之外。受道家思想的影响，过分夸大服食丹药的作用，如丹砂"久服通神明不老"，雄黄"炼食之，轻身神仙"，致使后世不少吞丹服石之徒以此丧生。对这些内容，应该予以扬弃。至于有些药物记有"杀精魅邪恶鬼""杀精物恶鬼邪"等一些近乎鬼神迷信之词，是受当时认识水平所限，今人应该以历史唯物主义的观点来看待这些内容。古代医学典籍中有些医学科学与神学是混杂在一起的，因而不能一见到有"鬼神"之词，就斥之为迷信，以至于把其中的一些科学内容一起抛弃。发掘医药宝库应取其精华，去其糟粕，服务当代，造福百姓。

《本经》是我国本草学的奠基之作，与《内经》《难经》《伤寒杂病论》一起被奉为"四大经典"。《本经》的问世，不但是中医药学理论体系形成的最显著标志之一，而且在总结汉代以前药物学成就的基础上，为中药学学科的建立奠定了坚实的基础。

《本经》对后世临床用药发挥着举足轻重的作用。本书首次提出的"君臣佐使"的方剂理论，一直沿用至今。有序例（或序录）自成一卷，是全书的总论，归纳了13条药学理论，所提出的"七情和合"原则在几千年的用药实践中发挥了巨大作用。书中所载药物大多朴实有验，至今仍然习用，如常山抗疟、车前子利水、阿胶止血、黄连治痢、麻黄治喘、茵陈利胆退黄、海藻治瘿瘤等。

《本经》的问世对本草学的发展影响深远。其作为药物学著作的编撰体例被长期沿用，历史上具有代表性的几部本草著作，如《本草经集注》《新修本草》《证类本草》《本草纲目》等，都是渊源于《本经》而发展起来的。

《本经》作为中国第一部药物学专著，被历代医家所珍视，影响极为深远，是医学工作者案头必备的工具书之一。

五、研究书目

《本经》原著在唐初已失传，但它的内容仍然保留在历代本草著作中。现存的各种版本主要是后世根据《证类本草》等历代文献中所存内容形成的辑复本和明清诸家的注疏本。

在辑佚方面，主要有孙星衍与孙冯翼的《神农本草经》（1799年）、顾观光的《神农本草经》（1844年）、黄奭的《神农本草经》（1853年）、王闿运的《神农本草》（1885年）和姜国伊的《神农本经》（1892年）共六部清代《本经》主要辑佚本，以及同一时期日本主要辑本，狩谷望之《神农本草经》（1824年）、森立之《神农本草经》（1854年）。在辑注方面，有汪宏的《注解神农本草经》（1885年）、莫枚士的《神农本经校注》（1900年）两部辑注本。在注疏方面，主要有张志聪的《本草崇原》（约1663年）、张璐的《本经逢原》（1695年）、姚球的《本草经解要》（1724年）、徐大椿的《神农本草经百种录》（1736 年）等八家国内注疏本，以及日本铃木素行《神农本经解读》（约1799—1816 年）、森立之《本草经考注》（1858 年）两种注疏本。清代《神农本草经》的辑佚与注疏有着重要的文献价值与实用价值。

《神农本草经》流行的版本较多，其中著名的有孙星衍、孙冯翼辑本，顾观光辑本和日本森立之辑本。虽然各版本之间存在体例及内容上的差异，学术水平亦错落参差，但对于保留经典著作的完整性，使后世得以窥知《本经》全貌有着重要意义。

六、研读方法

《本经》部分药物名称、品种和入药部位已发生了历史变迁，如桂枝、枳实、威灵仙、人参等；部分药物名称、品种和入药部位、临床性效虽未发生变化，一直沿用至今，但一些特殊临床作用被今人所遗忘，如当归、玄参、地黄、柴胡等；部分药物的名称未发生变化，一直沿用至今，但其品种、入药部位、临床性效已发生变化，如续断、芍药、阿胶、陈皮、黄芪、黄精、玉竹等。对上述 3 种情况，应古今对照，详细分辨，去粗取精，去伪存真，由此及彼，由表及里地进行学习。临床医生更要精读《本经》，因为它标志着经方的起源，《伤寒杂病论》方证源于《本经》。

第二节 《肘后备急方》

一、简介

（一）作者与成书年代

《肘后备急方》约成书于公元 317～420 年，原名《肘后救卒方》，简称《肘后方》，为东晋·葛洪所著。葛洪生于晋武帝太康四年（283 年），卒于 363 年，享年 81 岁（《晋书·葛洪传》），字稚川，号抱朴子，丹阳郡句容（今江苏句容县）人，东晋著名的道家、医学家和炼丹家。早年师从其祖父弟子郑隐学炼丹秘术，后又师从南海太守鲍靓学习养生之术和医学，尽得鲍靓真传，并与其女鲍姑结为夫妻。晚年隐居于广东罗浮山，炼丹修道，采药医病。其思想渊深、著作丰富，据记载有《肘后备急方》八卷（见存）、《抱朴子内外篇》七十卷（见存）、《玉函煎方》五卷（佚）、《神仙传》十卷（佚）等，涉及道教、史学、哲学、炼丹术、军事、天文。现存的两部著作《肘后备急方》《抱朴子》，集中反映了葛洪的医学成就和养生思想。

在南北朝时期，梁·陶弘景对《肘后方》进行了第一次修补与增订，改名为《补阙肘后百一方》。其后，金朝杨用道以葛洪的《肘后备急方》和陶弘景的《补阙肘后百一方》为主体，并摘录宋朝唐慎微《证类本草》中的方子，列于同篇之末，冠以"附方"二字，取名《附广肘后方》。至此目前流传的《肘后备急方》最终定型。

（二）书名释义

"肘后"是说这部书篇幅小，可以随身携带；"备急"即临床应急、救急之意。本书主要记载了简单、实用有效的急救单验方及简要灸法。

二、内容提要

目前单行本《肘后备急方》全书八卷，共 73 篇，缺第四十四、四十五、四十六篇，第三十七篇有名无实，第三十八、三十九篇后世学者据内容及目录补篇目。

全书所论疾病以急性病为主，卷一至卷四以内科病证为主，胡冬裴辑复本将治卒吐血唾血大小便血方、治患消渴小便利数方、治卒患诸淋不得小便方、治梦交接泄精及溺白浊方、治大便秘涩不通方、治卒关格大小便并不通方、治患寸白疣虫诸九虫病方七篇内容补入卷四，共计 42 篇，几乎涵盖当今中医内科学所有病种。如肺系病证之感冒、咳嗽、哮病、喘证、肺痿，心系病证之心悸、胸痹心痛、不寐、健忘、多寐，脑系病证之头痛、眩晕、中风、痴呆、癫狂，脾胃病证之胃痛、吐酸、痞满、呕吐、反胃、呃逆、腹痛、泄泻、痢疾、便秘，肝胆病证之胁痛、黄疸、鼓胀、疟疾，肾系病证之水肿、淋证、尿浊、癃闭、关格、遗精，气血津液病证之虚劳，肢体经络病证之痹证、痉证、腰痛等。

卷五至卷七以外科病证为主，胡冬裴辑复本补入治患五痔和脱肛诸方、治手足诸病方两篇，共计 34 篇，包含了外科疮疡及外科创伤即虫兽金刃所伤的常见病种，如外科疮疡病证有痈、疽、乳肿、瘰疬、疔、丹毒、恶核、瘰疬、恶脉病（脉管炎）、疖、瘘（瘘管）、恶肉（胬肉）、石痈、漆疮（漆过敏）、疥疮、阴囊肿痛、癣、粉刺、疱疮、酒渣鼻、癞（麻风）、阴疮、狐臭、瘾疹等，外科创伤病证有熊虎爪牙所伤、猘犬所咬毒（狂犬病）、蛇伤、马咬伤、青蜂所螫、蜈蚣所螫、蜘蛛所螫、蝎所螫、中蛊毒、中溪毒、沙虱毒、自缢、溺水、疝气、食物中毒、药物中毒等。

此外，胡冬裴辑复本还补充了妇科内容 4 篇，儿科内容共计 18 篇，比较详细地介绍了妊娠病与产后病、小儿脉诊及小儿常见疾病的证治。

本书所记载病证涵盖了目前内、外、妇、儿各科常见病种，多数疾病的诊治为岭南病证首次记录，其中部分病证的记录填补了世界医学史的空白。

三、主要学术思想

葛洪《肘后备急方》的学术特点可以概括为三个方面，一是简便廉验的临证实用观，二是提倡未病先防的疾病预防观，三是尊古而不泥古的传承创新观。

（一）临证实用观

1. 注重因病检方　葛洪身处岭南，深感疾病的发生和传播多是因为缺少医者、医术不彰且又无简易的自疗方法所致，患者患病后只能坐以待毙。因此他在其所著的一百卷《玉函方》的基础上，摘其主要内容，采其"单行轻易，约而易验""率多易得之药"编撰成《肘后救卒方》三卷（后世整理成《肘后备急方》八卷）。书名为《肘后备急方》，就是随身携带以备临时应用的意思。

此书采取因病检方的编写体例，每一病候重在突出主症，详列多种治法治方，以备临时应急，切合临床实际，十分方便应用，符合当时的社会背景，同时体现了葛洪体恤劳苦大众、医者仁心的高尚医德。

2. 注重辨证论治　葛洪对疾病的整个发展过程认识深刻，观察细致入微，善于抓住疾病发展的转折点及各个疾病本身的特征。例如，他对水肿病的证就以"肿是否入腹"及"从上入腹""从下入腹"来判断水肿的发展及预后。再如他诊治心痛胸痹病时主要根据疼痛性质进行辨证论治。这种辨证方法简单实用，没有过多的理论阐述，主症突出，言简意赅，除便于救急，对于当时缺少医生及医学知识匮乏的人来讲，实用性强。

3. 注重治方治法多样　据初步统计，全书除附方及治牲畜诸病方外共有 546 条病证、1302 条治法治方。其中内治方 761 条，外治方包括针灸、敷、涂、熨等 500 余条。其组方精简，所用之药普遍易得、价格低廉。初步统计，书中有单方 371 首，两味药组成方 171 首，三味药组成方 89 首。也就是说，80% 以上的内治方不超过三味药，药物多由蜂蜜、豆豉、大豆、小豆、麻黄、桂枝、甘草等常见易得之品组成。

（二）疾病预防观

1. 未病先防　葛洪在其所著的《抱朴子内篇》中就记载了多种养生防病的方法，包括导引行气、吐纳练气等，强调以不伤为本、药养"治未病"等养生之道，并强调"治未病"的重要性。"是以至人消未起之患，治未病之疾，医之于无事之前，不追之于既逝之后"。这种思想在《肘后备急方》中也体现得淋漓尽致，尤其对温毒、疫疠等传染病提出了多种预防方法，如内服法"度瘴散，辟山瘴恶气。若有黑雾郁勃及西南温风，皆为疫疠之候方。麻黄、椒各五分，乌头三分，细辛、术、防风、桔梗、桂、干姜各一分。捣筛，平旦酒服一盏匕。辟毒诸恶气，冒雾行，尤宜服之"。

2. 已病防变　对于疾病，葛洪强调要及时治疗，以免病情恶化，曰"诸小治为防以穷极耳，若病失治，及治不瘥。十日之上，皆名坏病"，严厉痛斥医者"使腠理之微疾成膏肓之深祸"。葛洪将医方书取名"救卒"，除了救治急症之外，尚包括及时治疗之意，也体现了既病早治的预防观念。他还提倡家中常备救急之药，曰"众药并成剂药，常自和合，贮此之备，最于衣食耳"。

同时在疾病的治疗中，葛洪重视预防疾病传变，比如对于腹水的治疗，攻逐水饮的同时注重凉血活血化瘀，常用白茅根、马鞭草、鼠尾草、鬼扇（别名射干）等，以防水肿日久化热，缠绵不愈。针对腹水本虚标实的病理性质，他在攻逐水饮的同时注重顾护胃气，如在以慈弥草利小便后以防伤胃阴，提出"糜粥养之"。

3. 重视病愈后期的调养及饮食禁忌　他在"治时气病起诸劳复方第十四"篇提出："凡得毒病愈后，百日之内，禁食猪、犬、羊肉，并伤血及肥鱼久腻、干鱼则必大下痢，下则不可复救。又禁食面食、胡蒜、韭薤、生菜、虾鲑辈，食此多致复发则难治，又令到他年数发也。"

（三）传承创新观

葛洪在对疾病的认识及治疗上不仅继承了前人的学术经验，也有所创新发展，主要体现在提出了更多的病种，创立了多种简便的诊断方法，治疗方法更为丰富。

1. 丰富病种　《肘后备急方》涉及的疾病有上百种，很多疾病在现存的中医古籍中未见，不仅丰富了疾病的病种，而且加深了对疾病的认识。

书中第一次准确、详细地描述了天花的症状。"仍发疮头面及身，须臾周匝，状如火疮，皆戴白浆，随决随生，不即治，剧者多死。治得瘥后，疮瘢紫黑，弥岁方减"，命之曰"天行斑疮"，并且第一次给出了治疗方药。这一记载比西方医学界认为最早记载天花的阿拉伯医学家雷撒斯要早 500 多年。

书中记载了一种疯狗咬人引起的病证，后世称"狂犬病"。葛洪首先观察到健康狗与疯狗的区别，提醒人们注意疯狗，并提出"疗猘犬咬人方……仍杀所咬犬，取脑敷之，后不复发"。可谓是人工免疫思想的先驱，比 19 世纪法国巴斯德证明狂犬的中枢神经组织中具有抗狂犬病物质，并制成狂犬病疫苗用于狂犬病的防治早 1000 多年。西医学认为，狂犬病潜伏期为 12 天起至半年，与葛洪提到的"凡猘犬咬人，七日一发，过三七日不发，则脱也，要过百日，乃为大免耳"的观点接近。可见，葛洪对上述诸多疾病的认识开我国传染病学和临床急症学之先河，由此受到后世医家的一致推崇。

书中还记述了一种叫"尸注"或"鬼注"的病。云："尸注、鬼注病者……大略使人寒热，淋沥，恍恍，默默，不的知其所苦，而无处不恶，累年积月，渐就顿滞，以至于死。死后复传之旁人，乃至灭门。"

葛洪对这种病的主要症状、发病过程及传染性的描述，虽因历史条件所限，未能确切认识病源，但与西医学认识的结核病基本吻合。其中还涉及了类似肠结核、骨关节结核等多种疾病，其论述的完备性并不亚于西医学，是世界上结核病互相传染的最早观察记载。

恙虫病（古称"沙虱"）是流行于亚洲东南地区，包括我国广东、福建一带的一种地方性急性传染病，病原体为"东方立克次体"，是一种比细菌还小的微生物。其传染媒介是恙虫的幼虫。葛洪在书中详细且准确地描述了"沙虱"的生活形态，以及该病的发病地带、临床特征、传染途径、预防预后等。原文曰："山水间多有沙虱甚细，略不可见，人入水浴，及以水澡浴……便钻入皮里。其诊法：初得之皮上正赤，如小豆、黍米、粟粒……此虫渐入至骨，则杀人。自有山涧浴毕，当以布拭身数遍，以故帛拭之一度，乃敷粉之也。"葛洪记述此病要比美国医生帕姆在 1878 年在其著述中方载此病早 1500 余年。

《肘后备急方》不仅对麻风（癞病）、疥虫、黄疸、中风、中毒、精神病、外伤、急性淋巴结肿大等多种急症的诊治有精辟论述，还提出了不少治疗疾病的特效药剂，如铜青治疗皮肤病，松节油治疗关节炎，雄黄、艾叶消毒，密陀僧防腐等。

2. 丰富治法　首创多种急症治疗技术。比如人工呼吸法、洗胃术、救溺倒水法、腹穿放水法、导尿术、灌肠术、治腹水、汞剂治疗蛲虫病、清疮术、引流术等。尽管这些技术还不够完善，甚至有些是原始的，但反映了我国古代医家的智慧，大大地提高了我国古代的临床治疗效果。葛洪对开放性创伤口的早期处理及止血方法，防止伤口感染等已积累了一定的经验。书中所记载的压迫止血治鼻衄、烧灼止血治舌下青脉出血不止、外敷及内服药物治各种出血至今仍为外科止血的重要手段。书中还介绍了被虎、熊、马等动物咬伤、踢伤及抓伤的处理方法，以及肠吻合术、兔唇修复术等。

倡导针灸救治急症是《肘后备急方》的又一特色，其中又以灸法尤显突出。书中录有针灸医方 109 条，其中 99 条是灸方，大大改变了当时灸法非常贫乏的状况。《肘后备急方》主张急症灸治，认为针法不易为常人掌握，灸法操作简便，安全可靠，阐明了灸法用于急症的重要意义。《肘后备急方》所载灸方涉及病种十分广泛，包括猝死、尸厥、卒心腹痛、伤寒、时气、霍乱、中风、发黄、痈疽、疮肿、狂犬咬伤等，达 28 种，其中大部分属猝发之急暴病证。在施灸方法上也是形式多样，内容丰富。尤值一提的是，在急症救治中创用隔物灸，为我国隔物灸法最早的文献记载。书中隔物灸方共 7 首，隔物灸物包括盐、蒜、椒、面饼、黄蜡、香豉、雄黄等，对后世隔物灸的发展产生了重要影响。

首创捏脊疗法。此法最早记述于《肘后备急方·治卒腹痛方》。云："拈取其脊骨皮，深取痛引之，从龟尾至顶乃止。未愈，更为之。"其对后世临床治疗小儿和成人各种杂症，以及保健防病提供了良好的治疗方法。

《肘后备急方》堪称中医美容第一书，在"外发病"一卷载有手足皲裂、浸淫疮（湿疹）、漆疮、疣目（寻常疣）、白癜风、粉刺、黯（黄褐斑）、酒渣鼻、狐臭、目不明、唇疮、口气臭、齿根动欲脱等损美性病证的治疗方法。

3. 收载方药众多　《肘后备急方》所载剂型种类颇多。据初步统计，除最常用的汤剂外，还有丸剂、膏剂、酒剂、栓剂、散剂、洗剂、搽剂、含漱剂、滴耳剂、眼膏剂、灌肠剂、熨剂、薰剂、香囊剂等 10 多种剂型，其中以丸剂、膏剂、散剂等多用。书中介绍的赋形剂种类繁多，辅料有蜜、酒、醋（苦酒）、药汁、面糊、水、麻油、猪脂、羊脂、鸡子白或黄、乳汁、胶汁、枣泥、唾液、米泔水等 10 多种。其中以蜜、醋、酒的使用较多。特别是在制剂工艺上，葛洪首次采用舌下含剂治疗心脏病，应用温浸法制备药酒，采用蒸馏法等制剂工艺均具有先进性。

《肘后备急方》所载方剂大都价廉效著，治法简便易行，适应范围包括内科、伤科、五官科等，甚至还有预防医学、性医学、食疗、美容及兽医等，范围非常广泛。全书载有药物附方 1060 首，是我国古代一部具有重要研究价值的方书。

《肘后备急方》收载药物约 350 种，其中植物药约 230 种，动物药约 70 种，矿物药和其他药物约 50 种，贵重药极少，多为山野易得之品。在药物的使用上，葛洪有独到之处，他在书中最早记载了青蒿抗疟和黄连治疗心脏病。

书中还收载了大量食疗方。根据食物品种，可分为鱼、禽蛋、畜肉与内脏、虫介、豆、菜蔬、果类、乳制品及粥类等九大类共 65 种治病的食疗方，不仅其配方与现代营养学甚为吻合，如对肿满、水病善用动物蛋白质（鱼类、鸭类等）及大豆类，并必须禁盐；治虚损善用乌雌鸡等，而且配制方法多种多样，如鸭煮粥、鸭纳药、梨纳胡椒、梨纳黑锡等。

四、价值影响与历史评价

(一) 医学价值

《肘后备急方》实用性、创新性强。书中主要记述了各种急性病证或某些慢性病急性发作的治疗方药、针灸、外治等，治病所用药物大都是"贫家野居，所能立办"，陶弘景称其"播于海内，因而济者，其效实多"，故为后世医家广泛习用，深受百姓欢迎。

书中对某些传染性疾病的症状、病因、治法的认识，比如恙虫病、麻风、天花、狂犬病、疟疾、肺结核等都远远早于其他国家，对后世中医急症的诊疗具有开创性贡献，在世界医学史上也具有重要意义。

《肘后备急方》创用咽部异物剔除术、骨折小夹板固定法、肠吻合术、导尿术、颞颌关节脱臼复位术、救溺倒水法、手法肠复位术等，使中医急救技术丰富多彩，实用有效。

(二) 文献价值

《肘后备急方》是我国魏晋南北朝时期的一部重要医书，既收集了前代张仲景、华佗等名医的处方，又收录了当时周、甘、唐、阮诸家备急方。经后世两次增补及传抄、翻刻，现存的《肘后备急方》增加了不少内容，如《小品方》《范汪方》《删繁方》《刘涓子鬼遗方》《支大医方》《效验方》等同时期或其后的一些古医籍内容，在一定程度上反映了我国魏晋南北朝时期临床各科的医学成就，对于研究这一时期的医学发展状况无疑是一份很重要的文献资料。

(三) 现代价值

2015年中国中医科学院屠呦呦研究员因"有关疟疾新疗法的发现"获得诺贝尔生理学或医学奖。她正是受到东晋葛洪《肘后备急方》的启发——"青蒿一握，以水二升渍，绞取汁，尽服之"的截疟记载，创新性地改用低沸点溶剂提取青蒿，成功证实青蒿乙醚提取物的抗疟药效，成为青蒿素发现过程中突破的关键。青蒿素的分离研究是现代抗疟史上的一个重要发现。

《肘后备急方》是魏晋南北朝时期重要的医学典籍，是一部集大成的急救医方书，也是我国现存最早的急症诊治专著。葛洪在书中创立的诸多灵验便方至今仍在临床广泛应用，为中医学的发展做出了不可磨灭的贡献。

《肘后备急方》作为岭南医方学术流派的奠基著作，具有岭南地域的特点。书中所记载的多种疾病诊治为岭南病证首次记录，而且详于方而略于论，充分体现了岭南医学简约、实用的特点，是葛洪将中医药理论与岭南医药特色相结合之作，对岭南中医药发展贡献巨大。

五、研究书目

现存最早的《肘后备急方》版本为明英宗正统十年（1445）《道藏》本《葛仙翁肘后备急方》，即来源于段成己序本。据《全国中医图书联合目录》记载的《葛仙翁肘后备急方》目前在各地图书馆的馆藏目状况，现存版本一共有 26 种。经过对其中 11 种以上不同版本的比较发现，其内容基本一致，仅序言、题跋部分不同，可能主要是校勘者、出版社等不同所致。

近年来，学者为使得《肘后备急方》更加完善，在补辑佚文方面做了很多工作，比如，1983 年安徽科技出版社铅印本《补辑肘后方》，尚志钧辑校，辑得《肘后方》佚文1265 条。1997 年中国中医药出版社出版《抱朴子内篇·肘后备急方今译》，梅全喜等编译。2009 年上海科技出版社出版《附广肘后方》，胡冬裴汇辑。2018 年刘小斌、魏永明校注《肘后备急方全本校注与研究》。这些书籍对于研究葛洪及其著作亦有一定参考价值。

第三节 《备急千金要方》

一、简介

（一）作者与成书年代

《备急千金要方》简称《千金要方》《千金方》，约成书于永徽三年（652 年），为唐·孙思邈所著。孙思邈（581—682 年），京兆华原人，今陕西省孙家源人，唐代著名医药学家，被后世尊称为"药王"。

据《备急千金要方·序》记载，孙思邈因"幼遭风冷，屡造医门"，以致"汤药之资，罄尽家产"，于是对医药产生兴趣，"青衿之岁，高尚兹典"，虚心请教他人，研习医学，"一事长于己者，不远千里，伏膺取决"，又见"流行诸方，部秩浩博仓促之间，检索至难"。于是"博览群经，删繁就简，务在简易"，结合个人临床经验撰成此书。孙思邈一生著作甚多，现存的主要有《备急千金要方》《千金翼方》《存神炼气铭》《摄养枕中方》《太清丹经要诀》等。

（二）书名释义

孙思邈鉴于古代诸家医方散乱浩博，求检至难，便博采群经，勤求古今，删裁繁复，以求简易，撰成此书。因为"人命至重，有贵千金，一方济之，德逾于此"，故以《备急千金要方》命名。

二、内容提要

全本三十卷，分 232 门，合方论 5300 余首。

卷一为序例，总论医理、药理，共九条：论大医习业、论大医精诚、论治病略例、论诊候、论处方、论用药、论合和、论服饵、论药藏。

以下各卷分列各科各病之处方，卷二至卷四分别为妇人方上、中、下，卷五为少小婴孺方，卷六为七窍病，卷七为风毒脚气，卷九至卷十为伤寒，卷十一至卷二十分别为肝脏、胆腑、心脏、小肠腑、脾脏、胃腑、肺脏、大肠腑、肾脏、膀胱腑及三焦，卷二十一为消渴、淋闭、尿血、水肿，卷二十二为疔肿痈疽，卷二十三为痔漏，卷二十四为解毒并杂治，卷二十五为备急，卷二十六为食治，卷二十七为养性，卷二十八为平脉，卷二十九至卷三十为针灸。凡内、外、妇、儿诸科百病之处方，无不备载。

三、主要学术思想

（一）形成系统医学思想

1. 医为精微之学 孙思邈言："凡欲为大医，必须谙《素问》、《甲乙》、《黄帝针经》、明堂流注、十二经脉、三部九候、五脏六腑、表里孔穴、本草药对、张仲景、王叔和、阮河南、范东阳、张苗、靳邵等诸部经方，又须妙解阴阳禄命、诸家相法，及灼龟五兆、《周易》六壬，并须精熟，如此乃得为大医"（《备急千金要方·大医习业》）。他认为，学习医学不仅要读医书，还要读医书以外的书。又言："今以至精至微之事，求之于至粗至浅之思，其不殆哉""惟用心精微者，始可与言于兹矣""世有愚者，读方三年，便谓天下无病可治；及治病三年，乃知天下无方可用。"（《备急千金要方·大医精诚》）他告学医者务必要"博极医源，精勤不倦"。在孙思邈看来，医学是神圣而严肃的，是不可以轻易"言于兹"的，不仅要凭借天生的智慧，还必须付出不懈的努力。

2. 医为仁心之术 《大医精诚》是一篇其他医书绝少见到的特殊文章，除了讨论医德之外，更重要的是隐含在文字之下的一颗仁慈心灵。"凡大医治病，必当安神定志，无欲无求，先发大慈恻隐之心，誓愿普救含灵之苦。若有疾厄来求救者，不得问其贵贱贫富，长幼妍媸，怨亲善友，华夷愚智，普同一等，皆如至亲之想，亦不得瞻前顾后，自虑吉凶，护惜身命。见彼苦恼，若己有之"（《备急千金要方·大医精诚》）。孙思邈以"大医精诚"的高尚品德和努力探究学术真谛的治学态度，成为医界之楷模。

（二）医方融汇古今

1. 继承前人，系统编纂 孙思邈对唐代以前的名医名方非常重视，在《备急千金要方》中，直接承袭于前代的内容不在少数。现在所知六朝时期的医书大多可以在《备急千金要方》和《千金翼方》中找到痕迹，如《深师方》《小品方》等。据统计，书中引用汉代著名医家张仲景的方剂有 10 首，如小建中汤、黄芪建中汤、当归汤、鳖甲煎丸、治食鱼脍不消方、小柴胡汤、神丹丸、蜀椒散、当归汤和仲景三物备急丸。正如宋代校正医书局高保衡、林亿等人在"校订《备急千金要方》后序"中说："究寻于《千金方》中，则仲景之法十居其二三，《小品》十居其五六。"正是由于这种辑录，六朝乃至更早的医学内容才得以保存。

2. 采收当代，博采众长　孙思邈注重广泛收集同一时代医家的经验方和民间验方，将其整理归纳入卷，为后人留下了宝贵的医药知识财富。如收录唐代医家张文仲药方，取其验方集入《备急千金要方》中，如铅丹散、竹叶汤、治温气病欲死方、乳汁煎、治头面风口齿疼痛不可忍方等。

《备急千金要方》虽然内容繁复，却并不感到有东拼西凑的痕迹，而是浑然一体的完整，说明孙思邈不仅继承了前代和当时的医学内容，而且根据自己的理解在继承的基础上进行了融会贯通。所以《备急千金要方》和他另一部著作《千金翼方》的出现，反映了六朝以后中医药学术的大融合。

（三）注重临床实践

孙思邈注重结合自己的临床实践，对前人的方剂进行临床验证和系统归纳，分门别类，汇集成卷。据统计，《备急千金要方》共载药方 4213 首，其中只有 327 首明确记载来源于其他医家和民间。其余 3886 首，较明确记载来源于自己经验的方剂达 2463 首（其中有 102 首在《千金翼方》中也有记载）。其他没有任何明确记载的药方 1423 首。这些药方有的没有方名，有的以"又方"等形式出现，但以孙思邈记载的药方为主，反映出孙思邈不仅注重总结自己的临床实践经验，也重视广泛采集当代与前人的医疗经验，并结合自己的临床实践归纳整理，使其所见历代医籍和民间流传的验方得以系统记载。

《备急千金要方》药方的来源、采录、传播脉络清晰，历久不衰。孙思邈的部分药方至今仍被选入中医药院校的《方剂学》和《中医内科学》教材，如独活寄生汤、温胆汤、黄连温胆汤、温脾汤、犀角地黄汤、生脉散、生姜甘草汤、苇茎汤、驻车丸、犀角散、橘皮汤、磁朱丸、孔圣枕中丹等。

（四）形成完整的医学体系

《备急千金要方》内容之丰富，所论之广泛，不是一般意义上的方书。正如高保衡、林亿等人所说："脏腑之论，针艾之法，脉证之辨，食治之宜，始妇人而次婴孺，先脚气而后中风，伤寒痈疽，消渴水肿，七窍之疴，五石之毒，备急之方，养性之术，总篇 232 门，合方论 5300 首，莫不十全可验，四种兼包。"（《备急千金要方·新校序》）如此丰富的内容和井然的序列，展示出中医临床医学的系统和框架，故此书已超越一般方书的概念。

《备急千金要方》的编次体例虽经高保衡等人之手，但大致保留了原意。通过编次体例，尚可隐约窥得孙思邈的医学思想。例如卷十一至卷二十是脏腑病方，叙列肝、胆、心、小肠、脾、胃、肺、大肠、肾、膀胱及三焦有关内容，各卷首生理，次病理，次脉论，次方药，次针灸，一条主线贯穿始终，并非简单罗列，而是形成医学系统。再比如卷十九共分八篇，依次为肾脏脉论第一、肾虚实第二（肾与膀胱俱虚实附）、肾劳第三、精极第四（精虚实附）、骨极第五、骨虚实第六、腰痛第七、补肾第八。肾脏脉论可谓全篇的基础，叙述了肾脏的生理脉论、病机、病证、经脉。"其后各篇均是先论后方，以论统方，列叙肾实热、肾膀胱俱实、肾虚寒、肾膀胱俱虚、肾劳实热、肾劳虚冷、精极、虚劳、遗精、尿精、骨极、骨虚、骨实、腰痛、肾著、五劳七伤等病证，其病因病机、治则治法、方药及针灸法"。单看此部分内容，几乎形成了完整的中医肾病学框架。

（五）注重医与理法相系

"方"本身虽然非常重要，但孙思邈更看重"论"所承载的医学理论，以及理论对方剂的指导和统摄作用。全书并非完全以"方"为中心，而是在相关理论统摄下，将"方"与医学的理法融会为一个整体。

如卷十八大肠腑，列叙大肠腑脉论、大肠虚实、肛门论、皮虚实、咳嗽、痰饮、九虫等七篇。其中大肠腑脉论第一叙述了大肠的形态、生理、诊法、病证、经脉等，是综括全卷的总论，对其下各篇具有统摄作用。大肠虚实以下各篇亦是有论有方，论在方前，以论统方，方则从属于"论"的指导之下。以"皮虚实第四"为例，先论皮之生理，后论病理，特别强调"凡皮虚实之应，主于肺大肠，其病发于皮毛，热则应脏，寒则应腑"，其下有"治皮虚，主大肠病，寒气关格，蒴藋蒸汤方"和"治皮实，主肺病热气，栀子煎方"。

四、价值影响与历史评价

《备急千金要方》内容博深，有纲有目，分门别类，晖丽万有，具有许多独到、精辟的论述，对后世产生了深远影响。

1. 医德方面　本书对医德进行了较全面的论述，首篇所列《大医精诚》《大医习业》是中医伦理学的基础。

2. 妇产科方面　全书有 1/10 的篇幅论述妇人之胎、产、经、带诸病及围产期卫生和优生思想。其设妇科、儿科专卷进行论述，奠定了宋代妇科和儿科独立的基础。

3. 医理方面　博采群经，辑录了《内经》和扁鹊、仲景、华佗、王叔和、巢元方等名家论述，是研究魏、晋、隋、唐医药的重要文献。

4. 方药方面　广泛收集前代医家的大量方剂，以及当时流传民间的许多有效方药，参以己说，总结用药经验，内容丰富，资料详实。

5. 临床方面　开创了脏腑分类方剂的先河，治内科疾病提倡以"五脏六腑为纲，寒热虚实为目"。其中将飞尸鬼疰（类似肺结核病）归入肺脏证治，提出霍乱因饮食而起，以及对附骨疽（骨关节结核）好发部位的描述、消渴（糖尿病）与痈疽关系的记载均显示出较高的认识水平。

6. 针灸方面　本书载针灸处方千余条，专述于卷三十，组方配穴精当，针灸药物并重，艾灸疗法丰富，临证讲究权变，对现代针灸学有积极的指导作用和深远的影响，可作为针灸医家临床的参考宝典。

《备急千金要方》一直以来备受后世医学家所重视。书中凡论病证，首列总论，引诸家论述为理法，继则辨别虚实寒热以列举方药，首创脏腑分类之法，后世如《医学纲目》《杂病源流犀烛》、日本丹波康赖的《医心方》、朝鲜金礼蒙的《医方类聚》和许浚的《东医宝鉴》等，其内容编排多借鉴《千金方》的体例。日本还于1974年成立了《千金要方》研究所。可见《千金方》对国内外医学影响深远，具有较高的文献研究和临床应用价值。《备急千金要方》后流至国外，产生了深远影响 。

《备急千金要方》虽被归于方书一类，但不是一般的方书，是集唐初以前医学之大成者。其吸收当代成果，注入作者临床经验，加以系统总结归纳，贯穿成为完整的医学体系，是一部以指导临床实践为基本宗旨、以列叙实用方剂为主要内容的综合性临床著作。全书因体制宏大，论方详备，方便实用，被誉为我国现存最早的临床医学百科全书。

五、研究书目

《备急千金要方》（又名《千金要方》《新雕孙真人千金方》《真本千金方》等）因翻刻不断，造成版本纷繁芜杂，精华难识。据统计，其传世版本有几十种之多，据《全国中医图书联合目录》（中医古籍出版社1991年1月）记载，现存的版本仍有40多种。

《备急千金要方》的主要版本：在宋官方雕版刊行之前，已经有人雕版印刷《千金要方》，名《新雕孙真人千金方》，这部书未经宋臣校改。日本保存的《真本千金要方》，至今仅存一卷。未校订本在《荛圃藏书题识》和《皕宋楼藏书志》均称为《孙真人千金方》（三十卷），《宋以前医籍考》将原本中的宋刻部分称为"仪顾堂题跋所载北宋本"。此本自黄丕烈发现到陆心源后人卖入日本，一直到1974年日本友人将其复印本赠给马继兴研究员，历经坎坷，终重归故土。直到1996年10月，人民卫生出版社出版了由陕西省中医药研究院整理的《孙真人千金方》，此版本才正式流传于国内，成为《千金要方》的另一个版本体系。

北宋治平三年官雕本，三十卷，初刻国内已佚，此版本现今只存一部，藏于日本，于1848年影印得以面世。国内现存较早的刊本有《重刊孙真人备急千金要方》（元刻本），三十卷，藏于北京大学图书馆和浙江图书馆；《重刊孙真人备急千金要方》（明刻本）三十卷，藏于国家图书馆、北京大学图书馆等地。而今中国的通行本是1955年人民卫生出版社将嘉永本《备急千金要方》加句读后，用四合一版面影印，1982年再次重印。

此外还有道藏本和元明刊本等传世。《红雨楼书目》《季沧苇藏书目》皆载《千金要方》九十三卷；《八千卷楼书目》亦载《千金要方》九十三卷，还具体指出其刊本为"明刊校元本"；《四库全书总目提要》则考证得更为详细："《千金要方》九十三卷，考晁陈诸家著录，载《千金要方》《千金翼方》各三十卷，钱曾《读书敏求记》所载卷数亦同，又谓宋仁宗命高保衡、林亿等校正刊行，后列《禁经》二卷，合二书计之，止六十二卷。此本增多三十一卷，疑后人并为一书，而离析其卷帙。"

此版本主要的刻本有明·嘉靖乔氏刊本、明·万历祝氏刊本、清·康熙张喻二氏刊本、清《四库全书》本等。现存较好的版本有《孙真人备急千金要方》（明·嘉靖二十二年刻本），藏于国家图书馆、中国中医科学院等地。《孙真人备急千金要方》（明·嘉靖十六年刻本），藏于重庆市图书馆。《孙真人备急千金要方》（明·嘉靖三十一年刻本），藏于中国医学科学院、山东中医药大学图书馆等地。

考历代书目所载及现存的版本，一般认为，三十卷本中的元刻本和日本江户医学影北宋本为最好。原因一是此三十卷本为孙氏古本之旧，且经过林亿等人校正，错误较少，雕刻精良；二是元刻本虽刊刻精致，为历代推崇，为现存最古之刊本，但已残缺不全；三是"未校订本"虽更为存真，惜宋版不全，中间初配明版又配元版，亦不足取。四是《道藏》九十三卷本虽世传亦多，但其评价不高，盖因好事者恣意篡改，已失原版之旧，故后人诟病者有之。

据历代书录记载，推崇元刻本者不少。日本江户医学影北宋本，翻刻者首先否定了《道藏》本，又评论了元刻本，认为其也有不尽如人意之处。唯独推崇"米泽大守上杉氏所藏宋椠一部"，因为此刻本"较诸元版，笔画端楷，更为清朗，检其缺讳，其为北宋刊本不疑……则仍是为林亿等校正之旧，厘然可覆按也"。更为难能可贵的是，"盖是本，元明以后，久既属绝响。是以康熙中张璐撰《千金衍义》，称照宋刻本，校其文字，却同明代坊刻。乾隆四库全书目，亦特载《道藏》本，则知其既佚也……原本距今五百余年，而此一部岿然独存，真为天壤见绝无仅有之秘籍矣"。所以"孙氏书之传于今者，未有若是本精且善者"。

近几十年来，研究孙思邈《备急千金要方》的文献盛况空前。著作方面比较有代表性的有雷自申等所著的《孙思邈〈千金方〉研究》一书。据粗略统计，有关孙思邈《备急千金要方》研究的论文，目前已达1000余篇。尽管如此，从整体而言，对《备急千金要方》研究的资料还是比较零散的，从某一点或某一个侧面进行研究者多，从大的层面上进行系统研究者少，而从整体上对《备急千金要方》进行全面系统的研究资料目前尚阙如。钱超尘等主编的《孙思邈研究集成》，将2004年之前近百年来国内外学者有关孙思邈的生平家世、学术成就、学说发展、临床应用等研究著作、论文和成果集于一体，蔚为大观。

第四节 《新修本草》

一、简介

（一）作者与成书年代

《新修本草》又名《唐本草》，由唐·苏敬等23人奉敕撰于显庆四年（659年）。

苏敬（599—674年），湖北人，宋时因避宋太祖赵匡胤祖父赵敬之名讳，在有关文献中改名"苏恭"，时任"朝议郎右监门府长史骑都尉"，主司门禁出入事，为武官系列，然其深解医药。因为苏敬知医，故能"撮陶氏之乖违，辨俗用之纰紊"，表请朝廷修订《本草》。苏敬的建议得到朝廷的支持，唐高宗令英国公李勣，太尉长孙无忌，兼侍中辛茂将，太子宾客、弘文馆学士许敬宗，礼部侍郎中兼太子洗马、弘文馆大学士孔志约、尚药奉御许孝崇、胡子家、蒋季璋，尚药局直长蔺复珪、许弘直，侍御医巢孝俭、太子药藏监蒋季瑜、关嗣宗，太子药藏丞蒋义方，太医令蒋季琬、许弘，太医丞蒋茂昌、太常丞吕才、贾文通、太史令李淳风，潞王府参军吴师哲，礼部主事颜仁楚及右监门府长史苏敬等 23 位医药家和儒臣参与重修本草。

《新修本草》的编撰以《本草经集注》为蓝本，依靠国家的行政力量，在全国范围内利用 13 个道、133 个洲开展药物普查，利用药物调查资料，绘制药物图谱。前后历时两年，于公元 659 年（显庆四年）8 月完成编撰任务，定书名为《新修本草》，由朝廷颁布天下，成为我国第一部官修本草。这是我国也是世界上第一部国家药典，先于欧洲的《纽伦堡药典》（1535 年）876 年，比俄国第一部国家药典（1798 年颁行）早 1119年，对世界药学的发展做出了巨大贡献。

（二）书名释义

因为本书是由政府组织，由苏敬等 23 位医药家和儒臣对历代本草成就的重新总结与修订而成，故名《新修本草》。

二、内容提要

《新修本草》又称唐本草，原指三部分文献而言，即《本草》《药图》《图经》。这部原著总卷数 55 卷，包括正经（正文及注释）20 卷，药图 25 卷，图经（药图的说明）7 卷，三部分加上目录组成。最初成书时只为三部分共编 1 卷目录，全书共 53 卷，以后又出现只为正经和药图各编 1 卷目录的传本，如此全书就有 54 卷。再后来，又有为全书三部分各编 1 卷目录的传本，使全书总卷数达到 55 卷。《本草》部分是讲药物的性味、产地、采制、作用和主治等，《药图》是描绘药物的形态，《图经》是《药图》的说明。原本在宋开宝以后渐次散佚，唐慎微等也未能见到全书的原有形式。《图经》和《药图》两部分已无法考见。现在所说的《新修本草》实际就单指《本草》部分。

（一）记载药物

正经收药 850 种（经目前统计为 851 种），计《神农本草经》药物 361 种，《名医别录》药物 181 种，有名未用药 193 种，新附品即《新修本草》所增者 115 种。在分类方面，沿用陶弘景的方法，根据药物来源分为玉石、草、木、禽兽、虫鱼、果、菜、米谷、有名未用等 9 类。除有名未用类外，其他各类又分上、中、下三品。该书图文并茂，绘制考究，以实物标本描绘图形，彩色图谱与正文相对照，卷帙浩繁。其书格式清晰，一目了然。

（二）新增药物

根据《证类本草》转录《嘉祐本草》序所说，《新修本草》较《本草经集注》的730 种药物新增了 114 种新药，包括山楂、芸薹子、人中白、鲜鱼、砂糖等。但据《医心方》记载,《新修本草》药物总数为 850 种,比 844 种多出 6 种。除了药物种类有所增加外,《新修本草》中新增药物有许多药食两用的养生本草为首次记载,沿用至今的有萝卜、芹菜、油菜、马齿苋、茴香、山楂、桑椹、香蕉等。此外,《新修本草》也是首载茶的本草著作。

(三) 外来药物

由于唐朝的经济、文化发展迅速,不少外来药品通过贸易进入我国,如胡黄连、荜茇、蒟蒻、麒麟竭(血竭)、乳香、没药、龙脑、木香等。其中鸦片是由波斯地区作为贵重药物运进中原。《新修本草》正文中共收录 96 种外来药,多来自西南地区国家,且多于唐及唐以前传入。外来药大致可分为 3 种情况:①完全由国外传入,如“荜茇,恭曰,生波斯国”。②一部分由外国传入,但本土仍有种植,如“琥珀,《别录》曰,生永昌;珣曰,复有南珀,不及舶上来者”。③由外国传入,引种在本土,如“恭曰,胡黄连出波斯国;颂曰,今南海及秦陇间亦有之”。

(四) 岭南药物

岭南药物是我国传统医药中必不可少的一部分,《新修本草》共记载了 47 种产于岭南地区或与岭南有关的药材,其中玉石部 8 种,木部 15 种,兽禽部 2 种,虫鱼部 6 种,果部 2 种,菜部 1 种,米部 1 种,有名无用 1 种。《新修本草》所载的岭南药反映了药物的本土性和特异性,对某些容易误认的岭南药物品种进行了鉴别,如木部中品卷第十三第三百六十七条“龙眼”需与“益智仁”鉴别。

三、主要学术思想

(一) 药物分类

《新修本草》的药物分类法是自然属性分类结合三品分类。这种分类方法源自陶弘景《本草经集注》,只是较《本草经集注》略有变动。将《本草经集注》原草木部析为草部和木部,虫兽部析为兽禽部和虫鱼部,使得药物便于检索,也使绘图时容易表现。

(二) 行文体例

《新修本草》是几部本草巨著传承中的重要一环。通过对比之前的《神农本草经》《本草经集注》,以及之后的《蜀本草》《证类本草》等资料,推断复原出原书行文体例的特点,对辑复《新修本草》提供了帮助。《新修本草》先后顺序多为“药名 + 性味 + 主治 + 别名 + 注意事项”。在书写形式上,正文大号字,单行书写;每种药物的小注用小号字,双行书写。《新修本草》所增加的注文均用“谨案”标识,以黑小字接入陶弘景的注文中,新增药物均以黑大字书写,末注“新附”。

（三）药物条目的叙述体例

《新修本草》药物条目的叙述体例，有正名及出处、性味、药毒、功用、生境、产地、异名、采造时月、注文或按语，基本保持了《集注》的内容和体例，沿用朱墨分书法，《神农本草经》文用朱字，《名医别录》文用墨字，药物正文出于新增者，即在末了标注"新附"二字。陶弘景注文不加任何记号，修订时新增的则在小字注文开头冠以"谨案"二字，这对了解古代药物资料的源流具有重要意义。每个药的正文主要记述性味、良毒、主治及用法、别名、产地等；正文之下是注文，引录《本草经集注》中陶弘景原注文或者《新修本草》新增的注文，注文涉及对《本草经集注》陶弘景见解的反驳和药物的形态、鉴别、产地、炮制、功效、别名等。相比《本草经集注》，该书在毒性、产地项有变动，将《本草经集注》中原《神农本草经》朱字改作墨字，性味、异名依旧朱书在前，墨书在后。根据此体例也可以校正《证类本草》朱墨字的错误。

（四）附图及图经

《新修本草》的卷数记载有五十三卷、五十四卷、五十五卷之不同，乃是否计入"药图"和"图经"部分所致，不同卷数的版本之间文字也略有差异。《新修本草》附图二十五卷，目录一卷，图经七卷，计三十三卷，约占全书的2/3，是本草书体例上的重要突破和进展。药物图谱的出现无疑能更好地描述药物形态，以达到鉴别药物真伪、控制药物质量的目的。

四、价值影响与历史评价

《新修本草》是我国本草学领域的转折点，它较为详细地总结了唐朝以前有关本草方面的内容，保留了诸多历代本草书的特点，又收藏了100多种有较高药用价值的外来药物，并且是由唐代政府组织众多医家、学者集体编撰而成，是我国第一部官修药典。

本书颁行后对国内外医药学的发展起了积极的推动作用，是中药发展史上一次成功的总结。作为临床用药的法律和学术依据，该书流传400余年，代表了唐代药学的高度成就，是中医药发展史上的里程碑。

《新修本草》成书后，唐朝政府将其列为医学生必修科目。不久后传入日本、朝鲜等地，对当地的医学发展产生了深远的影响。据日本古书《延喜式》记载："凡医生皆读苏敬《新修本草》。"可见当时日本政府已将其奉为经典，作为日本医学生的必修课本。

五、研究书目

（一）《新修本草》古残卷现存

敦煌出土的残卷共有四件，马继兴将其命名为甲本、乙本、丙本、丁本。甲本藏于英国伦敦不列颠博物馆（编号为 S.4534-2），残卷包括卷十八菜部下品部分和卷十九米部目录及第一个药胡麻等。乙本藏于法国巴黎图书馆（编号为 P.3714），包括卷十草部下品之上存药 30 味，此卷有朱字、墨字的区别。丙本藏于英国不列颠博物馆（编号为 S.3822），节录菜部的药物。丁本据冈西为人记载由李盛铎藏有残卷，系卷一的部分内容。

日本京都仁和寺旧藏古抄本，部分传入国药商武田长兵卫的杏雨书屋中。日本杏雨书屋藏敦煌出土《新修本草》残片，该残片内容是《新修本草》卷一残存的序文。序文仅 33 行，可辨认出为《新修本草》序文内容。

（二）《新修本草》版本流传

《新修本草》辑本有 4 种，较早的是清末李梦莹补辑本，由其子李浩于 1922 年校补本，现存中国中医科学院图书馆。其后，日本小岛宝素部分补辑《新修本草》20 卷，已失佚，仅傅氏刊本中尚保存小岛氏所辑卷三 1 卷。其余两种为完整的辑本：①尚志钧于 1962 年辑成《新修本草》，由芜湖医学专修学校出版油印本，名为《补辑新修本草》。1979 年尚志钧对内容重加修订，采用简化字，横排标点，1981 年由安徽科技出版社出版，更名《唐·新修本草》，广为流行，称之最佳辑本。②日本冈西为人的补辑本名为《重辑新修本草》，1964 年先由台湾中国医药研究所出版，附有"关于复原《新修本草》之考察，重辑《新修本草》札记"等长篇论文，冯作民译，为冈西氏朱墨手稿影印，朱书部分之右旁另加直线，以示区别。1978 年由日本学术图书刊行会套色影印精装，并增补了附录的考察部分内容及索引。

《新修本草》藏本有 3 种：① 1889 年傅云龙影刻《新修本草》十一卷本，上海群联出版社、上海卫生出版社分别于 1955 年和 1957 年根据傅氏影刻的《新修本草》影印刊行。② 1901 年罗振玉收藏日本传抄卷子本残卷。此藏书于 1985 年由上海古籍出版社影印成影印本和缩印本两种版式。③日本武田氏影印仁和寺本，由日本京都仁和寺旧藏古抄本部分转入国药商武田长兵卫的杏雨书屋，其制药部内"本草图书刊行行会"于 1936 年、1937 年两次影印。

第五节 《外台秘要》

一、简介

（一）作者与成书年代

《外台秘要》为唐·王焘所著。据学者考证，王焘约生活在唐六百九十年至七百五十六年间。王焘是唐代中期著名的医学文献专家，唐万年（今西安）人。王焘出身于名门望族，几乎代代为官。天宝初年，王焘升任为弘文馆主管官员。弘文馆是唐朝宫中藏书之地，在唐太宗年间就"聚书二十余万卷"。作为这一国家级藏书机构的总管，负有整理各类文献的职责。王焘在馆中将大部分精力用在了医学方面，广泛阅读大量医学书籍，获得了丰富的医学知识。由此他决定动手整理汇编医书，立志让更多的人能全面、系统地阅读到这些医学知识。于是他耗费心血，经过 20 年"废寝缀食，锐意穷搜"，于天宝十一年（752 年），编成了这本 40 卷的巨著《外台秘要》。《外台秘要》收录的文献有唐以前的"古方"五六十家，唐代新撰者"数千百卷"。王焘说他全部"研其总领，核其指归"，就是说全部研究和考察过其主要学术思想，然后"钤其要妙"（约取其精华），反复修改，完成这本巨著。

（二）书名释义

《外台秘要》又称《外台秘要方》，简称《外台》。关于此书的命名，有两种说法：一谓王氏原为皇家图书馆"弘文阁"的官员，后"以婚姻之故，贬守房陵"，朝廷派到州、郡担任刺史的官员，当时称作"外台"之职，其取数十年搜集视为"秘密枢要"的医方编成是书，故题名"外台秘要"；一谓宫廷内的典籍收藏府库，旧称兰台，亦称外台，日本学者丹波元胤指出，"兰台为外台之谓者也"。王氏曾在文阁 20 年，由是"睹奥升堂，皆探其秘要"，非出守于外之谓也。然观王氏宦海浮沉与编是书的动机，则以上两义皆有之。故孙兆序云："夫外台者，刺史之任也；秘要者，秘密枢要之谓也。唐王焘台阁二十余年，久弘文馆，得古今方，上自神农，下及唐世，无不采撷，集成经方四十卷，皆诸方秘密枢要也。以出守于外，故号曰'外台秘要方'。"

二、内容提要

《外台秘要》全书共 40 卷，分 1104 门，载方近 7000 首，主要内容几乎包容了当时历史条件下的临床各科。卷一首论各家对于伤寒病证理论的认识及医方，共计十二门；卷二辑录伤寒变证及伤寒兼证，共二十一门；卷三辑录天行时病，即各种流行性疾病，共二十一门；卷四为温病、黄疸诸方；卷五为诸疟论及医方；卷六为霍乱呕哕论及医方；卷七至卷二十为内科杂病；卷二十一至二十三为五官科疾病；卷二十四至三十以外科为主，诸种疾病的病因病理和诊治急救技术；卷三十一至三十二论述药物之采集及丸散等制备，诸面疾及诸种化妆品之配伍制法等；卷三十三至三十四介绍妇女经、血、胎、产、带等病之证治；卷三十五至三十六列述小儿诸病证；卷三十七至三十八论服石与服石病证；卷三十九论明堂灸法；卷四十论诸动物伤人之病证等。各个门类以病为纲，每种病先列医论，后列各家医方，每一条原文都注明出处。同一条文如见于多种文献的也一一注明，甚至注明在何书的第几卷，极其严谨。在理论书籍中有综述系统之理论者，亦有专题发挥者；在临床有专论某科、某种病的专辑，亦有综述各家之方书。

三、主要学术思想

（一）广泛采撷古今方论

王焘在遵循前人"勤求古训，博采众方"（《伤寒论·序》）的经验基础上，通过对弘文馆收藏的大量医学方书筛选甄别，"凡古方纂得五六十家，新撰者向数千百卷，皆研其总领，核其指归"，成为《外台秘要方》编纂的基本资料。今据本书所引文献的考证研究，王氏参阅了大量中唐时期的医学文献，也吸纳了《素问》《九卷》《伤寒杂病论》及隋·巢氏《诸病源候论》，唐初孙氏《备急千金要方》和《千金翼方》的内容，所引资料达60余家，真可谓是广征博引，汇集和整理了先秦两汉、魏晋南北朝、隋代至唐初大量的医学典籍，是中唐及其以前医学，尤其是临床治疗学及方药的集成。

（二）以病证为纲，分门别类，条理明析

王焘在汲取前人经验及教训的基础上，无论是外感病、内伤病、疮疡病、皮肤病、五官科疾病或者妇、儿科疾病，都分成科别大类，然后每类疾病又按该类病的具体病证或分证加以分而论之。如卷二十七"淋并大小便难病二十七门"中，将淋病分为"石淋方一十六首""血淋方五首""热淋方三首""劳淋方三首""气淋方五首""膏淋方二首"等。每门病证之下先论病因病机，次言养生导引，再论方药治疗或艾灸。从内容的编辑先后也可以看出，王氏重视疾病的预防，强调防重于治。《外台秘要》的这种分科立病、以门别证、据证列方的编纂方法，纲目清晰，查阅方便，是一部不可多得的大型综合性方书，也是其历经千百年而能保存至今的原因之一。

（三）先论后治，论与治融为一体

王焘汲取了巢氏《诸病源候论》一书论证论理的精髓，但认识到理论对指导实践的重要作用，修正了《诸病源候论》"元方不附方药"（明·郎英《七修类稿》）的弊端，在《外台秘要》中于每门病证"首冠诸家论辨，下附方药。先论后主，方证具备，可谓《外台秘要方》一书编纂方法上的一大特色"。如卷十七"风湿腰痛方四首"中先引《诸病源候论》劳伤肾气，经络既虚，或因卧湿当风，而风湿乘虚搏于肾，肾经与血气相击而腰痛，故云风湿腰前"，次引"《集验》疗风湿客于腰令人腰痛，独活汤方"及《延年》疗腰痛熨治三法。正如当代医史学家范行准的评价说："每门冠以巢氏《诸病源候论》中有关论述，有方有论，成为二美之书。"《外台秘要》所引的医学文献，除主要援引《诸病源候论》外，还有《素问》《千金要方》《删繁方》等。

（四）引文指名出处

研究《外台秘要》的专家，今人高文铸先生总结其特点是指出，"各题名号，标记卷第""尾注同书，藉存古籍"是《外台秘要》编纂方法的显著特征。在现存的医籍中，引书"各题名号"为王焘所创，他的这种编纂方书的体例备受后人称颂。正如宋臣孙兆在校正序中所说："使后之学者皆知所出，此其所长也。"检索《外台秘要》全书四十卷文，几乎条条引文都标明有书名或人名，很少遗漏。王焘利用其天时（唐代藏书盛世）、地利（掌管弘文馆用书）的条件，方能采用诸多医书而编纂。此后不久即出现了"安史之乱"，图书亦遭劫难，王焘所引的大多数文献就此散失，"这样一来，《外台秘要》所书各题名号，无形中起到了延长汉唐医书寿命的作用，为今天研究六朝经书，收集古代医学史料，以及校勘、辑佚工作创造了有利条件，确实加惠后人矣"。至于"尾注同书，

藉存古籍"之特点，高氏认为，《外台秘要》每当引录一方而同见数书者，则于每方之下加主并记之。这无疑是此书编纂方法的又一特色。这种方法非但不见于唐以前医籍，就是后来编纂类似方书也很少有人效法。"这已成为方书编纂史上的一枝独秀"。据高氏考证，每方下所注明某某书同者，几乎接近直接引用书目的数量。王氏如此精勤不倦地一一标记，一则见其涉猎之广博，再则知其治学之不苟。用心用功，可谓良苦，其于文献之流播后世，功莫大焉。

四、价值影响与历史评价

《外台秘要》是唐代一部大型方书，汇集了唐代以前的经验方，具有重要的文献学价值，对保存唐以前古籍原貌起到了重要作用，是具有时代意义的代表之作。

（一）我国第一部成熟的医学类书

《外台秘要》的体例具有类书的特点，即分门别类，辑集资料。书中每篇医理证候先引《诸病源候论》，其次记述各家的医疗方剂，论著详尽，次序分明，集唐代以前诸家各科医学方书之大成。王焘对医学知识理解深刻，因为外感病多为急病，故是首要学习的内容；内科是外、妇、儿各科的基础，故依此进行专科化编排，类目清楚，便于查阅，亦符合学习原则，在一定程度上反映了盛唐时期的医学教育体系。

（二）整理保存了古籍文献

《外台秘要》具有很高的文献学价值。该书共引前人文献 60 余家，引用条文达 2802 条，所引资料均注明书名、卷次，使得许多已散佚的古籍赖得以保存并流传，如《范氏方》《小品方》《深师方》《崔氏方》等，由此王焘被后世誉为"中医文献整理大师"。

《外台秘要》多次引用东汉名医张仲景的医方，其中一些条文未见于今本《伤寒论》和《金匮要略》，说明王焘在宫中曾经见到更接近《伤寒杂病论》早期面貌的珍本。这些条文对研究《伤寒论》很有价值。正如《四库全书总目提要》所说："古书益多散佚，惟赖焘此编以存。"

（三）保存了大量民间单方、验方

《外台秘要》在临证治疗方面，不仅采撷古方，而且大量搜集、吸取民间及官方行之有效的单方、验方加以推广应用。同时还记载了相关医案，包括治疗经过、验方搜集过程、服用方法与禁忌等，生动、形象而深刻地描述了方剂的疗效和应用范围。

（四）总结了唐以前的临床成就

《外台秘要》所收录的既有唐代以前的"古"文献，也有唐初至天宝以前的最新医学文献。对一些疾病的典型特征记载准确且细致，如引用隋唐间医学家甄立言《古今录验方》说："渴而饮水多，小便数，无脂似麸片甜者，皆是消渴病也。"对唐中期以前有

关消渴病理论研究和临床研究进行了全面总结，不但论述了病因病机、辨证用药，还对调养方法、饮食宜忌等一一详述，记有"消渴者……每发即小便至甜"，这是世界上关于糖尿病特征的最早记载。

最早记载了黄疸病情进退的实验观察法，记述了不同症状黄疸的鉴别及辨证用药。黄疸的判断标准为"每夜小便中，浸白帛片，取色退为验""每夜小便裹浸少许帛，各书记日，色渐退白，则瘥。"通过白帛浸染患者小便，观察颜色深浅，以此判断疾病的进退。其相当于现代实验检测的比色法，这是黄疸诊断与疗效观察的重要进展。

在眼科方面，《外台秘要》最早记载了治疗白内障的"金篦拨障术"，"一针之后，豁若开云而见白日"。

书中还首次专篇论述了温病、天行（指发热性传染病）的证治和方药，应用了辛凉清热、养阴清热等治法，说明当时已有相当丰富的论治经验，成为明清温病学说创立的先声。

《外台秘要》不收录针法，但很重视经络穴位。唐以前的经穴图多分人体正面、侧面和背面三幅绘制，《外台秘要》首次记载了按十二经分别绘图的做法，同时依据唐初针灸名医甄权、杨操等人的理论和经验，记载各经脉上孔穴的主治作用比前人更加详细。

王焘"捐众贤之砂砾，掇群才之翠羽"著成此书，将"兰台"中的珍秘要方呈现于世，许多古代文献赖此而保存，盛唐时期的医学知识也得以整理和光大，故《新唐书》称该书"讨绎精明，世宝焉"。此书在北宋治平二年（1065 年）经校正医书局校正刊行，后世多次翻刻，并流传于国外，后世日本的《医心方》、朝鲜的《医方类聚》皆大量引用该书资料。我国唐以后还将《外台秘要》选为教科书，是我国古典医籍中的瑰宝。林亿在校注《外台秘要》时曰："不观《外台》方，不读《千金》论，则医人所见不广，用药不神。"足见此书在医学史中的重要地位。

因王焘不是专业医家，缺乏实践经验，因此书中多为他人成就的总结。他对医学的某些认识，如记载"针能杀生人，不能起死人"有失偏颇。

五、研究书目

《外台秘要》自唐玄宗天宝十一年（752 年）撰成后，起初主要靠书写流传，后几经传抄、刊刻，形成多种版本，或散佚或留存，至今已有 1250 余年。本书的版本源流状况大致分为两类：一为宋本系统，一为明末程衍道整理本系统。

（一）宋本系统

该书于北宋熙宁二年（1069 年）由校正医书局校正刻板刊行，即所谓熙宁初刻本。后经北宋大观年间第二次翻刻，南宋绍兴年间第三次翻刻北宋大观本，故《外台秘要》凡有三刻。今熙宁初刻本、大观翻刻本已佚，目前我们在国内外所见到的宋版《外台秘要》均为南宋绍兴翻刻本，分别藏于中国的北京、台北和日本的东京三地，多是残卷或残页。只有日本东京静嘉堂文所藏库的《外台秘要》是目前公认的现存最完整的宋版本

（南宋刻本）。该本原藏于皕宋楼，归安皕宋楼为清朝杰出的私人藏书家陆心源（1834—1894 年）所建三处藏书楼之一，与聊城海源阁、常熟铁琴铜剑楼、杭州八千卷楼并称为晚清四大藏书楼，雄踞浙西，扬誉海外。陆心源在《皕宋楼藏书志》卷四十四中记载《外台秘要》："每叶二十六行，每行二十四字，神宗以前帝讳嫌名，皆缺避，哲宗以后不避，版心有刻工姓名（徐政、徐果、阮元、章楷、徐升），每卷有目连属正文，卷末或题右从事郎充两浙东路提举茶盐司干办公事张寔校勘。"现可见此本存有"裴宗元校正"题志，左右双栏、白口、单鱼尾。其刻工均为南宋初人，书法带有南地色彩，可能是 1126 年之后在大观本基础上的覆刊本。陆氏卒后，包括本书在内的全部藏书经日本岛田翰（《皕宋楼藏书源流考》）、重野成斋等介绍，于光绪丁未年（1907 年）六月被其后人陆树藩卖给日本三菱财团，运归日本，藏于日本东京静嘉堂文库至今。全书共1583 页，其中 1429 页版面整洁，字体清楚，纸高 27.8cm，纸色稍白，印面精明；另有135 页版面模糊，字体不易辨认，纸色稍黑，纸高 26.2cm，金镶玉装，是版木已有相当磨损的后印本；只有 19 页为欠损抄补。1981 年日本东洋医学研究会《东洋医学善本丛书》收入并影印刊行。

（二）明末程衍道整理本系统

《外台秘要》自宋代刊行后，南宋末至明代中期未见有复刊本。直至明崇祯十三年（1640 年），明末清初安徽歙县槐塘人程衍道以隶属南宋刻本系统的传抄本为底本重新校订，并经歙县槐塘经余居刊刻。其在重刻《外台秘要》题识云："此书肇基于唐，再镌于宋，自元迄今，未有刻析，不佞购得写本，讹舛颇多，殚力校雠，付诸剞劂，期以流传宇内，用为医家考古者之一助。"程衍道重校刊刻《外台秘要方》付出了艰辛的劳动，正如其序中云："向购写本，讹缺颇多，因复殚力校雠，遇有疑义，则旁引类证，录于篇侧，其无文可征者，不敢强释，以俟解人，十载始峻厥工。"这是明代唯一的刊本，该本刻版框高约 21cm，宽约 13.5cm，每叶二十行，每行二十二字，注文双行或单行不等。左右单边，上下双边有界，白口，单鱼尾，版心上款题"外台秘要"四字，鱼尾下刻有"几卷"，下款属"经余居"三字，"经余居"上刻有页数，扉页版框上刻"新安程敬通订梓"七字。由于宋本虽然在海内尚存，但大多被藏书家所珍藏，流布不广，所以程氏刻本初刻后又有翻印、翻刻、重刻等，既知国内外藏有十余部。1955 年人民卫生出版社出版该书的影印本。

第六节 《太平惠民和剂局方》

一、简介

（一）作者与成书年代

《太平惠民和剂局方》（以下简称《局方》）由宋代太平惠民和剂局编写，是我国现存最早的官方成药典籍，也是世界上较早的由国家颁定的官药局制剂规范方典之一。其定型经历了一个漫长的历史时期，从北宋元丰年间直至南宋淳祐年间，经历了6次大的增添，经近两百年的演变才形成最终现代通行的十卷本，流行广泛，历经900余年不衰。

北宋神宗时王安石变法开始，熙宁九年（1076年），宋神宗诏令太医局在京城开办"熟药所"，向百姓制售成药。至元丰元年（1078年），太医局将其配方集结刊印，著《太医局方》10卷（已失佚），此为后世《太平惠民和剂局方》最早的雏形。神宗驾崩后，王安石推行的变法被废除，但因为"熟药所"有利于民生与朝廷的统治，故被保留了下来。北宋徽宗时期，崇年二年（1102年），因医药产业蓬勃发展带来的巨大利润，使得"熟药所"增加到5所，并另设两所"修合药所"。大观年间（1107—1110年），徽宗下令命医官陈承、裴宗元、陈师文等人，在《太医局方》的基础上收集成方，编撰成册，自此始有《和剂局方》一书问世。

（二）书名释义

政和四年（1114年），"熟药所"正式更名为"医药惠民局"，"修合药所"更名为"医药和剂局"。《和剂局方》成书后不久，因战乱北宋时代结束，宋高宗时迁都临安，南宋开始。南宋时期，朝廷仍设立"和剂局"，绍兴十八年到绍兴二十一年（1148—1151年），全国的"医药惠民所"改名为"太平惠民局"，至此《太平惠民和剂局方》书名开始统一。

二、内容提要

《局方》全书共十卷，篇首载有陈师文《进表》、许洪《增注和剂局方叙意》，目录设总纲、细目。正文部分25门，分别为卷一诸风，附脚气；卷二伤寒，附中暑；卷三诸气，附脾胃积聚；卷四痰饮，附咳嗽；卷五诸虚（附骨蒸）、痼冷（附消渴）；卷六积热、泻痢（附秘涩）；卷七眼目、咽喉口齿；卷八杂病、疮肿伤折；卷九妇人，附产图；卷十小儿，诸汤、诸香。附录有《图经本草》一卷、《指南总论》三卷。

书中方剂来源甚广，既有前代所记载的名方，又当时许多民间验方，引录医籍多达41种，如《太平圣惠方》《三因方》《苏沈良方》《博济方》《伤寒杂病论》《外台秘要》《易简方》《肘后备急方》《备急千金要方》《千金翼方》等，显示出"尊古厚今"的基本倾向。书中以病证各科为纲，方名为目，便于按病证索药。方后列主治证候、调服方法、药物组成、禁忌加减、药物炮制、剂型修制等，对剂型制作叙述尤详，具有很强的实用性。

载方共788首，其中同方异名五对。如大圣一粒金丹与大圣保命丹、虎骨散与乳香趁痛散、琥珀黑龙丹与黑龙丹、十全大补汤与十全饮、南岳魏夫人济阴丹与益阴丹。同方前后复见者有14首，如太阳丹、如圣饼子、没药降圣丹、川芎茶调散、加减三五七散、桂苓丸、消暑丸、感应丸、大已寒丸、对金饮子、清心莲子饮、神应黑玉丹、人参散、消毒犀角丸。同名但组成不同的方剂共25组，51方，其中新法半夏汤该书中有3

个不同组成，其余均为两两同名但不同方，如五淋散、地榆散、肠风黑散、追风散、乳香丸、黑神丸、人参顺气散、分心气饮、盐煎散、木香分气丸、急风散、左经丸、铁刷汤、温中化痰丸、平补镇心丹、青娥丸、水煮木香丸、如圣胜金锭、滋血汤、乌金散、痢圣散子、暖宫丸、安胎饮、茴香汤。这些方均分别计入总数，因而《局方》实载方剂769首。

《局方》体例清晰，结构明确，正文部分包括方名、主治、药物炮制与组成剂量、服用方法与禁忌。此种方式便于临床用药，使得其流传至今不衰。

三、主要学术思想

（一）选方谨慎，来源丰富

《局方·进表》在说明该书撰写过程时说："所有之方，或取于鬻药之家，或取于陈献之士""公私众本，搜猎靡遗，事阙所从，无不研核。或端本以正末，或沂流以寻源，订其讹谬，折其淆乱，遗佚者补之，重复者削之。"可见本书选方谨慎，取舍严格。同时方剂的来源也丰富，分析所载之方，既有前人的有效名方，如《伤寒论》的麻黄汤、小青龙汤、小柴胡汤、四逆汤，《简要济众方》的平胃散，《备急千金要方》的紫雪、耆婆万病丸，《传信适用方》的羊肝丸等；又有当时医家的经验方，如饶州雍医的沉香荜澄茄散、丹阳慈济大师受神仙桑君方的黑锡丹等；还有当时"药之家"或"陈献之士"的方剂，如开封某药店的香薷散等；更有与国外交流而来之方药，如龙脑弯犀丸、没药降圣丹、檀香汤、琥珀黑龙丹等。不仅如此，《局方》中还有不少方剂是经过临床验证确有疗效后而录用的，如《读书后志》云："……元丰中，诏天下高手医，各以得效秘方进，下太医局验试，依方制药，鬻之。"因此《局方》之方剂广被医家喜用并沿用至今。

（二）病证分类，检索方便

《局方》将所有成药配方以病证为纲进行分类，其中涉及内、外、妇、儿、骨伤、眼目、咽喉、口齿各科共计14大门类，如果加上各门中所附的病种，所涉及的门类达22种。这种分类法，既便于读者学习时对各类方剂按门类进行检索，又便于医生临床中掌握每一类成药的运用范围，也方便患者以病证选方取药。

（三）主治明确，辨证论治

《局方》每介绍一首方剂时都先注明主治证和适应证，有的还提示病因病机，如苏子降气汤，明确记载："治男女虚阳上攻，气不升降，上盛下虚，膈壅痰多，咽喉不利，咳嗽，虚烦引饮，头目昏眩，腰痛脚弱，肢体倦怠，腹肚疗刺，冷热气泻，大便风秘，涩滞不通，肢体浮肿，有妨饮食。"如此依证选方，灵活辨证的思想，充分体现了中医辨证论治的精髓，也对当时熟药所的成方推广、药物运用提供了极大的便利。

（四）随症配伍，增强疗效

《局方》中的方剂既能根据不同病证辨证选择不同成方，同时为了使固定不变的成药制剂以适应变化多端的临床表现，而是巧妙地通过服药饮品的调整或对基本方的加减等完成了对成药的再次辨证配伍，加强了成药应用的灵活性。如所治疾病根据伴随症状不同，则施以多达几十种的水、汤、茶、酒、醋、米粥、童便等不同的服药饮品。对金饮子，治四时伤寒很有疗效，一般加姜两片煎服；若瘟疫时气较重，头痛壮热，加连须葱白5枚、豆豉30粒同煎，药后取汗；若五劳七伤，手脚心热，烦躁不安，肢节酸疼，加柴胡（去芦头）同煎；若痰嗽发疟，加姜制半夏同煎；若水气肿满，加桑白皮同煎；若妇人伴赤白带下，加黄芪同煎；若因酒而伤，加丁香同煎；若伤食，加高良姜同煎；若风疾，加荆芥穗同煎；若腿膝冷疼，加牛膝同煎；若浑身拘急及虚壅，加地骨皮同煎；头风，加藁本同煎等。另如所治的疾病根据季节的变化，对同一成方的药物随症加减，以适应不同的病理变化。如神仙百解散主治四季伤寒、感冒、瘟疫瘴气，制药配料时，根据四季气候节气不同，立冬及立春以后用原方；立夏以后加柴胡、赤茯苓、当归；立秋后减柴胡，不用当归、茯苓，加干姜、肉桂、麻黄。使用的基本方虽不变，但实际用药有所调整，使之成为因季节变化的系列药物。《局方》如此的用方思想告诫我们，对于一首方剂的正确理解与使用，不仅要了解该首方剂的理法方药，还要考虑该首方剂怎样使用与灵活调整。

（五）剂型多样，炮制规范

《局方》作为我国第一部成药专书，所用剂型多样，所载方剂可谓各种剂型之荟萃。按方名剂型统计，就多达11种，其中以丸（291首）、散（232首）、汤（128首）为多，分别占36.92%、29.44%和16.24%。而实际制成的剂型有7种，散、丸分别占到了49.41%和47.72%，其他尚有锭剂、雪剂、膏剂、煎剂、饮子、饼子、香剂等剂型，成品药占绝大多数。由此可知，《局方》总结了很多成方的用药经验，不但使用方便，而且易于保存，为当时宋代"卖药所"或"太平惠民局"等发售成品药提供了极大便利，推动了成药的生产和发展，方便了群众，节约了药材，对我国药业的发展产生了很大影响，后世发售成药的药铺不断增加，与此也有一定联系。

《局方》因有大量丸、散及其他成药制剂，故而有许多炮炙成品药的经验。每方之后除列有主治证候和药物外，对炮制方法亦详作说明。如和胃圆中记述了半夏与鳖甲的炮制方法："半夏（一半汤洗，晒干，微炒；一半生姜汁制作饼，炙黄），鳖甲（九肋大者）一枚，黄泥外固，以米醋二碗，化硇砂一两，放鳖甲内慢火熬干，取二两细研如粉用。"除对成药配制的粉碎、研磨有一定规范外，对剂型的制备也如实记载。如定命丹的制法："上件细研令匀，以粟米粥和圆，如绿豆大，别以青黛为衣。"在丸药的挂衣剂方面，除有朱砂衣，还有青黛衣、金箔衣、银箔衣等；在制丸药的黏合剂方面，不但有常用的炼蜜丸、水丸、醋糊丸及酒糊丸，还使用阿魏膏、甘草膏、猪胆、猪胰等作黏合剂。这些规范的成药制作工艺不仅为当时药局的制剂起到了统一规范的作用，对当今中成药的制作生产也具有一定的指导作用。

四、价值影响与历史评价

（一）博采精选，宋人奉为圭臬

《局方》荟萃历代方剂之精华，简便廉验，切于实用，成为后世临床普遍采用的有效名方，堪称方中圭臬。各地药局咸以《局方》的统一配方为据，制成丸、散、膏、丹出售，在群众中享有很高威望。当时甚至出现了"官府守之以为法，医门传之以为业，病者恃之以立命，世人习之以成俗"的局面。

《局方》具备药典的基本特征和功能，堪称我国历史上第一部成药典。它统一了中成药的操作过程，使中成药的生产有了统一的标准，对保证药品质量起到了积极的作用，对于统一全国成药规范、推行成方使用起到了推动作用，也防止了不法商人制售假药、劣药危害人民，保证了药品质量和用药安全。

（二）承前启后，发端学派之争

医学流派之争是促进中医学发展的重要因素。医学流派的产生虽说上古时期即有《黄帝针灸》《神农本草》《素女脉诀》的传说，但是医学领域创立学派、百家争鸣局面的出现则肇端于金元时期，故素有"医之门户分于金元"之说。医学流派的出现有许多因素，如时代背景、地理环境等，但直接原因尚可归于《局方》，发端于对《局方》的不同看法。《局方》问世后，由于方书体例的约束，医理阐述较少，且因成药剂型的限制无法灵活加减，普遍推广使用难免造成滥施流弊。由此在《局方》广泛流传的过程中产生了一些流弊，导致独具慧眼、富于创新精神的金元诸家群起。

首先是河间学派（又称寒凉派）始创者刘完素，针对时医忽视理论研究，不重视辨证施治，概以《局方》统治疾病的现实，加之当时热性病流行而医者多仿《局方》用辛温之法，著《宣明论方》，与《局方》立异。刘完素火热论的出现，打破了《伤寒论》长期一统天下的局面，也一扫《局方》温燥之弊，满足了当时社会的需要。《局方》喜用燥热温补，末流所及，为了纠正时弊，以张从正为代表的攻下派提出了"汗吐下三法该尽治病"的主张。张元素反对墨守《局方》，提倡脏腑辨证，创制新方，形成易水学派。

批评《局方》言辞最尖锐的当为朱丹溪，他著《局方发挥》与《局方》扛鼎，针对《局方》辛燥用药反其道而行，创立滋阴学派。世人偏执《局方》之成方，以致因滥用温燥而造成伤阴劫液之流弊。朱丹溪在《局方发挥》中对滥用香燥之方提出异议说："不思香辛升气，渐至于散，积温成热，渐至郁火……将求无病，适足生病。"力辟温燥，剖析误用辛热之害，倡导依病人阴虚体质辨证用药。此外，因《局方》为官方颁布，各地须按方配药，医者、病家循病索方难免不问寒热虚实，图成药服用之便利而贻误病情。因此朱丹溪认为，《局方》束缚了医生灵活用方原则，批之"制药以俟病""何异刻舟求剑，按图索骥"。

张景岳强调当在补其真阴的基础上温养阳气，肯定和发展了温补治法，促进了温补学派的理论建设，不仅为纠正寒凉时弊提供了坚实依据，而且有力地促进了中医学术向纵深开展。由此可见，《局方》在中医学理论的建立与发展中起到了非常重要的作用。

（三）消除偏见，辩证发掘价值

《局方》作为官修的方剂手册，其用药与治法思路是与当时的疾病谱紧密联系的。在《局方》成书的北宋和南宋时期，社会经济实力较为强盛，宋朝的年财政收入最高曾达到 1.6 亿贯文，北宋中后期的一般年份也可达到 8000 万～9000 万贯文，人们的生活水平大幅提高，生活质量明显改善。由此可推断，当时人们的体质和疾病倾向于多痰多湿，故而《局方》收载诸多芳香温燥行气之品也不无道理，这也恰恰反映了该书的一个学术特点。

《局方》对各方剂的主治证候及服药方法等均有详细记述，如犀角丸方下注云"更量虚实加减"等。书中配以多达几十种的服药饮品作药引和灵活的煎服法均是以备症状变化之用，充分体现了辨证论治的思想。之所以出现偏颇现象，不是《局方》本身之误，而是使用者没有真正掌握与理解好对成方的灵活使用之法。

《局方》成书于宋代，难免有时代的烙印，如书内"产图"中画符念咒的内容，迷信色彩浓厚，与医学无关，对此不少版本未以收录。书中对某些方剂的疗效过于夸大，如"久服轻身，延年不老""其效如神"等都值得怀疑。另外还有一些内容不符合科学道理，如震灵丹，谓其"夺造化冲和之功，大治男子真元衰惫，五劳七伤"；伏火二气丹说："此药夺阴阳造化之功，济心肾交养之妙，大补诸虚。"这显然是受当时盛行的炼丹术之影响，与服用金石药为补的错误观念有关。由于受历史条件的限制，《局方》中的不合理之处我们应予以警惕。

五、研究书目

《局方》自宋代成书以后版本众多，现存十卷本《局方》有两种版本体系，国内出版现代校本均承自这两种，一是以建安宗文书堂本为底本，另一是以故宫藏的日本橘亲显本为底本。现存十卷本《局方》中又有两种，一种是载方 788 首的以元代郑天泽本为主的现代通行本，另一种为元代庐陵古林书堂本的载方 790 首。此外，五卷本《增广校正和剂局方》的发现在《局方》版本演变研究中是重要的一环，遗憾的是因此本为一残本，对其的辑补校注仍需进一步研究。

第七节 《经史证类备急本草》

一、简介

（一）作者与成书年代

《经史证类备急本草》简称《证类本草》，北宋·唐慎微所著。唐慎微（1056—

1136 年），字审元，成都华阳人，北宋著名医药学家。《证类本草》是在《嘉祐本草》《本草图经》两书的基础上，广泛辑取诸家本草、方书、经史百家药物资料编著而成。初稿约完成于公元 1082 年，最后定稿时间约在 1098 年。

（二）书名释义

《证类本草》是以《嘉祐本草》和《本草图经》为基本框架，并入唐慎微增补的文献资料而成，其以"证类"为名，源至唐慎微在各药条下所增经史百家医药著述内容，以病证为类，编纂而成，以期能为治病备急之用，故名《经史证类备急本草》。此书题名很大程度上反映了唐氏著书的初衷，体现了唐氏身为医者的良苦用心，即收集经史百家本草资料，汇集证类方书文献以为疗病备急之用。

（三）成书背景

唐慎微在《证类本草》中不仅合并了宋代掌禹锡《嘉祐本草》和苏颂《图经本草》的全部内容，而且旁征博引，精细考察，采用"图文对照"形式，辑录了宋以前经史百家 240 余种医药著作，从而为后世保存了大量的医药文献。《神农本草经》《本经集注》《新修本草》《本草拾遗》《雷公炮炙论》《开宝本草》《食疗本草》《海药本草》等已散佚的珍贵本草文献的主要内容都依靠《证类本草》得以保存下来，可谓弥足珍贵。

《证类本草》的药物分类大体沿袭《新修本草》旧例，仅将禽兽部细分为人、兽、禽三部。各药先出《本草图经》药图，次载《嘉祐本草》正文及《本草图经》解说文字，末附唐慎微续添药物资料。其又辑众多医方，各注出处，资料之富、内容之广、体例之严，是一部本草研究的重要历史文献，对后世本草学发展影响深远，《本草纲目》即以此书为蓝本著成。后世辑佚古本草率多取材于此。《证类本草》除药物学方面的成就外，还收集了大量民间单验方，方药并举，开创了"方药对照"研究之先河，成为后世本草学著作编写的范例。

（四）版本流传

《证类本草》虽为民间医家个人著作，但由于它高水平的学术价值和应用价值，流传甫始就引起朝野各方的重视，宋政府后依据校刊增订为《大观本草》《政和本草》《绍兴本草》等作为国家药典颁行全国。《证类本草》历代刊本中，有将书名"备急"改作"备用"者，但其内容并无差异；有将寇宗奭《本草衍义》中的药物内容逐条加以合编，改称《重修政和经史证类备用本草》者。此后各种《政和本草》刊本都是该本的复刻。明万历年间开始出现《大观本草》与《本草衍义》合编的刊本，称为《重刊经史证类大全本草》。

现存《政和本草》的主要版本有蒙古定宗四年（1249 年）平阳张存惠晦明轩刊本、明成化四年（1468 年）原杰氏刊本、明万历九年（1582 年）富春堂刊本、《四库全书》本、《四部丛刊》本、1957 年人民卫生出版社影缩印本、1964 年人民卫生出版社影印原大线装本。

现存《大观本草》的主要版本有元大德六年（1302年）崇文书院刊本、明嘉靖间刊本、明万历五年（1577年）陈瑛刊本、日安永四年（1755年）望草玄刻本。

现存《重刊经史证类大全本草》的主要版本有明万历五年（1577年）宣郡王大献尚义堂刊本、明万历二十八年（1600年）籍山书院重刊王大献本、明万历三十八年（1610年）山西官刻本。

《绍兴本草》在国内早已失传，但很早就流传到朝鲜、日本等国，现有若干种手抄本尚存。

二、内容提要

《证类本草》全书共三十一卷，载药1748种，附方3000余首，60余万字。

本书前两卷为序例，卷一增"雷公炮炙论序"，卷二诸病通用药部分增补若干药名与病名。卷三至卷三十一分玉石、草、木、人、兽、禽、虫鱼、果、米谷、菜等部，以及有名未用、《本经》和《图经》外药等。

每药下包括四部分内容：①《本草图经》的药图。②《嘉祐本草》的文本。③《本草图经》的文本。④为增补内容，冠以墨盖，主要为唐慎微续添证类、医方等内容。唐慎微续添部分占全书较大篇幅。

此外，唐慎微将《开宝本草》《嘉裕本草》所删汰之药重新整理收入《证类本草》，名曰"余药"。据统计，共有"陈藏器余"488种，"唐本余"7种，"海药余"16种，"食疗余"8种，"图经余"5种。唐慎微收集这些删汰之药，对于了解原出诸书的药品全貌有着重要的文献价值。此外，另新增药物8种，以墨盖子标识。

本书资料丰富，除引录《嘉祐本草》《本草图经》内容外，又搜罗了本草、方书、经史、笔记、地志、诗赋、佛书、道藏等243种书籍中有关药物的资料，保存了大量现已散佚的文献内容，增添《嘉祐本草》未收载的药物470余种。

本书除收载药物齐全外，还记载了药性、功效、应用方法、药物来源、形态、采收、栽培训养、药材鉴别、炮炙制剂、归经理论等方面的知识，并补入280多种药物的炮制方法。

本书还采录了仲景以来至北宋时期的经典医著和历代名家的方论，搜集了大量单方、验方，共3000余首，方论1000余条，分别附于有关药物之下，突出了以方证药，便于学习使用，开创了"方药对照"研究之先河，成为后世本草学著作编写的范例。

本书在体例上也做了不少革新，体例严谨，分类清晰，药物层次分明，先后有序；收入药图，将药物理论与药物图谱编在一起，图文并茂，有按图索骥之便。创用墨盖子作为增补内容标记，采用大字标出处、小字写注文或用文字说明等法，清晰地展现了历代本草发展脉络。

《证类本草》重视道地药材，所记道地药材144种，较唐代孙思邈《千金翼方》所记的"其出药地凡一百三十三州"有了进一步发展。唐慎微为四川人，故对四川道地药材记载尤为详实。

三、主要学术思想

（一）对后世本草的影响长盛不衰

考历代综合本草，不难发现一个很明显的规律，即我国古代本草学基本上采取累积方式，形同滚雪球一般不断向前发展。新的本草著作往往保存了旧本草的内容，而比原有的更加丰富，进而取代旧的本草。比如《本草经集注》出现后，《神农本草经》就失传了；《新修本草》出现后，《本草经集注》就失传了；《经史证类备急本草》出现后，宋以前的本草，甚至宋初期的《开宝本草》《嘉祐本草》也都失传了。然而不同的是，《证类本草》却未遵循这个规律而失传。自《证类本草》问世后，历经多次增补修订，一直沿用了500多年，以至在李时珍的《本草纲目》刊行了300多年后也未能取而代之。

（二）集宋以前本草之大成，资料丰富详实可靠，凸显其文献学价值

1.《证类本草》保存了宋以前大量的本草史料，功不可没　该书以宋初《嘉祐本草》和《图经本草》为依据，参阅了《新修本草》《本草拾遗》等专著，选辑书目达两百余种。除医药著作外，还辑录了"经史外传""佛书道藏"，如《周礼》《太平广记》《南越志》《青霞子》《宝藏论》等书中有关医药方面的资料。其收罗之富，超越前代。许多后世失传的本草、方书，如陈延之的《小品方》、范东阳的《范汪方》、葛洪的《玉函方》、僧深的《深师方》等，唯赖《千金》《外台》和此书得以保存。李时珍云："蜀医唐慎微……使诸家本草及各药单方，垂之千古不致沦没者，皆其功也。"其保存古代文献资料的功绩是不可磨灭的。《证类本草》已成为我们今天研究六朝、隋唐、五代本草及方书的主要参考资料。

2.《证类本草》辑录古代文献资料真实可靠　由于唐慎微身处北宋后期，其时许多重要的本草方书尚未散佚，撰者还能赶上直接参阅原书，采录原文，而不是辗转抄录。因此，其内容较后来的转录更为接近原貌。另外，当时还未出现窜改古书的风气。明代改书的风气相当严重，这不可避免地也影响到医书。最突出的如薛己删改《妇人大全良方》《钱氏小儿药证直诀》等。李时珍的《本草纲目》也不例外。在引书时，李时珍往往不是直录原文，而是经过一番化裁，杂以己意，与原文有很大出入。在这方面，《证类本草》的态度是比较严谨的。该书摘录古代文献十分慎重认真，详实完整记录原著，从而保留下很多古书的原始面貌，使千百年后的读者在古代文献大量散佚的情况下，仍可借以了解有关原文，弥觉珍贵。因此，其文献学的价值远远超出其后明清时代其他本草学著作。

3.《证类本草》是后世本草辑佚校勘的重要依据　古代书籍由于各种原因，散佚现象相当严重，本草著作亦不例外。历史上许多价值很高，但已失传的本草著作，后人只能通过其他书籍来恢复其原貌，这就是辑佚工作。由于《证类本草》采集的资料都是直录原文，内容丰富且可靠性强，因此成为明清学者辑佚的重要依据。从《证类本草》一书中先后辑佚的就有《神农本草经》《药录》等多种著作。尤其是《神农本草经》，世

传有孙星衍辑本、顾观光辑本、森立之辑本等，均辑自于《证类本草》。我们今天能大体窥见《神农本草经》的原始面貌，应当归功于《证类本草》。后人提说的《嘉祐本草》或《图经本草》都是从《证类本草》上引用的。舍掉《证类本草》，就无从说起《嘉祐本草》或《图经本草》的一切。因此《证类本草》是后世医著作为校勘的重要参考资料。1982年人民卫生出版社出版的校点本《本草纲目》，就是将《证类本草》作为校勘的主要参考书。其他如《新修本草》残卷、《食疗本草》残卷都是参校该书考其文字的。

（三）编写体例为后世本草的撰著提供了很好借鉴

1. 增广医方，开综合性本草"方药对照"之先河 宋以前本草一般只是朴实地记载药物的功能、主治，并不附方或绝少附方。而《证类本草》"集书传所记单方，附于本条之下，殊为详博"。首创综合性本草"方药对照"的编写方法，在本草专著中附录方剂，方便药物与方剂相互参照。该书共附方3000余首，保存了大量的单方、验方。

《证类本草》广泛参考方书达80余种，如《备急千金要方》《千金翼方》《外台秘要》《梅师方》《小品方》《产宝方》《孙兆方》《范汪方》等，共引录医方3000余条，分别载于相关药物项下，使学者开卷后即能一览药物的用途和用法，具有很强的临床实用性。"方药对照"编写方法切合临床实用，自此而下的本草书籍多有沿用。

2.《证类本草》体例晓畅，层次分明 书前附录引用经史医药书目，参引经史百家典籍240余种，以明录之有据。卷一至卷二为序例，收载宋以前主要药物著作的序言和有关药性的综合论述。其中还附录了以病证分类列述各种药物一章，以供与正文参照检阅。卷三至卷三十按各种药物的类序，分别记载了1748种药物的图绘、性味、功用、异名、炮制、产地、采集等。对于前人的论述，则采取辑录的方式，一一附录于各药之下。所引资料均标明出处。为了突出《神农本草经》以示正本清源，凡《本经》原文均刊印以黑底白文，以示区别。凡唐氏新增加的内容均冠以墨盖。

《证类本草》的编辑体例，给后世本草著作留下了很好的范例。李时珍的《本草纲目》基本仿照的是《证类本草》体例，也有所发展，从而达到"遵而不繁，详而有要"的效果。这不能不说是多多得益于《证类本草》。《证类本草》自刊行以后，不断得到增补、修订，刊本多达四五十种，朝鲜、日本均有刻本。前后500多年，虽经多次修订，然以"经史证类"命名始终未变。事实上，该书已自成体系，这在我国医学史上是绝无仅有的。

唐慎微以医为业却以药显名，其所著《证类本草》是我国现存年代最早、内容最完整的一部本草著作。由于该书引用了许多宋代之前已失传的文献，包括本草类、方书类、道家类乃至笔记小说等，使该书的文献价值极高，一直被作为研究中国本草的范本，而且是后世辑佚古代本草、方书乃至考察医学学术发展史的重要参考。虽然唐慎微在编著《证类本草》时基本照搬了《嘉祐本草》和《本草图经》的错误，极少表述个人的学术见解，但瑕不掩瑜，《证类本草》在中医药史上的重要地位依然毋庸置疑。

四、价值影响与历史评价

《证类本草》是集北宋以前本草学之大成的本草学著作，代表了宋代药物学的最高成就，在本草史上占有极为重要的承前启后的历史地位，具有极其重要的文献学价值，它在本草史上发挥着后世本草著作无法取代的作用。

药物学著作而附有方剂的，实际是从此书开始的。这部书形成后一直受到后世医药学家的普遍重视，后世不少的本草书籍都是以此书为基础的。李时珍对唐慎微有很高的评价："使诸家本草及各药单方，垂之千古不致沦没者，皆其功也。"《证类本草》一直是《本草纲目》问世之前近五百年间研究本草学之范本，占有承前启后的历史地位，在本草发展史上实属罕见。

第八节 《药性赋》

一、简介

（一）作者与成书年代

《药性赋》原书未著撰人，据考证约为金元时期作品，其作者有李杲、张元素等说法不一。该书为金元以来初学中药、必须背诵的启蒙书，是中医经典入门书籍，故被喻为"中医四小经典"之一。

该书将 248 种常用中药按药性分寒、热、温、平四类，用韵语编写成赋体，言简意赅，朗朗上口，便于诵读记忆。尤其是对药性概括精辟，一经铭记在心，受用终生，颇受历代读者喜爱，传沿至今，长盛不衰。

（二）书名释义

"药性"即药物功效与性能；"赋"是我国古代的一种文体，它讲究文采、韵律，兼具诗歌和散文的性质。《药性赋》即关于药物功效与性能的歌赋。

（三）版本流传

历代本草文献中，以《药性赋》为名的著作不下 20 种。现今所言之《药性赋》，多指《珍珠囊补遗药性赋》或指《珍珠囊补遗药性赋》卷一之"总赋"。因"总赋"流传与影响最广，且后世诵读之"药性赋"多以"总赋"为主，故本章讨论之《药性赋》，专指《珍珠囊补遗药性赋》卷一之"总赋"。

二、内容提要

《药性赋》分寒、热、温、平四赋。采用赋文记述药性与功能，以便背诵、运用，其中寒性药 66 种，热性药 60 种，温性药 54 种，平性药 68 种，共 248 种药。但是热性赋脱"酒""葱",实为 62 种;温性赋"大、小蓟"应为两药,实为 55 种;温性赋"抚芎"与热性赋"川芎"重复;平性赋"大腹子"与温性赋"槟榔"同物异名,故实有药物 249 种。

(一)寒性赋

诸药赋性,此类最寒。犀角解乎心热,羚羊清乎肺肝。泽泻利水通淋而补阴不足,海藻散瘿破气而治疝何难。闻之菊花能明目而清头风,射干疗咽闭而消痈毒,薏苡理脚气而除风湿,藕节消瘀血而止吐衄。瓜蒌子下气润肺喘兮,又且宽中;车前子止泻利小便兮,尤能明目。是以黄柏疮用,兜铃嗽医。地骨皮有退热除蒸之效,薄荷叶宜消风清肿之施。宽中下气,枳壳缓而枳实速也;疗肌解表,干葛先而柴胡次之。百部治肺热,咳嗽可止;栀子凉心肾,鼻衄最宜。玄参治结热毒痈,清利咽膈;升麻消风热肿毒,发散疮痍。尝闻腻粉抑肺而敛肛门,金箔镇心而安魂魄。茵陈主黄疸而利水,瞿麦治热淋之血。朴硝通大肠,破血而止痰癖;石膏治头痛,解肌而消烦渴。前胡除内外之痰实,滑石利六腑之涩结。天门冬止嗽,补血涸而润肝心;麦门冬清心,解烦渴而除肺热。又闻治虚烦、除哕呕,须用竹茹;通秘结、导瘀血,必资大黄。宣黄连治冷热之痢,又厚肠胃而止泻;淫羊藿疗风寒之痹,石韦通淋于小肠。熟地黄补血且疗虚损,生地黄宣血更医眼疮。赤芍药破血而疗腹痛,烦热亦解;白芍药补虚而生新血,退热尤良。若乃消肿满逐水于牵牛,除毒热杀虫于贯众。金铃子治疝气而利膀胱,可洗皮肤之风;山豆根解热毒,能止咽喉之痛。白鲜皮去风治筋弱,而疗足顽痹;旋覆花明目治头风,而消痰嗽壅。又况荆芥穗清头目便血,疏风散疮之忧。地榆疗崩漏,止血止痢;昆布破疝气,散瘿散瘤。疗伤寒、解虚烦,淡竹叶之功倍;除结气、破瘀血,牡丹皮之用同。知母止嗽而骨蒸退,牡蛎涩精而虚汗收。贝母清痰止咳嗽而利心肺,桔梗开肺利胸膈而治咽喉。若夫黄芩治诸热,兼主五淋;槐花治肠风,亦医痔痢。常山理痰结而治温疟,葶苈泻肺喘通水气。此六十六种药性之寒者也。

(二)热性赋

药有温热,又当审详。欲温中以荜茇,用发散以生姜。五味子止嗽痰,且滋肾水;腽肭脐疗劳瘵,更壮元阳。原夫川芎祛风湿,补血清头;续断治崩漏,益筋强脚。麻黄表汗以疗咳逆,韭子壮阳而医白浊。川乌破积,有消痰治风痹之功;天雄散寒,为去湿助精阳之药。观夫川椒达下,干姜暖中,胡芦巴治虚冷之疝气,生卷柏破癥而血通。白术消痰壅,温胃,兼止吐泻;菖蒲开心气,散冷,更治耳聋。丁香快脾胃而止吐逆,良姜止心气痛之攻冲。肉苁蓉填精益肾,石硫黄暖胃驱虫。胡椒主去痰而除冷,秦椒主攻痛而去风,吴茱萸疗心腹之冷气,灵砂定心脏之怔忡。盖夫散肾冷、助脾胃,须荜澄茄;疗心痛、破积聚,用蓬莪术。缩砂止吐泻安胎、化酒食之剂,附子疗虚寒反胃、壮元阳之方。白豆蔻治冷泻,疗痛止痛于乳香,红豆蔻止吐酸,消血杀虫于干漆。岂知鹿茸生精血,腰脊崩漏之均补;虎骨壮筋骨,寒湿毒风之并祛。檀香定霍乱,而心气之痛愈;鹿角秘精髓,而腰脊之痛除。消肿益血于米醋,下气散寒于紫苏。扁豆助脾,则酒有行药破结之用；麝香开窍，则葱为通中发汗之需。尝观五灵脂治崩漏，理血气之刺痛；麒麟竟止血出，疗金疮之伤折。麋茸壮阳以助肾，当归补虚而养血。乌贼骨止带下，且除崩漏目翳；鹿角胶住血崩，能补虚羸劳绝。白花蛇治瘫痪，疗风痒之癣疹；乌梢蛇疗不仁，去疮疡之风热。乌药有治冷气之理，禹余粮乃疗崩漏之因。巴豆利痰水，能破寒积；独活疗诸风，不论新旧。山茱萸治头晕遗精之药，白石英医咳嗽脓之人。厚朴温胃而去呕胀，消痰亦验；肉桂行血而疗心痛，止汗如神。鲫鱼有温胃之功，代赭石乃镇肝之剂。沉香下气补肾，定堆乱之心痛；橘皮开胃去痰，导壅滞之逆气。此六十二种药性之热者也。

（三）温性赋

温药部括，医家素谙。木香理乎气滞，半夏主于湿痰。苍术治目盲，燥脾去湿宜用；萝卜去膨胀，下气制而尤堪。况夫钟乳粉补肺气，兼疗肺虚；青盐治腹痛，且滋肾水。山药而腰湿能医，阿胶而痢嗽皆止。赤石脂治精浊而止泄，兼补崩中；阳起石暖子宫以壮阳，更疗阴痿。诚以紫菀治嗽，防风祛风，苍耳子透脑止涕，威灵仙宣风通气。细辛去头风，止嗽而疗齿痛；艾叶治崩漏，安胎而医痢红。羌活明目驱风，除湿毒肿痛；白芷止崩治肿，疗痔漏疮痈。若乃红蓝花通经，治产后恶血之余；刘寄奴散血，疗烫火金疮之苦。减风湿之痛则茵芋叶，疗折伤之症则骨碎补。藿香叶辟恶气而定霍乱，草果仁温脾胃而止呕吐。巴戟天治阴疝白浊，补肾尤滋；延胡索理气痛血凝，调经有助。尝闻款冬花润肺，去痰嗽以定喘；肉豆蔻温中，止霍乱而助脾。抚芎走经络之痛，何首乌治疮疥之资。姜黄能下气，破恶血之积；防己宜消肿，去风湿之施。藁本除风，主妇人阴痛之用；仙茅益肾，扶元气虚弱之衰。乃曰破故纸温肾，补精髓与劳伤；宣木瓜入肝，疗脚气并水肿。杏仁润肺燥止嗽之剂，茴香治疝气肾病之用。诃子生津止渴，兼疗滑泄之疴；秦艽攻风逐水，又除肢节之痛。槟榔豁痰而逐水，杀寸白虫；杜仲益肾而添精，去腰膝重。当知紫石英疗惊悸崩中之疾，橘核仁治腰痛疝气之瘨。金樱子兮涩遗精，紫苏子兮下气涎。淡豆豉发伤寒之表，大小蓟除诸血之鲜。益智安神，治小便之频数；麻仁润肺，利六腑之燥坚。抑又闻补虚弱、排疮脓，莫若黄芪；强腰脚、壮筋骨，无如狗脊。菟丝子补肾以明目，马蔺花治疝而有益。此五十四种药性之温者也。

（四）平性赋

详论药性，平和惟在。以硇砂而去积，用龙齿以安魂。青皮快膈除膨胀，且利脾胃；芡实益精治白浊，兼补真元。原夫木贼草去目翳同，崩漏亦医；花蕊石治金疮，血行则却。决明和肝气，治眼之剂；天麻主头眩，祛风之药。甘草和诸药而解百毒，盖以性平；石斛平胃气而补肾虚，更医脚弱。观乎商陆治肿，覆盆益精。琥珀安神而散血，朱砂镇心而有灵。牛膝强足补精，兼疗腰痛；龙骨止汗住泄，更医血崩。甘松理风气而痛止，蒺藜疗风疮而目明。人参润肺宁心，开脾助胃；蒲黄止崩治衄，消瘀调经。岂不以南星醒脾，祛惊风痰吐之忧；三棱破积，除血块气滞之症。没食主泄泻而神效，皂角治风痰而响应。桑螵蛸疗遗精之泄，鸭头血医水肿之盛。蛤蚧治劳嗽，牛蒡子疏风壅之痰，全蝎主风瘫，酸枣仁去怔忡之病。尝闻桑寄生益血安胎，且止腰痛；大腹子去膨下气，亦令胃和。小草、远志俱有宁心之妙，木通、猪苓尤为利水之多。莲肉有清心醒脾之用，没药乃疮散血之科。郁李仁润肠宣水，去浮肿之疾；茯神宁心益智，除惊悸之痾。白茯苓补虚劳，多在心脾之有眚；赤茯苓破结血，独利水道以无毒。因知麦芽有助脾化湿之功，小麦有止汗养血之力。白附去面风之游走，大腹皮治水肿之泛溢。椿根白皮主泻血，桑根白皮主喘息。桃仁破瘀血，兼治腰痛；神曲健脾胃，而进饮食。五加皮坚筋骨以利行，柏子仁养心神而有益。抑又闻安息香去恶，且治心腹之痛；冬瓜仁醒脾，实为饮食之资。僵蚕治诸风之喉闭，百合敛肺痨之嗽痿。赤小豆解热毒，疮肿宜用；枇杷叶下逆气，哕呕可医。连翘排疮脓与肿毒，石南叶利筋骨与皮毛。谷芽养脾，阿魏除邪气而破积，紫河车补血，大枣和药性以开脾。然而鳖甲治劳疟，兼破癥瘕；龟甲坚筋骨，更疗崩疾。乌梅主便血疟痢之用，竹沥治中风声音之失。此六十八种药性之平者也。

三、主要学术思想

（一）中医药启蒙书籍，适合初学记诵之须

《药性赋》为普及性的入门本草歌赋，为中药启蒙读物。其特点是篇幅小，歌词简单，药数适中，功效突出。每药基本只占一联，药效选取最突出的要点。上下联骈比，不同联句式长短不一，中间又有"而""又""兮"等字作为停顿、连接和转折，使人读来韵律起伏，朗朗上口，毫无单调之感。如"犀角解乎心热，羚羊清乎肺肝。泽泻利水通淋而补阴不足．海藻散瘿破气而治疝何难。"

249 味药只用了 2440 余字，选药之精，篇幅之小，易记易诵，对初学者背诵自然最合适不过。此外在中药知识的传播和应用方面也发挥了一定的作用，成为中药教育的重要普及形式之一。

（二）与临床用药紧密结合，切合临床诊治之用

《药性赋》广为流传，并受到初学者欢迎，又得到研究者较高的评价，其原因除了短小精干、简便易诵之外，主要是其对药物的药性与功效概括准确精要，便于指导临床应用。该书简明实用，朗朗上口，作为普及读物而言，可称形式与内容俱佳。

第九节　《本草纲目》

一、简介

（一）作者与成书年代

《本草纲目》为明·李时珍所著。李时珍（约 1518—1593 年），字东璧，晚年自号

濒湖山人，湖广黄州府蕲州（今湖北蕲春）人，明代著名医药学家，后世尊之为"药圣"，与同时代的"医圣"万密斋齐名，有"万密斋的方、李时珍的药"之说。

《本草纲目》初稿成书于明嘉靖三十一年（1552 年）至万历六年（1578 年），之后又三易其稿，于明万历十八年（1590 年）完成了约 190 万字的医药学巨著，万历二十五年（1596 年）方正式刊行。因《本草纲目》编著时间较长，规模庞大，李时珍其父、其子及弟子庞鹿门等均参与了编写，次子建元为书绘图，可谓是以李时珍为主的一本集体著作。

（二）书名释义

《本草纲目》借用朱熹的《通鉴纲目》之名，采用"目随纲举"的编写体例，药物以"部"为"纲"、以"类"为"目"进行分类编写，故以"纲目"名书。本书又为本草著作，故定名为《本草纲目》。

（三）成书背景

李时珍出生于医药世家，祖父为民间医生，父亲李言闻是当时名医，曾任太医院吏目。受家庭影响，李时珍自幼热爱医学，但因当时民间医生地位低下，生活艰苦，其父不愿李时珍学医，希望他走科考之路。李时珍 14 岁中秀才，之后又两次应试科举，均不第。1540 年，22 岁的李时珍遂决心弃儒从医，钻研医学。

明世宗嘉靖三十年（1551 年），李时珍 33 岁时，因治好了富顺王朱厚焜儿子的病而医名大显，被武昌的楚王朱英裣聘为王府的"奉祠正"，兼管良医所事务。明嘉靖三十五年（1556 年），李时珍又被推荐到太医院工作，授"太医院院判"职务。在此期间，李时珍出入于太医院的药房及御药库，有机会饱览皇家珍藏的大量医药典籍，并见识了许多平时难以见到的药物标本。太医院的工作经历，不仅使李时珍开阔了眼界，丰富了知识，还积累了大量的药物学资料，为编写《本草纲目》打下了基础。

李时珍在阅读古典医籍的过程中发现，历代本草书籍中蕴含着丰富的药物学知识和宝贵经验，但也确实存在不少漏误，于是便有了重修本草的想法。李时珍曾多次向太医院提出编写新本草的建议，然而他的建议不但未被采纳，反而遭到无端的讥讽挖苦与打击中伤，于是他下决心亲自编纂一部新的本草书籍。

为实现重修本草的理想，做到理论与实践相结合，便于后人对药物进行考察研究，明世宗嘉靖三十一年（1552 年），34 岁的李时珍辞职返乡。明世宗嘉靖三十七年（1558 年），李时珍创立堂号"东璧堂"，一边临床实践，一边进行本草的整理研究。为实际考察药物，他的足迹遍及大江南北，行程达两万余里。他亲自到山间田野，实地对照辨认药物。自 1565 年起，李时珍先后到武当山、庐山、茅山、牛首山，以及湖广、安徽、河南、河北等地收集药物标本和处方，并拜渔人、樵夫、农民、车夫、药工、捕蛇者为师，参考历代医药书籍达 925 种之多。其中重要的本草著作有《神农本草经》《本草经集注》《新修本草》《嘉祐本草》《图经本草》《经史证类备急本草》等。经过广采博收，考古证今，穷究于理，辨疑订误，他记录了上千万字札记，弄清了许多疑难问题。

他以《经史证类备急本草》为蓝本，历经 27 个寒暑，于明万历六年（1578 年）完成初稿，时年 61 岁。此后又三易其稿，终于明万历十八年（1590 年）完成了约 190 万字的医药学巨著《本草纲目》。万历二十二年（1593 年）李时珍去世。万历二十五年（1596年），也就是李时珍逝世后的第三年，《本草纲目》在金陵（今南京）正式刊行。

《本草纲目》吸收了历代本草著作的精华，尽可能地纠正了以前的错误，补充了不足，并有很多重要发现和突破，是到 16 世纪为止中国最系统、最完整、最科学的一部医药学著作。《本草纲目》不仅为中国药物学的发展做出了重大贡献，而且对世界医药学、植物学、动物学、矿物学、化学的发展也产生了深远影响。

（四）版本流传

《本草纲目》从第一个版本金陵本开始，大致每隔五六年就有 1 种新版本出现。除国外各种全译或节译本外，国内现存 72 种，大致可分为"一祖三系"，即祖本（金陵本、摄元堂本）和江西本、钱本、张本三个系统。

江西本系统主要为明万历三十一年（1603 年）夏良心、张鼎思刻本等。

钱本系统主要为明崇祯十三年（1640 年）钱蔚起杭州六有堂刻本，并改绘药图，以及清顺治十二年（1655 年）吴毓昌太和堂本，乾隆间《四库全书》本即据此本抄录。江西本、钱本均以金陵版为底本翻刻。明末清初所刻的各种版本多是根据江西本翻刻的。清代中叶所刻的各种版本大多是根据杭州本翻刻的。

张本系统主要为清光绪十一年（1885 年）张绍棠南京味古斋刻本，文字参校江西本、钱本，药图改绘后增加十余幅，并附《本草纲目拾遗》。因其刻印精良，并且直接吸收了钱蔚起本、太和堂本、张云中校订本及张朝璘本的校勘成果，订正了很多错误，各家所熟刻的《本草纲目》均以其为底本。然而其在大量增改的过程中发生的错误也很突出，还抽换了几百幅图，从而造成了很多混乱。古人云："校书如扫尘，旋扫旋生。"《本草纲目》约 190 万字，也存在 380 多处讹误。即便如此，也不能否定其应有的价值。

1957 年人民卫生出版社本即据张本影印，1975～1981 年人民卫生出版社出版由刘衡如校勘的《本草纲目》校点本，以次刻江西本为底本，经过仔细校勘，写出校记 1.26万条，改正了原书大量讹误，成为流传最广的一种版本。1993 年上海科学技术出版社出版金陵本影印本。此外，近年来《本草纲目》白话、通释、导读等多种版本面世，如此长盛不衰地为世人流传，充分表明了其实用价值和对后世的深远影响。

二、内容提要

《本草纲目》以唐慎微《经史证类备急本草》为蓝本，采用"目随纲举"的编写体例加以编撰。

全书共 16 部，52 卷，约 190 万字。第一至第二卷序例，第三至第四卷百病主治药，第五卷水部，第六卷火部，第七卷土部，第八至第十一卷金石部，第十二至第二十一卷草部，第二十二至第二十五卷谷部，第二十六至第二十八卷菜部，第二十九至第三十三卷果部，第三十四至第三十七卷木部，第三十八卷服器部，第三十九至第四十二卷虫部，第四十三至第四十四卷鳞部，第四十五至第四十六卷介部，第四十七至第四十九卷禽部，第五十至第五十一卷兽部，第五十二卷人部。

全书收纳诸家本草所收药物 1518 种，在前人基础上增收药物 374 种，合 1892 种，其中植物 1195 种；共辑录古代药学家和民间单方 11096 首；书前附药物形态图 1100 余幅。

全书首列总目、凡例、附图。

卷一、卷二为序例，相当于总论，主要介绍历代诸家本草及中药基本理论等。卷一"历代诸家本草"，首先列举《神农本草经》《名医别录》《雷公炮炙论》《唐本草》等 41 种本草著作，并加简要评介，基本反映出明代以前本草学发展概况；卷二又附列引用医书 277 种，经史百家书籍 440 种，共计 717 种。通过引述前人专论如《神农本草经》名例、陶隐居《名医别录》合药分剂法则、李东垣随证用药凡例、张子和汗吐下之法、陈藏器诸虚用药凡例等，使中药理论得到系统整理。

卷三、卷四为"百病主治药"，大致沿用《证类本草》"诸病通用药"旧例，以诸风等 113 种病证为纲，分列主治药物，或于病证下再分若干证，类列药物用法，复设草部、菜部、果木等为小纲，并详其主治功效，编次有序，便于临证参考，相当于一部临证用药手册。

卷五至卷五十二为药物各论，收药 1892 种，附图 1109 种。其总例为"不分三品，惟逐各部；物以类从，目随纲举"。各论以部为"纲"，以类为"目"分类，分为水、火、土、金石、草、谷、菜、果、木、服器、虫、鳞、介、禽、兽、人等 16 部，每部之前均有简要论述。各部按"从微至巨""从贱至贵"为序，即便检索，又体现出生物进化发展思想。各部之下再分若干类，如草部分为山草、芳草、隰草、毒草、蔓草、水草、石草、苔类、杂草等 11 类，凡 60 类。各类中常将许多同科属生物排列在一起。各药"标名为纲，列事为目"，每药均标注首载文献出处，若有归类变更或并入某药者，则以校正说明；下设释名、集解、辨题或正误、修治、气味、主治、发明、附方等 8 个栏目解说（即"事"）。"释名"下列举药物别名，并解释命名含义；"集解"主要介绍药物产地、品种、生态环境、形态特征、生长过程、栽培、捕捉、开采方法、采集季节、药用部分、相似鉴别、质量评定等。"辨疑正误"类集诸家之说，对历代本草的品种、性质、功效等有疑误者予以纠正；"修治"主要阐述炮制方法；"气味"主要介绍药物性味及有毒无毒，兼谈归经及配伍；"主治"主要介绍药物的功效及主治病证、治疗方法；"发明"主要介绍李时珍和历代医家对药物性味、归经、主治、配方应用及用药注意事项的论述，兼有医案医话、医论等，侧重阐述药性理论、用药要点及李氏个人学术见解；"附方"广录以该药为主的主治各科病证的有效方剂，主要介绍病证的治疗方药、药物剂量和用法，兼有历代医家治疗经验等，先列病证名称，后列方药、剂量、用法、疗效等。

《本草纲目》科学的分类法，是中国本草学最完备的分类系统。

三、主要学术思想

《本草纲目》在世界医药学和自然科学的许多领域都做出了贡献。其中举世公认的卓越成就就是将本草学提高到一个空前的高度。其次是医学理论与实践的发明创新，以及治疗与养生防病的思想，对后世均有深远的影响。此外还广泛介绍了动物学、植物学、矿物学、冶金学等多学科知识。

（一）对药物学的突出贡献

1. 全面总结和阐发药物学知识　《本草纲目》对古代本草学进行了全面整理、总结和提高，并吸取了大量的民间药和外来药。该书总结了药物的七方、十剂、气味阴阳、五味宜忌、五味偏胜、标本阴阳、升降浮沉、四时用药例、五运六淫用药式、六腑六脏用药气味补泻、五脏五味补泻、脏腑虚实标本用药式及药名异同、七情配伍、服药食忌、妊娠禁忌等基本知识，对每味药物的出处、产地、形态、生态环境、药用部位、采收时间、性味、相似鉴别、质量评定、功能主治及配伍应用等论述甚详，尤其发明一项，集中阐发了李时珍对药物的观察、研究及诸多新发现、新经验。这些都超过了李时珍以前任何一位本草学家。

2. 扩充本草内容，增加药物品种　其一，据统计，《本草纲目》引用医籍及经史百家书籍共952家，与旧本草相比，新增补医籍277家，经史百家书籍440家。其二，增补李氏家族临床用药经验。其三，增加李氏采访和实地考察的资料。其四，增加药物品种374种，大大丰富了药物学知识宝库。

3. 纠正历代本草偏误　书中除载［正误］270余款外，在［释名］、［气味］、［发明］等项下也兼有正误内容，具有很高的学术价值。如藜芦条下称"吐药不一，常山吐疟痰，瓜丁吐热痰，乌附尖吐湿痰，莱菔子吐气痰，藜芦则吐风痰者也"。书中对过去本草书籍中将两药误为一物者，如葳蕤与女萎；一物而误为两药者，如天南星与虎掌；品种混淆不清者，如百合与卷丹；药用部位失真者，如五倍子误认为果实；药物归类不当者，如将薯蓣列为草类等，均予以澄清更正。

4. 创立科学分类的本草新体系　李时珍打破了自《神农本草经》以来沿袭了1000多年的上、中、下三品分类法，按从无机到有机、从低等到高等、"从微至巨""从贱至贵"的原则，把1892种药物分为水、火、土、金石、草、谷、菜、果、木、服器、虫、鳞、介、禽、兽、人共16部，包括60类。每药标正名为纲，纲之下列目，纲目清晰。就植物而言，他把1195种药分成5部30类，其中包括草部（分山草、芳草、隰草、毒草、蔓草、水草、石草、苔、杂草）、谷部（分麻麦稻、稷粟、菽豆、造酿）、菜部（分荤辛、柔滑、菜、水菜、芝）、果部（分五果，山果、夷果、味果、果、水果）、木部（分香木、乔木、灌木、寓木、苞木、杂木）等。李时珍在动物分类学及遗传学方面也有不小的成就。在《本草纲目》中，李时珍共记载动物药444种，占全部药物的23.4%。他把这些动物药按"由微至巨，从贱至贵"的原则，分成虫、鳞、介、禽、兽和人等六部，基本符合进化论观点。微与巨、贱与贵是指动物形体的大小不同，乃至小小昆虫到巨大哺乳动物的区别。李时珍的这种科学分类法是我国古代药物学上最完善、最系统和最科学的分类法，对后世中国植物分类学的发展有深远影响。

5. 推动了我国植物学的发展 《本草纲目》对各种植物的形态特征、地理分布、生态习性、生长过程、栽培情况、实用价值等均进行了详实的考证，为我国植物学的发展做出了杰出贡献。植物的分类法，在《本草纲目》表现出相当高的科学性。例如，他把桔梗科的沙参、荠苨、桔梗编排在一起；把伞形科的柴胡、防风、独活排在一起；把姜科的高良姜、豆蔻、白豆蔻、缩砂密、益智子排在一起；把菊科的菊、野菊、茺、艾、千年艾、茵陈蒿、青蒿、黄花蒿、百蒿排在一起；把蓼科的蓼、水蓼、马蓼、荭草、毛蓼排在一起。李时珍的这种科学分类法，比18世纪植物分类学家林奈的分类法，也就是现在通用的拉丁双名分类法要早140多年。

（二）医学理论与方法的发明创新

《本草纲目》无论在理论还是在实践方面的"发明创新"颇多，远在同类本草书籍之上。王世贞在《本草纲目序》中称许本书："如入金谷之园，种色夺目；如登龙君之宫，宝藏悉陈；如对冰壶玉鉴，毛发可指数也。"尤其发明项，李时珍介绍了自己的发现和经验，丰富了本草学的内容。

《本草纲目》的创新发明主要有以下几点。

1. 创"脑为元神之府"说 金陵初刻版《本草纲目·第三十四卷·辛夷》条下说："脑为元神之府，而鼻为命门之窍。"李时珍所指的"元神之府"是泛指人体主宰精神意识、思维记忆的高级神经中枢功能。其见解与西医学对大脑的认识基本一致，早于近代医学300余年，是一个了不起的创见，是医学理论的重大突破。

2. 开创肾间命门说 《本草纲目·第三十卷·胡桃》条下，李时珍首次提出命门"在七节之旁，两肾之间"的创见。命门学说是中医学基本理论的一个组成部分，两肾间命门学说开创于李时珍。

3. 首次论述人的胆石症 《本草纲目·第五十卷·牛黄》条下指出："牛之黄，牛之病也，故有黄之牛多病而易死。"胆石症是人类常见病之一，李时珍对人的胆石症认识过程，先弄清畜类动物的胆石症，继而推理判断出人的胆石症。

4. 开物理降温之先河 李时珍首创用冰外敷降温的方法。《本草纲目·第五卷·夏冰》条之主治中说："伤寒阳毒，热盛昏迷者，以冰一块，置于膻中良，亦解烧。"

5. 创蒸气消毒法预防瘟疫 《本草纲目·第三十八卷·病人衣》条之主治中告诫人们："天行瘟疫，取初病人衣服，于甑上蒸过，则一家不染。"

（三）医药并重的治学思想

李时珍在编著《本草纲目》时，书考八百家，对诸医家的医学理论多有传承创新。郭沫若赞李时珍"医中之圣，集中国药学之大成"，对李时珍医药并重的治学理念高度赞扬。

1. 医药结合，临证思辨　《本草纲目》不仅是一部本草学著作，更是一部医学鸿篇巨制。其理论、方药严谨与实用。《本草纲目》序例中，除论述本草学相关理论知识外，亦列举七方、十剂等方剂学理论及李东垣、陈藏器、张子和等医家的用药凡例。在主治卷中，枚举内、外、妇、儿各科百病的病机及主治药物，将前人典籍中所载医学理论结合李时珍本人的医学实践，记录于各部药物细则之前，并标注功效、用法，便于后世医家学习使用。例如《本草纲目·主治·健忘》中记载，李时珍总结的健忘病机为"心虚，兼痰，兼火"，在主治药物中记载淫羊藿的主治，预知子治疗健忘的方药："淫羊藿益气强志，老人昏耄，中年健忘……预知子心气不足，恍惚错忘，松悸烦郁，同人参菖蒲、山药、黄精等，为丸服……"

2. 以方载药，体用结合　李时珍重视药物在临证中的应用，认为药物发挥作用需以方剂为载体，单言本草不言方剂是为"有体无用"。《本草纲目》以药为纲，方药并重，在序例中载方剂学理论，如"七方""十剂"等，并于各药物细则中"附方"一条中记载明代及明代以前方剂。全书载方多达1.1万余首，援引了大量医家典籍中所载方剂，其中不乏李时珍的临证效方、验方。例如《本草纲目·草部·丹参》"附方"中记载援引自《妇人明理方》的单方丹参散："治妇人经脉不调，或前或后，或多或少，产前胎不安，产后恶血不下，兼治冷热劳，腰脊痛，骨节烦痛。用丹参洗净，切晒为末。每服二钱，温酒调下。"

3. 丰富的外治方法　《本草纲目》记载的外治疗法极其丰富，涂、敷、塞、吹、熏、熨应有尽有，处方遍及内、外、妇、儿各科。施药部位直施病所或上下左右详述得当。配制用料多种多样，调涂敷贴临证各有所宜。最为重要的是处方药物价廉效著，精选调配主旨辨证论治，对中药外治法的发展做出了重大贡献。如《本草纲目》记述了"吹鼻""熏鼻""擦牙""呷""吐痰""贴""外傅""洗浸""熨灸""辟禳"等多种外用给药方法。《本草纲目》收载口腔黏膜疾病用药处方188首，其中口腔黏膜局部用药138首，占73.40%，涉及口舌生疮、小儿口疳及鹅口疮等疾病。《本草纲目·百病主治药·口舌》中记载了治疗口糜的方法："黄连，煎酒呷含。"《本草纲目·百病主治药·痈疽》乳痈条记载了大黄熬膏贴敷的治疗方法，"大黄，同甘草熬膏贴，亦末敷"，极大地丰富了中医外治疗法。

（四）丰富的科学研究方法

李时珍以自己的实践经验为基础，改善了古代科学方法，积累了科学研究的新经验，成功地运用了观察和实验、比较和分类、分析和综合、批判继承、调查研究和历史考证等科学方法。

1. 观察和试验　这是李时珍进行本草药研究的基本方法。每一味药他必亲自采集，仔细观察，于山间田野实地对照辨认药物，并常亲身试验，以验其真。《本草纲目·草部·曼陀罗花》发明条目记载了李时珍尝验曼陀罗致幻的作用："相传此花笑采酿酒饮，令人笑；舞采酿酒饮，令人舞。予尝试之，饮须半酣，更令一人或笑或舞引之，乃验也。"对前人所载功效不明的曼陀罗花进行了验证。

2. 分类和比较　李时珍打破本草学沿用已久的上、中、下三品分类法，建立了三界十六部分类法，使分类体系更为科学。他还在陶弘景主治药分类法的基础上，建立了更完善的百病主治药分类法，创立了药物归经分类法。

3. 分析和综合　李时珍为弄清每味药物，提出释名、集解、辨疑、正误、修治、气味、主治、发明、附方八项任务，这八项不是每味药全有，有的五项、六项不等。实际上是对每味药既作出系统分析，又进行全面综合，且在分析的基础上又进行高度概括和综合。

4. 批判继承　李时珍研究每味药总是先参考诸家本草，考核诸家异同，用自己观察试验的结果，加以参证。如枸杞，《本草经》中只载枸杞之名，未言明其药用部位；《名医别录》指出根大寒，子微寒；《药性论》谓枸杞甘，平，子、叶皆同；《本草衍义》说枸杞是梗皮。李时珍说："窃谓枸杞：苗、叶，味苦、甘而气凉；根，味淡气寒；子，味甘气平，气味既殊，则功用当别。此后人发前人未到之处也。"李时珍在批判继承的基础上，推陈出新，"发前人未到之处"，这种精神贯穿于他的全部研究活动中。

5. 调查研究　李时珍采取田野式调查方法，除家乡蕲春所在的大别山脉附近外，足迹遍布大江南北，在《本草纲目·果部·榔梅》"集解"记载"榔梅，只出均州太和山"。又如《本草纲目·草部·土茯苓》"集解""发明"中记载土茯苓生长于楚、蜀（今湖北、四川一带）山中，但前人甚少用此，直到岭表（今岭南一带）爆发杨梅疮后才被用于治疗杨梅疮。再如菳一药，众说纷纭，有谓似酸浆，有说为苍耳，有曰即地菘。李时珍经过广泛征询，聚诸草谛视，得出菳即猪膏母之确论。他从猎户口中知虎骨强志壮神之功能；从菜农处明确芸薹即油菜；从工人处学得防止采矿中毒之法，山人、渔翁、农夫、皮匠、猎户都是他的老师，使他从调查研究中获益匪浅。

6. 历史考证　这是李时珍常用的科学方法。通过文献考柬，《本草纲目》记载了来自天竺、大食、南洋、胡人、蕃人及由梵文、佛经中得到的医药知识。经过历史考证，他指出，"按《本经》胡麻亦名巨胜，《抱朴子》云巨胜一名胡麻，以黄麻子及大藜子伪为胡麻，误而又误矣，不可不辨"。在考证药物名称时，他多进行历史佐证。例如，《本草纲目·水部·潦水》"释名"项他就引用韩退之的诗加以佐证："潢潦无根源，朝灌夕已除。"又如，《本草纲目·草部·远志》"释名"项援引《世说新语》谢安云的诗句加以佐证："处则为远志，出则为小草。"

（五）养生防病、抗衰防老的科学态度

《本草纲目》介绍了美容养颜、明目聪耳、乌发生发、强身健体、抗衰防老等多种养生保健方法，其中抗衰防老药方有 400 多个。

1. 健脾胃　李时珍特别重视脾胃在抗衰延年中的重要性，他指出，"脾乃元气之母"。《本草纲目》不但记载了苍术、黄芪、白术、人参、黄精、刺五加、茯苓、枸杞子、甘草、灵芝等 70 余种培补脾胃、固本培元的常用药，还论述了苍术散、参术膏、脾虚不化方、人参膏、术酒及各种谷食酒的药方 80 余首。

2.补肝肾　《本草纲目》把肾当作"生命之源，相火之本，精气之府"（《本草纲目·胡桃·发明》），所记载的养肝补肾药有枸杞子、女贞子、菟丝子、紫河车、地黄、鹿茸、山茱萸、刺五加、何首乌、续断、补骨脂、益智仁、肉苁蓉、黄精、狗脊、巴戟天、淫羊藿、仙茅等30余种。《本草纲目》记载的众多长寿方中，补肾益肝、舒筋增髓方药有近160首，占29.1%。李时珍自创的方药如"固精强骨方""肾虚耳聋方""补肾兴阳方""老人虚秘方""椒红丸"等均有补肾益肝、益阴壮阳、固齿乌发、容颜益寿之功。

3.养心神　《本草纲目》记载了不少有关益智驻颜、补心安神之方药，如茯神、柏实、酸枣、菖蒲、圆肉、合欢、琥珀、丹砂、生地黄、麦冬、茯苓、玄参、远志、百合等，附方中还有朱雀丸、琼玉膏、补阴丸等安神定志、延年益寿药丸，以及开心益智方、健忘益智方、心神不足方、酸枣仁汤等。同时还列举了大量滋阴养心、安神益智病案和药方，适于中老年人养生疗疾之需。

4.重食养　李时珍特别推崇食疗养生，《本草纲目》有关粥的记载有486处，药酒方69条，并强调药茶合用，将茶叶引药入经，发挥疗效，或相须相使，互增药效。《本草纲目》还收录食用和药用水43种，谷物73种，蔬菜105种，果品12种，动物药444种，极大地丰富了药食同源理论。

5.反对盲目服食金石丹药　明朝追求"长生不老药"的炼丹之风盛行，李时珍推崇养生，但反对盲目迷信仙书、仙丹、仙药而达到长生目的。《本草纲目》将研究矿物丹药的人称为炼治家、丹灶家、炉火家。李时珍指出，金石丹药偏性巨大，如果服用不当，会严重损害身体健康。这种坚持实事求是的科学态度显然是十分可贵的。

李时珍并非一概反对炼丹，他认为，金石丹药"治病可也，服食不可也"。这是李时珍经过征引典籍，博通百家，并结合自身医疗实践经验，认真思考而提出的独到而客观的见解。他指出，合理使用炼丹术，研究丹药并为医疗服务是可取的，他从炼丹术中研制出治疗梅毒和疥疮的丹药就是例子。

（六）内容涉及自然科学多个领域

《本草纲目》虽为本草学著作，但涉及范围极其广泛，对植物学、动物学、矿物学、物理学、化学、农学等均有很多记载。如在矿物学方面，对石油的产地、性状进行了详细记述；在化学方面，阐述了检验石胆真伪的方法；在物理学方面，从空气中的湿度变化，以推测雨量的大小；在农学方面，阐述采用嫁接技术，以改良果树品种的方法等。书中通过对药名的探索与考证，阐明了某些汉字的字形、读音；也载述了一些少数民族和其他国家药名的读音和含义；并记载了契丹族用羊皮、羊骨占卜和写字，吐蕃人用燕脂化妆等习俗；以及蒙古族裹于牛皮内治疗外伤方法等。本书保存了16世纪以前大量文献资料，其中有的原书已佚失，有关资料可从本书得以窥见。

四、价值影响与历史评价

《本草纲目》为本草学集大成之作，为 16 世纪最伟大的医药学成就，在我国药学史上具有重要的里程碑意义。其科学成就不仅是中华民族的自豪，还影响了全世界。

《本草纲目》刊行后，倪朱谟的《本草汇言》、赵学敏的《本草纲目拾遗》、黄宫绣的《本草求真》等均是在其学说启示下而著成的本草典籍。《四库全书总目提要》称之为《神农本草经》，而下注"集本草者无过于此"。本书很快传到朝鲜、日本等国，先后被译成日、朝、拉丁、英、法、德、俄等 10 余种文字，流传海外。英国著名生物学家、进化论的创立者达尔文在其著作中亦多次引用本书资料，评价《本草纲目》为"中国的百科全书"。

英国著名科学史家李约瑟在其《中国科学技术史》中对《本草纲目》作出评价："毫无疑问，明代最伟大的科学成就，是李时珍那部在本草书中登峰造极的著作《本草纲目》。至今这部伟大著作仍然是研究中国文化中的化学史和其他各门科学史的一个取之不尽的知识源泉。"李约瑟亲临李时珍故乡蕲春时，引用培根赞扬《本草纲目》的原话，在留言簿上挥笔题写下"他在书中留下的渊博知识与才华，将不受时间影响，永葆一新"，并称赞李时珍为"药物学界中之王子"。李时珍因《本草纲目》而成为世界公认的杰出的医药学家。

《本草纲目》除对中国药物学做出贡献，还涉及自然科学许多领域，如动物、植物、矿物、化学、地质、农学、天文、地理等学科，集纳了多方面的成就，对世界医药学、植物学、动物学、矿物学、化学的发展也产生了深远的影响。书中首创了按药物自然属性逐级分类的纲目体系，这种分类方法是现代生物分类学的重要方法之一，比现代植物分类学创始人林奈的《自然系统》早了一个半世纪，被誉为"东方医药巨典"。2011 年 5 月，金陵版《本草纲目》入选联合国教科文组织世界记忆名录。

五、研读方法

（一）熟悉历代主要本草对《本草纲目》的影响

李时珍在《本草纲目》中参考、引用的文献资料多以文摘和综述为主，由于历代古籍在流传过程中难免因抄写、刊印、校订、重修、句读、散佚而发生错误，也因李时珍在引用文献时有随意化裁、失考、误解、杂糅、臆改等情况，导致少数书名混淆、作者张冠李戴、引文未注明出处、脱文、衍文和错简等现象。因此，整理、校勘《本草纲目》是必要而严峻的工作。特别需要指出的是，《本草纲目》是以《经史证类备急本草》为蓝本编写的，《经史证类备急本草》保存了历代本草的原貌，故《经史证类备急本草》是研读《本草纲目》的重要著作。

（二）取其精华，去其糟粕

研读《本草纲目》要坚持历史唯物主义和辩证唯物主义的观点，坚持理论联系实际的观点，坚持取其精华、去其糟粕、古为今用、推陈出新的观点。由于李时珍所处的时代局限和阶级局限，加之个人的学识限制，其著作中还存有某些落后、迷信和错误的东西，对此应该予以剔除。尽管如此，仍掩盖不了李时珍在药物学上的科学成就。

第十节 《雷公炮制药性解》

一、简介

（一）作者与成书年代

《雷公炮制药性解》是在明·李中梓编撰的《药性解》两卷的基础上，后经姑苏（江苏苏州）钱允治在各药味下增补了相应《雷公炮制论》的内容而成，实为《药性解》的增补本，凡六卷。《雷公炮制药性解》共收录335种常用中药，详细论述了每种药物的性味、归经、有毒无毒、功效主治、使反畏恶、使用宜忌、真伪辨别、炮制方法等，涉及的炮制方法较为具体，内容丰富，是一部较为详备的药性、炮制方面的专著。

关于《雷公炮制药性解》的作者颇具争议，现主要认为由李中梓所著，具体成书年代未能明确。根据《四库全书总目提要》中《江南通志》记载，李中梓著有《伤寒括要》《内经知要》《本草通原》《医宗必读》《颐生微论》共五书，无此书，认为该书为托名之作，是当时商贾因李中梓素有医名，故托名之。后经今人考证，《药性解》确为李中梓所著。

李中梓（1588—1655 年），字士材，号念莪，又号尽凡居士，云间南汇人（今属上海市），明末清初著名医家。李氏一生著书颇多，但因战乱散佚过半，现仅存《内经知要》《医宗必读》《药性解》《伤寒括要》《颐生微论》《士材三书》（包括《诊家正眼》《本草通玄》《病机沙篆》3 种，由清·尤乘辑）。李中梓的医友及门生众多，对当时的江南地区及后世医家均有重要影响。其学问一传于沈朗仲，再传于马元仪，三传于尤在泾，后世称之为"李士材学派"。

（二）成书背景

明清时期，中医药发展臻于成熟，药学界更是名家辈出，佳作连篇，其中最负盛名者为李时珍所著的《本草纲目》，其为后世本草提供了重要范本。李中梓在药学方面的造诣也颇为深厚，他认为医者应深刻认识和掌握药物性能，但他不满足于诸家本草对药性理论的阐释，认为："旧本诸刻，往往言药之能，而不言其所以能。如性热者有此效，性寒者亦有此效；味辛甘者有此效，而酸苦者亦有此效。遂使庸医不察，或兼而用之，或反而用之，漫无主张，误世不浅。"他认为，当今的本草医著，在区分药物的寒热属性和五味，尤其是相似功效而性味各异的药物上尤有不足，又痛心于早年被医药误治的经历，"余以少孤，不及掺药以进慈父，间为母氏尝之，退而考诸方书，多所不合，斯用痛心"，于是考究《神农本经》《仙经》等十四家本草及朱丹溪、李东垣等医家所著医书，细细分辨诸药味阴阳所属，五行所宜，著《药性解》。

（三）版本流传

《雷公炮制药性解》单行本自明以来有30多种版本，有天启二年壬戌（1622年）翁氏刻本、清文盛堂刻本；加之李杲《珍珠囊指掌补遗药性赋》合刊本，自清以来有60多种版本，流传甚广。

二、内容提要

（一）阐发药性理论

《雷公炮制药性解》凡六卷，卷一收金石部33种，果部18种，谷部11种，共62种药味；卷二收草部上42种；卷三收草部中54种；卷四收草部下54种；卷五收木部58种；卷六收菜部10种，人部10种，禽兽部19种，虫鱼部26种，共65种药味。全书共收录了335种常用中药，每种药之下都有论述与按语，论其性味归经、有毒无毒、功效主治、畏恶使反、使用宜忌、真伪辨别及炮制方法等，按语多引李杲、朱震亨、张元素、寇宗奭、王好古诸家之说，亦有所辨证，综合论述则让后世医家对每种药物的药性有全面而深刻的认识。以阿胶为例，论述如下："阿胶味甘、咸，性微温，无毒，入肺、肝、肾三经。主风淫木旺、肢节痿疼、火盛金衰、喘嗽痰血，补劳伤，疗崩带，滋肾安胎，益气止痢。明澈如水、质脆易断者真。山药为使，畏大黄。蛤粉炒成珠用。按：阿胶用黑驴皮造成，黑属水，专入肾，能克火，盖以制热则生风之义，故宜入肝，且火得制则金亦无侵，故又宜入肺。夫东阿井系济水所生，性急下趋，清而且重，用之煎煮，搅浊澄清，所以能清上炎之火及上逆之痰也。"其开篇先介绍阿胶的性味，继之归经，然后是主治功效、药物真伪辨别、相使相畏，按语则对药性和功用做进一步详细的阐述，以黑驴皮合水色，故入肾，阿胶又"系济水所生"，《内经》以济水为天地之肝，故入肝，由此则明阿胶之功效归经。

1. 四气、五味及归经 《雷公炮制药性解》诸药味都开篇言明其四气、五味及归经，如细辛"味辛，性温，无毒，入心、肝、胆、脾四经"；连翘"味苦，性微寒，无毒，入心、肝、胆、胃、三焦、大肠六经"。此外按语也多对药性做进一步的论述，如细辛"辛温，宜入心、肝等经，以疗在里之风邪，其气升阳，故上部多功。然诸症犯寒者可用，若因火热属阳证者忌之"。连翘"苦寒，虽泻六经，而心经为最，诸疮淋闭等症，俱属心火，故能疗之。《药性》曰除六经热与柴胡同功，然此治血热、柴胡治气热之别耳"，等等。

2. 毒性认识 古代对药物毒性的认识早在《黄帝内经》已有体现，如《素问·五常政大论》云："大毒治病，十去其六；常毒治病，十去其七；小毒治病，十去其八；无毒治病，十去其九；谷肉果菜食养尽之，无使过之，伤其正也。"将药物毒性强弱分为大毒、常毒、小毒、无毒四类。历代本草书籍也多标明药物有毒、无毒及毒力强弱，《雷公炮制药性解》也对药物毒性多有注释，并多附解毒方法。如金银箔，"有毒"，"过服必中其毒，以鹧鸪肉解之"；蜈蚣，"有毒"，"最似百足虫，第百足虫较细密，死而不僵，头上有白肉，面及尖嘴，其毒更甚，勿宜轻用"；等等。

3. 服药宜忌及相使相畏 《雷公炮制药性解》注重药物的配伍宜忌及服用方法，诸药味之后多注明何证宜用，何证忌用，并详注相畏相杀、相反相恶。如石膏，"鸡子为使，恶莽草、马目毒公、巴豆，畏铁""苟胃弱不食及血虚发热者误用之，为害不浅"。人参，"肺寒可服，肺热伤肺，去芦用，茯苓为使，恶卤咸，反藜芦""至于津液藏于膀胱，实上连于肺，故有生津液之功，肺寒者气虚血滞，故曰可服；肺热者火炎气逆，血脉激行，参主上升，且能浚血，故肺受伤也"；等等。此外，本书也强调用药需合度，不可过服，如枇杷，"主润五脏，止吐解渴"，但"不可多食，亦能发热生痰"；梨，"入心经，所谓以甘泻之是也。火清而金不受烁，故亦入肺经"，但其"性冷而利，多食损脾"。柿子，"色赤，宜归心脏，性润宜归肺家，大肠则供肺为传送者也，故亦入之""性冷伤脾，不宜多用，若同蟹食，令人腹痛大泻"；等等。

（二）澄误辟谬

李中梓博采众论，考古参今，对于前人不合时宜及谬误之言也多有指出，可谓取其精华，去其糟粕。如水银，前人认为炼服水银，且经年食之可延年益寿，此书评这种做法"往往丧生，可为妄信者戒"。丹砂，多言可服食成仙，李氏痛批道"自唐世太平日久，膏粱之家，弗得其理，惑于方士，都致殒身，习俗成风，至今未已。斯民何辜，蒙此惨祸，其理渊奥，察之实难，吾愿好事者慎之"，等等。

（三）选材及炮制

《雷公炮制药性解》注重药材质量，对贵重药材及易有伪劣的药材多有详细论述，以便医者挑选真品及佳品。如蓬砂"光明莹彻者佳"；石膏"与方解石相似，须莹净如水晶者真"；肉苁蓉"润而肥大者佳"。此外，对易于混淆之药物也多有描述，如黄芪，"雷公云：凡使，勿用木耆草，真相似，只是生时叶短并根黄。"桔梗，"雷公云：凡使，勿用木梗，真似桔梗，咬之只是腥涩，不堪用。"炮制对本草而言是重要的内容，不仅可减毒增效，而且便于药物储存和使用。《药性解》中对药物炮制的内容较少，相关内容多见于增补的《雷公炮制论》。如紫菀，"雷公云：凡使，先去髭，有白练色者，号曰羊须草，自然不同。采得后，去头土了，用东流水淘洗令净，用蜜浸一宿，至明，于火上焙干用。凡修一两，用蜜二分。"

三、主要学术思想

（一）遵循医理，阐释药性

中药药性是在长期医疗实践中总结出来的，理解药性必须以中医理论为基础，如阴阳五行、脏腑经络等，若脱离医理而谈论中药，则失去用药之尺度。李氏在书中将医理与药理紧密结合，运用阴阳五行、气血津液、脏腑经络等理论阐释药物性能，既利于学者理解，又便于临床实际应用。如在黄连一则指出："黄连味苦泻心，治心火诸病不可缺，泻痢虽属脾经，正由火不能生土，况心与小肠相为表里，心火泻则小便亦利，而肠胃自厚矣。"以五行火生土，及心与小肠互为表里的理论阐释实热泻痢运用黄连的原理。

（二）慎用寒凉，顾护正气

李中梓受温补学派的影响，对某些时医滥用黄柏、知母等苦寒药物而贻误病情深感痛心。他认为，脾肾为先后天之本，阴阳之中又应阳气为主，主张"补气在补血之先""养阳在滋阴之上"，故《雷公炮制药性解》中寒凉药之下多提醒不可过服、久服，否则易戕伐阳气。如黄芩"性甚寒，苟无实火，不宜用之"。知母"若肺家寒嗽及肾气虚脱无火者，禁用"。李氏还注重顾护人体正气，书中多有强调禁用或慎用与病证相反、药性峻猛或久服无益而伤正之品，以做到扬长避短，宜忌通明，如甘草能"解百毒，和诸药，甘能缓急，尊称国老"，但"性缓不可多用，一恐甘能作胀，一恐药饵无功。惟虚人多热及诸疮毒者，宜倍用。中满及初痢者忌之，所谓脾病人毋多食甘也"。又如白扁豆"主补脾益气，和中止泻""性味皆与脾家相得，宜独入之"，但"若单食多食，极能壅气伤脾，《本草》称其下气，恐非"。

四、价值影响与历史评价

《雷公炮制药性解》载药335种，所载之药多为"切要之品，世所恒用者"，其阐述药性、药理无不精详得当，性味归经、有毒无毒、相畏相使、主治病证、药理阐发、宜用忌用、良莠辨别及药物炮制等靡不悉备，又务使学者知药之所能的同时领会其所以能，可谓是内容丰富、易于指导临床的本草佳作。

第十一节 《古今名医方论》

一、简介

（一）作者与成书年代

《古今名医方论》是一部方剂学专著，由清·罗美编撰，刊于1675年（康熙十四年）。此书重点列举各方之主治病证，详论药物之性味归经，细辨配伍之君臣佐使，类比方剂之异同演化。因其选方精当实用，医论简明精要，析疑解惑，发前人之未发，为后世医家所赞许，影响颇为深远。

（二）版本流传

清《八千卷楼书目》最早著录《古今名医方论》，现存主要版本有清·康熙十四年（1675年）左怀堂刊本、康熙间嘉乐存雅堂藏版、金阊步月楼藏版、清书业堂刊本、

1924 年大成书局石印本等。江苏科学技术出版社 1983 年据大成书局本校点出版，收入《中医古籍小丛书》中。

二、内容提要

《古今名医方论》精选古今常用名方及方论编撰而成，共收录历代名方 160 余首，名家方论 200 余则，凡四卷，约 9 万字。其中卷一载方 26 首，卷二载方 47 首，卷三载方 43 首，卷四载丸、散、膏、丹方 36 首，并附方药杂论 17 条，补遗方两首。

该书收录之方以《伤寒论》为主，方论以柯韵伯为多。每方先载方名，次列主治病证，后陈方剂的药物组成及煎服法，末添各名家论述。其中有一方数论，亦有一方一论，也有数方合论。重点详论药物之性能，细辨君臣之配伍，类比诸方之异同，列举各方之治证。

三、主要学术思想

（一）选方严格实用，精要简约

时至清代，方剂学已有很大发展，各类方书层出不穷，如东汉·张仲景《伤寒杂病论》载方 314 首；唐·孙思邈《备急千金要方》，合方、论 5300 余首；唐·王焘《外台秘要》收载医方 6800 余首；宋代《太平圣惠方》载方 16834 首；迨至明代，朱橚编纂的《普济方》，载方 61739 首，成为中国现存古医籍中载方量最多的方书。方书及方剂不断增加，医者却如入云雾，不得使用要领，对此罗氏感叹道："然论虽多，方虽广，而不得治之要，实千载迷途矣。后此继起者，莫不贵叙证之繁，治法之备，集方之盛，求胜前人。不知病名愈多，后学愈昏；方治愈繁，用者愈无把柄。一遇盘根错节，遍试诸方，眇无所措。"他认为，追求方剂的全面、方论的繁多，已经不利于医者掌握方剂的要领，并且方治愈庞杂，愈令医者盲无所从，故遍搜古今名医医方医论，删纂其要，力求选方少而且精，切于实用。

（二）推崇仲景之学，兼纳众家

罗氏所撰《古今名医方论》广搜博览，集众家名方要论，然纵观全书，仲景之学对该书影响最深。罗氏对仲景之学的推崇从本书《序》及《凡例》可见一斑。其于开篇即喟叹："后汉张仲景夫子，伤横夭之莫救，博采众方，平脉辨证，著《伤寒杂病论》，公之天下，欲人见病思源，是世医之祖也。"仲景所创立之方剂可"发表攻里，固本御邪"，堪称内外证治，无所不备，然而当今之医者"不思识字，讨论经旨，以演其所知""见为古方难用，竟营肤浅，以矜捷得"，心思浮躁不思探讨经方意旨，蒙昧浅薄将经典束之高阁，反而竞相追求便捷粗浅之术，以致"霾长沙以云雾，转益膏肓，徒增横夭"，故本书之中《伤寒杂病论》录方最多，其方论也多涉及伤寒。

《古今名医方论》虽收录了众多经方及相关方论，但却不拘泥于经方，始自汉代，下迄元明，其旁征博览不下百余家，广泛选辑医论名言。罗氏认为，薛立斋先生所用诸方，立方简严纯正，后人可为之效法，故编录颇多；又《金匮要略》《千金方》《外台秘要》等书及张元素、李东垣、罗知悌、朱丹溪等名医大家之佳方要言也多有收录。

（三）方论要而不繁，钩玄探微

《古今名医方论》之前不乏方论著作，吴鹤皋所著《医方考》，其选录历代常用医方 700 余首，根据病证不同分为中风、伤寒、暑、湿、瘟疫、大头瘟等 72 门，每门皆设小叙，概括本门病因病机、病证证候及诸家大法，小叙后列诸方，每方言明其主治、药味、剂量、用法等，因其"考其方药，考其见证，考其名义，考其事迹，考其变通，考其得失，考其古方之所以然"，故称为《医方考》。罗氏认为，《医方考》虽"立方本源，开后学之蒙"，但其医论多"拘证论方"，这与其他方书大同小异。

罗氏认为，医方之"考"应该从制方之人、命名之义、立方之因与立方之用入手，要详细讨论药物的性味归经、君臣佐使及分两制度，探讨病机新久内外及寒热虚热，且要与诸方比类异同，使医者明白此方何病可用，何病不可用，何病为主治，何病为兼治，由此则可"论一病而不为一病所拘，明一方而得众病之用，游于方之中，超乎方之外，全以活法示人"。总之，罗氏之本意在于示医者以用方之证治准绳，从而触类旁通，举一反三，非拘泥于一方一证，其方论立意也追求实用精要，以析疑解惑，钩玄探微，以寄开后学之童蒙。

四、价值影响与历史评价

《古今名医方论》一书详述方剂适应证的内外新久之殊、寒热虚实之异，细论其药性配伍，又对类似方加以鉴别比较。这种立方有根，又不拘泥死方的思维方式值得我们学习。这种论方方式也是方剂学发展的又一突破，对于方剂的临床运用、研究与教学均有重要的参考价值。本书刊行之后，因其较之吴崑《医方考》更精简实用，流行颇广，为后世医家所称赞，影响较为深远，在中医药发展史上拥有重要地位。

第十二节 《医方集解》

一、简介

（一）作者与成书年代

《医方集解》成书于康熙二十一年（1682 年），由清·汪昂所撰。汪昂（约 1615—1700 年），字讱庵，晚号浒湾老人，安徽省休宁人，明末清初著名医药学家和编辑出版家，新安医学代表性医家。《医方集解》精选历代医籍方书中契合临床实用的成方，根据各方的主要功效进行了合理分类，并以理法方药的理论框架辨证释方。其因释方精当详明、词旨通明易懂、选方切合实用而深为后世医家赞许，堪为中医学登堂入室之阶梯。该书自刊行以来，声誉海内，迄今已三百余年。其历经多次梓行，版本达五十余种，可见此书对后世影响之深、流传之广。

（二）成书背景

自古方书数量繁多，方剂分类方法也有多种，如《黄帝内经》有"七方"之说；唐·陈藏器《本草拾遗》有"十剂"之论；明·张景岳《景岳全书》将方剂"类为八阵"；吴崑《医方考》以病分类，"病分二十门，方凡七百首"。这些分类方法或从药性分，或从脏腑分，或从病证分，缺乏对临床实际指导意义。此外，对方剂的论述多仅于方前标注用治某病，未深刻揭示发病之由、病变所在，或仅罗列药物，未阐释所用药物的性味、功用、归经及配伍含义。汪氏不满于这种现状，感叹道"方书徒设，庸医浅术，视之懵如。乃拘执死方以治活病，其不至于误世殃人者几希矣"，并在陈无择《三因极一病证方论》及吴崑《医方考》的基础上，以方剂功效为分类标准，以理、方、药为释方框架，编撰了《医方集解》。

二、内容提要

《医方集解》在宋·陈无择《三因极一病证方论》与明·吴崑《医方考》的基础上，结合方剂功用和证治病因，收录正方三百余首，附方四百余首，并将其分类为21门，即补养、发表、涌吐、攻里、表里、和解、理气、理血、祛风、祛寒、清暑、利湿、润燥、泻火、除痰、消导、收涩、杀虫、明目、痈疡之剂及经产诸门，末附"急救良方"，以备急用。书后再附"勿药元诊"，教人摄身养性。

每门方剂各有概论，以补养之剂为例，"补者，补其所不足也；养者，栽培之，将护之，使得生遂条达，而不受戕贼之患也。人之气禀，罕得其平，有偏于阳而阴不足者，有偏于阴而阳不足者，故必假药以滋助之，而又须优游安舒，假之岁月，使气血归于和平，乃能形神俱茂，而疾病不生也……故先补养，然补养非旦夕可效，故以丸剂居前，汤剂居后"，有条理地阐述了补养之剂的内涵、立法及使用要点。

各方名之下，首先简注功效及方剂出处，次列主治、方组、服法、方剂阐释等，内容丰富，对各方所治病证的病源、脉候、脏腑、经络及治法、类方等无不备录。以大补阴丸为例，先列方名"大补阴丸"，次叙功用"补阴"，主治"水亏火炎，耳鸣耳聋，咳逆虚热"，后详解病因病机"耳为肾窍，耳鸣耳聋，皆属肾虚。水不制火，木夹火势冲逆而上，则为咳逆，即今之呃忒也"，续列其药物组成"黄柏（盐、酒炒）、知母（盐水炒，四两）、熟地黄（酒蒸）、败龟甲（酥炙，六两）"，服法剂量"猪脊髓和蜜丸，盐汤下"，方剂归经"此足少阴药也"，组方原理"四者皆滋阴补肾之药。补水即所以降火，所谓壮水之主，以制阳光是也。加脊髓者，取其能通肾命，以骨入骨，以髓补髓也"。书中着重介绍方剂主治病证之病因病机、治则治法等，使读者不仅识一方一药，更对中医运用方剂有全面、完整的理解。此以方剂为核心，以理法方药为释方框架，有条不紊，层层相应，自成体系，可谓方书之典范，后书之楷模。

三、主要学术思想

（一）博采众家，兼容并蓄汇其长

汪昂所撰《医方集解》荟萃各家医籍方书，方中陈列各名家中正之言，旁征博览，兼容并蓄。在方剂选择方面，汪昂首重仲景，认为"仲景伤寒诸方，为古今方书之祖""方之祖始于仲景，后人触类扩而充之，不可计殚，然皆不能越仲景之范围"。全书21门中，半数以上皆以仲景经方为首选，如发表剂所录正方18首，仲景经方就占了6首。此外，方剂还从《肘后方》《千金方》《外台方》《三因方》《本事方》《济生方》《局方》《脾胃论》《丹溪心法》《证治准绳》《伤寒六书》等书中挑选，上迄东汉，下迄明代，可谓广辑博览。在方解医论方面，汪昂吸取《医方考》"但一家之言，其于致远钩深，或未彻尽"的经验，"兹特博采广搜，网罗群书，经穷奥蕴，或同或异，各存所见，以备参稽，使探宝者不止一藏"。以桃花汤的注解为例，汪氏引用前代名医五人医论对其主治"下利不止，便脓血"的病证本质予以注释。成无己认为"下焦不约而里寒也"；朱丹溪言"桃花汤主下焦血虚且寒"；《证治准绳》载"便脓血，热势下流也，成氏释为'里寒'，非也"；吴鹤皋认为"二便为火所灼"；程郊倩言"此证终是火衰不能生上，未可指为传经之热邪也"。最后汪昂指出："窃谓便脓血者，固多属热，然岂无下焦虚寒，肠胃不固，而亦便脓血者乎""此证乃因虚以见寒，非大寒者，故不必用热药，惟用甘辛温之剂以镇固之耳。"旁征五人方论以阐释桃花汤主治病证核心，又在此基础上阐述其独特见解，可谓不偏不倚，客观公允。

（二）切合实用，启后人便利之门

汪昂多年业儒，有济世救人之思想，其观察到当时医者水平良莠不齐，痛心道"时丁衰晚，洞垣窥脏之技，世不再睹，而村间市井，稍能诵《药性》，读《回春》者，辄尔悬壶，草菅人命，恬不为怪"，立志著书普及医学教育，且要"不专为医林设""要令不知医之人读之了然，庶裨实用"。因此，其所撰医著多通俗易懂，且切合实用，适合医学入门者使用。

《医方集解》的方剂取舍原则充分体现了汪昂实用为先的色彩，其开篇便言明本书所选之方"皆中正和平，诸书所共取，人世所常用之方"，至于"药味幽僻，采治艰难""治奇证怪病者""又方虽出自古人，而非今人所常用者"及"集药过二十味以上者"概不选录。

《医方集解》方中大量准确、详明的方解与注释也体现出其切合实用的特点，如方名的释义、方剂主治症状的解释、证候的异同鉴别、中医中药术语注音等，多浅显易懂，尤便于初学者阅读。

（三）以方归经，探病证之所缘由

《医方集解》所选主方均表明归属经络，做出总结性归类，有归属一经者，有归属

多经者，也有归属三焦者，如消导之剂平胃散，功用"利湿散漫"，主治"脾有停湿，痰饮痞膈，宿食不消，满闷呕泻及山岚瘴雾，不服水土"，归属于"此足太阴、阳明药也"。如和解之剂栝蒌薤白白酒汤主治"胸痹喘息，咳唾，胸背痛，短气"，归属"上焦膻中药也"。方剂归经理论在归纳、总结方剂功效及作用的基础上，由药物归经学说演变而来，在一定程度上揭示了方剂功效主治的本质所在，以指导临床治疗。以方归经独具创意，此法虽非汪氏首创，然确经汪氏之书而得以广泛为人接受。

（四）立方正附，示方剂衍化之脉络

《医方集解》共收录八百首方，其中正方三百余首，附方数过之。正方多为具有代表性的方剂，其立意精当，配伍严谨；附方多由正方加减衍化而来，与正方立法、配伍多相类似，因此功效主治也多在正方基础上增减。原文多在阐述正方理法方药后，"系以附方，一则篇章省约，一则便于披寻，且以示前人用药加减之法也"。通过正方脉连附方，主次分明，条理清晰，故附方虽繁，也能执简驭繁。以该书之首方六味地黄丸为例，其为钱乙"因仲景八味丸减去桂、附"而成，其功效"补真阴，除百病"，若本方加"黄柏、知母各二两"，则成知柏八味丸，可治"阴虚火动，骨痿髓枯"。若本方加"加桂一两"，则成七味地黄丸，可"引无根之火降而归元"。若本方加"五味三两"，则名都气丸，可治"劳嗽"……六味地黄丸后有附方7种，从其附方加减及主治可清晰明其病因，别其异同，又能从总结方药加减变化之规律，从而化古为新，契合临床实际应用。

（五）辨证论方，解方以理法方药

《医方集解》前不乏方书泛滥，然前代方书或"于方前第注治某病某病，而未尝发明受病之因，及病在某经某络也"；或"一方之中，第注用某药某药，亦未尝发明药之气味功能，入某经某络"。汪昂痛心流弊相习成风，感慨"方书图设"，愤叹世间庸医"乃拘执死方以治活病"，故"采辑古方，先详受病之由，次解用药之意，而又博采硕论名言，分别宜用忌用"，审慎辨证论方，使"病源脉候，脏腑经络，药性治法"罔不必备。

《医方集解》的辨证论方并非对原文的照搬，而是以方剂为核心，以理法方药为主线，对病因、病机、治法、方药、方解、服法、加减、附方一一论述，每一部分都紧扣辨证论方主题，层层相应，有条不紊，使学者对方剂有更全面、深刻的认识。

四、价值影响与历史评价

《医方集解》对方剂学的影响深远。汪昂在借鉴明·吴崑《医方考》的基础上，颇具开创性地形成了以法统方、以方为纲、以正方带附方的编写体例，将理法方药紧密联系在一起，初步形成了方剂学科的自身体系和特点，使方剂学科从其他医籍中分化出来而成为一门独立的学科，对后世方剂学教育及研究产生了直接的影响。

（一）以法统方，创新方剂分类体系

《医方集解》发前人之未备，首创以功效为核心的方剂分类体系，一改既往方书按病证统方的分类惯例，其编纂条理分明，系统全面，开创了新的综合分类法。其将方剂分为21门，首载补养之剂，以立养生保健之道；次载发表、涌吐、攻里之剂，取法汗、吐、下三法；复载表里、和解之剂，申明表里同治、和解之法；再列理气、理血之剂，阐述调治气血之法；继以祛风、祛寒、清暑、利湿、润燥、泻火之剂，分治外感六淫之邪；后续除痰、消导、收涩、杀虫之剂，介绍内伤调治之法；终列明目、痈疡、经产之剂，以备专科采择之用；末附"急救良方"，以备急用。书后再附养生参考的"勿药元诠"，使世人摄身却疾，长寿安康。这种以法统方的综合分类方法既清晰完备，又易于学习掌握，为后世医家所推崇。

（二）论解方药，构建方剂理论框架

在方论阐释方面，每门方剂之下，先立概述以统率本门方剂要旨大法，概论后罗列本门方剂，方剂之下依次阐述方名、出处、功效、主治、病因病机、方药组成、方药分析、服药方法、方剂归经、名家方论，正方之下又详列由此衍化的附方，以示前人用药加减之法。《医方集解》构建的理论框架紧扣"理 – 法 – 方 – 药"的核心，层层相应，丝丝入扣，自成体系，奠定了方剂学科的理论框架。

《医方集解》流传甚广，现存木刻、石印、铅印等版本共计79个，居现存同类方书版数之首。此书对后世方书影响甚大，在很长一段时间内成为中医方剂入门必读书目。至今，《方剂学》教材辨证论方的编写思路、按功效类分方剂的分类方法、以正方带附方的编写体例等无不受其影响，在该教材收录的357方中，有《医方集解》所载之方156首。《中国医籍通考》评价道："是书既出，遂为后世方剂学之圭臬，清、民医家无不人手一册。"其对后世的影响可窥一斑。

第十三节 《汤头歌诀》

一、简介

（一）作者与成书年代

《汤头歌诀》成书于康熙三十三年（1694年），由清代著名医家汪昂（约1615—1700年）所撰。汪昂，字讱庵，晚号浒湾老人，为安徽休宁人。汪氏早年攻举子业，为明诸生，于经史百家均有深入研究，诗文有《讱庵集》行世；后于壮立之年，弃儒学医，博览众书，潜心研医，虽未业医，然于医学造诣高深，著有《素问灵枢类纂约注》《本草备要》《医方集解》《汤头歌诀》《经络歌诀》《药性歌诀》等。汪氏所著医书涉及医经、中药、汤剂等，其医学著述注重启蒙，易于理解，且每书又能提纲挈领，深入浅出，便于医学入门者学习，因此三百年来，读汪氏医著入门学医者不胜枚举。

汪氏撰写《汤头歌诀》的原因有二：其一，他在序中云："令人不辨证候，不用汤头，率意任情，治无成法，是犹制器而废准绳，行阵而弃行列，欲以已病却疾，不亦难乎？"认为当时医家处方用药不遵循制方君臣佐使之法，不善用配伍得当的验方，逞性妄为；其二，其认为"因医方繁杂，不能尽记，故更摄为歌括，寓意简捷，便阅者可以强记不忘"，前人方论，汗牛充栋，卷帙繁杂，不利于学者研习背诵，所以汪氏将常用方编为歌诀，以利于记诵。

（二）书名释义

《汤头歌诀·序》云："古人治病，药有君臣，方有奇偶，剂有大小，此汤头所由来也。"据此，可将"汤头"一词理解为方剂，因方剂又多以内服煎汤为剂型，故又称为汤剂。《汤头歌诀》虽称汤头，以汤剂为多，但其中也含丸剂、散剂，如保和丸、越鞠丸、瓜蒂散等。

（三）版本流传

《汤头歌诀》刊印后，后人对其续补、增注或改编颇多，如清·方仁渊《新编汤头歌诀》、李畴人《医方概要》。1923 年，严苍山在原书基础上又增辑 100 多则方剂，与汪昂所撰合为《汤头歌诀正续集》。中华人民共和国成立后，今人又修正该书在内容及组织等方面的不足，出现了多种修订版本的《汤头歌诀》，如《汤头歌诀白话解》（1961年）、《汤头歌诀详解》等，较汪昂旧本更切实用。

二、内容提要

《汤头歌诀》按南朝沈约诗韵，选择中医经验成方 230 余方，编成七言歌诀 208 首，分为补益、发表、攻里、涌吐、和解、表里、消补、理气、理血、祛风、祛寒、祛暑、利湿、润燥、泻火、除痰、收涩、杀虫、痈疡、经产 20 类，从方剂主治、组成、配伍、剂量等方面予以简释。书末附便用杂方与经络歌诀。

（一）选方精辟，荟萃精华

《汤头歌诀》的选方原则思路清晰，多选择契合临床实用之方。上采仲景经世名方，如麻黄汤、桂枝汤、小柴胡汤等；中揽历代名医方书，如唐代的《外台秘要》、宋代的《太平惠民和剂局方》、金元四大家诸医著等；下括民间偏方、验方，如软脚散、小儿稀痘方等。其选方精辟广博，而又继承兼纳各家之精华，如仲景六经辨证之说："桂枝汤：（仲景）治太阳（中）风，芍药甘草姜枣同（桂枝、芍药、生姜各三钱，炙草三两，大枣干二枚。治太阳中风有汗，用此解肌，以和营卫，中犹伤也。仲景《伤寒论》通用）。桂麻相合名各半汤，太阳如疟此为功（热多寒少，如疟状者，宜之）。"此外，金元医家对《汤头歌诀》也影响颇深，书中收录了河间学派刘完素所创防风通圣散；接受丹溪六郁致病理论，收录越鞠丸；又大量采纳易水学派李东垣医论，如补中益气汤的升阳补气等。

（二）注释详明，畅其未备

汪昂为了让学者更好地理解记忆，不因用词的简朴产生歧义，在《汤头歌诀》中加入了大量详细而准确的注释。歌诀中所增添注释的字词远比歌诀本身要多，注释的内容包括（注：括号内文字为书中注释）以下几方面。

病因病机：如小青龙汤前两句"小青龙汤（仲景）治水气，喘咳呕哕渴利慰。（太阳表证未解，心下有水气者用之。或喘或咳，或呕或哕，或渴或利，或短气，或小便秘，皆水气内积所致。）"

方义阐发：如大青龙汤后两句："太阳无汗兼烦躁，（烦为阳、为风，躁为阴、为寒。必太阳证兼烦躁者，方可用之。以杏、草佐麻黄发表，以姜、枣佐桂枝解肌，石膏质重泻火，气轻亦达肌表。义取青龙者，龙兴而云升雨降，郁热赖除，烦躁乃解也。若少阴烦躁，而误服此则逆。）风寒两解此为良。（麻黄汤治寒，桂枝汤治风，大青龙小风寒而两解之。陶节庵曰：此汤险峻，今人罕用。）"

药物组成及用法用量：如逍遥散前两句："逍遥散（《局方》）用当归芍，柴芩术草加姜薄。[柴胡、当归（酒拌）、白芍（酒炒）、白术（土炒）、茯苓各一钱，甘草（炙）五分，加煨姜、薄荷煎。]"

药物加减：如九味羌活汤的歌诀后两句："阳虚气弱人禁用，加减临时在变通。（洁古制此汤，以代麻黄、桂枝、青龙、各半等汤。用羌、防、苍、细、芎、芷，各走一经，祛风散寒，为诸路之应兵。加黄芩泄气中之热，生地泄血中之热，甘草以调和诸药。然黄芩、生地，寒滞未可概施，用时宜审。）"

名家方论：如普济消毒饮最后两句："或加人参及大黄，（虚者加人参，便秘加大黄。）大头天行力能御。（大头天行，亲戚不相访，问染者多不救。原文曰：芩、连泻心肺之火为君，玄参、陈皮、甘草泻火补肺为臣，连翘、薄荷、鼠黏、蓝根、僵蚕、马勃散肿消毒定喘为佐，升麻、柴胡散阳明、少阳二经之阳，桔梗为舟楫，不令下行为载。李东垣曰：此邪热客心肺之间，上攻头面为肿，以承气汤泻之，是为诛伐无过，遂处此方，全活甚众。）"

此外，汪氏在《汤头歌诀·凡例》中云："拙著《医方集解》，网罗前贤方论，卷帙稍繁，不便携带。故特束为歌诀，附于本草之末，使行旅可以轻赍，缓急得以应用也。"因此，又可将《汤头歌诀》理解为《医方集解》的辅助读本。

三、主要学术思想

（一）歌诀入韵，不限平仄

《汤头歌诀·凡例》云："本集诸歌，悉按沈约诗韵。其中平仄不能尽业者，以限于汤名、药名，不可改易也。"即汪氏根据沈约诗韵以创作歌诀，然歌诀因限于汤名、药名，不能像诗歌那样流利顺畅，因此不同于诗词必限于平仄。

沈约（441—513 年）南朝宋、齐、梁时著名文学家，一生历经南朝宋、梁、齐三朝，博览群书，精通音律，为南朝文坛领袖。其与周颙等人创立"四声八病"之说，运用于诗歌创作，要求诗文以平、上、去、入四声为音律标准，并且避免平头、上尾、蜂腰、鹤膝、大韵、小韵、旁纽、正纽八种五言诗弊病。四声八病这一声律要求是永明体产生的基础，它增强了诗歌艺术形式的美感及诗歌的艺术效果。

《汤头歌诀》中的歌诀大部分是入韵的，如补肺阿胶散的歌诀"补肺阿胶马兜铃，鼠黏甘草杏糯停，肺虚火盛人当服，顺气生津嗽哽宁"中的"铃、停、宁"；麻黄附子细辛汤的歌诀"麻黄附子细辛汤，发表温经两法彰，若非表里相兼治，少阴反热曷能康"中的"汤、彰、康"；小柴胡汤的歌诀"小柴胡汤和解供，半夏人参甘草从，更用黄芩加姜枣，少阳百病此为宗"中的"供、从、宗"。

（二）高度概括，言简意赅

汪氏编撰《汤头歌诀》的要义为删繁就简，化繁杂之医方为音律谐美之歌诀，以便于学子随时研习强记，故歌诀常为七言诗，大部分歌诀为四句，而四句中则包括汤方的方名、组成、功效、主治，可谓短小精悍，简明扼要。如百合固金汤歌诀："百合固金二地黄，玄参贝母桔甘藏，麦冬芍药当归配，喘咳痰血肺家伤。"从中可知汤方为百合固金汤，药味有百合、熟地黄、生地黄、玄参、贝母、桔梗、甘草、麦冬、芍药、当归，主治为咳嗽气喘，痰中带血。由此可见汪氏歌诀之言简意深，用词之沉着洗练，让人赞叹。

（三）词理通明，医文并精

汪昂有多年业儒经历，于经、史、子、集无不涉猎，其医著多引用儒、释、道等经典及志怪、诗文等，显示出其深厚的文学素养。汪昂云："抑工于医者，未必工于文词不能达意""若非篇章简要，词理通明，则智士不乐披寻，浅人复难解了"。他认为，医者须工于文词，词理通明，方可使言词达意，不致人难明。《汤头歌诀》鲜明地展现了汪昂文词畅达，如行云流水，朗朗上口。方剂歌诀在宋代已有，而在明清更是大量涌现，然汪昂的歌诀语言生动优美，为前后歌诀所不及，三百年来经久不衰，多得医学入门者推崇。

（四）注释详明，字笺句释

《汤头歌诀》不仅仅包含歌诀，汪昂为让读者准确明了歌诀含义及汤方内涵，在歌诀中增添了大量详细注释，注释内容包括方剂出处、剂型、药味、功效、炮制方法、药量、服用方法，有时还附上方剂出处的原文等。汪昂书中注解明白晓畅，比比皆是，不可胜数，为后人学习提供了极大方便，这也是汪昂医书作为入门读物历久不衰的重要原因。

（五）歌不限方，方不限句

《汤头歌诀·凡例》云："古歌四句，仅载一方，尚欠详顺。本集歌不限方，方不限句；药味药引，俱令周明；病证治法，略为兼括。或一方而连汇多方，方多而歌省，并示古人用药触类旁通之妙，间及加减之法，便人取裁。"虽汪氏云"歌不限方，方不限句"，但文中亦有缺漏之处，如经产之剂"海藏妊娠六合汤"便见一句缺如："风湿防风与苍术"即接"胎动血漏名胶艾"，读来颇不顺畅，应在"风湿防风与苍术"一句后加上"名为风湿六合汤。"两百年来，保持原版不变，则读来拗口。除此一句，均可按原句读之。有人擅自修改，既不押韵，又无意义。

四、价值影响与历史评价

《汤头歌诀》以其选方精当实用，语言优美流畅，篇幅简易适中，编法简洁务实，成为古今方剂歌诀的典范，更是成为医学入门者最常用的启蒙教材，对中医教育的发展具有巨大影响。

《汤头歌诀》的影响之深及流传之广，可从现存的版数说明。至中华人民共和国成立后铅印刊行为止，《汤头歌诀》一书有 58 版，分别居方剂歌括便读单行本与经络歌诀书版数之最。在歌诀创作方面，《汤头歌诀》也深刻地影响着后世的创作者，如陈修园编写的《伤寒真方歌括》《金匮方歌括》，以及现今普通高等教育中医药类规划教材《方剂学》等均在编著体例及歌诀形式上受到其影响。历史上多名医家对其进行改编与注解，亦显示出其旺盛的生命力。

中医学历经千年传承，其医经方书，名家高言，可谓浩如烟海，包罗万象，而其医理方义渊博深奥，晦涩难明，医学的博大精深，让医者叹为观止，却易使学其者望而却步。《汤头歌诀》用其朴实平易的语言将难以记忆和运用的汤方化为抑扬顿挫的歌诀，实为学者的良师益友。民国盛伯藩评价《汤头歌诀》："有清一代，如叶天士、吴鞠通等，莫不在此书深得三昧，岂可谓此书太浅者哉。"彭静山先生评价《汤头歌诀》等汪氏所著为："其所著四书，言浅义深，切于实用，便于记诵。因此可作为中医入门的必由之路，就如同学习作诗必先读《唐诗三百首》一样。"当代中医名家之中，便有许多从读《汤头歌诀》开始其医学生涯的，由此可见，三百年来受益者不胜枚举。

第五章 临床精要▷▷▷▷

第一节 《伤寒论》

一、简介

（一）作者与成书年代

《伤寒论》是我国第一部理法方药完备、理论联系实际的中医经典著作。原名《伤寒杂病论》，约成书于东汉末年。作者张仲景（约150—219年），名机，字仲景，东汉南郡涅阳（今河南南阳邓州）人。张仲景少时即有才名，曾受业于同郡名医张伯祖，后经过多年的勤奋学习、刻苦钻研和临床实践，最终成为一位很有成就的医学大家，后世尊称为"医圣"。原书失佚后，经王叔和等人收集整理校勘，分编为《伤寒论》和《金匮要略》两部。《伤寒论》是主要论述外感类疾病的辨证论治专书。

（二）书名释义

《伤寒论》以伤寒命名，伤寒二字的含义有广义和狭义之分。如《素问·热论》云："今夫热病者，皆伤寒之类也。"《难经·五十八难》云："伤寒有五，有中风，有伤寒，有湿温，有热病，有温病。"《肘后方》云："贵胜雅言，总名伤寒，世俗因号为时行。"《小品方》云："伤寒雅士之词，云天行温疫，是田舍间号耳。"张子和云："春之温病，夏之暑病，秋之疟及痢，冬之寒气及咳嗽，皆四时不正之气也，总名之曰伤寒。"孙应奎云："凡风寒暑湿热燥，天之六气，自外而中人五脏六腑、十二经络者，四时之中，皆得谓之伤寒。"从以上所引征的历代文献来看，广义伤寒是一切外感疾病的总称；狭义伤寒是指风寒外感类疾病。从《伤寒论》的篇幅看，似以讨论风寒之邪所引起的病和证治较多。但《伤寒论》主要是讨论广义伤寒的，以六淫为病因，并结合内外致病因素来讨论病机、病证和治则，所以《伤寒论》是外感疾病并包括某些杂病在内的辨证论治专书。此外，《伤寒论》所说的伤寒与西医学的"伤寒"含义完全不同，这是必须明确的。

二、内容提要

中医学有着悠久的历史和丰富的内容，在《伤寒论》成书之前就有《内经》《难经》

《本草经》等古医籍，张仲景继承了《内经》等基本理论，结合自己的临床实践，总结了汉代以前的医学成就和劳动人民同疾病做斗争的宝贵经验，写成了《伤寒杂病论》，对中医学的发展做出了重要贡献。

张仲景根据《素问·热论》六经分证的基本理论，创造性地把外感疾病错综复杂的证候及其演变加以总结，提出了较为完整的六经辨证体系。他还把《内经》以来的脏腑、经络和病因等学说以及诊断、治疗等方面的知识有机地联系在一起，对外感疾病的发生、发展和辨证论治提出了切合实际的辨证纲领和具体的治疗措施，使中医学的基本理论与临床实践密切地结合起来，奠定了辨证论治的基础，是我国第一部理法方药比较完备的医学专著。

《伤寒论》不仅为诊疗外感疾病提出了辨证纲领和治疗方法，也给中医临床各科提供了辨证和治疗的一般规律，对后世医家有很大的启发作用，明清时代的温病学说就是在《伤寒论》的基础上进一步发展起来的。书中所载的方药，尤其是许多常用有效方剂，经过长期的实践检验，至今在临床还广泛应用，并且行之有效。现在中西医结合研究的某些成果也从《伤寒论》中汲取了不少有益经验。由于历史条件限制，书中不可避免地掺杂了少数不符合实际的观点。因此，我们应该批判地继承，并加以整理提高。

《伤寒论》与其他医籍不同，主要具有以下几个特点：一是"变"，论中内容言变多而言常少，对于常规的如六经病的主证主方论述不多，绝大部分是探讨非典型的、证情疑似的、病势不定的复杂证候。通过对这些复杂病情的讨论，从而揭示诊察的规律和方法。二是"辨"，每个病篇都以"辨"字冠首，如辨某某病脉证并治，全书贯穿着"辨"的精神，不但要辨病在何经，而且要辨病性的阴阳，辨病位的表里，辨病情的寒热，辨邪正的虚实（即八纲辨证）；不但要能辨简单的证候，而且要能辨复杂的疑似证候。三是"严"，方药配伍极其严谨，其中一两味药的变动，或仅是药量的增减，作用就有显著不同，而且皆有一定的规律，药味少而功效高，充分体现了经方的优越。四是"活"，辨证上很少固定证型，强调具体分析；治疗上不是刻板呆法，主张"随证治之"；方药上反对执方治病，重视加减化裁。五是"简"，《伤寒论》六经病篇连同霍乱、劳复等篇在内398条条文，只有13404个字（赵开美复刻宋本），的确十分简要，有些条文只提出一个症状或一种脉象作为辨证论治的依据，这是举主略次，举变略常，举脉略证，举证略脉，切不可孤立看待。

三、主要学术思想

（一）六经为主、多法并举的辨证体系

《伤寒论》是辨证论治的里程碑式著作，张仲景在书中以"六经辨证为主，八纲辨证、脏腑辨证、经络辨证、卫气营血辨证、部位辨证、标本气化等并用"的辨证思路构建辨证体系，处处落实"观其脉证、知犯何逆、随证治之"的辨证精神。

六经辨证主要来源于六经中病证、脉象等各方面。所以《伤寒论》每篇首载有"辨某某病脉证并治"。六经病证是六经所属脏腑经络的病理变化反映于临床的各种证候，

因此，综合病之部位、性质、病机、病势等加以分析、归纳，辨为某经病证，这是《伤寒论》的主要内容，也是辨证论治的重要依据。

然而六经病证中病之部位、性质、病机、病势等必须用中医基本理论之阴阳、表里、寒热、虚实、邪正进退等进行分析、综合、归纳而加以概括，方能得出辨证论治之正确结论。由此可知六经辨证与八纲之关系密切。历代医家有从脏腑、经络、气化、部位、阶段等方面来探讨六经的，这些研究方法虽各有发挥，但也有其片面性。因为脏腑是人体功能活动的核心，脏腑功能活动必然会影响全身各部，而全身各部的功能活动也必然从属或影响脏腑，所以脏腑的病变应考虑多方面因素。经络根源于脏腑，网络全身，运行气血，既有独立的功能，又有从属脏腑的一面。因此，经络在发病过程中所起的作用，离不开脏腑气血等因素。所谓气化，是脏腑、经络功能活动的概括。人体一旦发生疾病，则气化活动必然有明显变化，求其源仍责之于脏腑、经络。气化离开了脏腑、经络，就失去了物质基础；脏腑、经络离开了气化，就反映不出功能活动。疾病的部位和阶段在临床上有显著的特征，是诊断学不可缺少的部分。但是反映在外的部位和阶段多属表象，还须参合各种因素，寻求其根源所在。只有从临床实际出发，将六经证候与脏腑、经络、气化、部位等有机结合，才能正确理解《伤寒论》辨证论治的意义。

（二）六经为纲、方证为目的辨治体系

《伤寒论》对疾病的认识和治疗主要体现在"六经为纲、方证为目"的辨治体系上。该方法开风气之先，引领中医学由理论与方药走向高度融合，由经验医学状态走向理论与实践相结合的医学状态。

六经辨证是疾病由表入里的六个状态，是大方向上的疾病属性归属。方证辨证是相同疾病状态下，对不同体质人群的发病特点的辨证及用药。如太阳病为外感病的早期阶段，以"脉浮、头项强痛而恶寒"为主要症状，凡是有此症状者，均可据此辨为太阳病。太阳病可分为表证和里证两大证型。太阳表证又因患者体质不同，感受风寒的病邪不同，而有中风和伤寒两种类型。中风的主要脉证有恶风寒、发热、头痛项强、自汗、鼻鸣、干呕、脉浮缓等，病机为营卫不和，卫强营弱。由于具有自汗、脉浮缓的特征，故又称表虚证，在治疗上选用桂枝汤。桂枝汤温阳助卫，解肌祛风，敛阴和营，调和营卫，可治疗中风表虚证，故在一定程度上又以桂枝汤证代替中风表虚证而体现方证辨证的特色。同理，伤寒的主要脉证有恶寒、发热、头痛项强、周身或骨节疼痛、无汗而喘、呕逆、脉浮紧等，病机为卫阳被遏，营阴凝滞。由于具有无汗、脉浮紧的特征，故又称表实证，治用发汗解表、宣肺平喘的麻黄汤。伤寒表实证在一定范围内又可称为麻黄汤证。因此，伤寒领域探讨病机喜用方证指代，是一种约定俗成的提法。

（三）药随证变的严谨配伍体系

"方从法出，法随证立"，理法方药一直是中医学辨证论治的要求，这种原则的确立与实践也源于《伤寒论》。

《伤寒论》有严谨的用药法度，用药变化既体现在药物的加减上，也表现在药物剂

量的损益上。以桂枝汤的变化为例。桂枝汤的配伍有桂枝、芍药、生姜、大枣、甘草，其中桂枝、芍药各三两，比例1∶1，生姜三两、炙甘草二两、大枣十二枚为原方的药物剂量。原方去芍药，为桂枝去芍药汤，主治脉促胸满，为发汗后胸阳不振所致；减芍药酸甘碍阳为治，加附子，为桂枝去芍药加附子汤，主治胸中大气不足、卫气失于温养的胸满、脉微畏寒证；原方加芍药一倍，为桂枝加芍药汤，主治邪陷太阴脾络、脾络失养导致的太阴腹痛，倍芍药，甘缓止痛，兼以活血通络；此方加大黄，为桂枝加大黄汤，主治太阴实痛，加大黄意在活血定痛；此方加饴糖，为小建中汤，主治虚劳腹痛，以桂枝汤调理脾胃，调和营卫，增益芍药、饴糖酸甘缓急止痛。另在中风表虚证的基础上出现"项背强几几"，可于桂枝汤中加入升津舒筋的葛根；出现咳喘，可加入降气化痰的杏仁、厚朴，成桂枝加厚朴杏子汤；出现"漏汗"，可加入温阳固表的附子，为桂枝加附子汤；出现"发汗后，身疼痛，脉沉迟"，可加入芍药、生姜各一两，人参三两成新加汤。桂枝汤的化裁很好地诠释了仲景药随证变的严谨配伍法度，值得后世学习。

（四）八法兼备、辨证施治的论治体系

《伤寒论》六经病证的治则，总的说来不外祛邪与扶正两方面，而且始终贯穿着"扶阳气"和"存阴液"的基本精神，从而达到邪祛正安的目的。在治法的运用上，实际上已包含汗、吐、下、和、温、清、补、消等法。三阳病以祛邪为主，然而不同的病情又当施以不同的祛邪方法。例如，太阳病在表，一般使用解表法，表实证宜开泄腠理，发汗散寒；表虚证宜调和营卫，解肌祛风。阳明病是里热实证，有气热证与燥结证之分，前者用清法，后者用下法。邪入少阳，枢机不利为半表半里之证，治以和解为主。三阴病多属里虚寒证，治以扶正为主。例如，太阴病属脾虚寒湿证，治以温中散寒燥湿为主。少阴病多属心肾虚衰，气血不足，但有寒化、热化之分。寒化证宜扶阳抑阴，热化证宜育阴清热。厥阴病证候错综复杂，治法亦相应随之变化，如热者宜清之，寒者宜温之，寒热错杂者宜寒温并用。

在疾病的发展过程中，各经证候往往同时兼杂，若表里同病，宜按表里证的先后缓急，而采用相应的治疗措施，可选用先表后里、先里后表、表里同治之法。先表后里是治疗常法。一般而言，表里同病，应先解表，表解后方可治里，否则易致外邪内陷，造成变证。然而在具体运用上，本法多适用于表里同病而以表证为主者。先里后表是治疗变法，在表里同病、里证已急的情况下，应先治其里，后治其表。表里同治是表证、里证同时治疗的方法。有时表里同病，单解表则里证不去，单治里则外邪不解，故用本法以兼顾表里。但表里同治法中又有表里兼顾而不分孰轻孰重者；有偏重于表者，亦有治法偏重于里者，可根据病情选择施用。

四、研读方法

（一）理解原意

《伤寒论》成书于东汉末年，文字古朴，义理深奥；仲景乃河南南阳人，故仲景之

书与河南方言相关。因此，从时空角度准确理解原文中"字词"十分重要。如结胸证之病变部位与"胸"字含义有关。《说文解字》中"胸"字，指人体体腔前部，即今之胸腔、腹腔、盆腔等体腔。因此，结胸证病变部位较广，涉及脏腑有胃、肝、胆、胰、肠、肺等。又如"脚"与"足"的解释，据《说文解字》解释，"足"当现代所称的"脚丫子"，而"脚"则指小腿。"桂枝不中与之也"之"中"是河南方言的典型表现。《伤寒论》的叙写方式，一般认为是汉代散文体为主，杂有骈偶。因汉代文法与现代文写作方式不尽相同，故需注意其文法特点，正确阅读，避免曲解原意。

（二）掌握经旨

掌握经旨即掌握《伤寒论》的研究思路，包括：①以文解论，即结合医古文知识加深理解。②以经解论，即以《黄帝内经》《难经》《神农本草经》寻找其理论与方药源头。③以论解论，以仲景言，释仲景意。在这一点上，与《金匮要略》相互参考显得尤为重要。④以注解论，即参考历代医家对《伤寒论》的注解。⑤以心解论，即以切身的心得体会进行理解。⑥以新解论，即吸纳西医学的研究成果进行理解。

（三）熟原文

熟读、背诵是学习经典著作的基本功。学习时必须通读全书，了解《伤寒论》的原貌，对重点条文，尤其是有方有证的条文、重要治则与病机阐述的条文要牢牢掌握，背诵如流，如此方能在临床运用自如，信手拈来。

（四）重视实践

《伤寒论》是临床经典著作，来源于临床，并在临床中得到最好的诠释，要通过临床见习，或亲临实践，提高学习兴趣，做到学以致用，解决"古方治今病"的经典理论与现代临床的有机结合。要将《伤寒论》中的有方有证条文当成临床案例进行学习，以建立临床辨证思维。学习时注意参考古今名医医案，注意分析医案的医理及运用伤寒方的思路。

（五）融会贯通

读《伤寒论》既要读原文有字之处，又要善读"无字之处"。如"伤寒，脉滑而厥者，里有热，白虎汤主之"条，述证简略，但辨证眼目侧重在脉滑而厥。里有热，知阳明病之口渴、舌红、苔黄、口鼻气热等症已寓其中。其厥当属邪热炽盛、阳气被遏不能布达四肢所致，故用白虎汤直清里热。要注意的是条文论中"详此略彼"。

学习《伤寒论》要注重将中医基础理论、中医诊断、中药、方剂及医古文知识贯通综合，对前期中医知识进行巩固并再提炼。同时，与四大经典汇通，相互借鉴。

第二节 《金匮要略》

一、简介

（一）作者与成书年代

《金匮要略》是我国东汉著名医学家张仲景所著《伤寒杂病论》的杂病部分，也是我国现存最早的一部论述杂病诊治的专书。《金匮要略》既有中医基础理论的内容，更具有临床学科的性质。学习《金匮要略》，对于拓宽临床思路、提高综合分析和诊治疑难病证的能力均有独特的作用，是学习中医必读的古典医籍。

（二）书名释义

《金匮要略》原名《金匮要略方论》，其书名寓意深刻。"金匮"谓藏放古代帝王圣训和实录之处，"要略"指重要的韬略，"方论"乃有方有论，以方言治，以论言理。《金匮要略方论》意指该书是论述杂病证治要领极为珍贵的典籍。由于本书在理论和临床实践上都具有很高的指导意义和实用价值，对于后世临床医学的发展有着重大的贡献和深远的影响，所以，被古今医家赞誉为"方书之祖""医方之经"及治疗杂病的典范。

《伤寒杂病论》问世后，因战乱而散失。西晋·王叔和经过广泛搜集，将原书伤寒部分编成《伤寒论》十卷，而未见到杂病部分。到北宋仁宗时，一位叫王洙的翰林学士在馆阁残旧书籍里发现了一部《伤寒杂病论》的节略本，名为《金匮玉函要略方》，一共三卷。上卷讲伤寒病，中卷讲杂病，下卷记载方剂及妇科病的治疗。迨至神宗熙宁时，国家召集林亿等人对此节略本进行校订，因为《伤寒论》已有比较完整的王叔和编次的单行本，于是就把上卷删去，而只保留了中卷、下卷。为了临床使用方便，又把下卷的方剂部分分别列在各种证候之下，仍编为上、中、下三卷。此外，还采集各家方书中转载张仲景治疗杂病的医方及后世一些医家的良方，分类附在每篇之末，题名为《金匮要略方论》，后人将《金匮要略方论》简称为《金匮要略》或《金匮》。

二、内容提要

全书共二十五篇。第一篇《脏腑经络先后病脉证》类似总论，以举例形式，对疾病的病因病机、预防、诊断、治疗、预后等进行原则性地提示，对全书具有指导意义；第二篇《痉湿暍病脉证》到第十七篇《呕吐哕下利病脉证治》为内科病部分；第十八篇《疮痈肠痈浸淫病脉证并治》为外科疾病；第十九篇《趺蹶手指臂肿转筋阴狐疝蛔虫病脉证治》为不便归类疾病，类似"其他"；第二十至二十二篇为妇人病部分；最后三篇为杂疗方和饮食禁忌。

前二十二篇，论病五十多种，计有痉病、湿病、暍病、百合病、狐惑病、阴阳毒病、疟病、中风病、历节病、血痹病、虚劳病、肺痿、肺痈、咳嗽、奔豚气、胸痹、心痛、腹满、寒疝、宿食、五脏风寒、积聚、痰饮、消渴、小便不利、淋病、水气病、黄疸、惊悸、吐血、下血、胸满瘀血、呕吐、哕、下利、疮痈、肠痈、金疮、浸淫疮、趺蹶、手指臂肿、转筋、阴狐疝、蛔虫病、妇人妊娠病、妇人产后病、妇人杂病等。

全书共载方 262 首，除去最后三篇杂疗方及饮食禁忌方外，为 206 方。除附方 32 首，正方为 174 首（崔氏八味丸与肾气丸，为同一方，作一正方计）。其中有方无药、有药不全、全而不明者 7 方（杏子汤、黄连粉、藜芦甘草汤、附子汤、胶姜汤、阳旦汤、甘草粉蜜汤）。全者为 167 方。单味成方者 9 方；二味、三味者各 31 方；四味者 27 方；五味者 25 方；六味、七味者分别为 16 方、14 方；八味以上者共 14 方。

三、主要学术思想

（一）创立了杂病的证治体系

《金匮要略》创立了临床杂病的证治体系。它将 50 多种临床疾病的证治具体化，尽可能地论述每一种疾病的证型分类、临床特点、具体情况的辨证治疗，并设置方药，使每一疾病的医治皆有规律可循，是前所未有的开创之举。

如中风病分中经络和中脏腑，至今中医临床治疗中风病仍根据其分类方法辨证论治。痰饮病分痰饮、悬饮、溢饮、支饮 4 种类型，总结其临床特点，每型下再根据不同病证设置方药，以得到恰当治疗。水气病分风水、皮水、正水、石水、黄汗而治；黄疸病分谷疸、酒疸、女劳疸而治；肺痿、肺痈、咳嗽上气病按肺系疾病设不同证型而治；腹满、寒疝、宿食、呕吐、哕、胃反、下利按脾系（胃肠）疾病设不同证型而治等。对有共性的疾病，合列为一篇，以便鉴别及方药互用。这种杂病证治体系的创立，影响深远，至今对临床仍有指导意义。

（二）丰富了中医的基本理论

《金匮要略》创立了以脏腑经络为核心的杂病证治理论，如开卷即以"脏腑经络"为总纲立论；创立了发病学的内因、外因、不内外因的病因学说，为后世三因学说的发展奠定了基础；创立了病下设证、证下设方、以证为主、病证结合的证治方法与理论，如每篇以"某某病脉证并治"为名具体论治；在发展"治未病"中，创立了脏腑间的防传理论及虚实异的方法，如"见肝之病，知肝传脾，当先实脾""夫肝之病，补用酸，助用焦苦，益用甘味之药调之……肝虚则用此法，实则不在用之"；创立了具体疾病的证治理论，如虚劳病，主张甘温扶阳之法以治虚劳；对痰饮病，提出了"病痰饮者，当以温药和之"的治疗原则；对水气病，提出了"诸有水者，腰以下肿，当利小便，腰以上肿，当发汗"的治疗原则；对黄疸病，提出了"诸病黄家，但当利其小便"的重要治法；对湿性腹泻，提出了"小便不利，大便反快，但当利其小便"的急开支河之法，为后世"利小便，则实大便"的治法奠定了基础；对寒实内结，以大黄附子汤寒热配伍，开后世"温下"治法之先河。诸理论的提出与运用，极大地丰富和发展了中医理论。

（三）促进了中医诊断学的建立

　　《内经》的诊法内容已相当丰富，并提出了"四诊"，而《金匮要略》在诊治杂病的过程中则将诊法进一步具体化、实用化。《内经》论诊法为系统理论，而《金匮要略》论诊法多体现在诊治具体病证之中。其应用丰富多彩，望诊、闻诊、问诊、脉诊、触诊等诊法一应俱全，且运用灵活。如望诊，即有望面色、望鼻头、望眼神、望唇、望齿、望舌、望发、望脉动、望肢体、望形态、望神态、望呼吸等诸种不同。如望形态，又有角弓反张、口眼㖞僻、半身不遂、面肿眼肿、腹大如鼓等具体之诊。其主张随诊而用，四诊合参，不拘一格，如"寸口脉动者，因其王时而动，假令肝王色青，四时各随其色。肝色青而反色白，非其时色脉，皆当病"即指诊脉要与时令、望诊之气色相参；又主张诊法要抓主症，往往一症一脉即可诊断病证性质，如"咳唾腥臭，吐如米粥"者为肺痈，卒厥"脉脱，入脏即死，入腑即愈"，主张通过诊法，进行病证鉴别；如病人腹满，"按之不痛为虚，痛者为实""腹满时减，复如故为虚""腹满不减，减不足言为实"，即通过触诊了解病人的感知，进一步诊断腹满的性质。有时也设无病症状进行鉴别，如饮食如故、口不渴、无热、不恶风、小便自利等。仲景还发明了一些特殊病状的诊法，如"心下有留饮，背寒冷如掌大"，病人感到背部发凉如手掌大，即可诊断为心下留饮病；"腹不满，其人言我满，为有瘀血"，即医者难查出病证，而病人自感有病时，则为内有瘀血。《金匮要略》论脉内容丰富，与《伤寒论》共论脉 26 种，为王叔和选取 24 种脉编纂《脉经》奠定了基础。在辨证上，《伤寒论》创立了六经辨证体系，《金匮要略》创立了脏腑辨证体系，二者虽无八纲辨证之名，确有八纲辨证之实，对中医诊断学的建立具有重要作用。

（四）奠定了"证治"的治病核心

　　《内经》强调"治病求本"和"求其属"。"本"为病之本质，也指阴阳；"属"为归属，也指病之本质。此时尚无"证"的概念。患病后出现一些症候，也称症状，医生通过诊法获取患者资料，如脉象、舌象等。张仲景创造性地将这些资料加以病机概括，提出了"证"的概念。"证"包括了病因、病性（阴阳、表里、寒热、虚实）、病程、病理机制，是一抽象的概括和高度总结。"治"包括治法和方药。中医随"证"而治，无论疾病再多，变化万千，有了执简驭繁的方法，证清则治法明。"证治"的概念，是张仲景的一大发明和创造，它奠定了整个中医治病的核心。故柯韵伯说："仲景制方，不拘病之命名，惟求证之切当，知其机，得其情，凡中风、伤寒、杂病，宜主某方，随手拈来，无不活法。"故《金匮要略》每篇篇名"病"下言"证"，"证"下言"治"，具体治疗每一疾病，无不皆然。获得"证"之诊断，则以"辨"概之；随证变化而治称为"随证治之"。其本质即具体情况、具体分析、具体治疗。有病自有证，辨证后才能治病。证对病言，病是主体，证是变化，病不变而证常变；病有定位而证有专指，一脏一腑，一筋一骨，固定不移，或肺病，或胃病，或关节病，而只有对病辨证，才能把握病的本质，故仲景称自己的临床实践为"平脉辨证"。证对治言，有证则有法，有法自有方与药，是不言法而法在证中，不言药而药在方中。只要抓住了证，即可见病知源，病虽多种，千变万端，症状百出，再难亦易，再多也少；药非万数，一增一损，皆合规矩，而治无不效。

（五）树立了方药治杂病的典范

《金匮要略》实现了方药在杂病中的广泛运用。它组方严谨，用药精练，加减灵活，药法讲究，实用效宏，为后世推崇。在组方上，据证立法，以法统方，每方紧扣病证，结构完整；配伍用药，主次有序，突出主治用药，直切病证。在用药上，注重专病用专药、一药多用；重视药物气味性用的不同、药物性情特点及使用的差异，善于用利远弊。在配伍上，重视药物性味与五行属性的配伍、异类药相须相使的配伍，包括寒热、虚实补泻、气血津液、性味取用等各种具体配伍方法。在加减上，有主方兼证加减、合方加减、主药改变加减，形式有方内、方外加减，皆演化新方，以应证情所需。在用量上，有常量、大量、小量的不同，常根据病证需要、组方配伍、制方大小、未治已治误治、体质年龄、药性缓烈等因素而采用不同药量，同时注意全方药量比例，使其协调统一。在炮制上，有净制、碎制、洗渍、火制等制法，如火制包括炙、炒、熬（焙干）、炮、烧、煨等，务使合宜。在药法上，剂型有汤、散、丸、酒、熏、洗、煎、坐8种，煎剂有水、泉水、甘澜水、浆水、酒、醋、蜜水、药物原汁等不同。煎法、服法（包括服药时间、次数）、调护等，皆各有定制，曲尽其意。徐灵胎说："古圣人之立方，不过四五味而已，其审药性，至精至当，其察病情，至真至确，方中所用之药，必准对其病，而无毫发之差，无一味泛用之药，且能以一药兼治数证，故其味少而无症不该。"《金匮要略》开启了方药治各科杂病的先河，为后世树立了典范。

（六）垂范后世为中医教育经典

仲景垂范后世，为中医教育之师。《伤寒论》《金匮要略》作为中医的重要教材，为中医教育事业的发展做出了重要贡献，历代医家无不精心研究，从中撷取精华，以提高自身的医疗水平，并以此发展各自的学说。南北朝名医陶弘景说："惟张仲景一部，最为众方之祖。"张元素说："仲景药为万世法，号群方之祖，治杂病若神，后之医者，宗《内经》法，学仲心，可以为师矣！"朱丹溪说："仲景诸方，实万世医门之规矩准绳也，后世欲为方圆平直者，必于此取则焉。"王海藏于《此事难知》说："余读医书几十载矣，所仰慕者，仲景一书为优焉。"其于《汤液本草》说："仲景为群方之祖也。"文潞公《药准》云："昔唐宋以来，得医之名者，如王叔和、葛洪、孙思邈、范汪、胡洽、朱奉议、王朝奉、钱仲阳、成无己、陈无择辈，其议论方，定增减变易，千状万态，无有一毫不出于仲景者。金城百有余载，有洁古老人张元素，遇至人传祖方不传之妙法，嗣是其子云岐子张璧、东垣先生李杲明之，皆祖长沙张仲景《汤液》，惜乎！世莫能有知者。予受业于东垣老人，故敢以题。"具体到方药，如李东垣以仲景甘温建中法理发展脾胃学说；朱丹溪著《局方发挥》，提出"白术、黄芩为安胎圣药"，即由《金匮要略》妊娠养胎之当归散用白术、黄芩而得；唐容川论治血四法，将仲景泻心汤作为止血第一方，并演创新方；张锡纯从泻心汤创制秘红丹……不胜枚举。清代官修教科书《医宗金鉴》，将《伤寒论》《金匮要略》作为主要教材，《订正仲景全书·伤寒论注·金匮要略注》列在其首。中华人民共和国成立后中医药院校皆将其作为学习的主要教材。

四、研读方法

（一）要熟读原文，注意文法特点

首先要读通、读懂原文。在熟读的基础上，对其学术思想、基本内容、病证特点、方药运用等熟练掌握。对重点条文，特别是带方药的条文要达到背诵的程度。由于原著为汉代书籍，文辞古奥，言简意赅，原著中有许多省文、倒装、夹注、互备、约略等文法，学习时应注意其文法特点。

省文为某些本该叙述的语句被省略，要根据上下文义补出。如《痰饮咳嗽病脉证并治》"病者脉伏，其人欲自利，利反快，虽利，心下续坚满……"从"心下续坚满"句，可确定"病者脉伏"句下，应有"心下坚满"的症状存在倒装，即句子的语序颠倒排列。如《水气病脉证并治》"里水者，一身面目黄肿，其脉沉，小便不利，故令病水。假如小便自利，此亡津液，故令渴也，越婢加术汤主之"。"越婢加术汤主之"应接在"故令病水"句下，为对里水的治疗；假如小便自利而渴，为亡津液之征，则不宜用此方，为倒装文法。

夹注为在叙述中夹有注解和解释。如《妇人产后病脉证并治》"产妇郁冒，其脉微弱，呕不能食，大便反坚，但头汗出。所以然者，血虚而厥，厥而必冒。冒家欲解，必大汗出。以血虚下厥，孤阳上出，故头汗出。所以产妇喜汗出者，亡阴血虚，阳气独盛，故当汗出，阴阳乃复。大便坚，呕不能食，小柴胡汤主之"。从"所以然者"到"阴阳乃复"，为层层注释产后郁冒如何发病、如何才能病愈的机制。

互备为两句话互相兼备其意。如《中风历节病脉证并治》"营气不通，卫不独行，营卫俱微"，即营卫之气不通，营卫俱微。

约略为简约和省略。如《痰饮咳嗽病》篇"夫有支饮家，咳烦胸中痛者，不卒死，至一百日，或一岁，宜十枣汤"。"至一百日，或一岁"是约略病程之长，非指具体日数。

（二）要于无字之处求字，注意方证互测

陈修园说："读仲景书，当于无字之处求字，无方之处求方，才可谓之能读。"柯琴说："读仲景书，不仅知其正面，须知其反面，应知其侧面，看出底板。"《金匮要略》原文精简省略，当于无字之处求之。如《腹满寒疝宿食病脉证治》"痛而闭者，厚朴三物汤主之"。因该篇论腹满，故腹满之症略之未言，且为主症。若非腹满为主，而以腹痛、大便闭坚为主，则当用承气汤，厚朴为主药之厚朴三物汤即不必设也。

有些原文，有证而无方，或有方而无证，此时则要以方测证，或以证测方。尤其要注重以方测证，即从方药中推断出病证，知其脉症。如《腹满寒疝宿食病脉证治》"寒

气厥逆，赤丸主之"。"寒气厥逆"，证不甚明，药用赤丸方（由乌头、细辛、茯苓和半夏，以朱砂为衣）组成，当知寒饮结聚下焦，证属阴寒内盛，脾肾阳虚，饮阻阳郁，寒饮上逆所致，故手足逆冷、小腹冷痛、脐下悸动、恶心呕吐、脉沉紧等均为临床表现。又如该篇"腹中寒气，雷鸣切痛，胸胁逆满，呕吐，附子粳米汤主之"。附子粳米汤由附子、半夏、甘草、大枣、粳米组成，粳米为炒熟半升，方中用附子说明寒气主要在肠或下焦，而非中焦。可见以方测证，在准确把握病证、病位方面起到了进一步认证的作用。如《痰饮咳嗽病脉证并治》"脉沉而弦者，悬饮内痛""病悬饮者，十枣汤主之"，前者"悬饮内痛"，即使无方，也知用十枣汤治疗，即是以证测方的简单例子。

（三）要前后联系，注意归纳对比总结

归纳对比总结，是学好《金匮要略》最重要的方法。若能在读通、读熟条文的基础上下番功夫，前后归纳，对比总结，一定会收获颇丰，提高学习的效果。例如，肾气丸在书中出现 5 次，一治脚气上入，少腹不仁；二治虚劳腰痛，少腹拘急，小便不利；三治短气有微饮，当从小便去之；四治男子消渴，小便反多，以饮一斗，小便一斗；五治妇人转胞，不得弱者。5 种病证，虽小便少或小便多，但病机皆为肾气虚，不能化气行水与固摄所致。将其进行归纳学习，既可掌握所治病证，也有助于理解机制。又如姜与半夏之剂，小半夏汤中半夏用量多于生姜，治"诸呕吐，谷不得下者"；生姜半夏汤中生姜用量多于半夏，且所用为生姜汁，治饮气阻结于胸，"病人似喘不喘，似呕不呕，似哕不哕，彻心中愦愦然无奈者"；半夏干姜散为干姜，治脾阳虚、寒饮上逆之"干呕、吐逆、吐涎沫者"。仅姜即有生姜、生姜汁、干姜的不同。再如小承气汤、厚朴三物汤、厚朴大黄汤三方皆由大黄、枳实、厚朴组成，由于每一药的用量不同，三方所治病证、功效、方名各异。小承气汤为大黄四两、厚朴二两、枳实大者三枚，大黄为主药，主治大肠热结，或热结下利；厚朴三物汤为厚朴八两、大黄四两、枳实五枚，厚朴为主药，主治实热腹满；厚朴大黄汤为厚朴一尺（相当于八两）、大黄六两、枳实四枚，厚朴、大黄为主药，主治支饮热结之胸满。再比如将苓桂术甘汤、茯苓桂枝甘草大枣汤、五苓散、茯苓泽泻汤、泽泻汤、猪苓散、猪苓汤、桂苓五味甘草汤，甚至《伤寒论》中茯苓甘草汤归纳起来，对比各方药物有何出入、各治何证，加以总结，则便于记牢各方而不混淆。最好将病证、方药、用量、炮制和用法等总结一遍，以提高学习效率。

（四）联系《伤寒论》，参考注家

《金匮要略》与《伤寒论》原为一书，有些条文互相补证，须结合学习，方能加深理解。如《消渴小便不利淋病脉证并治》"脉浮，小便不利，微热，消渴者，宜利小便发汗，五苓散主之"和"脉浮，发热，渴欲饮水，小便不利者，猪苓汤主之"，两条文字虽有不同，但所述证候均有"脉浮""发热""口渴""小便不利"4症，然在治疗上，为何前者用五苓散发汗利小便，后者用猪苓汤育阴利小便呢？若联系《伤寒论·太阳病》篇之五苓散证与《伤寒论·阳明病》篇之猪苓汤证，一为表证影响膀胱致小便不利，一为水热互结，伤阴致小便不利，则两者易于区别。又如黄疸病，《黄疸病》篇有治表虚的桂枝加

黄芪汤，《伤寒论》中有治表实的麻黄连轺赤小豆汤，二者结合起来，才能对黄疸表证的治疗更为全面。陈修园说："《金匮要略》，张仲景治杂病之书也，与《伤寒论》相表里，然学者必先读《伤寒论》，再读此书，方能理会。"说明《伤寒论》与《金匮要略》关系密切，两书结合学习，才能相互促进。若有余力，可参考一些注家的解释，有利于加深对原文含义的理解。如《金匮玉函经二注》《金匮要略心典》《金匮要略本义》《金匮要略论注》《医宗金鉴·金匮要略注》等，均是很好的注本，可帮助学习。

另外，因《金匮要略》是一部临床实践性很强的著作，若能跟随有真才实学、对《伤寒论》《金匮要略》能熟练运用的老师进行临床学习，对理解病证和方药运用将有很大帮助，也容易记住条文和方药。

第三节 《针灸甲乙经》

一、简介

(一) 作者与成书年代

《针灸甲乙经》为晋·皇甫谧所著。皇甫谧（215—282 年），幼年名静，字士安，晚年自号玄晏先生，安定朝那（今甘肃省灵台县朝那镇）人。著有《针灸甲乙经》《历代帝王世纪》《高士传》《逸士传》《列女传》，其在史学、文学、医学方面均有较高的造诣。

《针灸甲乙经》的成书时间在公元 256 ～ 260 年。皇甫谧钻研医术，对先前的医家按其专长归类。他吸收魏晋时期类书的分类原则，随类相从的图书编纂体例，并按照《汉书·艺文志·方剂略》对医书的著录方法，"使事类相从，删其浮辞，除其重复，论其精要"，将讲述针灸理论的《黄帝内经》与讲述针灸实践的《明堂孔穴针灸治要》相结合，使针灸理论与腧穴主治相结合，将内容按类重新编排，而著成《针灸甲乙经》。因此，《针灸甲乙经》是我国医学发展史上第一部系统的针灸学专著，对我国针灸学，特别是针灸文献的发展有着承前启后的作用，具有深远影响。

(二) 书名释义

《针灸甲乙经》又名《黄帝三部针灸甲乙经》，简称《甲乙经》《甲乙》。其内容主要取材于《素问》《灵枢》和《明堂孔穴针灸治要》三书，"三部"即就此而言。至于"甲乙"二字之义，原书未予说明，有学者据《隋书·经籍志》载该书为"十卷"，《外台秘要》引《针灸甲乙经》之文所注卷数多以十天干名之等，认为"甲乙"可能表示撰次。关于"甲乙"的含义，日本学者丹波元坚根据《隋志》所载，其卷第以甲、乙、丙、丁……名之，认为"玄晏原书，以十干列，故以'甲乙'命名"，观《旧唐书》以后诸史志所载的版本都不是 10 卷，也都不名以"甲乙"，颇觉丹波氏的观点可信。"经"是因为古人往往把具有一定法则，又为一般所必须学习和掌握的书籍都称作"经"，意在表明其重要性和权威性，如同《内经》《诗经》《易经》等"经"字一样。

二、内容提要

《针灸甲乙经》将《灵枢》《素问》中分散于各篇中的针灸理论重新梳理，按照不同的主题分卷、分篇编排，使内容丰富且有条理。现存版本皆为十二卷，共128篇。其内容大体可分为基础和临床两大类。

（一）第一至六卷为中医基本理论和针灸基础知识

第一卷共16篇，主要阐述人体生命的基础，包括先天的"精、神、德、气、生、魂、魄、志、思、智、虑"和后天的"脏腑、血脉、津液"等，详细论述水谷入胃化生气、血、精、髓的过程。

第二卷共有8篇，主要阐述经络理论的相关内容。其中第一、二篇以"十二经脉络脉支别"（上、下）为题，论述十二经脉循行与病候，十二经之败、脉动、经脉与络脉的差异、十五络脉、十二皮部、十二经别等；第三至八篇分别阐述奇经八脉、脉度、十二经标本、根结、气街、经筋等的循行路线和发病情况，针灸治疗时选穴思路和刺法及针刺注意事项，以及骨度、肠度与肠胃所受等。

第三卷共有35篇，集中记述腧穴的定位、取穴方法（包括体位）、由何脉气所发、为何经的交会，以及针刺方法及深度、艾灸壮数、禁忌等。该卷内容取自《明堂孔穴针灸治要》，载穴348个（其中单穴49个，双穴299个）。第1～6篇记载头部腧穴；第7～9篇记载背部腧穴；第10～11篇记载面部、耳部腧穴；第12篇记载颈部腧穴；第13篇记载肩部腧穴；第14～17篇记载胸部腧穴；第18篇记载腋部腧穴；第19～23篇记载腹部腧穴；第24～29篇记载上肢腧穴；第30～35篇记载下肢腧穴。

第四卷共6篇，主要论述辨证、诊断的具体内容，重点对四时平脉与脏腑病脉、死脉以及三部九候等诊断方法进行详细阐述。

第五卷共8篇，以针灸操作为主题，论述了针刺前后的注意事项、施针方法、针下感应、补泻手法、针灸禁忌、适应证、鉴别诊断，以及误刺致变等一系列方法、原则及规律问题。首先阐述"针灸禁忌"，强调针灸的安全性，然后记述针灸操作和针灸工具，最后阐明操作技术的原理等。

第六卷共12篇，以临床病证为视角，用12篇"大论"论述了人的生理特点与病理变化等，论述了生病的外在因素（即各种邪气）和内在因素（即脏腑阴阳的特点），以及易感病及其传变；论述了疾病在不同人体的传变、转归、病机、病程及愈后。

（二）第七至十二卷为临床治疗部分

第七至十卷包括内、外、妇、儿、杂病等各科病证的病因、病机、症状、腧穴主治和针灸治疗，尤以内科为重点，全书共列有腧穴主治800多条，内容主要来自《明堂孔穴针灸治要》。内科共43篇（外感病6篇，内伤杂病32篇，五官病5篇），主要论述因六淫、七情及其他致病因素造成的五脏病、六腑病、经脉病、五官病等上百种病证；外科共 3 篇，近 30 种病证，特别对痈疽（包括内痈）论述详尽；妇科 1 篇，记有近 20 种病证，主要论述"妇人重身九月而疮产后热病"等；儿科 1 篇，记有近 10 种病证，主要论述小儿惊痫、飧泄、脐风等病证。

《针灸甲乙经》共总结临床各科病证 200 多种，记载针灸处方 500 多个。这些处方大多是其他古籍中没有记载的，且所载病证的主治腧穴为历代医家所遵循，至今仍具有较高的临床价值。

究其处方特点，多提及具体穴位，如《卷之八·水肤胀鼓胀肠覃石瘕第四》曰"水肿，水气行皮中，阴交主之"，较少描述具体操作，对或针或灸，或补或泻一般不做说明，如"面肿目痛肿，刺陷谷出血立已""肠中常鸣，时上冲心，灸脐中"；以一穴治疗疾病的单方记载较多，有一病一穴或一症一穴，亦有数病一穴或数症一穴，如"呕血上气，神门主之""阴疝，冲门主之""热病先手臂瘛疭，唇口聚鼻张，目下汗出如转珠，两乳下二寸坚，胁满，悸，列缺主之"等；治病亦用多穴，如"心下大坚，肓门、期门及中脘主之""头痛，目窗及天冲、风池主之"；《针灸甲乙经》中多左右交叉取穴，如"耳鸣，取手中指爪甲上，左取右，右取左，先取手，后取足"；对于龋齿疼痛，《针灸甲乙经》记载，先取局部的目窗、正营、浮白、完骨、颧髎、兑端、耳门、龈交、颊车、上关、下关等穴，后取远端的温溜、三间、液门、四渎、阳谷、合谷等穴。可见，皇甫谧取穴有先近后远，且多取近部穴、少取远部穴的特点；远端取穴，实用性强，如痔痛取攒竹、黄疸取劳宫、衄血取腕骨、失眠取浮郄等都取得了较好的临床疗效。

三、主要学术思想

（一）遵经据典，整理腧穴理论

《针灸甲乙经》将《明堂孔穴针灸治要》与《灵枢》《素问》合而为一，汇集了大量晋以前的用穴经验，共记载腧穴 349 个，围绕诸穴的名称、别名、部位、取法、何经所会、何经脉气所发进行论述，在特定穴理论方面，首载郄穴理论，并发展了五输穴、俞穴、募穴理论。

腧穴的增加是《针灸甲乙经》最突出的成就。虽《素问·气穴论》曰"气穴三百六十五，以应一岁"，但《内经》实际记载穴名 160 个，且对于每穴别名、取法、定位和主治遗漏颇多。《针灸甲乙经》不仅将穴名增加到 349 个，而且对每个穴位的别名、定位、取法、何经所会、何经脉气所发、五输穴理论、是否禁刺禁灸及误刺误灸所带来的后果、针刺深度、留针时间、艾灸壮数等均有全面论述。《内经》对于穴位分布的论述散见于《素问》的《气穴论》《水热穴论》等和《灵枢》的《九针十二原》《根结》等篇章之中，尚未形成完整系统。《针灸甲乙经》在《内经》基础之上，将所有腧穴归类于卷之三当中，并按部分经排列取穴，使腧穴系统化，弥补了《内经》的不足。《针灸甲乙经》共划分了 35 条长线，其穴位排列的顺序为头、背、面、耳、颈、肩、胸、腹、手三阴三阳经、足三阴三阳经，取代了十二经由头至足的排列法。

《针灸甲乙经》是针灸学史上首次统一穴名和区分正名、别名的著作，共收录有别名的穴位 86 个，别名在书中表示为"一名……"如"阳溪，一名中魁"等，个别穴位有 4～5 个别名，一穴四名的有 1 穴，如腰俞又名背解、髓空、腰户；一穴五名的有两穴，如攒竹又名负正、始光、夜光、明光。如此一来，穴位既有正名，又有别名，既能清晰地分辨二者，又便于不同针灸流派交流，促进了针灸学的发展。但也在一定程度上增加了记忆和学习的难度。

皇甫谧的取穴经验充分反映于《针灸甲乙经》中，取穴方法多为以下 3 种：①用已知穴确定未知穴，如腹结"在大横下一寸"。②用体表自然标志法确定腧穴位置，如"巨窌，在侠鼻孔旁八分，直瞳子"，把鼻孔与瞳孔当成标志物。③利用局部组织器官活动和体位的改变取穴，如"下关，在客主人下，耳动脉下空下廉，合口有空，张口即闭"；"颊车，在耳下曲颊端陷者中，开口有孔"。

皇甫谧取穴较《内经》更加清晰，如对养老穴的定位，《灵枢·卫气》曰"手太阳之本，在外踝之后"。对于一般医生和初学者来说，取养老穴还是有一定困难的，而《甲乙经》曰"养老，手太阳郄，在手踝骨上一空，腕后一寸陷者中"，清晰地指出了养老穴的准确定位。

《针灸甲乙经》率先提出交会穴，共计 80 多个。这些交会穴大多分布于头面、躯干，其中头腹部约占一半，四肢仅三阴交、环跳、居髎、上髎、臂臑、消泺等几个。每穴交汇的经脉一般为 2～3 条，多的为 4 条。交会穴的出现，进一步完善了腧穴理论，对于临床治疗具有指导意义。《内经》虽确定了五输穴的名称，但认为心经没有五输，以心包经五输代之。《灵枢·邪客》曰"诸邪之在于心者，皆在于心之包络，包络者，心主之脉也，故独无输焉"，五输穴体系尚未完善。《针灸甲乙经》在《内经》基础之上补充了手少阴心经之五输，不仅使五输穴成为一个完整体系，也促进了针灸时间医学的发展。

（二）对经络理论的继承与发展

《针灸甲乙经》在晋代以前经络理论的基础上全面阐述了十二经脉、奇经八脉、十五络脉、十二经别、标本、根结、经筋、皮部等具体的经络理论，与今天所知经络内容相差无几。其中，以卷二记载得最为详细，不仅指出了经络的生理功能、循行规律、发病特点、起止点、长度等，还阐明了各经气血盛衰、开合流注等特点，以及经络联络脏腑肢节、沟通内外、贯穿上下的作用。除此之外，对脏腑本身病证、脏腑病变引起所属经脉病证、经脉循行路径、经气变动引起所连脏腑病证等经络主病也有所涉及。可见，皇甫谧对于经络理论的继承与发展是一次质的飞跃，奠定了后世研究此学说的基础。

（三）针灸并重，规范刺灸操作

《针灸甲乙经》突破了《灵枢·经水》按经脉论述针刺深浅、留针时间的局限，按穴论述每个腧穴的针刺深度、留针时间及艾灸壮数，并详述了相关腧穴的针灸禁忌及误刺、误灸某些腧穴所造成的严重后果。

"凡刺之法，必先本于神"最早见于《灵枢·本神》，强调的是"神"的重要作用。"神"是针刺的理论基础，具有科学性与可行性，对于指导针灸临床、提高临床疗效具有现实意义。皇甫谧对"神"亦十分重视，注重守神、治神、养神在针灸治疗中的重要作用。在《针灸甲乙经·卷五·针道第四》中，他强调"粗守形，上守神""凡刺之真，必先治神""用针之要，勿忘养神"。皇甫谧认为，针刺应因人制宜，《针灸甲乙经·卷五·针道终始第五》曰"凡刺之法，必察其形气"，应根据人体的肥瘦、体质的盛衰强弱、男女老幼等情况，采取不同的针刺方法。刺肥人时，应"秋冬为之齐""深而久留"；刺瘦人时，宜"春夏为之齐""浅而疾之"；刺婴儿时"以毫针，浅刺而疾发针"。对于不同身份的人，体质不同，刺法亦有所不同。《针灸甲乙经·卷五·针道自然逆顺第六》曰："刺布衣者，深以留；刺王公大人者，徐以微。"《针灸甲乙经·卷六·阴阳清浊顺治逆乱大论第四》曰："五行有序，四时有分，相顺而治，相逆而乱。"皇甫谧重视针刺因时制宜，并指出违逆四时而治的不良后果。皇甫谧肯定了《内经》冬刺井穴、春刺荥穴、夏刺输穴、长夏刺经穴、秋刺合穴的治疗原则，并以针刺是否顺应天时来决定医生技术的高低。如《针灸甲乙经·卷六·内外形诊老壮肥瘦病旦慧夜甚大论第六》曰："顺天之时，而病可以期，顺着为工，逆者为粗。"

（四）辨证取穴，丰富针灸处方

《针灸甲乙经》的临床治疗部分占到全书的近一半，包括内、外、妇、儿、五官等各科疾病。与针灸治疗直接相关的腧穴内容，除汇集了大量腧穴主治作用外，还有部分针灸治疗处方，充分反映了晋以前针灸治疗各科疾病丰富而宝贵的经验。

丰富的针灸处方体现在临床上善"辨"善"调"。"辨"即辨证论治，上工针灸时需根据病人的肥瘦强弱、病性的寒热虚实、病情的轻重缓急、病位的表里上下区别而治，更注重病机、气血阴阳和经脉盛衰的变化，不同于下工的头痛针头、脚痛针脚。《针灸甲乙经·卷五·针道第四》曰："凡用针者，虚则实之，满则泻之，菀陈则除之，邪盛则虚之""病高而内者，取之阴陵泉；病高而外者，取之阳陵泉"，都旨在阐明针刺辨证论治的重要性。

"调"即调理之意，皇甫谧擅于运用针刺调理人体的整体功能状态，不限于局部，以达到祛邪的目的。其引用《灵枢·经脉》曰"经脉者，所以决死生，处百病，调虚实，不可不通也"，指出针刺关键在于"调"。《针灸甲乙经·卷四·针道自然逆顺第六》曰"必察五脏之变化，五脉之相应，经脉之虚实，皮肤之柔粗，而后取之也"，说明针刺需根据功能状态而"调"。

四、价值影响与历史评价

《针灸甲乙经》是继《黄帝内经》《难经》之后在医学基础理论和针灸治疗方面具有总结作用的主要医学著作。

该书系统整理了晋以前的针灸医学理论，在腧穴理论、针灸治疗方面贡献尤为突出，对针灸学的发展起到了承先启后的重要作用。如王惟一的《铜人腧穴针灸图经》，其穴位和适应证基本上没超出本书的范围。又如《千金方》《外台秘要》等典籍中有关针灸部分也大多出自皇甫谧思想，尤其是《外台秘要》完全取材于《针灸甲乙经》。南宋《针灸资生经》及其他医著也无一不是参考和遵循本书编辑而成。明清两代的针灸著作，如《针灸聚英》《针灸大成》《针灸集成》《刺灸心法要诀》等亦在本书的基础上编辑而成。至今在厘定某个穴位和进行临床治疗时也往往以《针灸甲乙经》为依据。现行高等中医药院校的《针灸学》教材也没有超脱《针灸甲乙经》奠定的针灸基础、针灸技术、针灸应用的知识模块范式。

《针灸甲乙经》不仅在国内产生了重大影响，亦走向了世界。公元 5 世纪至 7 世纪，《针灸甲乙经》传至日本和朝鲜，后传入法国及欧洲诸国。日本在公元 701 年曾采取唐制，规定医生必修《针灸甲乙经》，并收藏有中国《针灸甲乙经》历代版本。日本的《大同类聚方》亦包含了大量的《针灸甲乙经》内容。据朝鲜的《三国史记》记载，朝鲜在公元 693 年把《针灸甲乙经》规定为当时的医学教材。直到近代，日本仍将该书作为针灸医生的首要参考书，朝鲜古代则一直沿用此书作为教材。现《针灸甲乙经》多次被译为英、日、法等多种文字在世界广为流传，影响极大，法国针灸界至今仍列本书为主要参考资料。

五、研究书目

不少学者曾对《针灸甲乙经》的版本源流做过翔实的考证，在漫长的流传过程中，《针灸甲乙经》主要有以下版本：北宋刊本、明万历吴勉学《医学六经》刊本、《医统正脉》本及其影印本、"明蓝格抄本"、所谓"嘉靖刊本"、所谓"抄正统本"，皇甫谧原集及宋人校注之文是各种《针灸甲乙经》版本的基本构成。黄龙祥又在《黄帝针灸甲乙经》（新校本）概论中论述了现存明《医统正脉》本、日本所藏的"正统本""明蓝格抄本" 3 种版本的优劣、真伪情况。"正统本"不是宋校正以前古本，而是源自"医统本"祖本，只是删去了后者的小字注文和宋臣序文，并根据《素问》及新校正注文、《灵枢》《外台秘要》等书加以校改而已；"明蓝格抄本"与"医统本"非同出一祖本，其胜于"医统本"之处颇多，对于《针灸甲乙经》的校勘有重要参考价值。"医统本"是现存最早的刊本，也是所有通行本的祖本，但错脱、讹衍、妄改之处颇多，大失宋本之精华，不精校不可读。张灿玾分析了《针灸甲乙经》现存"医统本""正统本""明蓝格抄本"的特点。目前，"医统本"流传最广，"正统本"仅存少量残本，"明蓝格抄本"是目前仅存的孤本，亦为研究《针灸甲乙经》的重要参考本，3 种均系明清以来的刊本及抄本，最早的宋刻本、金元时期的刻本已不复存在。

六、研读方法

1. 结合译本进行阅读 好的译本辅助阅读可以让自己的阅读事半功倍，但不能过度依赖，也要独立思考。

2. 比较阅读，多总结 《针灸甲乙经》是三本书重新编排，除繁取精而成，阅读的时候可以多进行比较，可以与《素问》《灵枢》《明堂孔穴针灸治要》这三本书进行比较，思考作者为什么删去那些而留下另一些；其次要前后进行纵向比较，作者将三部经典重新编排，前后之间会有一定的呼应，可以帮助理解。最重要的还是要多总结，要有属于自己的想法。

3. 结合临床使用　只有真正用起来的东西才是自己的东西，学习的最终目的都是运用，所以在学习的过程中要不断地尝试去使用。《针灸甲乙经》有基础理论知识和临床治疗两部分，理论知识可以帮助自己更好地临床实践，临床治疗部分能使自己的临床实践过程更加完善，所以一定要边看边学，边学边用，做到学以致用。

第四节　《小儿药证直诀》

一、简介

（一）作者与成书年代

《小儿药证真诀》约成书于明嘉靖三十年（1551年），为宋·钱乙所撰、阎孝忠编写的一部儿科类中医著作。钱乙（约1032—1117年），字仲阳，宋代东平人，约生于北宋仁宗至徽宗年间，是我国宋代著名的儿科医家。钱氏治学，当初先以《颅囟方》而成名，行医儿科，曾治愈皇亲国戚的小儿疾病，声誉卓著，被授予翰林医学士。曾任太医院丞，在多年的行医过程中，钱乙积累了丰富的临床经验，成为当时著名医家。

钱氏于小儿一科，有开宗明义之功，《四库全书总目提要》称"钱乙幼科冠绝一代"，言不为过。其一生著作颇多，有《伤寒论发微》五卷、《婴孺论》百篇、《钱氏小儿方》八卷、《小儿药证直诀》三卷。现仅存《小儿药证直诀》，其他书均已遗佚。

（二）书名释义

"直诀"实为"真诀"，由于金元时期为避异族"女真人"之讳，遂改为"直诀"。其为钱氏行医真知随记，初起内容散在，有《钱乙小儿方》《钱氏小儿药证》等内容，后阎季忠将其编辑称为全本《小儿药证直诀》。

二、内容提要

《小儿药证直诀》分上、中、下三卷。

上卷记脉证治法，包括"小儿脉法""变蒸""五脏所主""五脏病"等81篇，论述小儿生理病理特点及各种常见疾病的辨证治疗。其中对疮疹、惊风、诸疳等儿科重要病证辨察尤为详尽，如把疮疹区分为水疱、脓疱、斑、疹、变黑5种，分属于肝、肺、心、脾、肾五脏，其中前4种实际分别指水痘、天花、斑疹、麻疹，早在12世纪即能对其进行鉴别，实属可贵。

中卷"记尝所治病二十三证"，是钱乙治疗验案的汇集。

下卷为"诸方"，列钱乙所制方剂110余首，既有化裁精当的古方，也有独创巧妙的新方。其中治疗小儿心热的导赤散、治疗肾虚的地黄丸等都是佳效名方，至今仍为临床医生所常用。

本书基本上反映了钱乙的学术思想，总结了他的儿科临床经验，是一部理论结合实际、突出脏腑辨证思想的儿科专著，对宋以后儿科学的发展具有重要影响。

三、主要学术思想

（一）归纳小儿生理、病理特点

在小儿生理特点方面，钱乙认为："小儿在母腹中乃生骨气，五脏六腑成而未全。自生之后，即长骨脉、五脏六腑之神智也。"小儿出生之后有一个生长脏腑的生理过程，故钱氏提出"变蒸"理论，即是小阶段的发育规律。钱乙创造地提出小儿有两大生理特点：一是"五脏六腑，成而未全……全而未壮"，指出了小儿在形体上脏腑娇嫩、形气未充的特点；二是"骨脉、五脏六腑、神智精神"等在天天"变蒸"，指出小儿在功能上有生机旺盛、发育迅速的特点。

在病理方面，钱乙认为，小儿体质较之成人有其特殊性。小儿为纯阳之体，临床症状多以阳证、实证、热证为主，不宜过用热性药物，即所谓"小儿纯阳，无须益火"。在病理上，小儿"脏腑柔弱，易虚易实，易寒易热""肾主虚"；治疗时不可大下妄下，以免伤津耗液，亦不可滥用大寒大温，防止生冷生热之变，为后世中医儿科学生理、病理特点奠定了理论基础。

（二）重视脏腑辨证、五脏补泻

钱乙继承《内经》脏腑理论，首创儿科五脏辨证纲领。《小儿药证直诀·五脏所主》用"心主惊、肝主风、脾主困、肺主喘、肾主虚"概括五脏病变的证候特点，而五脏病又各有特点："肝病，哭叫目直，呵欠顿闷，项急。心病，多叫哭，惊悸，手足动摇，发热饮水。脾病，困睡泄泻，不思饮食。肺病，闷乱哽气，长出气，气短喘息。肾病，无精光，畏明，体骨重。"五脏所病，寒热虚实亦有所偏颇，如心多实热；肺有实热、虚热、外感风寒及虚怯，肝多热，肾多虚。五脏病之间亦可互相影响，如肺与肝之间的关系："假如肺病又见肝证，咬牙多呵欠者，易治，肝虚不能胜肺故也。若目直，大叫哭，项急顿闷者，难治。盖肺久病则虚冷，肝强实而反胜肺也。视病之新久虚实，虚则补母，实则泻子。"

五脏为纲分类小儿常见病证有提纲挈领、简明扼要的特点，使脏腑分证更趋于规范，开五脏证治之先河。五脏辨证体系不仅是儿科诊治疾病的主要依据，也被后世医家广泛地用于辨治内伤杂病，创制了许多新方，其中五脏补泻诸方最为著世。如心热之导赤散、心虚热之生犀散、肝热之泻青丸、脾热之泻黄散、脾虚之益黄散、肺盛之泻白散、肺虚之阿胶散、肾虚之地黄丸。补泻诸方中，心、脾、肺三脏各有虚实，所以分设补虚泻实的不同方剂；而肝无虚证，故有泻方而无补方；肾无实证，故有补方而无泻方。五脏补泻诸方与他所创的五脏辨证纲领在理论上一脉相承。

（三）重视小儿脾胃

钱氏在注重小儿生理、病理特点及应用五脏辨证的基础上，提出"脾胃虚衰，四肢不举，诸邪遂生""小儿虚不能食，当补脾，候饮食如故，即泻肺经，病必愈矣"观点。脾胃为后天之本，小儿内伤尤以脾胃病居多，故脾胃失调是小儿疾病的重要因素，在《小儿药证直诀》一书中，上篇多处脉证论及脾胃。与脾胃直接相关的病证，超过《小儿药证直诀》上篇脉证大半篇幅。这些病证皆与"脾主困"病机相符。尤其是中医儿科的痧、痘、惊、疳四大病证均与脾胃相关。钱乙未将痧痘明确区分，而统称为"疮疹"，在疮疹之下又以五脏区分，"肝脏水疱、肺脏脓疱、心脏斑、脾脏疹，归肾变黑"，他认为"疹为脾所生"。对于小儿惊风，钱乙提出"脾虚生风而成慢惊"，治疗上"急惊合凉泻，慢惊合温补"。其弟子阎孝忠补充，慢惊如现危候是因为"脾胃虚损故也"。对于疳积，钱乙也提出了独特认识，"脾胃虚衰，四肢不举，诸邪遂生，鲜不瘦而成疳矣"，并将疳证分为肝疳、心疳、脾疳、肾疳、肺疳及筋疳、骨疳，概括其病机为"皆脾胃病，亡津液之所作也"。

钱氏在治疗腹胀、伤食、疳病、吐泻、慢惊、虚羸等疾病过程中皆从脾论治，强调补脾，尤重胃阴。从脾论治为治疗诸多疾病的关键方法，扩大了调理脾胃在治疗疾病中的应用范围，对后世中医儿科学的发展具有深远的影响。

（四）小儿名方

1. 泻黄散　泻黄散出自钱乙《小儿药证直诀》，由石膏、栀子、防风、藿香叶和甘草五味药组成，用于治疗小儿脾热弄舌之证。原文记载有两处：一为"黄者，脾热，泻黄散主之"；二为"脾脏微热，令舌络微紧，时时舒舌。治之勿用冷药及下之，当少与泻黄散渐服之"。泻黄即泻脾之用，主治脾经伏火、郁热，临床上可表现为吐弄舌、夜间流涎、目黄口疮、惊悸夜啼等。

泻黄散组方精简，石膏、山栀泻脾胃积热；防风疏散脾经伏火；藿香叶芳香醒脾为佐；甘草泻火和中为使。该方清泻中焦郁火效果明显，后世逐步扩大了该方的病证范围，包括口疮口臭、唇口干燥、目黄、口甘等，现代医家运用该方治疗小儿厌食、便秘、过敏性紫癜、抽动障碍等多种疾病。

2. 泻白散　泻白散为钱乙所创，由地骨皮、桑白皮、甘草三味药组成，具有清泄肺热、止咳平喘功效，主治肺热咳喘证，症见气喘咳嗽、皮肤蒸热日晡尤甚、舌红苔黄、脉细数。原书记载："泻白散又名泻肺散，治小儿肺盛，气急喘嗽。地骨皮（洗去土，焙）、桑白皮（细锉炒黄）各一两、甘草（炙）一钱。右锉散，入粳米一撮，水二小盏，煎七分，食前服。""肺盛者，咳而后喘，面肿欲饮水，有不饮者，其身即热，以泻白散泻之。"又云："唇深红色，治之散肺虚热，少服泻白散。"

（五）小儿方的用法

小儿起病急骤，变化迅速，服药难，钱乙采用煮散法、外用法及药食同源法巧妙地解决了这些问题。

1. 煮散法 煮散法是将汤药同研磨为散剂，通过煮散达到煎汤之目的。这既解决了小儿用量少的问题，也可作为常备成药，以应急需。钱氏书中将多首汤方改为散剂，如白虎汤、升麻葛根汤、惺惺散、小柴胡汤等。

2. 外治法 小儿服药较难，部分疾病钱氏采用外治法，即通过贴敷、熨洗、涂抹等方法达到治疗作用。如黄柏膏，治疮疹已出，用此涂面，次用胡荽酒。胡荽酒，胡荽细切四两，以好酒二盏，煎一两，沸入胡荽再煎，少时用物合定，放冷上每吸一二口，微喷，从顶至足匀遍，勿喷头面。

治口疮，大天南星去皮，取中心如龙眼大，为细末。用醋调，涂脚心。治脓耳，白矾火飞一钱，麝香一字坯子胭脂染胭脂也一钱，同研匀，每用少许。先用绵裹杖子，撅净掺之。柏墨散治断脐后为水湿所伤，或解脱风冷所乘，令小儿四肢不和，脐肿多啼，不能乳哺。

3. 药食同源法 药物口感差，小儿接受难，难以久久为功，钱氏从饮食物入手取材，以改善口感，让小儿可坚持。如治小儿脾胃虚弱，他说"小儿多因爱惜过当，往往三两岁未与饮食，致脾胃虚弱，平生多病。自半年以后，宜煎陈米稀粥，取粥面时时与之。十月以后渐与稠粥烂饭，以助中气，自然易养少病。惟忌生冷、油腻、甜物等"，即用粥食的方法调理脾胃。另有用羊肝治疗目疮的例子。

四、研读方法

《小儿药证直诀》是中医儿科的奠基之作，是儿科临床理法方药的基础，学习好这部书十分重要。由于该书有文字简明、内涵十分丰富的特点，有些章节需要记忆背诵，有些理解即可。

（一）记忆小儿五脏生理与病理的论述

如卷上"五脏所主""五脏病""肝热""肺热""肺虚热""肺脏怯""心热""心实"。由于这些章节关系小儿的生理与病理，已被纳入《中医儿科学》，可借助教科书加强理解原文并记忆。

（二）记忆重要方剂的组成与剂量

如卷下诸方泻青丸、地黄丸、益黄散、泻黄散、导赤散、泻白散、补肺散、阿胶散、白术散、异功散、黄芪散等方剂，需要注意记忆。这部分内容应在分析理解的基础上记忆。如五脏补泻方剂：小儿肝常有余，治肝泻青丸；脾常不足，治脾益黄散、泻黄散、白术散；肺为娇脏，位居高，易受外感，治肺补肺散、泻白散、阿胶散；小儿阳气旺盛，病热居多，治心泻心汤、导赤散；小儿成而未全，全而未壮，肾虚地黄丸。有条件者可借助《中医方剂大辞典》或《方剂学》专著，在相关的方名下找到其方解、历代论述及临床研究，进而加深理解与记忆。

（三）掌握病案中的论治思想

卷中记载的二十三则病案，对于原发病证与误治后的临床表现要注意对比，找出变证、坏证的病机，结合钱氏论治时的前后用药，体会钱氏脏腑辨证的实质，以及该书"五脏相胜轻重"在疾病预测中的具体运用。

（四）对待历史名著要客观，不可盲目照搬

《小儿药证直诀》中的大量方剂含有朱砂、水银、轻粉等毒性药物，以及冰片、麝香、丁香等香燥温热类药物，应看到这是宋代用药流行的弊端，对此我们需通过必要的中药毒理作用分析，对选方用药持有慎重而科学的态度。

第五节 《妇人大全良方》

一、简介

（一）作者与成书年代

《妇人大全良方》约成书于1237年，由宋·陈自明所著。陈自明（1190—1270年），字良甫，一作良父，晚年自号药隐老人，抚州临川（今属江西）人，南宋医学家。陈自明出身于中医世家，从小随父学医。14岁即通晓《内经》《神农本草经》《伤寒杂病论》等经典医学著作，并能将名家医论与祖传经验相结合，在临床中加以应用。与崔嘉彦、严用和、危亦林、龚廷贤、李梴、龚居中、喻昌、黄宫绣、谢星焕并列为江西历史上十大名医。著有《管见大全良方》《妇人大全良方》《外科精要》等。

（二）书名释义

妇人，古时称士的配偶。天子之妃曰后，诸侯曰夫人，大夫曰孺人，士曰妇人，庶人曰妻，也指已婚妇女。良方，为药效好的处方；详细解释疗效好的药方。《妇人大全良方》汇集了四十余种古医籍中有关妇产科的经验，总结了南宋以前的妇产科成就。

（三）成书背景

陈自明三世业医，曾任建康府明医书院医谕，因发现前代妇科诸书过于简略，遂遍行东南各地，访求医学文献。他认为，妇科病最为难治，尤其产科诸证多有危险。他收集各家之长处，再加上家传验方，编成《妇人大全良方》二十四卷。

（四）版本流传

此书后经明代薛己校注，名《校注妇人良方》，除增删了部分内容外，还逐篇附加按语及治验。

二、内容提要

《妇人大全良方》共二十四卷，分八门，立 266 论，设 1118 方，附 48 例医案，30余万字。陈自明汇集了《伤寒论》《诸病源候论》等四十余种有关医籍中的妇产科医学理论与临证经验，并结合陈氏家传秘方及其临证经验，分为调经、众疾、求嗣、胎教、妊娠、坐月、产难及产后八门。每门分列若干病证，以病分论，分述病因、证论、方药，并附部分医案。该书内容实用，是一部全面、系统论述中医妇产科学的专著。

调经门，论谓"凡医妇人，先须调经"，论及月水不调、不通、不利、不断、崩漏、带下等。

众疾门，论谓"经脉不调，众疾生焉"，论及妇人之中风、风痹、血风、骨蒸、伤寒、霍乱等。

求嗣门，论谓"众疾既无，须知求嗣"，论及求子、禁忌、受胎、保生等。

胎教门，论谓"求嗣已明，须知胎教"，论及娠子、受形、孕元立本、气质生成等。

妊娠门，论谓"胎教已明，须知妊娠疾病"，论及安胎、胎动、漏胎、早产及妊娠期伤寒、霍乱、时气、水肿等。

坐月门，论谓"妊娠疾病已明，须知坐月"，论及护孕、滑胎、安产、催生等。

产难门，论谓"坐月已明，须知产难"，论及正产、伤产、横产、倒产、坐产等情况及处理调治方法。

产后门，论谓"产难已明，须知产后疾病"，论及产后护理、调养、产后胞衣不下、恶露不绝、乳疾、伤寒、血崩、阴挺等病的治疗。

以上各门均先立论，后列病、设方、论治。

三、主要学术思想

（一）妇产兼备，渐成体系

妇科作为一门专科，《史记》即有"扁鹊过邯郸，闻贵妇人，即为带下医"的记载。魏晋南北朝时期，医书对妇人病证多有涉及，至唐已有《产宝》等产科专著问世。但在陈自明之前，妇产科还没有系统化、专门化的著作，已有的论著只是一些零散的治疗经验，不成系统，妇产分离。对此，陈自明评之为"纲领散漫而无统，节目谆略而未备。医者尽于简易，不能深求遍览"。于是他遍览古代医著，加上个人丰富的临床经验，总结当时妇产科的成就，著成《妇人大全良方》，为我国妇产科学的形成奠定了基础。

（二）形成独特而完备的生理观、病理观、诊断观、疾病观、治疗观、药用观和预防观

1. 生理观　女性有经、孕、产、乳的生理功能，每种功能的实现都与血的量与运行状态密切相关。血虚或血瘀易出现月经不调、崩漏、痛经等。孕期胎儿的生长发育靠阴血滋养，血虚易致母体羸弱，胎儿羸瘦，易致流产。生产之时需依赖气血的推动，气虚

推动无力可导致血瘀，出现难产、胎盘等组织剥离不利，以致大出血等危重之症。哺乳期乳汁为精血所化，气血两虚者常常乳汁分泌不足。陈自明在《妇人大全良方》中明确提出"妇人以血为主""女人以血气为本"的生理观，概括了女性与血、气及妇产科疾病的关系，强调"医妇人，先需调经"，确立了"女子调其血"的治疗纲领，以益气养血活血为基本治则，四物汤为通用方。

2.病理观　陈氏把对女子精血盛衰的观察视为把握妇产科疾病病因病机的基本方法，与"妇人以血为主"的生理观相呼应。他遵循"辨阴阳，分虚实，观精血，重血气"的总原则，基于症状推求病因，对外感病因的认识，在前人风冷（寒）、风湿、风热、寒湿、暑热之邪或非时之气的基础上补充了燥邪。他还针砭时弊，提出服燥药无节可致不孕的观点。

3.诊断观　陈自明通过脉诊推求病因为求本，结合症状用药为治标，体现了脉症合参、标本同治的诊断观。陈氏注重对"带"的观察，将之视为判断妇人疾病的重要标志，是首位强调"带"对妇科疾病诊断重要性的医家，创"诊妇人有妊歌"，载川芎验胎法。

4.疾病观　《妇人大全良方》所论疾病，调经门14病，众疾门84病，求嗣门1病，妊娠门48病，产难门1病，产后门66病，体现了陈自明的疾病观。

5.治疗观　基于"妇人以血为主"思想的指导，陈自明将四物汤列为通用方，使之成为补血理血的第一方。对于难产，他记载了内服汤药催生、外治手法转胎，是首位记载以灸至阴穴治疗胎位不正的医家。对于产后病，陈氏强调应辨别体质，"以去败恶为先"为通用法则，倡产后通用方乌金散。

6.药用观　陈自明组方用药力求方简功专，设身处地为患者着想，选用普通药材以惠及大众，妊娠病遵有故无殒原则，产后病擅长用生地黄，对外来药物、香药的运用有一定创见，重视送药之物、服药时间及方法的辅助作用。

7.预防观　陈自明认为生育与男女皆有关系，强调受孕时间、场所及宜忌对优生优育的重要性。重视孕期胎教，孕期禁忌，对产前1个月的准备工作，再到临产时的注意事项均有详细论述。根据产后的体质变化，从衣食住行各方面提出建议，以预防产褥期疾病，包括重视受孕宜忌，倡导优生优育；总结坐月宜忌，强调分辨产程；产后将护四要，体现预防思想。

（三）提倡晚婚，反对多产

陈氏特别强调"合男女必当其年"，并对多孕多产指出："虚人产众，则血枯杀人。"又说"若产育过多……血气已伤"，患病"尤难治"。

（四）合理堕胎，提倡优生

专设胎教一门，从精神、饮食、起居等方面对孕妇提出要求。陈氏认为，若孕妇患有某些疾病，或调理失宜，而致脏腑虚损，气血不足，不能供养胎儿，当审因论治，治其宿疾。妊娠身体衰弱时，陈氏指出应权衡轻重缓急，采取断然措施，中断妊娠，实行人工流产，反对用峻烈和毒副作用较大的药物堕胎。

（五）合理用药，病退则止

陈氏对妇科疾病提出了妊娠伤寒用药宜清凉、病退则止等许多特有的治则，并在妊娠禁忌歌诀中指出牛膝、三棱、干漆、大戟、巴豆、芒硝、牵牛子、芫花、桃仁、藜芦等药物对胎儿不利，为后人辨证用药指明了方向。

（六）以五色辨带下病

陈氏认为，带下的病因不仅是风邪客入胞门，而且与脏腑、经络有关。根据带下的五色辨别与五脏的关系，他指出："若伤足厥阴肝经，色如青泥；伤手少阴心经，色如红津；伤手太阴肺经，形如白涕；伤足太阴脾经，黄如烂瓜；伤足少阴肾经，黑如衃血。"这种以颜色辨妇人带下病证成为后世诊断妇女带下病的先驱。

（七）最先应用"结核"一名

虽然陈氏所指的结核与现代的含义不尽相同，但这一名称一直沿用至今。"妇人结核……或累累如贯珠……若溃而核不腐，或肉不生，或脓水清稀，肌寒肉冷，自汗盗汗，寒热内热，面色萎黄，食少体倦，便利不调者，五脏皆虚也。"这些描述把握了结核病的全身表现，也指出了局部结核性冷脓疡的特点。

（八）提出乳痈与乳癌的鉴别诊断

《妇人大全良方》卷末还指出，对乳腺炎患者必须特别注意年龄。陈氏一再强调《备急千金要方》所说的"年四十以下治之多愈，年五十以上宜速治"思想，认为年高者预后不良，50岁以上的中老年女性，乳房溃破肿结多为乳癌所致，预后不良。这在乳痈与乳癌的鉴别诊断和预后认识上是一个显著进步。

四、价值影响与历史评价

《妇人大全良方》是对南宋以前妇产科文献的系统总结，其中既有传世医籍，还有大量失佚医书的内容，从中可以一窥南宋以前妇产科学术的发展脉络与概貌，具有相当高的文献研究价值。该书是我国第一本系统的妇科与产科兼备的专著，是代表宋时妇产科理论及临床水平的里程碑之作。

在尊古崇古、继承经典的同时，该书有许多理论、方法的创新。如开创了妇产科专著的全新写作范式；基于"妇人以血为主"思想的指导，将四物汤列为通用方；诊断遵循"辨阴阳，分虚实，观精血，重血气"的总原则；是首位强调"带"对妇科疾病诊断重要性的医家；是首位记载以灸至阴穴方法治疗胎位不正的医家。该书深受历代医家的重视和推崇，后世许多妇产科著作的内容、写作体例、编目次序及学术思想、常用方药等均以该书为基础和蓝本。如明·熊宗立的《妇人良方补遗大全》、薛己的《校注妇人良方》、王肯堂的《证治准绳·女科》、清·吴谦的《医宗金鉴》等。可见《妇人大全良方》承前启后，对中医妇产科学的发展产生了举足轻重的影响。该书问世后，于元代流传至朝鲜、日本等地。

第六节 《脾胃论》

一、简介

（一）作者与成书年代

《脾胃论》成书于1249年，为金元时期李杲所著。李杲（1180—1251年），字明之，晚号"东垣老人"，金代真定（今河北正定）人，中医学家，著名的金元四大医家之一。李氏"世以赀雄乡里"，因母病遍请诸医，杂药乱投而亡，而以千金为贽，拜易州（今河北易县）人张元素为师。不数年，尽传其业。东垣遵其师"运气不齐，古今异轨，古方新病不相能也"的主张，擅用脏腑辨证理论，指出《内经》"四时皆以胃气为本"的重要性，创立了"脾胃学说"，成为补土派的创始人。李氏操医术50余年，至晚年首先完成了《内外伤辨惑论》，阐述了内伤之证有类外感，辨阴阳寒热有余不足，"以证世人用药之误"。又因内伤诸证的病机尚未完全阐明，为补《辨惑论》之未尽，在年近七十时（1249年）完成《脾胃论》这部补土派的代表作。李东垣另撰有《兰室秘藏》《伤寒会要》（已佚）等。

（二）书名释义

李杲依据临床实践，结合医学理论，认为脾胃在人体生理活动中最为重要，提出"内伤脾胃，百病由生"的主张，因此命名《脾胃论》。

（三）版本流传

《脾胃论》于《元史·艺文志》最早著录。现存主要版本有元《济生拔粹》本、《东垣十书》本、明《古今医统正脉全书》本、清《四库全书》本等，以及人民卫生出版社1957年出版的影印本、1976年出版的湖南中医药研究所注释本。

二、内容提要

本书共3卷，载医论36篇，方论63篇。

卷上为基本部分，列"脾胃虚实传变论""脏气法时升降浮沉补泻图说""脾胃盛衰论"等医论与方论，为全书奠定了基础。卷上引用大量《内经》原文及仲景之说，以阐述其脾胃论的主要观点和治疗方药，并述君臣佐使法、分经随证制方用药宜忌。

卷中列"气运衰旺图说""饮食劳倦所伤始为热中论""肠澼下血论""安养心神调治脾胃论"等医论与方论，主要阐述脾胃病的具体论治，如对劳倦所伤、发病时令、补脾升阳、安养心神、木郁达之及用药与针刺等都进行了详细论述。

卷下列"大肠小肠五脏皆属于胃胃虚则俱病论""脾胃虚则九窍不通论""胃虚脏腑经络皆无所受气而俱病论"等医论与方论，强调脾胃病与其他脏腑及九窍、天地阴阳、升降浮沉的密切关系，并结合临证提出了各种治疗方法。

全书列方60余首，详述方义、主治应用、配伍、加减法及服用法。其中李氏所创用的补中益气汤、调中益气汤、升阳益胃汤、升阳散火汤等至今仍为临床所习用。

《脾胃论》一书虽以脾胃立论，但涵盖了生理、病理、方药等诸多方面，构成了完整的体系，不仅科学阐述了疾病的病因病机、发展传变机理，也为中医"治未病"、预防养生学、体质学及临证各科提供了有力的中医药文献支持。他提出的"脾胃将理法"调养、顾护胃气，折射出"治未病"的重要理念，符合21世纪从"注重治疗"的疾病医学向"注重预防"的健康医学转变，对预防医学的发展有着重要的指导意义。

三、主要学术思想

（一）创立"脾胃学说"

李东垣特别重视脾胃，认为脾胃为元气之本，脾胃位居于中焦，是升降运动之枢纽，升则上输心肺，降则下归肝肾。脾胃健运，才能维持机体"清阳出上窍，浊阴出下窍；清阳发腠理，浊阴走五脏；清阳实四肢，浊阴归六腑"的正常升降运动。若内伤脾胃，升降失常，则脏腑组织器官都会受到影响，发生种种病证，即"内伤脾胃，百病由生"。在治疗上，李东垣强调补益脾胃、顾护脾胃、升举阳气、甘温除热、升阳散火等，无论是先病内伤疾病及脾胃者，还是先病脾胃后生内伤疾病者均从脾胃论治。他的这一学说贯穿于各科疾病的辨治之中，对金元之后的中医学产生了深远影响。明·李中梓在其影响下，不仅认为"后天之本在脾""胃气一败，百药难施"，还认为"先天后天根本"在脾胃。明·陈实功在其影响下，提出"诸疮全赖脾土""脾胃伤败，使疮毒不得外发，必致内攻之候""故外科尤以调理脾胃为要"。清·叶天士在其影响下，提出"补肾不如补脾"，并在继承李氏"温养脾胃之气"的基础上增加了"养胃阴"之法等。

（二）创立"阴火论"

李东垣的又一建树就是创立"阴火论"。在李东垣的著作中，"阴火"随处可见，有数十处之多，仅《脾胃论》一书，"阴火"就有40多处被提及，如"元气不足而心火独盛，心火者，阴火也""脾胃气虚，则下流于肾，阴火得以乘其土位"等。李东垣提及的"阴火"不仅数次多，而且概念较多，不完全统一，其有特定的内涵。其中《脾胃论》注释曰"由于饮食、劳倦失于调节致伤脾胃，脾胃中元气下陷所导致肾肝相火离位，上乘脾胃，干扰心包，所以谓之阴火"比较切合其立论。这一解释也与李氏创立的甘温除热、升阳气、泻阴火之治法完全合拍。可见，李氏所创的"阴火"应当是继发于脾胃内伤等病机后致病的"相火""心火"及起于阴经的"邪火"。李氏创立的"阴火"论突破了"阴虚阳亢""阴虚生内热"的阴阳消长理论，补充了阴阳失调病机之不足。

李东垣对"阴火"发热的治疗创立了甘温除热之法。李东垣言："惟当以辛甘温之剂补其中而升其阳，甘寒以泻其火，则愈矣。经曰'劳者温之，损者益之'，又云'温能除大热'，大忌苦寒之药损其脾胃。脾胃之证始得则热中，故制补中益气汤而除中热也。"其创立的补中益气汤以甘温之药补益脾胃，升其阳气，从而达到使阴火收敛之目的，此法被后世称为"甘温除热法"。

（三）创立"火为元气之贼"说

"火为元气之贼""火与元气不两立"均为李东垣所创。李东垣言："火与气，势不两立，故《内经》曰'壮火食气，气食少火，少火生气，壮火散气。'"他认为火与元气的关系是对立统一的，元气充沛，则阴火敛藏于下焦，能发挥正常的生理功能，即"少火生气"。元气不足，则阴火亢盛嚣张，即"壮火散气"。李东垣言："元气不足而心火独盛，心火者，阴火也，起于下焦，其系于心，心不主令，相火代之。相火，下焦包络之火，元气之贼也，火与元气不两立，一胜则一负。"因此，元气虚则阴火亢，阴火亢则元气消；元气充则阴火伏，阴火伏则元气和。

（四）创立临证新方治疗疾病

李东垣在对内伤疾病从脾胃论治的过程中创立了很多新方，其中补中益气汤、升阳散火汤、清胃散、当归六黄汤、羌活胜湿汤、枳实消痞丸、升阳益胃汤、厚朴温中汤、当归补血汤、生脉散、润肠丸、普济消毒饮、清暑益气汤、枳实导滞丸等都是至今仍被广泛运用的良方。

四、价值影响与历史评价

李东垣在学术上以"补土派"著名，以"内伤脾胃，百病由生"为基本论点，确立了"补中升阳"的独特学术思想，提出了培土补中、益气升阳、甘温除热、甘寒泻火等治法，创立了补中益气汤、升阳散火汤、当归六黄汤、羌活胜湿汤、升阳益胃汤等名方，形成了较为完整、系统的脾胃内伤病辨证论治理论体系，具有很高的学术价值，对后世的学术发展产生了较深刻的影响。

李东垣弟子王好古受《脾胃论》启示，建立阴证学说，重视温补脾肾，对明代温补学说的形成产生了一定影响。本书关于"湿能滋养于胃，胃湿有余，当泻湿之太过。胃之不足，唯湿物能滋养"的观点，又启发清·叶天士提出的"养胃阴"的理论和方治。《中国医籍提要》评论说："全书以脾气虚立论，着眼于内伤与外感病证的鉴别。他强调外伤风寒六淫客邪，皆有余之病，当泻不当补；饮食失节，中气不足之病，当补不当泻。世医不辨内外伤以饮食失节、劳逸所伤、中气不足当补之证，误认作外感风寒有余之病，重泻其表，使营卫之气外绝，所谓差之毫厘，谬之千里。这是本书的基本论点，故其辨证诸论，强调外感内伤证脉的不同。"

李东垣作为金元四大家之一，其所著的《脾胃论》在当今中医学界依然流行，其所提出的补脾胃生元气、甘温除大热、脾胃升降枢纽和阴火论等观点依然指导着当今临床，影响和指导着现代中医学者的中医临证思维，为后世所充分肯定。

五、研读方法

研读《脾胃论》时，应通读与精读结合，可结合脏腑生理、脏腑病理、临床用药、临床疾病的关系加以全面领会，重点录要。

（一）脾胃虚实传变论

该论是《脾胃论》的纲领，论证了脾胃病的病因病机不外饮食、劳倦所伤，即使是六淫邪袭，亦都是脾胃元气先虚，而后为之所伤的病理反映。李东垣之所以主张"升阳益气"，盖升阳足以御外，益气足以强中。脾胃乃元气之府，元气不足则谷气下流，营气不濡于经络、脏腑，导致阴火上僭，故治疗上既要甘温益脾胃元气，又要佐以甘寒泻阴火而安定心神。正所谓"损其肺者益其气，损其心者调其营卫"是也。故所有虚实传变都应以治脾胃为本。

（二）脾胃胜衰论

该论阐述了脾胃胜衰对心、肺、肝、肾四脏的影响，以五行学说论述脏与脏之间病机转化关系，以运气学说阐述人与自然环境的关系，从"主气"与"客气"的矛盾双方，对机体病理改变而倡用"升阳"与"泻火"之法，为"补脾胃，泻阴火"治法提供了理论依据。李东垣以五行生克制化原理，阐明以脾胃为中心的心、肺、肝、肾五脏病理变化机制。如肺喜清肃，肝喜条达，脾喜温和，心喜舒伸，肾喜润下，反映了五脏生理功能活动的互相联系及特殊性。所以治疗必须以补益脾胃为主，兼治各脏见症。凡内、外、妇、儿等各科病证的治疗都与脾胃有一定关联。

（三）饮食劳倦所伤，始为热中论

该论阐发外感（伤其形）与内伤（伤其气）之别，进而阐述内伤饮食劳倦又有实虚之异，故立补中益气汤，是为甘温除热法。在一定条件下，"热中"又可转化为"寒中"。热中者，阳气有余，阴气不足，嗜食善饥，大便黄如糜粥样，少气，尿色变；寒中者，阴气有余，阳气不足，腹胀痛，食物不消化，肠鸣泄泻。所以又立权衡加减法，以明病变药亦当变之理。其分五段详论：其一，概论脾胃生理功能对机体的重要作用。其二，论述饮食寒温失节和情绪失调对脾胃功能性病变机制的影响。其三，阐明脾胃受病、脾不生肺、阴火刑肺所表现的各种症状。其四，分析内伤脾胃的症状与外感风寒的症状似同实异的特征。其五，脾胃开始受病为热中，当用甘温除热法。总之，皆因脾胃虚弱，则营气不升，谷气下流；下流则阴火被扰，反上乘阳位，侵害脾胃，则土不生金；阴火干犯心包而助心火上盛刑金，所以症状集中于肺，而见气高而喘、身热而烦、皮肤不任风寒而生寒热等。此似外感，实非外感，而是内伤发热。此论为立甘温除热法提供了理论根据，并贯穿于《脾胃论》全书之中。

（四）脾胃虚弱随时为病，随时制方

大凡脾胃虚弱之人，脾不能助胃以行津液上输于肺。肺气不足，遇暑热太过，损伤元气，而觉疲乏怠惰，嗜睡懒言，四肢无力，精神困倦，两脚痿软、难于起立，早晚低温，指趾发冷，太阳升高，气候温暖，身热似烤，皆为阴阳气血之不足所致。故阴气虚而手足热，为之"热厥"；阳气虚而四肢逆冷，为之"寒厥"。或口不知味，视物恍惚，小便频数，大便秘结，胃痛及胁，脐周束急、甚如刀刺，胸中闭塞，时显呕哕，咳喘痰嗽，口沃白沫，舌胖强硬，腰背肩胛眼皆病，头痛时作，食少即饱，自汗尤甚，洒淅恶寒，皆天气之热助本病也，乃肺与大肠为热所乘而作。当先助元气，理庚辛之不足，立黄芪人参汤主之。方义精确，化裁灵变，耐人品味，妙在其中，精读自悟。

（五）大肠小肠五脏皆属于胃，胃虚则俱病论

该论之核心是胃虚"则五脏六腑、十二经、十五络、四肢皆不得营运之气，而百病生焉"。百病为标，胃虚为本。"治病必求于本"。五脏不和调于胃，胃和则五脏安，故应抓住"胃虚"这个关键，补脾胃为法，诸病各随其症，主方稍佐他药，皆可迎刃而解。

（六）脾胃虚则九窍不通论

该论论述了脾胃虚则九窍不通之道理。所谓"成形始于精，养形在于谷"。真气乃先身生之精气，亦名元气，非胃气不能滋之。水谷之气是化生营气、运气、生气、清气、卫气、阳气的物质基础，与上、中、下三焦之气相通，故诸气名异实同，皆水谷之化，胃气之异名耳。

（七）胃虚元气不足，诸病所生论

李东垣从"大肠小肠五脏皆属于胃，胃虚则俱病""脾胃虚则九窍不通""胃虚脏腑经络皆无所受气而俱病"认为胃虚、脾胃虚是诸病发生发展的根本所在，并因此而导致阴阳失调，邪乘虚人，进一步提出"胃虚元气不足诸病所生论"。反复推究，饮食劳倦损伤脾胃，自汗伤气耗津、阳明化燥伤津、外感病伤津皆能导致胃虚元气不足，引起各种疾病的发生发展。所谓"四时百病，胃气为本"，给后人很大的启发。

学习《脾胃论》，既要全面继承，重点领会实质内容，还要学会临证应用。如掌握补中益气汤、黄芪人参汤、清暑益气汤组方理论依据、方义、加减变通之意义，活用于临床；把握"补脾胃，泻阴火"的内涵，进而拟订新方、创新应用等。

第七节 《仁斋直指方论》

一、简介

（一）作者与成书年代

《仁斋直指方论》又名《仁斋直指》《仁斋直指方》，为南宋·杨士瀛撰于景定五年（1264 年）。杨士瀛，字登父，号仁斋，南宋民间医学家，三山郡（今福建省福州市）人。杨氏约生活于公元 13 世纪下半叶，出生于中医世家，学贯《内经》《难经》《伤寒论》等医籍，穷究医理，注重临床，融会贯通而自成一家，著述颇丰。他的著作将《内经》《难经》《伤寒论》与隋唐以前名医学说熔于一炉而融会贯通，独树一帜之言，金、元、明、清历代学者多宗其说。主要著作有《仁斋直指方论》《仁斋小儿方论》《医学真经》《察脉总括》《脉经》《伤寒类书活人总括》《医学真诠》等，但多散佚，现仅存《仁斋直指方论》《仁斋小儿方论》《伤寒类书活人总括》等。

（二）书名释义

仁斋，为作者杨士瀛的号。作者摘诸家效方，参家传经验，辨证施方，示人以规矩。书名"直指"取"明白易晓之谓直；发踪以示之谓指"，故名为《仁斋直指方论》。

（三）版本流传

《仁斋直指方论》卷前有杨士瀛作于南宋景定五年（1264 年）的序言，据此可推测此书大致成于 1264 年。该书宋元版本存世极少，各家记载多欠完整准确，乃至互异处不少。加之明代新安医家朱崇正附遗及更名，形成版本较为复杂的现状。

现存有两种刊本。一种是台北故宫博物院藏本，馆方题为"《新刊仁斋直指方论》二十六卷，宋末建安环溪书院刊本，日本丹波元坚跋"。此书原题名"《元本仁斋直指方论》"，卷一首页有"三山名医仁斋杨士瀛登父编撰建安儒医翠峰詹宏中洪道校定"，杨守敬亦认为是元刊本。另一种藏于上海图书馆（中国国家图书馆与天一阁藏有残本），馆方亦题为"《新刊仁斋直指方论》二十六卷"。此本有朱笔点阅、句读。此刻本与台北故宫博物院所藏环溪书院刊本相较，行款极似（半叶 14 行，行 24 字），唯字体不及后者清晰、工整，疑为"建本"。

现刊本是以明代嘉靖年间朱崇正刊刻的《新刊仁斋直指附遗方论》为蓝本，加以校注出版，由盛维忠、王致谱、傅芳、王亚芬等校注，俞慎初审阅，福建科学技术出版社于 1989 年 10 月第 1 次出版。

二、内容提要

《仁斋直指方论》全书共二十六卷。卷之一为总论，论述五脏所主、阴阳五行、荣卫气血、脉病逆顺等基础理论；卷之二为证治提纲，多为作者临证经验总结，论述病因、治则及多种病证的诊断治疗，多属杂论之类；卷之三至卷之十九论内科病证治；卷之二十至卷之二十一论五官病证治；卷之二十二至卷之二十四论外科病证治；卷之二十五论诸虫所伤；卷之二十六论妇科证治及血证证治。

《中医古籍珍本集成（方书卷）仁斋直指方论》将诸科病证分为72门，每门之下均先列"方论"，述生理病理、证候表现、疾病分类、治疗法则，次列"证治"，条陈效方，各明其主治病证、方药组成、药物修制方法、服用注意事项等。该书内容广博，选材精当，是现存较早的方论紧密结合的一部方剂学专著，充分体现了杨士瀛的学术思想，是其医学理论与临证实践的结晶。

三、主要学术思想

杨氏在本书中剖析病源十分精细，而且在医学理论上多有阐发创新，尤善于总结自己遣方用药心得和运用家传经验。本书采摭既富，选择亦精，内容颇切实际，对后世多有启发。

（一）精研覃思，阐发医理

1. 气为血帅，气行血行，气血同源　本书"血论"开篇即指出："人具此阴阳，即有此血气。气，阳也；血，阴也。"杨氏以阴阳分别气血，指出了气血互相依存、相互为用的生理特点。"血荣气卫论"篇中明确提出："盖气者，血之帅也，气行则血行，气止则血止，气温则血滑，气寒则血凝。气有一息之不运，则血有一息之不行。"同时，卷五之"诸气方论"篇进一步指出，"人以气为主，一息不运则机缄穷，一毫不续则壤判"，"血脉之所以流行者，亦气也"，从而明确了气为血液循行的动力，对血起主导和统帅作用。基于对气血关系的认识，杨氏倡导"调气为上，调血次之"。如"血荣气卫论"篇云："病出于血，调其气犹可导达病原。于气，区区调血何加焉？故人之一身，调气为上，调血次之，是亦先阳后阴之意也。"在此原则下，杨氏亦主张因病制宜，"又不可不通其变也"。

2. 痰涎水饮，论治分明　隋唐以前痰与饮无明显区分，故丹波元坚曰："盖古方详于饮而略于痰，后世详于痰而略于饮，诸家唯杨仁斋书析为二门，其他则淄渑无别。"杨氏将痰涎、水饮与呕吐三者共列为卷七，对后世区分痰与饮多有启迪。对于水饮所致诸疾，杨氏曰："能以表里虚实订之斯得矣。表有水者……青龙汤汗之而愈；里有水者……十枣汤下之而安。"并云："虚者以安肾圆为主，实者以青木香圆为主。"可见杨氏对水饮之区别表里虚实，方证明确。"痰涎方论"篇指出："疗痰之法，理气为上，和胃次之。"书中给出橘皮汤等14首治痰方剂，除常用的化痰植物药如南星、半夏、桔梗之外，还使用朱砂、白矾等矿物药，为后世提供了宝贵经验。

3. 重视脾胃，不落东垣　脾胃学说源于《内经》，成于金元。生活于南宋中晚期的杨士瀛，几乎与当时深入阐发脾胃学说的金元四大家之一李东垣同时，也对有关脾胃理论进行了论述，并在其医学实践中加以发挥应用。本书开篇"五脏所主论"曰："在天之湿，在地为土，在人为脾，惟脾则主湿。""血荣气卫论"篇云："人受谷气于胃，胃为水谷之海，灌溉经络，长养百骸，而五脏六腑皆取其气。""泄泻方论"篇又云："虽然脾胃合气，以消水谷，水谷既分，安有所谓泄？"既阐明了脾胃的生理功能，又强调了脾胃合气的重要性。杨氏认识到脾胃运化失常，五脏六腑失其所养乃至疾病丛生，故"水饮方论"篇曰："人惟脾土有亏，故平日所饮水浆不能传化……往往因此而致病矣。""中湿方论"篇更明确指出："况夫湿能伤脾，脾土一亏，百病根源发轫于此矣。"基于此，杨氏针对脾胃失调，详辨其证，对证立方，据方施治。如"血荣气卫论"篇中的和调胃气法、"诸气方论"篇中的益脾顺气法、"论崩中带下"篇中的固卫厚脾法等。

（二）辨证问病，审证求因

1. 强调问诊求因 杨氏尤重问诊，针对当时一些患者"多秘所患以求诊，以此验医者之能否"，以及医者"亦不屑下问，孟浪一诊，以自挟其所长"之时弊，特于卷一总论中设一专篇"问病论"加以强调。篇中以苏轼为例，"至于有疾，必先尽告以所患而后诊视，使医者了然，知厥疾之所在"，同时告诫医者"问证以参脉，所谓医者意也是尔。乌可举一而废一哉"？并在卷二首篇"得病有因"曰："治病活法虽贵于辨受病之证，尤贵于问得病之因"，并连举两例说明问病的重要性。

2. 重视脉病逆顺 杨氏重视脉诊，"脉病逆顺论"篇云："脉病逆顺之不可不早辨也。盖人有强弱盛衰之不等，而病实应焉；脉有阴阳虚实之不同，而病实应焉。脉病形证相应而不相反，每万举而万全，少有乖张，良工不能施其巧矣。"杨氏条陈缕析近百种症状或疾病、五脏及奇经八脉的病变所出现的逆顺变化，详细论述脉与证复杂的临床关系，尤其重视在疾病中脉象的变化，这对于疾病的诊断、治疗及预后具有很强的指导意义。

3. 突出究源条析 杨氏在"心疼方论"篇中指出："紫之夺朱，相去一间耳，而毫厘疑似，实霄壤焉。""水饮方论"篇又云："据病验证，可不究其病之原乎？"杨氏重视深究病源，对病证常采用分类条析的方式，既系统又明确，为因证施治奠定了基础。如"泄泻方论"篇论述泄泻诸症云："夹风者……伤暑者……伤湿者……冷则肠鸣肚冷而手足清；热则烦燥肚热而手足温；冷热不调者。"并随后再次强调："治法当究其感受之源，然后为之固实。"杨氏究源条析，分类详辨，目的是"决之对病之剂"。值得一提的是，杨氏在本书卷二十二之"发癌方论"篇中明确记载了癌症的特征，较之《卫济宝书》（该书将"癌、瘰、疽、瘤、痈"共称"痈疽五发"）所载有本质区别，且杨氏对癌的病理形态特征也有了初步的认识，对癌的病因亦首次提出"毒"的概念，为后世苦寒解毒法治疗癌症提供了理论依据。

（三）广撷名方，参以己效

1. 师法仲景，灵活化裁 杨氏十分推崇张仲景学说，深得其精髓，对临床各科病证多以张仲景方药为施治准则。据统计，书中所列46种内科病证中，37种运用了经方。杨氏在临证时常灵活运用，不完全囿于张仲景原方。如《伤寒论》中的人参理中汤，杨氏根据其主治寒呕腹痛、中寒霍乱的特点，以其治疗因脾胃虚寒所致的多种病证，如"肺胃俱寒咳嗽""寒湿眩晕"等，既宗张仲景原意，又能随机通变。同时，杨氏在利用经方时也常灵活化裁。如用于治疗肾阳虚衰、水气内停的玄武汤，杨氏加温肺化饮敛气之细辛、生干姜、五味子等，以治年高气弱久嗽之症，体现了尊经而又灵活的特点。

2. 广撷名方，对证施用　杨氏善于学习前贤经验，然并不限于张仲景一家。书中除收载经方外，还引用《千金方》《圣惠方》等多种方书，其所论述的 40 多个病证，几乎都选择了前贤医方并用诸临床。如"诸风证治"篇中选用庐江刘宝的归荆汤治疗"风痉昏迷，吐沫抽掣，背脊强直，产后中痉"，因效验良好，杨氏称为"治痉良方"。杨氏选用时方亦非照本宣科，如"姜茶治痢法"篇中，杨氏引用苏东坡为名相文彦博治腹泻之法，为后世李时珍赞赏并载入《本草纲目》中。可见，杨氏遣方用药，只要对证、有效，不分经方、时方皆广为采撷，且不拘泥原方，临床为己所用。

3. 注重总结，参以己效　除经方、时方外，杨氏在书中以大量篇幅载录自家临证经验。卷二证治提纲共 53 篇，绝大部分为其临证用药经验。如"柴胡退热不及黄芩""肾热用五苓散""酒家有病勿用温药"等，仅从篇名即可看出是杨氏之经验总结。再以"治痢"为例，卷二有"治痢要诀""简径治痢""姜茶治痢法""噤口痢"等篇。"治痢要诀"篇中杨氏曰："痢出于积滞。积，物积也；滞，气滞也。"虽然皆以通利，但要加以区分。对于物积"用巴豆、大黄辈"，而气滞"用枳壳、桔梗、青皮、蓬术辈"，并告知"二者兼济，必能收功。其间佐以黄连阿胶丸，效验尤著"。"简径治痢"篇中，杨氏又云"蜜最治痢"。对于噤口痢，杨氏认为："下痢噤口不食……惟真料参苓白术散加石菖蒲末，以道地粳米饮乘热调下"或"用人参、茯苓、石莲子肉入些菖蒲与之""胸次一开，自然思食"，足见杨氏注重经验总结，考究临床用药。

四、价值影响与历史评价

《仁斋直指方论》内容广博，选材精当，是现存较早的方论紧密结合的一部方剂学专著，对后世有较大参考价值，并流传至朝鲜、日本等，产生了较大影响。《仁斋直指方论》在医学理论上有诸多创新，对中医学的发展做出了重要贡献。如杨士瀛最早提出了"气为血之帅，血为气之母"的理论和惊风"四证八候"，强调问诊，临证注重脾胃，对中医理论发展产生了一定影响，并注重临床经验，善于总结。我们应当深入研究杨士瀛的理论精华，更好地为今天的中医临床服务。此外，从《仁斋直指方论》所涉援引文献可窥见杨士瀛学术思想形成之概貌和医学实践轨迹。杨士瀛的学术思想不但继承了《内经》尊崇张仲景、效法钱乙，并结合自己的家传经验有所发挥，颇具特色，值得进一步学习和研究。

《仁斋直指方论》是一部以介绍内科杂病证治为重点的临床综合性医书，作者据证释方，摘取诸家效方，参以家传经验及个人临证心得，善于区别不同的病证，对证施方，在治疗上给读者以规矩绳墨，对中医理论和内科病证治疗有不少独到见解，尤其对中医的气血理论和气血病证的治疗论述精详，颇有创见，对中医气血理论的形成起了重要作用。

第八节　《世医得效方》

一、简介

（一）作者与成书年代

《世医得效方》为元代名医危亦林所撰。危亦林（1277—1347 年），字达斋，元代江西南丰人。曾任南丰州医学教授、官医副提领。危亦林感于世之医书浩瀚，卒有所检，目不能周，遂将家传五世积累的经验方剂，按元代所定的医学科目分类，历经 10 年，于至元三年（1337 年）编成是书，至正五年（1345 年）刊行。

（二）版本流传

国内现存元至正五年（1345 年）建宁路官医提领陈志刻本，或有日人抄配，或为残卷；明初书林魏家复刻本，为全帙；清《四库全书》文渊、文津、文溯阁本，为抄本。国外有朝鲜据元刻重刊本。1949 年后有排印本出版。

二、内容提要

《世医得效方》共 20 卷，列分 13 科编次（针灸附于各科之中），设子目 280 多项，收载各科效方 3300 余首，计 50 余万言。卷一至卷十为大方脉杂医科，内容有集脉说等总说六则、阳证等五种伤寒病证的方药及伤风等 82 种病证分类的治法方药；卷十一、十二为小方脉科，内容有活幼论、通治各一则，以及初生、噤风、脐风等 65 种病证分类的治法方药；卷十三为风科，内容有论杂风状等总论三则、通治一则和虚证等 6 种病证的治法方药；卷十四、十五为产科兼妇人杂病科，内容有济阴论、通治各一则，胎产病证四则及感冒等 26 种病证分类的治法方药，附杂方一则；卷十六为眼科，内容有总论、五轮八廓各一则，七十二证方拾遗十六方，通治及虚证等 5 种病证分类的治法方药；卷十七为口齿兼咽喉科，内容有总说一则及口病等 5 种病证分类的治法方药；卷十八为正骨兼金镞科，内容有秘论等十二论、通治一则和内损等 7 种病证分类的治法方药，以及取箭镞等九则方药；卷十九为疮肿科，内容有总说等二论、秘传十方、通治及乳痈等 20 种病证分类的治法方药；附孙思邈《千金方》养生法节文一篇，列为卷二十《孙真人养脏书》。从首论脉病证治为始，到最后以疮肿科而终，全书分门别类，以病为纲，以证为目，每病每证有论有方，先论病源证候，继则分列方，并附针灸之法，每方每法设有主治、组成、用法及加减变化，列举了脉因证治、理法方药、服法宜忌和注意事项等，内容详尽 3300 余首效方，既有危氏五代家传的验方秘方，又收集了《伤寒论》《金匮要略》《千金方》《肘后方》以及《太平惠民和剂局方》《太平圣惠方》《三因极一病证方论》等名典医籍中的大部分方剂，还搜集了很多行之有效的民间单方。《四库全书总目提要》谓"是编积其高祖以下五世所集医方，合而成书"，是一部内容极为丰富的方剂学著作，对后世研究方剂有极为重要的参考价值。

三、主要学术思想

（一）中医正骨方面独具特色

《世医得效方》立"正骨兼金镞科"，将正骨科成立为独立学科，故此书被称为"中国第一部正骨学专著"，危亦林也被誉为"中国第一位正骨科学家"。危氏首次提到脊柱屈曲型骨折，并用悬吊过伸法复位及固定，比英国医生达维斯使用同样方法早600年。危氏发明了两种整复肩关节脱位的方法，即"柞撑法"和"架梯法"。危氏所采用的架梯复位法整复肩关节脱位，比现代外科奠基人之一的巴累氏采用的类似方法早200多年。他指出，髋关节是杵臼关节，依此提出关节前、后脱位的治疗方法。对于髌骨骨折的后关节内血肿，提出"需用针刀去血"，贴药后用"竹箍箍住"，这成为后来"锁膝器"的前身。《世医得效方》传到日本后就成为构筑日本古代正骨术的重要基石之一，可谓影响国际伤科教育第一人。

（二）公其所学，世医得效

《世医得效方》收载自其高祖以下五世所集医方，《四库全书提要》称之"所载古方至多，皆可以资考据"。书中多载有前人所未发之秘传，保存了许多濒于失传的古代验方。如卷六"下痢"中治疗五色痢的秘方养脏汤；卷十"耳病"中治疗气壅耳聋的秘传降气汤；"怪疾"中的得效四十六方；卷十六眼科七十二症方；卷十八治疗骨折脱臼的架梯法、悬吊法，正骨手术先行麻醉的用药法度，内外并用、"通治"骨伤的二十五味方、清心药方、自然铜散和活血散，正骨手术麻药草乌散等；卷十九蜒蛐焙末调敷治疗脚胫骨"臁疮"，丝瓜叶、连须葱、韭菜捣烂，以酒和服，以渣外贴治疗"鱼脐丁疮"的秘方；以及附于各科特色鲜明的灸法。尤其可贵的是，他还将家传两套秘方予以公开，是卷九治疗"肿满"（水肿）的秘传八方：芫花圆牵牛汤、苁蓉散、乌鲤鱼汤、郁李仁散、川活散、红豆散、紫金圆；二是卷十九内服或外用治疗痈疽的秘传十方：前峰正将方、引兵先锋方、四面楚歌方、水师晶明方、替针丁香丸、固垒元帅方、护壁都尉方、生肉神异膏、止痛拔毒膏、敛疮口黄丹散。这些"随试随效，所活者甚众"的秘方技术，都是危氏家传的绝招。公其所秘，献其所学，惠济民众，永传后世，这正是危氏过人之处和不朽贡献。

四、价值影响与历史评价

《世医得效方》不仅推动了我国骨伤科的发展，难能可贵的是在国际医学交流上产生了影响。王和鸣等指出："危亦林的脊椎骨折复位及固定术技术，后来被西方采用，使中医正骨在中世纪流传至西方。"《世医得效方》早年就传至日本并对其古典骨伤学形成了影响。李强指出："日本现存最古的版本据被考证是丰后国佐伯藩主毛利高标的所藏本，即明洪熙元年（1425年）朝鲜春川府印刷刊行的内阁文库本（朝鲜本），还有现存于日本宫内书陵部的出版于明正德元年（1506 年）的完本（明本）。"比起国内所存的刊本来，日本所存的《世医得效方》刊本也有许多是珍善本。他又进一步指出："日本古代用于整骨的麻醉基本方应该先是来自《世医得效方》所记载的草乌散等方剂……《世医得效方》在对正骨药物内服全身麻醉法、十不治证、六出臼、四折骨理论等方面对古代日本接骨术的形成产生了很大的影响的事实是无可置疑的"。

《世医得效方》骨伤科内容丰富，总结了宋元之前的成就，有些内容如骨折整复、脱臼用的麻醉法、采用悬吊复位以治脊柱骨折等都有较高的科学价值。

第九节　《外科理例》

一、简介

（一）作者与成书年代

《外科理例》为中医外科名著，作者为明代著名医家汪机，成书于 1531 年（明嘉靖辛卯年），初刻于 1533 年（明嘉靖癸巳年）。汪机（1463—1539 年），字省之，别号石山，明·天顺、嘉靖间安徽祁门人。穷研岐黄、仓扁诸术，得其要旨，又推崇丹溪之学，博采众长，精于内、外、针灸诸科，遇殊症奇疾每多效验，名噪于时。著有《续素问钞》《针灸问对》《痘证理辨》《石山医案》《脉诀刊误》《本草会编》《伤寒选录》等。

（二）书名释义

"理"有医治之意。《后汉书·崔寔传》："夫以德教除残，是以粱肉理疾也。""例"有可作为依据的事物之意。《南齐书·陆慧晓传》："两贤同时，便是未有前例。"所以《外科理例》具有治疗外科疾病的方法用药及临证心得的含义。汪机在学术上既受金元各家影响，又不拘一格。其著作最显著的特点是汇集各家之说，在阐发中医基础理论方面有独到的见解。

二、内容提要

全书共包括正文七卷、附方一卷，分医论 154 门，附方 265 首。其辑录宋、元、明医家关于外科的论述，结合自己的临证心得，系统阐述外科病证的病因、病机、治则、治法和方药；特别提出"外科必本于内，知乎内以求乎外"，治疗重视调补元气，慎用寒凉攻利之品；主张脓未成以消散为主，脓成则宜尽早切开。该书持论公允，见解独特，随证变通，学验皆备，对后世外科发展产生了很大影响，是中医学习、研究和临床的重要参考书。

卷一 55 篇，论述痈疽脉、七恶五善、诸恶疮五逆、定痈死地分、背上九处不可病痈、痈发有不可治、发背治之难易、占色候生死、痈之源有五、生痈所感不同、肺肝肾痈症、痈生原于脏腑、辨脏腑内疽、明疮疡本末、阴滞于阳为疽阳滞于阴为痈、疮疽分三治、疮肿分浅深、辨痈与疽治法、疮名有三曰疖曰痈曰疽、辨痈疽疖疬、辨瘤、疮疽分虚实用药、治疮须分补泻、男女痈疽治法不同、小儿疮疽、痈疽当分经络、内消、内托、肿疡、溃疡、外施贴药、疮疡作渴、疮疡呕逆、疮肿寒热用药法、疮疡面赤不得攻下、疮疡发寒热或汗、疳疾咽喉口舌生疮、疮疡食肉、论气血喜香恶臭、脓、痈疽脓成十死一生、恶肉、蚀脓、生肌止痛、并治法、附子饼、隔蒜灸、灸法总论、竹马灸、灸刺分经络、针法总论、蜞针、金银花酒、槐花酒、八味丸治验。

卷二 44 篇，包括论十六味流气饮、论十宣散、论内托散、论神仙追毒丸、论独胜散、论柞木饮子、论阿胶饮子、论六味车螯散、论飞龙夺命丹、论加味十全汤、论五香汤、论防风通圣散、论大黄、论白蜡、论蓖麻子、论流气饮十宣散、论败毒散流气饮、蜡矾丸、汗之则疮已、论须针决、论痛、论痈疽虚实、论附骨疽、论疮疽所致之由、论痈可治不可治、肿疡、溃疡、溃疡作痛、溃疡发热、论寒热、七情所伤、论精血、论水肿、论妇人病、论妇人热劳、自汗忌利小便、论下血、论血崩、论治病不可责效太速、论寡妇病、论痿与柔风香港脚相类、论病犯不治、论香港脚、论表虚及小便多少肺痈肺痿。

卷三 6 篇，论述头面赤肿、瘰、流注、悬痈、囊痈、下疳。

卷四 9 篇，论述便毒、乳痈、腹痈、疔疮、痔漏、鬓疽、胁痈、胸疡、脑疽。

卷五 4 篇，论述臂痈、背疽、臂痈、腰疽。

卷六 11 篇，论述脱疽、面疮、口齿、口舌疮、咽喉、诸哽、伤损脉法、跌仆、杖疮血热作痛、火疮、漆疮。

卷七 18 篇，论述天疮、杨梅疮、斑疹、肠痈、肺痈肺痿、胃脘痈、脑疽、肺疽、蛔疳、脊疳、肾疳、鬼击、历节风、疮疥、诸虫伤、误吞水蛭、虫入耳、血风疮。

补遗 7 篇，包括痈疖、发背及诸痈毒、发背欲死、石痈坚如石不作脓者、乳硬欲结脓、痈疖欲愈必痒又治肾脏湿痒、刀伤磕损血不止。

三、主要学术思想

（一）强调外疡由内而生，治病求本

汪机在序中指出，"有诸中，然后形诸外，治外遗内，所谓不揣其本而齐其末，殆必已误于人"，强调治外科病不可专于攻毒，要审查病因，据四诊而辨之，庶不致误；亦不可拘泥于年龄或经法禁忌，否则误治难免。疡科病因有外感、内伤之别。汪氏治病常常要兼顾患者七情。若伤于七情而发痈肿，当益气补血，开散郁结，用四七汤调理气机，调畅情志，同时加养血之品。即使病非因情志而起，在病情发展中七情因素亦会影响疾病的治疗，所以强调治病时应适当兼顾；亦强调男女痈疽，治法不应相同。大多数妇女生病多由于气郁，气机不畅则气血受伤。故治疗妇人痈疡，汪氏常会加入一些调理气机的药，以行其瘀滞。

（二）灵活把握治病原则

1. 根据病情阶段治疗 汪氏指出，应根据疮疡的各个阶段进行治疗。疮疡初期宜根据病情用药，尽量让疮肿消散于无形之中；不能成脓的，应用药使其尽快成脓；脓成不溃的，一般是气血亏虚，宜用补药或针刺使其破溃；破溃后不生肌的，宜调补气血，使其愈合。"大抵脓血大泄，当大补气血为先，虽有他症，以末治之。可能是治其主则末病自退，用其权则不拘于时，泥于寻常，必致病势危重"。

2. 根据表里虚实用药 对于疮疡初期，汪氏主张根据表里虚实辨证。表实者，宜先解表，多以荆防败毒散；里实者，宜先疏里，常用内疏黄连汤；表里若俱实者，解表攻里，可服防风通圣散；表虚者，补气，予甘温之剂以实根本，用四君子汤；里虚者，当补血，用四物汤；表里俱虚者，应补气血。若左脉不足者，补血药多于补气药；右脉不足者，补气药多于补血药。切记此时不可发表。以上是主症的治法，仍需加兼症之药，如湿盛者，宜先导湿；血瘀者，应先逐瘀。所以，外科也应辨证论治，对患病的表里虚实进行诊断，根据病情服药。

3. 注重脾胃，禁忌多用寒凉药 汪机认为，多数疮疽患者局部疼痛肿胀高大，烦渴不宁，如脉象有力，饮食正常，此正气充足，可与邪气相对抗，待脓液溃出后，多能自行痊愈，不必应用寒凉药。如脓液不排出而疼痛的，若使用寒凉败毒药伐之，反而会导致恶化。"如用凉药，则内伤其脾，外冰其血。脾主肌肉，脾气受伤，饮食必减，肌肉不生。血为脉络，血既受冰，则血气不旺而瘀滞。宜用理脾，脾健则肉自生，血气自运行矣"。

（三）指出一些传统说法的可行性或片面性

汪氏列举大量实例，结合医学理论，总结了古人的各种诊治观点和治疗方法，并进行适当扬弃。可知其师古但不泥古。

1. 疮家不可发汗 世俗一直崇尚"疮家不可用汗法"，然汪氏觉得是否发汗需看病情来定，应辨证论治，不可一概而论。如正气亏虚，营气逆行，复感风热之邪，邪气客于血脉之上，皮肤之间，正如《内经》中所言"营气不从，逆于肉理，乃生痈肿""诸痛痒疮，皆属于心"。汗之则营卫调和，邪气自解，所以说"汗之则疮已"。此时汪氏多选用入足太阳膀胱经疾病的方剂托里荣卫汤，以和解表里气血。而疮家也有因气血损伤以致不能成脓破溃，或生肌痊愈的，此是里虚证候，如盲目发汗则会伤其津液，使气血亏虚加重，有亡阴的危险。因此，汗法的使用应基于患者病情，不可墨守成规，要灵活变通。

2. 疮疡不可食肉 富贵人日常过食肥甘厚味，生成痰湿而得疮疡，正如《内经》所言："高粱之变，足生大丁，受如持虚。"疮疡患者食肉后会引动宿热，使病情加重。但汪氏并不拘泥于此，认为家境贫寒之人，体内并无宿热，应不遵循此法。且肥甘厚味有补气的作用，可能会对虚人有一定的帮助。其以此观点治疗病人，果然大效。

3. 用热远热，用寒远寒 指在寒冷的冬季尽量少用寒凉药，暑热的夏季尽量少用温热药，以免药力与外界作用相加而损阴伤阳。但这都是在一般情况下，如患者病情强迫，必须用时可不顾这些禁忌，只是用时要小心。罗谦甫曰："用寒远寒，用热远热，假者反之。"虽违其时，以从其症。又云："凡治病，必察其下。"谓察时下之宜而权治之。故曰："经者常也，法者用也，医者意也。随其所宜而治之，则万全矣。"

4. 气无补法　腹满多为气滞之症，理应行气散结。但汪氏认为，"因其为病痞满壅塞，似难为补，殊不知正气虚不能运行，则邪气滞而为病"。此为本虚标实，所以补其气则邪气自散。

四、价值影响与历史评价

汪机治疗疮疡主张以四诊合参、八纲辨证论治为主，重内治，反对单纯外治。其主要学术观点多源于金元四大家，主张平补，重视保护脾胃，反对过用寒凉药。其师古但不泥古，懂得灵活变通，对传统医法做了适当的扬弃。其提倡患者有病早治，治疗中不应因有所畏惧而擅作主张，不听从医生的劝告。其学术思想和治疗精神均对后人颇多启迪。

《外科理例》是中医学中独树一帜的外科专著，明确了"外科"的含义，"以其痈疽、疮疡皆见于外，故以外科名之"，以痈疽、疮疡生于人体外部的特点而来。汪氏提出"外科必本于内，知乎内以求乎外"的独特见解，提出"外病内治"方法，并以实例阐发，很受后世医家的重视。

《外科理例》叙理透彻，论治提纲挈领，执其大端。所附实例，心得之处又加按语指点要旨，启迪后人。正所谓"一种心苗，许多春意"。

五、研究书目

（一）《外科正宗》

《外科正宗》是一部在外科发展史上具有深远意义的专科名著，由明代外科医家陈实功所著。《外科正宗》书四卷，卷一外科总论，卷二至卷四分论流注、乳痈、肠痈、脏毒、痔疮等，共119篇，是对明代以前中医外科学部分成就和陈氏临床经验的总结，影响深远。

（二）《刘涓子鬼遗方》

《刘涓子鬼遗方》由晋代刘涓子著，南齐人龚庆宣于499年重编，是我国现存最早的外科专著。原书10卷已散佚，今存宋刻本5卷。全书主要记载痈疽的辨证治疗，详细论述了痈疽的诊断、鉴别及辨证治疗经验。此外还有部分金疮、瘀血、外伤治疗，包括止痛、止血、取出箭镞等内容。全书载方140余首，多为治疗痈疽之方，用治金疮外伤等方计有34首。治疗用药方面，外伤多用止血、收敛、止痛，痈疽多用清热解毒，肠痈用大黄汤，脓成不可服都较符合临床实际。在痈疽治疗方面，提出的"火不止则盛，热盛肉腐为脓"理论，一直为后世医家所推崇。治方多用黄芪，开内托法之先河。

书中所载内治清热解毒、补托生肌，外治排脓生肌、敷以膏药等经验为后世医家广泛沿用。

（三）《外科精要》

《外科精要》为中医治疗痈疽之专论，清·陈自明著。全书分上、中、下三卷，计54论。卷上乃全书之总纲，第一论"要诀"，为痈疽病因病机、治则治法、外方用药之概说；第二论"痈疽备论"，强调痈疽治疗须"施以活法"；第三至十一论详述痈疽灸法；第十至十九论言及痈疽发生、辨证、用药之规律；第二十至二十二论就痈疽之病因穷本溯源，阐发己见，将痈疽之源归为"毒"，并引华佗《中藏经》证之。卷中论痈疽之辨证及调护，辨痈疽之表里阴阳、形证之善恶顺逆，条分缕析，如指诸掌，为后世所遵从；论调护应对、居处宜忌亦切近实用，颇多忠言。卷下之首两论，各述麦饭石膏、神异膏诸方；第四十一至五十四论，详论痈疽并发诸证之处理及善后，其中"论口干与渴证不同"（第四十九论）及"调节饮食兼平胃气论"（第五十四论）两节为陈氏临证心得，极富创见；末为痈疽杂方、治痈疽小方3道和升麻汤治肺痈经验1则。卷末另附"补遗"，录陈日华之"痈疽点烙法"、洪丞相之"用蟛针法"、痈疽疖毒经效杂方及杂疗诸方。本书方论并重，要言不烦，于中医"外科"之创设，实有发凡起例之功。

（四）《外科证治全生集》

外科著作，又名《外科全生集》，清·王洪绪（字维德）撰，刊于1740年。王氏在秉承家学的基础上，积40年临证经验撰成此书。原为一卷，今流传者乃清末马培之评注本，厘为四卷。全书列证48种，载方75首，对疡科论证与治疗有独到的学术见解。其认为"红痈乃阳实之证，白疽乃阴寒之证，气血寒而血凝，非阳和通腠理何能解其寒凝"，并据此观点创立了著名的阳和汤（丸），为阴疽的治疗另辟新径。对疡科病证的早期治疗主张"以消为贵，以托为畏"，反对使用刀针、外科手术及丹药之法。书中所载犀黄丸、醒消丸、小金丹等经验方，对阴疽有较好作用，迄今仍为临床广泛应用。

（五）《疡科心得集》

外科著作，清·高秉钧撰，刊于嘉庆十年（1805年）。全书共七卷，包括疡科临证心得集三卷、疡科心得集方汇三卷、景岳新方歌一卷，计有医论104篇，方260余首。高氏秉承《内经》理论，阐发外证实从内出之旨，并将温病学说融会于病因、病机、诊断、治疗中。书中以人身上、中、下为序编次诸证，强调发病部位与病因密切相关，主张审病求因，内外兼治，创用紫雪丹、至宝丹、犀角地黄汤治疗疔毒走黄，并将疮疡变证分为火陷、干陷、虚陷诸候，丰富了外科诊疗经验。书末附有家用膏丹丸散丸一卷。

六、研读方法

《外科理例》系统阐述了外科病证的病因、病机、治则、治法和方药，论述精要，切于实用，内容多且广，所以学习本书要掌握一定的方法与要领。

（一）打好扎实基础

本书中病种丰富，附方全面，共包括正文七卷、附方一卷，分医论154门，附方265首，基本涵盖了中医外科各子科目的疾病诊断及治疗。书中所列方剂很多是我们耳熟能详的常见方、常用方。因此，打好扎实的基础，是学好《外科理例》的必备前提。

（二）打好古文基础，注意文法特点

原著文辞古奥，言简意赅，不具备一定的古文基础很难读懂，更谈不上深入了解。因此，要借助《医古文》《古代汉语》等，提高古文阅读能力。其次要注意原著的文法特点，必须分清，才能正确理解条文内容。

（三）注重中医临床思维的培养

中医思维方法是中医理论体系与临床实践的核心，从运用四诊收集病情资料到辨证论治均是在中医思维指导下完成的，是医学理论知识和科学思维的综合运用。所以除了要有渊博的医学理论知识，还要多学习经典著作，注重思维方法、方式的锻炼和培养。

（四）强化临床实践与技能训练

学好《外科理例》，不仅要掌握理论知识，还要具备实践技能。临床病证错综复杂，千变万化，只有不断实践，才有可能做到去伪存真、去粗存精。所以一定要主动、积极地参加训练和实践，在实践中勤练基本功，严格要求，规范操作，反复练习，并注意不断总结经验教训。

第十节 《针灸大成》

一、简介

（一）作者与成书年代

《针灸大成》为明代著名针灸学家杨继洲所著。杨继洲（1522—1620年），名济时，祖籍衢州（今浙江衢江区）。出身于中医世家，其祖父名杨益，曾任太医院御医，著《集验医方》一书刊行于世。杨继洲之父亦以医为业，家中所藏秘方、验方及医学典籍极为丰富。杨继洲科举失意后，潜心攻读医书，钻研医术，行医46年。自嘉靖二十年（1551年）历经嘉靖、隆庆、万历三朝，历任楚王府侍医和太医院御医，40年间名满朝野，历任楚王府良医和太医院御医等职，其医迹遍及福建、江苏、河北、河南、山东、山西等地，是明代杰出的针灸学家。

《针灸大成》成书于明·嘉靖万历辛丑年（1601年）。赵文炳为《针灸大成》所写的序言记载，万历年间，赵文炳患痿痹之疾，多方延医诊治，"日试丸剂，莫能奏效，

乃于都门延名针杨继洲者，至则三针而愈"。之后，杨氏向赵出示《卫生针灸玄机秘要》书稿。《卫生针灸玄机秘要》三卷是杨氏整理家传技术，又集辑了诸家针书，并积累40多年丰富的行医经验编著而成。赵文炳始悉杨氏精于针灸之渊源，并表示愿资助其将所著付梓刊行。但杨继洲认为书稿内容还不完备，还需从更多医籍中广泛参考吸收针灸学之论述。因此，在靳贤的协助下，又从《医经小学》《针灸聚英》《标幽赋》《金针赋》《神应经》《医学入门》《古今医统》等20余种医籍中节录部分针灸资料予以编辑及注解，考绘《铜人明堂图》，并附以自己的针灸治疗病案，编撰成《针灸大成》。

（二）书名释义

作者根据家传《卫生针灸玄机秘要》，参考明以前20余部针灸学著作，并结合其针灸临床经验，故名《针灸大成》。

二、内容提要

《针灸大成》共十卷。

（一）选集著作及经典针灸理论

卷一分两大部分，第一部分针道源流，简要概述《素问》《难经》《子午经》《铜人针灸图》《明堂针灸图》等20余本《针灸大成》所援引的针灸著作，并做简要评述。第二部分为全书的理论核心，杨氏认为《素问》《灵枢》和《难经》是医学的圭臬、针灸发展的渊源，因而摘录其中的有关内容列于《针灸大成》首卷，并加以注释，名为"针灸直指"。

（二）针灸歌赋

卷二收录历代有关针灸的著名诗赋10首，分别是《周身经穴赋》《百症赋》《标幽赋》《席弘赋》《金针赋》《玉龙赋》《通玄指要赋》《灵光赋》《兰江赋》《流注指微赋》。卷三收录歌诀20首，分别是《五运主病歌》《六气为病歌》《四总穴歌》《肘后歌》《百穴法歌》《十二经脉歌》《回阳九针歌》《玉龙歌》《胜玉歌》《行针指要歌》《杂病穴法歌》《杂病十一穴歌》《长桑君天星秘诀歌》《马丹阳天星十二穴治杂病歌》《针内障秘歌》《针内障要歌》《补泻雪心歌》《行针总要歌》《刺法启玄歌》《针法歌》。在古代的针灸专书中，《针灸大成》辑录的针灸歌赋数量最多。第三卷末尾的四篇"策"为《诸家得失策》《头不多灸策》《穴有奇正策》《针有深浅策》，记载了针灸药物结合、艾灸禁忌、针灸取穴、针刺深浅，集中体现了杨继洲的临床经验和体会，总结精辟，议论精深，对后世医家有很好的启迪作用。

（三）针刺手法

卷四汇集历代医家关于取穴法、针具、各种针刺补泻手法和禁针禁灸穴等内容。针刺手法部分，重点论述了九针，继之以大量篇幅介绍了各家针法，包括《黄帝内经》补泻、《难经》补泻和《神应经》补泻及李梴、高武和杨继洲本人的补泻手法。其中以杨氏手法较全面而实用，并自编了《三衢杨氏补泻》和《经络迎随设为问答》。杨氏依据经典，结合自身经验，创立了针刺"十二字分次第手法"及"下手八法"，同时提出补泻分"大补大泻"和"平补平泻"等，至今在临床仍被广泛应用。

（四）时间针法

卷五介绍子午流注、灵龟八法、飞腾八法等时间针法。

子午流注是中医针灸以"人与天地相应"的观点为理论基础，认为人体生理活动、病理变化受自然界气候变化、时日等影响而呈现一定的规律。根据这种规律，选择适当时间治疗疾病，可以获得较佳疗效。因此他提出"因时施治""按时针灸""按时给药"等。子午流注是辨证循经按时针灸取穴的一种具体操作方法，是根据经脉气血受自然界影响有时盛、有时衰并有一定规律而制定的。其含义是人身之气血周流出入皆有定时，运用这种方法可以推算出什么疾病应当在什么时辰取什么穴位进行治疗。

灵龟八法又名"奇经纳卦法"，其运用古代哲学的九宫八卦学说，结合人体奇经八脉气血的会合，取其与奇经相通的八个经穴，按照日时干支的推演数字变化，采用相加、相除的方法，从而做出按时取穴的一种针刺法。此法和子午流注针法有着相辅相成的意义。

飞腾八法也是以八脉八穴为基础，按时开穴的一种取穴方法。它的运用与灵龟八法略有不同。本法不论日干支和时干支，均以天干为主，不用零余方法，可以根据飞腾八法歌诀运用此法。

（五）经络和腧穴

卷五还介绍有十二经五输穴，卷六和卷七为脏腑、经络及腧穴的阐述，主要包括五脏六腑及十四经穴的主治、经穴歌及考证穴法，奇经、络脉、经筋、治病要穴、经外奇穴等，内容主要集自高武《针灸聚英》。其论述十四经脉多引《内经》文献以资说明，经穴的主治也比其他书籍有所补充。讲述特定穴，特立奇穴一节，强调取穴要取"要穴"。

杨继洲亦十分重视奇穴的应用，《针灸大成·穴有奇正策》中记载："奇穴者，则又旁通于正穴之外，以随时疗症者也。而其数为何？吾尝考之《图经》而知其七十有九焉，以鼻孔则有迎香，以鼻柱则有鼻准，以耳上则有耳尖，以舌下则有金津、玉液，以眉间则有鱼腰，以眉后则有太阳，以手大指则有骨空，以手中指则有中魁；至于八邪、八风之穴，十宣、五虎之处，二白、肘尖、独阴、囊底、鬼眼、髋骨、四缝、中泉、四关，凡此皆奇穴之所在。"杨继洲认为，奇穴可配合正穴起到辅助治疗作用，正所谓"奇也者，所以翔夫正以旁通于不测者也"。杨继洲本着严谨、负责的态度，善于从客观实际出发来设定奇穴，杜绝盲目性，云："至于定穴，则自正穴之外又益之以奇穴焉。非故为此纷纷也，民之受疾不同，故所施之术或异。"

（六）针灸临床应用

卷八首载明代针灸专书《神应经》穴法，首列头面、肩背、胸腹部和十二经脉经穴定位、针灸操作方法等，次列简易取穴法，并附以取穴图。之后分门列举诸风、伤寒、痰喘咳嗽等 23 门，包括内、外、妇、儿、五官各种疾病的针灸取穴方法。卷末辑录《针灸聚英》《针灸大全》《乾坤生意》等书中针灸治疗内容，编成"续增治法"，条理明晰。

从书中选穴处方中不难看出，杨氏主张临床取穴少而精，正如《针灸大成·头不多灸策》云："执简可以御繁，观会可以得要，而按经治疾之余，尚何疾之有不愈。"又云："彼固得其要也，故不得其要，虽取穴之多，亦无以济人；苟得其要，则虽会通之简，亦足以成功。"

（七）名医针灸经验

卷九首载《治症总要》《名医治法》《东垣针法》及杨氏《针邪秘要》；次为灸法选集，记载了灸法的操作、证治和若干传统特色灸法及灸治注意事项和灸后调摄，首次规范了灸法操作程序，为后人提供典范；末附杨继洲针灸医案，共 33 例，有论有法，脉证俱备，情节分明，实为针灸书中之不可多得者，是该书宝贵的财富，为后世提供了许多临床治疗思路。杨继洲临床治疗疾病时，首先通过审因问脉明辨疾病的标本根结所在，重视理论源流，但又不拘于古方，临证使用灵活。在施治时针、灸、药并重配合使用，且用穴时遵循选穴精少的原则，使用巧妙，且擅用特定穴。在治疗过程中还重视补泻手法的选择，临证选择恰当的补泻手法。此外，杨继洲还提出了肿瘤要早治的思想以及医者医德问题，具有前瞻性和先进性。

（八）小儿按摩

卷十首载小儿按摩，内容主要辑自《小儿按摩经》，似为全书录入，小儿按摩专书当以此为最早，是很宝贵的古代小儿按摩专著。杨氏为提醒读者此卷非针灸类，特标明《按摩经》。后世因是书专论小儿推拿，遂称之为《小儿按摩经》。该书是我国现存最早的小儿推拿专著，同时也是现存最早的推拿专著，对小儿推拿的形成和发展影响巨大，所倡导的不同于成人的特定穴系统、复式手法、治疗方法等为后世所推崇，书中歌诀为后世各类小儿推拿专著所转录。

另有高武之"附辨"（转录自《古今医统》）及"请益"（相当于"补遗"），故卷十实际上是全书的附录部分。

三、主要学术思想

（一）重视经典，博采众长

杨继洲崇尚经典，熟读经典，《针灸大成》一书是在杨氏家传《玄机秘要》的基础上编撰而成的。该书以《素问》《难经》之针灸内容为基础，博采《针灸聚英》《神应经》《针灸大全》《医学入门》《古今医统》《小儿按摩经》等书中有关针灸内容，重新增订，直接选用了包括《玄机秘要》在内的共 12 部医书，转引的文献也不下 20 余种，汇集了历代针灸医家的重要论著，是对我国明以前针灸学术发展的总结，为清代以前最完备的综合性针灸文献。内容全面丰富，条理清晰，所谓"集针灸之大成"，名副其实。在古代针灸专书中，《针灸大成》辑录的针灸歌赋数量最多。

《针灸大成》是我国针灸学的一次重要总结，是一部享誉针坛的历史名著，在基本理论、歌赋、经络、腧穴、针法、灸法、临床治疗各方面收集的资料均超越既往的针灸著作。特别是收载了众多的针灸歌赋；重新考定了穴位的名称和位置，并附以全身图和局部图；阐述了历代针灸的操作手法，并加以整理归纳；记载了各种病证的配穴处方和治疗验案。

（二）针、灸、药并举，各施其宜

唐代·孙思邈云："若针而不灸，灸而不针，皆非良医也。""针灸而不药，药而不针灸，尤非良医也，知针知药，周是良医。"这种整体综合的治疗思想，现在看来仍然是先进的。杨继洲继承和发扬前人优良传统，治病不拘于针灸。他在《策论》中说："其致病也，既有不同，而其治之亦不容一律，故药与针灸，不可缺一者。"接着又指出："夫何喜怒哀乐，心思嗜欲之汨于中，寒暑风雨温凉燥湿侵于外，于是有疾在腠理者焉，有疾在血脉者焉，有疾在肠胃者焉。然而疾在肠胃，非药饵不能济；在血脉，非针刺不能以及，在腠理，非熨不能以达，是针灸药者，医家之不可缺一者也。"杨氏治法之运用恰到好处，主要在于谨察病源，针药有机结合。如《医案》首例滕柯山之母，"手背不举，背恶寒而体倦困，虽盛暑喜穿棉袄，诸医俱作虚冷治疗，杨氏诊其脉象沉滑，断为痰在经络，针刺肺俞、曲池、三里，药投除湿化痰之剂而愈。若作虚寒，愈补而痰愈结，不可不慎"。《杨氏医案》记载医案 30 余例，几乎每例都用过针术，其中应用灸法的有 15 例，应用药物的有 11 例，有时同一病人针、灸、药三者并用。正所谓"药之不及，针之不到，必须灸之"。这充分体现了杨氏在临床实践中，针、灸、药三者灵活应用，各取所长的学术思想。

（三）重视针刺补泻，丰富针刺手法

杨继洲传承《内经》刺法，博采明以前诸家针法，同时以自身丰富的临证经验和深厚的理论基础在针刺手法和针法理论上独具创造，有所突破，形成了自己鲜明的特色。

杨氏总结归纳针刺补泻理论，根据补泻的不同程度分为"平补平泻"和"大补大泻"两种治法。他在《针灸大成·经络迎随设为问答·刺有大小》中说："有平补平泻，谓其阴阳不平而后平也。阳下之曰补，阴上之曰泻。但得内外之气调则已。有大补大泻，惟其阴阳俱有盛衰，内针于天地部内，俱补俱泻，必使经气内外相通，上下相接，盛气乃衰。"施行补泻得宜也是取得疗效的关键。

九六补泻本在李梴《医学入门》中有所论述。杨氏认为，"九六"主要指捻针次数

而言，即捻拨九下（次）为九阳数，为补；捻拨六下（次）为六阴数，为泻。其在《针灸大成·经络迎随设为问答》云："补针之法……行九阳之数，捻九撅九……泻针之法……行六阴之数，捻六撅六。"在临床上，他常运用九六补泻，其医案凡涉及手法，多只言九六。如吕小山结核在臂，针曲池，行六阴数的泻法；虞绍东翁患膈气，针刺上部行六阴数，下部行九阳数，以泻上补下等。杨氏提示，任何补泻手法，其操作都应根据刺激量的轻重而区别其大小，使针刺手法的理论发展达到比较成熟的阶段。杨氏在《针灸大成》卷四中不仅汇集了各家针刺手法，还总结了自己心得。《针灸大成·三衢杨氏补泻》记载："针法玄机口诀多，手法虽多亦不过，切穴持针温口内，进针循摄退针搓，指捻泻气针留豆，摇令穴大拔如梭。"杨氏将针法的基本操作步骤总结为12种，即爪切、指持、口温、进针、指循、爪摄、针退、指搓、指捻、指留、针摇、指拔，总结为"十二字分次第手法"。其中，除口温现已不再使用外，其他均在临床应用。同时，杨氏还总结出进针操作的"下手八法"，即揣、爪、搓、弹、摇、扪、循、捻。

（四）丰富选穴用穴方法

杨继洲非常重视经验效穴与奇穴，《针灸大成》卷七专立《经外奇穴》一节，论述了35个经外奇穴的名称和主治。杨氏丰富了井穴的主治，在《针灸大成·十二经井穴图》中绘有十二幅井穴图，记载了井穴主治的许多病证，扩大了《素问·缪刺论》中井穴的适用证，并丰富了井穴的刺灸方法，以及与其他穴位的配合使用。

杨氏发展了透穴针法，并结合自身临床经验，在注解"玉龙歌"时扩充至十四法，即"印堂透攒竹、风池透风府、合谷透劳宫、地仓透颊车、颊车透地仓、头维透额角、鱼尾透鱼腰、膝关透膝眼、阳陵泉透阴陵泉、昆仑透太溪、间使透支沟、液门透阳池、列缺透太渊、复溜透太溪"，这十四法均十分切合实际，现代临床也在常用。

（五）辨证论治，审证求因

杨继洲深知脉象诊治机理，治病擅长从脉理中推测疾病的本质。《针灸大成》卷末附有杨继洲医案，涵盖了颈结核、臂结核、腰及四肢证、痢疾、便血、妇人血崩、血厥、神志等疾病的治疗，理法方穴，颇有法度，充分体现了杨氏辨证论治的学术思想。如"滕柯山，母患手臂不举，背恶寒而体倦困，虽盛暑喜穿棉袄，诸医俱作虚冷治之，予诊其脉沉滑，此痰在经络也。余针肺俞、曲池、三里穴，是日即觉身轻手举，寒亦不畏，棉袄不复着矣……"再如"鸿护吕小山，患结核在臂，大如柿，不红不痛。医云是肿毒。余曰此是痰核结于皮里膜外，非药可愈。后针手曲池，行六阴数，更灸二七壮，以通其经气，不数日即平妥矣……"此两例均为痰证，前者为无形之痰阻于经络，后者为有形之痰结聚皮里膜外。诸医均认为滕柯山之母恶寒体倦乃虚寒所致，而杨氏审查脉理，辨为痰在经络，以肺俞宣肺祛痰、曲池通经活络、足三里健脾消痰，效如桴鼓。吕小山之患病，不红不痛，若为肿毒，当有红肿热痛之象，杨氏审证求因，辨为痰在皮里膜外，在曲池施以泻法，疏通经气而化痰，加灸以温通，不数日而愈。从这两则医案可看出杨继洲临证辨证精当，通过脉象探究病源，把脉诊作为审病因、察病机、定治则、用针药的重要依据，掌握疾病本质，关键时能舍证从脉，避免犯虚虚实实之误。

（六）临证重视经络腧穴理论

杨继洲重视经络理论的掌握和运用，将辨经络作为临床诊察病证的主要方法之一。《针灸大成·头不多灸策》记载："病以人殊，治以疾异，所以得之心而应之手者，罔不昭然有经络在焉，而得之则为良医，失之则为粗工，凡以辨诸此也。"杨继洲认为经络是"所纲维统纪于其间"者，是人体阴阳气血运行的通道，并提出临床辨证时"欲知脏腑之虚实，必先诊其脉之盛衰，既知脉之盛衰，又必辨其经脉之上下。同时，将强调调整经络之气为临床治疗病证的主要方法之一，重视调整经络气血的主导作用，强调循经取穴。杨氏在《针灸大成·头不多灸策》中云："灸穴须按经取穴，其气易连而其病易除。""按经治疾之余，尚何疾之有不愈，而不足以仁寿斯民也哉。""求穴在乎按经。"在《标幽赋》的注解中杨氏做了精辟总结，"宁失其穴，勿失其经"。其作为重要的针灸临床操作规范沿用至今。

（七）选穴精要，奇正相辅

《针灸大成》涉及的针灸处方，多为一症一方，取穴少而精。正如《针灸大成·头不多灸策》中云："不得其要，虽取穴之多，亦无以济之，苟得其要，则虽会通之简，亦足以成功。"杨氏认为，针灸治病取穴贵在得其要，切中要点则虽穴少亦效宏。反之，取穴虽多亦不能济病。因此，杨氏的医案取穴多精简切要，29 则针灸医案中，有 21 则仅选取一两个穴，六则选取三穴以上，但不超过四穴，还有一则有经无穴，一则选取十三鬼穴。其医案"大尹夏梅源公……患伤寒，同寅诸公，迎视六脉微细，阳症得阴脉。经云，阳脉见于阴经，其生也可知，阴脉见于阳经，其死也可许……先与柴胡加减之剂，少效，其脉尚未合症，予竭精殚思，又易别药，更针内关、六脉转阳矣。遂次第进以汤散而愈"。此案内关一穴尤见杨氏用穴之精。患者患伤寒少阳证，当见弦脉，却见脉微细，为邪气内陷厥阴之象。杨氏以内关一穴通两经，使内陷厥阴之阳气还转出少阳，故而愈。又如许鸿宇公患两腿风，两腿及足无处不痛，独取环跳、绝骨，随针而愈。环跳、绝骨为足少阳经要穴，可开通少阳枢机，使筋骨得利，故经络通而不痛，可见其配穴之精妙。

《针灸大成》堪当取穴少而精的盛誉，取穴时重视特定穴和会穴，善于应用身兼数职的关键穴，选用穴位少而又有理想的治疗效果。同时，采用经外奇穴作为有效补充。《针灸大成·穴有奇正策》曰："圣人之定穴也，有奇有正，而惟通于奇正之外者，斯足以神济世之术。"奇穴"翊夫正以旁通于不测者也"。杨氏认为，奇穴可达非正经气血所达的部位，与正经气血旁通，对十二正经循环起到补充作用，熟练运用奇正穴，具有出奇制胜的效果。

（八）因机制宜，治病有缓急

杨氏治病因机制宜，机圆法活。《针灸大成·诸家得失策》中说："或通其气血，或维其真元，以律天时，则春夏刺浅，秋冬刺深也。"因地制宜"以袭水土，则湿致高原，热处风凉"，而且还重视体质，因人制宜，"肥则深刺，瘦则刺浅也"。杨氏临证很重视子午流注的运用，如"张相公长孙患泻痢"案，认为"张相公长孙泻痢日久，体貌已变，须元气稍复，择日针灸可也"；又如"陈相公长孙患胸前凸起"案，认为"此乃痰结肺经，而不能疏散，久而愈高，必早针俞府、膻中，后择日针，行六阴之数，更灸五壮，令贴膏，痰出而平"。这两例说明杨氏治病注重经气的循行规律而施治。对于急症重症等特殊情况，《针灸大成》卷四有"人神禁忌"一节，杨氏注云急病"不必避也"。如治"熊可山公，患痢兼吐血不止，身热咳嗽，绕脐一块痛至死，脉气将危绝……是日不宜针刺，不得已针气海，更灸至五十壮而苏，其块即散，痛即止。后治痢，痢愈，治嗽血，以次调理得痊"。案例中杨氏不拘日忌，急针气海，使块散而痛消，此为急则治其标，后又次第治痢治嗽血，此为缓则治其本。杨氏虽重视因时因地因人而施治，但不拘禁忌，分清标本缓急，救病人于危难。

四、价值影响与历史评价

（一）针灸发展史上第三次大总结

杨继洲的《针灸大成》是对明以前针灸学术成就的全面总结。该书收集的资料，在理论、歌赋、经络、腧穴、针法、灸法、临床治疗各方面都超过了以往的针灸著作。《针灸大成》还记载了杨氏家传与独创的很多内容。因此，其对后世针灸学发展具有很大的影响力。

（二）突出临床实践的体例被广泛借鉴

与之前的针灸著作相比，《针灸大成》有一个特点，就是具有鲜明的临床特色。明以前的针灸著作大多详细记载经络、腧穴，治疗方面的内容仅限于歌赋中某穴治某症，很少有系统的临床治疗的内容。《针灸大成》体现了针灸治疗中的辨证求因，审因论治，在著述中详细记载辨证论治情况，体现出针灸临床实践中的病因辨证、脏腑辨证、经络辨证等，临床思维十分贴近临床实践。《针灸大成》以后的针灸著作及现代针灸书籍和教材均较详于辨证论治，这均借鉴于《针灸大成》。

（三）经络腧穴的理论阐述被承袭沿用

《针灸大成》卷六、卷七为经络腧穴内容，主要记述了脏腑、经络、十四经穴定位和主治范围。《针灸大成》成书以后，由于影响大，使该书所载内容被多位医家转载、摘抄，成为后世对经络腧穴理论的规范或标准，对经络腧穴学的发展产生了广泛影响。

（四）刺法灸法操作渐成规范标准

杨继洲遍览医籍，在广集前人手法的基础上，结合自己多年的行医实践，总结出一套系统的针刺操作规范和灸法操作规范。《针灸大成》之后的部分针灸书籍和文献，如

《针灸摘要》《针灸六赋》《针灸要法》《针灸逢源》《循经考穴编》，清政府组织编撰的医学教科书《医宗金鉴·刺灸心法要诀》，现代中医药院校使用的针灸规划教材，以及有关针灸研究专著、论著、论文等均常引用《针灸大成》的条文。

（五）促进针灸的传播

《针灸大成》是明代以来流传最广的针灸学著作，至今已有 50 多个版本，日、法、德等多种译本，不仅受到中国学术界的重视，也受到国际的认可。杨继洲精于针灸，无论是针灸理论，还是临床方面都有颇多建树，有自己独到的观点。《针灸大成》大大丰富了针灸学的内容，推动了针灸学术思想的发展，对现代针灸产生了深刻影响，促进了针灸向世界的传播与推广。

五、研究书目

（一）《黄帝内经》

《内经》成书于战国至秦汉时期，当时"诸子蜂起，百家争鸣"，有很多精通医理的医家，一方面搜集整理了许多耳闻口授的旧文，另一方面又有自己的经验、创造，经过多次总结、修订、补充，形成了我国现存最早的一部医学典籍。所以说，《内经》是众多医家集体智慧的结晶。

《内经》为针灸体系的构建奠定了基础。在经络方面，《灵枢·经脉》对经络的论述非常全面，后世无论是经络图绘制，还是经络循行描述，无不基于该篇；在腧穴方面，虽然《内经》记载不够完善，但许多内容仍影响着后世的腧穴理论；在针刺方法及灸法方面，《内经》中的针刺方法及灸法理论对后世的影响十分深远；在针灸治疗方面，《内经》以经络辨证和脏腑辨证作为针灸论治的依据和方法，对后世产生了很大影响，也是后世医家临床应用针灸疗法的基础，故认真学习《内经》，有助于学习者形成针灸理论体系，方便学习研究《针灸大成》。

（二）《针灸甲乙经》

《针灸甲乙经》为西晋皇甫谧所著，分为中医基本理论、针灸基础知识、临床治疗部分。学习《针灸甲乙经》，有助于对《针灸大成》所举疾病的取穴、病因病机等的了解。

六、研读方法

《针灸大成》是杨氏援引多本明以前针灸经典，并结合自身临床经验而成的一本针灸学专著，对每位学习针灸的学生或习医者来说，都是一本不可错失的经典书籍，具体的学习方法与研读要领如下。

（一）结合注释阅读

选择合适的译本帮助阅读，可选择《〈针灸大成〉译记译学》（赖新生、黄泳主编）辅助阅读。看不懂是很多人不愿往下看的主要原因，一本好的译本辅助阅读是非常重要的，但也不能过分依赖译本，要有自己独立的想法。

（二）背诵经典段落

《针灸大成》汇集了很多经典著作的歌赋，也有很多作者自己编的歌赋，韵律十足，朗朗上口，可通过多次阅读，尝试背诵。

（三）理论联系实际

只有真正用起来的东西才是自己的东西，学东西的最终目的都是运用，所以在学习的过程中要不断尝试去使用。《针灸大成》中有很多针刺手法、补泻手法，在平时的操作中可借助《针灸大成》进行练习。

（四）具备良好的针灸知识储备

本书提及的穴位及经脉，如果不熟悉穴位定位与归经，不知经脉如何循行是很难理解书中的针灸处方方义的，也难以领悟其中的奥妙所在。

第十一节　《外科正宗》

一、简介

（一）作者与成书年代

《外科正宗》是一部在外科发展史中具有深远意义的外科名著，由明代著名外科医家陈实功所著。陈实功（1555—1636年），字毓仁，号若虚，明代崇川（今江苏南通）人。《外科正宗》刊于明万历四十五年（1617年）。

（二）书名释义

《外科正宗》是陈氏采众家之论，集古人良法，"合外科诸证，分门逐类，统以论，系以歌，淆以法"，融会贯通，自成一体，遂著《正宗》，是明清时期外科三大主要学术流派之一。《外科正宗》一书不仅保持了外科刀针的特点，还强调了由内治外的治疗原则。临证以脏腑经络气血为辨证纲领，内治以消、托、补为主，外治讲究刀、针、药蚀等治法，注重内外并重。其完善和提高了中医外科疾病的病因病机、诊断治疗、治法方药、手术等体系，丰富和充实了中医外科学理论、方法和临床经验，成为中医学的重要组成部分，为后世进一步创新奠定了基础，影响深远，在当今临床仍具极高的科学价值和实际意义。

二、内容提要

《外科正宗》共四卷，每卷为一门，每门下设症，各症独立成篇，每篇先论述病因病机，阐明症状，其次阐明诊断预后，再说明治法方药，包括该方的四言歌诀、主治证候、修制方法，篇后附有部分典型医案。卷一 15 篇，卷二至卷四 119 篇，是对明代以前中医外科学的一部分成就和陈氏临床经验的总结。

卷一外科总论，共 15 篇，包括痈疽原委、治法、阳症、阴症、半阴半阳症、五善、七恶、治病则例、灸法并禁灸疮穴、病生死法、察形色顺逆、有三因受病主治不同、调理须知、杂忌须知、痈疽图形。

卷二疽毒门，共 9 篇，分别论述脑疽、疔疮、脱疽、瘰、鬓疽、咽喉、时毒、瘿瘤、肺痈。

卷三痈毒门，共 14 篇，分别论述流注、乳痈、附骨疽、肠痈、脏毒、痔疮、下疳、鱼口便毒、囊痈、悬痈、臀痈、杨梅疮、结毒、多骨疽。

卷四杂疮毒门，共 71 篇，分别论述阴疮、伤寒发颐、痼发、瘰疬、大麻风、翻花疮、腋痈、胁痈、鼻痔、骨槽风、紫白癜风、齿病、脑漏、破伤风、跌仆、金疮、汤泼火烧、茧唇、痦癣、天蛇毒、鼻出血、血箭血痣、鹅掌风、肾囊风、疥疮、顽癣、粉刺酒鼻、雀斑、白屑风、耳病、漆疮、痰包、癞风、湿肿、咬伤、疯犬伤、枯筋箭、手足皲裂、眼胞菌毒、白秃疮、奶癣、小儿遗毒烂斑、小儿赤游丹等。

三、主要学术思想

（一）审证求因，内外兼治

陈实功认为，"外之症则必根于其内"，强调以整体观念看待痈疽，"凡发痈疽者，未有不先伤五脏而后发之"；"痈疽多由脏腑乖变，关窍不得宣通而发"。陈氏将外科疾病的病因归于阴阳违逆、六淫、七情，认为"外又六淫伤气血，风寒暑湿火相临"；"内被七情干脏腑，忧愁思虑总关心"；"膏粱浓味多无忌，劳伤房欲致亏阴"。外症反映了体内气血、脏腑的异常变化，而气血脏腑也直接影响发展及预后，论病需立足整体。

（二）创新外治方法，排毒外出第一

陈实功在外科疾病手术、药物外治方面的成就最为突出。陈氏认为，施行外治之法，可使脓、恶血、腐肉得以祛除，是宣泄毒气、减轻损害、防止邪气内伤正气的重要手段。他主张使用腐蚀之药、药线、刀针、利剪等清除顽肉死肌，疏通脓管，促使毒邪排出体外。陈氏擅长刀针手术治疗痈疽、疔疮、瘰疬、脱疽、痔瘘、肿瘤等病证，并完善了传统的针刺排脓法，对疮肿十日之上，当化脓而不化脓、当溃而不溃、疮形坚硬、平坦漫肿、消托无效、正气不足、疮根深固、毒气难出者，主张在辨清证候的基础上使

用针刺排脓。他常综合运用多种外治方法，因症而施，绝不拘泥刻板，将开泄放毒与腐蚀药有机结合运用，提高临床疗效。在外科方面，他采用的截肢术、气管缝合术、挂线治痔疮术、火针术、铜丝套摘鼻息肉术等许多疗法和治疗原则至今仍为临床所采用。

（三）内治重阴阳，谨遵消、托、补

陈氏主张从病势、病位局部和全身症状对疮疡进行阴阳辨证分类。全身主要辨别主症、舌、脉等，局部症状方面又主要从皮色、皮温、肿形、硬度、疮面、脓液、疼痛等来区别。在内治方面，陈氏将痈疽分为阴阳两大类，按表里虚实寒热分治。根据邪正消长变化，遵从消、托、补三法。以消法治疗肿疡初起，毒气已聚，未成脓腐，邪正俱盛，表里俱实之证。若为疮疡初起，发热无汗恶寒，其邪在表，治以汗法，用荆防败毒散，使毒邪随汗而解。若为脉大身热，便燥口干之里实证，以四顺清凉饮或内疏黄连汤攻里泻毒。表里俱实者以防风通圣散发表攻里，以消疮毒。对于寒气乘虚入里，结聚经络骨肉，主张用温通经络、发汗散寒之法，治以五积散、万灵丹等。陈氏临证强调治法对症，组方灵活，主张药难执方，治在活法，贵在审详，不可偏执用其方。用方施法一定要视人之强弱，识病之内外，究病之浅深，察时之顺逆，因其病而用其方。

（四）重脾胃，善调理

陈氏认为，"外科尤以调理脾胃为要"，且应贯穿始末，斟酌立法组方。特别在成脓期，"忌用内消攻伐之药，以伤脾气"，防止"脓反难成，不能溃敛"的后果，"必当温暖散滞、行瘀拔毒、活血药用之"，"使脏腑得宣通，俾气血自流利"。他将重视脾胃的观点贯穿于各类外科病证的因机证治之中，对后世医家具有重要的指导作用。

陈氏注重预后调理，认为"凡人无病时，不善调理而致生百病，况既病之后，若不加调摄，而病岂能得愈乎"。在时令方面，他认为疮疡的调护，无论冬夏都不宜当风受寒，"若不避风寒，复生流毒"，故应谨防风寒入侵，加重病情。在饮食方面，他强调当因病而灵活调理饮食，要求人们做到"毋餐过饱，宜少、宜热、宜浓"，这样才会"方无停滞，又得易化"。他创制参术膏、八仙糕等食疗方以调补脾胃。在情志方面，陈氏极其注重情志疗法。

（五）医家五戒十要

陈实功不仅医术卓越，且医德高尚，著"医家五戒"和"医家十要"，立医家规范，倡导以人为本，以仁为重，以术为用，医者仁术。陈氏提出，无论病家大小、贫富，有请便往，勿得迟延厌怠。药金勿计较轻重，一律尽心施治。病愈之后，不得图求匾礼，不得请托人情。他提出的"凡视妇女及孀妇尼僧人等，必候侍者在旁"这一戒如今仍具有现实意义。又如医者待病人如宾客，体贴入微；待同行不可轻侮傲慢，切要谦和谨慎，值得称道。面对如今医患关系紧张的现状，医者应遵五戒十要，将其作为立身保家守成之法。

四、价值影响与历史评价

《外科正宗》继承和总结了明代以前的中医外科学成就，陈氏根据自身经验和理论认识，提高了对中医外科疾病的病因病机、诊断、治法方药等认识，丰富了中医外科学理论，为中医外科学发展和后世外科医家的成长均产生了深远影响。其外科疾病诊治体系至今仍具有重要的实用价值。《四库全书总目提要》称其"列证最详，论治最精"。清代医家徐大椿评价说："此书所载诸方，大段已具。又能细载病名，各附治法，条理清晰。所以凡有学外科者，问余当读何书，则要令其先阅此书，以为入门之地。"

五、研究书目

（一）《徐评外科正宗》

本书为清·名医徐灵胎读《外科正宗》的点评和批语。本书倡导外科疾病内外兼治、手术与药物治疗相结合，并创立多种外科手法和器械。

（二）《刘涓子鬼遗方》

《刘涓子鬼遗方》由晋代刘涓子所著，南齐人龚庆宣于 499 年重编，是我国现存最早的外科专著。原书十卷已散佚，今存宋刻本五卷。全书主要记载痈疽的辨证治疗，详细论述了痈疽的诊断鉴别及辨证治疗经验。此外，还有部分金疮、瘀血、外伤治疗，包括止痛、止血、取出箭镞等。全书共载方 140 余首，多为治疗痈疽之方，用治金疮外伤等方计有 34 首。用药方面，肠痈用大黄汤、脓成不可服都较符合临床实际。在痈疽治疗方面，提出"火不止则盛，热盛肉腐为脓"理论，一直为后世医家所推崇。治方多用黄芪，开内托法之先河。书中所载内治清热解毒、补托生肌，外治排脓生肌，敷以膏药等治疗经验为后世医家广泛沿用。

（三）《外科精要》

《外科精要》为中医治疗痈疽之专论，清·陈自明著。全书分上、中、下三卷，计54 论。卷上乃全书总纲，论述痈疽的病因病机、治则治法、用药规律。卷中论痈疽之辨证及调护。卷下详论痈疽并发诸证的处理及善后，后附痈疽杂方和肺痈治验等。全书方论并重，要言不烦，于中医外科之创设，实有发凡起例之功。

（四）《外科证治全生集》

《外科证治全生集》，外科著作，又名《外科全生集》，清·王洪绪（字维德）撰，刊于 1740 年。王氏在秉承家学的基础上，积 40 年临证经验撰成此书。原为一卷，今流传者乃清末马培之评注本，厘为四卷。全书列证 48 种，载方 75 首，对疡科论证与治疗有独到学术见解，创用著名的阳和汤（丸），为阴疽的治疗另辟新径。对疡科病证主张"以消为贵，以托为畏"，反对用刀针、手术及丹药之法。书中所载犀黄丸、醒消丸、小金丹等经验方对阴疽有较好作用，迄今仍为临床广泛应用。

（五）《疡科心得集》

《疡科心得集》，外科著作，清·高秉钧撰，刊于嘉庆十年（1805年）。全书七卷，有医论104篇，方260余首。高氏秉承《内经》理论，阐发外证实从内出之旨，并将温病学说融会于病因、病机、诊断、治疗中。书中以人身上、中、下为序编次诸证，强调发病部位与病因密切相关，主张审部求因，内外兼治，创用紫雪丹、至宝丹、犀角地黄汤治疗疔毒走黄，并将疮疡变证分为火陷、干陷、虚陷诸候，丰富了外科诊疗经验。书末附有《家用膏丹丸散丸》1卷。

六、研读方法

《外科正宗》内容多，学习需掌握一定的方法与要领。

（一）打好扎实基础

该书病种丰富，附方全面，基本上今天常见的外科疾病书中皆可见到。书中所列方剂有很多是今天耳熟能详的常见方、常用方，如消风散、如意金黄散、生肌玉红膏、透脓散等，《中医外科学》教材中的方剂很多出自《外科正宗》。因此，扎实的基础是学好《外科正宗》的前提。

（二）注重中医临床思维培养

中医思维是中医理论与临床实践相结合的核心，从四诊收集资料到辨证分析，再到整个治疗过程都是在中医思维下完成的，是医学理论知识和科学思维的综合运用。所以除了要有深厚的医学理论知识，还要多学习其他经典著作，注重中医思维方式方法的培养。

（三）加强临床实践与技能训练

学好《外科正宗》加强实践技能训练十分重要。临床病证错综复杂、千变万化，不可能像书上描述的那样简单、固定，如果没有临床实践与技能训练，即使理论知识背得滚瓜烂熟，临床中依然无法正确理解患者表述，不能透过现象看本质。只有不断实践，在实践中勤练基本功，规范操作，反复练习，并不断总结经验，才能不断提高诊治水平。

第十二节 《医学入门》

一、简介

（一）作者与成书年代

《医学入门》，明·李梴（chān）著，成书于万历三年（1575 年）。

李梴，字健斋，南丰（今江西南丰）人，生卒年不详，距今推算大约生活于明代嘉靖至万历年间。自幼好学，天资聪颖，淡泊名利。青年时期因患病立志学医，搜拣古今，博览历代医籍，精究各家医论，博学深思，勤于实践。行医于江西、福建等地，疗效颇著，声望极高，成为名动一时的名医。晚年有感于医籍浩繁，散漫无统，初学者苦无门径可寻，于是收集医书数十种，"论其要，括其词，发其隐而类编之，分注之"，而编成是书。

（二）书名释义

《医学入门》，顾名思义，是一本给医学初学者的入门读本。全书汇集明代以前众位医家的经典理论，主文以歌赋形式编写，便于记诵，配以注释，易读易懂，深受初学者喜爱。

二、主要内容

（一）内容简介

《医学入门》分内外集，自谓"医能知此内外门户，而后可以设法治病，不致循蒙执方，夭枉人命"，故题之曰《医学入门》。此书以《医经小学》为蓝本。用歌赋形式撰写正文，以注文补充阐述。全书共八卷，其中卷首一卷，正文七卷。卷首载集例、先天图、天地人物气候相应说及图、明堂仰伏脏腑图、释方、历代医学姓氏、原道统说、阴骘、保养、运气等。卷一记述经络、脏腑、诊法、针灸等；卷二叙述本草总论和各论；卷三阐述外感和内伤病机，对刘河间温暑、张仲景伤寒及李东垣内伤理论做了简要分析；卷四介绍朱丹溪杂病证治；卷五介绍妇人、小儿、外科疾病证治；卷六为内科杂病用药歌赋；卷七为妇儿外科用药歌赋、杂病妇人小儿外科总方、通用古方诗括、急救诸方、怪疾、治法及习医规格等。所述内容皆先编成歌括书于之前，然后引录各家，并参以己见详注于后。其中"历代名医姓氏"载明以前名医 215 人。诊法重视脉诊与望诊，并强调问诊重要性。主张初学者必先学会问诊，列举了应询问事项 55 项。本草两卷，按药性的寒凉温热及其效用，把 900 余味药分为治风、治热、治湿、治燥、治寒、治疮、食治 7 门，药味分类明晰，简明实用。书中除引录各家学说外，并附己见。书中医理皆以歌诀配以阐释的形式编写，歌诀纲目清晰，阐释广采博收，便于记忆和学习。为此,《医学入门》受到后世医家欢迎,屡经翻刻,流传甚广,被认为是学习中医者的最佳读本之一。

(二) 基础理论

《医学入门》中的基础理论部分主要与运气学说相关。在此书首卷,李梴先后解说了"先天图""天地人物气候相应说""天地人物气候相应图"及"运气"。"先天图"画坎、离二卦,以极简、极朴素之理明示医道水火、阴阳、虚实之机。"天地人物气候相应说"以经络上应天之度数,下应地之分野,气通天地,言明人与天地相应,并附"天地人物气候相应图"以作说明,将繁复、抽象的理论具化为一文、一图。上述内容以图示总括天地人相应之机理与规则,并置之于全书之首,可见其作为中医基础理论的重要性,李梴视之为医学门径的基石。在《素问》阐述运气的七篇中,前三篇原本共4900余字,《医学入门》首卷"运气"取《素问》正文,并加以整理概括,浓缩为2600余字,将《素问》的三篇内容阐释得明明白白。"运气"侧重于阐释理论,李梴论述的主要特点:①先论阴阳,再论气交,进而以天道论及人身,论述具有逻辑性。②以歌赋形式概括《内经》之深奥理论,精简得当,便于记诵,论述具有趣味性。③阐释运气理论时融合中国传统文化,将医学与古代文化巧妙结合,融会贯通,论述具有广博性。④化繁为简,将繁复、深奥的理法精简为要诀、大要,深入浅出。⑤对可能产生的疑问作答。

(三) 脉诊

在《医学入门》卷之一"诊脉"部分,李梴论述了寸、关、尺三部各自的定位及其分别所候的脏腑;详细阐述了27种常见病脉的体状特点、主病与相类脉的鉴别;阐释了3种上古脉法;分别论述了伤寒、杂病、痈疽所候之脉及妇人、儿童之脉;以死脉总诀、形色脉相应总诀结尾。内容可大致分为前言、理论、脉法与脉诀、断病4个部分,由理论到实践、由记诵到理解,逐步深入。

李梴论述脉诊的主要特色:①重视儒家思想,以儒家之纲常伦理阐释脉理,使玄微深奥的脉学理论更易为读者所理解。②对脉诊的解说触类旁通,力求全面,堪称医学百科全书。③将复杂的机理归于简单的本质,化繁为简,洞察犀利,对脉法的解析独具一格。

(四) 经络与针灸

《医学入门》卷之一"经穴起止""奇经主病""子午八法""明堂尺寸法"等篇中,李梴详细论述了十二正经、十五络脉、奇经八脉、针灸治法及注意事项等,其学说具有以下特色:①严格遵从《明堂》《铜人针灸经》《素问》等经典医籍中的相关描述,梳理、融汇各家学说,同时又并不拘泥、盲从。②总结概括理法之要点,有使读者茅塞顿开之效。③时常提示初学者习医之注意事项。④有选择地备录非门径医籍必需的内容,编撰力求全面。⑤善用比喻,描述诊疗方法的操作细致入微、画面感强,使读者容易理解。⑥将医学与哲学结合，融通中国医学与传统文化。

（五）本草

《医学入门》卷之二"本草"一篇，参考了《本经》《汤液》等医学经典与张仲景、李东垣、朱丹溪、方广、王纶等名人的论述，组成本草引、本草总括和本草分类三个部分，分别论述了六气、四时、五味、治法、病位、分经、治验、组方规律，炮制方法、煎煮禁忌，以及治疗风、寒、湿、热、燥证与疮病的常用之药；又将所述药物分为通用与杂用，论述其药名、歌赋、释名、性味、功效、取材、用法、禁忌等，其中对食疗药物的论述颇具特色。①论述草药言简意赅，简约而精炼。②重视药名考证，力求准确。③重视食疗，对食疗药物论述较详尽。④对本草论述不单纯涉及药理，还包括治疗应用与实践总结。

（六）临证辨治

《医学入门》虽为综合性门径类医籍，却极为重视实用性。在论述医理、脉诊、经络针灸、本草等基础性理论性知识时，已经兼述临床诊疗的内容，专论临证施治的相关内容更是多达 4 卷。①对临证辨治的论述：《医学入门》继承了张仲景及金元名家的医学思想和治法治方，全面论述了外感病、内伤病、杂病、妇儿病证及外科疾病的诊治。②善用浅显易懂的比喻阐释疾病发生的机理。③传治法之大要。④汇集了明代以前各科的经验方，实用性非常强。

（七）习医规格

《医学入门》卷之七末，收载 1572 年的"习医规格"一篇，以问答形式，从学习《医学入门》、实践诊疗及医德医风等方面，向初学者提出了许多有益的建议。

对于如何习医，李梴非常重视儒学经典及思想，主张医出于儒。如"习医规格"要求读者"每早对《先天图》静坐，玩读《孝经》《论语》《国小》；大有资力者，次及全部《四书》、古《易》白文及《书经》《洪范》《无逸》《尧典》。盖医出于儒，非读书明理，终是庸俗昏昧，不能疏通变化"。

在实践方面，李梴耐心指引初学者行医，其论述严谨细致。如当诊察疾病时，李梴曰："先问证起何日，从头至足，照依伤寒初证、杂证及内外伤辨法，逐一详问。证虽重而门类明白者，不须诊脉，亦可议方；证虽轻而题目未定者，必须仔细察脉。先单看以知各经隐曲，次总看以决虚实死生。"

在教导医德时，李梴颇有儒者风范，这从其"习医规格"给门生们的学习建议中即可见一斑。他提出了 7 种"欺"，明确要求习医者要做到"不欺"。

三、主要学术思想

（一）集合明代以前医学的主要成就

李梴在编著本书的过程中，引经据典，旁征博引，充分吸收了大量明代以前重要医学专著的精华。本书除以刘宗厚撰写的《医经小学》等书籍作为蓝本外，还选取了数十种先前较为重要的医学专著，上自《素问》《灵枢》《难经》《伤寒杂病论》《金匮要略》《脉经》，下至唐、宋、金、元、明代等众多医家著作，如《大观本草》《针灸铜人》《伤寒六书》《南阳活人书》《妇人良方》《仁斋直指方》《世医得效方》《玉机微义》《素问玄机原病式》《脾胃论》《丹溪心法》《外科枢要》等。全书内容丰富，涉及范围较广，包括医学人物，天人相应，保养，运气，经络，脏腑，四诊，针灸，本草，外感温暑、伤寒及内伤、杂病证治，妇人、小儿、外科证治，内、妇、儿、外各科方剂，治法及习医规格等，内容繁杂，井然有序，实乃集合明代以前医学之大成。

（二）以歌赋为主文形式编写

为了便于初学者记诵，书中的主文部分皆采用朗朗上口的歌赋形式，再以注文加以阐释说明。歌赋与注文均根据先前医家的著作内容自行编写，不仅符合经典的主旨要义，汇集了历代医家的思想精华，而且阐明了自己独到的见解和观点。如卷二"本草总括"云"天有阴阳彰六气……温凉寒热四时行"；"地有阴阳化五味……酸苦辛甘咸淡成"；"辛散酸收淡渗泄，咸软苦泻甘缓平"；"酸苦涌泄阴为味，辛甘发散气阳轻"；"轻清成象亲乎上……亲下重浊阴成形"；"清之清者发腠理，阳中阳味浓之至"；"清之浊者实四肢，阳中之阴薄气使"；"浊之浊者走五脏，阴中之阴乃浓味"；"浊之清者归六腑，阴中之阳薄味尔"。正由于主文歌赋朗朗上口，易记易诵，注文阐释精准凝练，易读易懂，故成为具有重要影响的医学门径书，深受医学初学者的喜爱与追捧，并且受到国内外众多医家的重视和欢迎。

（三）分类介绍历代著名医家

李梴认为，凡学医者必须先了解古代医家，以大家为榜样，精研医术，勤修医德，专修仁心仁术，躬行救死扶伤。因此，本书备采《医林史传》《外传》及《原医图赞》之书，荟萃了明代以前215位著名医家，并进行分类，逐一介绍。其中上古圣贤13名，儒医41名，名医98名，世医26名，德医18名，仙禅道术19名。其论述不管详略，均能示人以规范准则，使初学者有所遵循。所论繁简得当，又多有所本。

（四）分类汇集重要本草

李梴非常重视本草药性，认为"人知用药之为难，而不知识药之真伪为尤难；人知《素问》之难读，而不知本草之尤难读。有所受而历年多者，方可以言知药之性，知药之性则知病机矣，故曰本草为医之祖。"基于此，李氏收集历代医家本草，折衷于李东垣、朱丹溪、方广、王纶之论，"总法象于前，分五品于后"，将 754 种药物分为治风、治热、治湿、治燥、治寒、治疮、食治 7 门，对重要草药均参照前人歌括加以改编，使其更加符合临床实践。如"天麻"条云："天麻辛平治麻痹，利膝舒筋仍益气，治儿惊痫通女血，除疝消痈关窍利。"将其利腰膝、强筋力、祛风通络、除疝消痈之功，尽皆涵盖于歌括之中。其他药物亦多类此，可谓对药物进行了一次系统的总结。

（五）对河间、仲景、东垣、丹溪学说进行纂要解说

李梴对刘河间温暑、张仲景伤寒、李东垣内伤、朱丹溪杂病学说等经典中医理论大加赞赏，并极为推崇。他在书中指出："汉长沙太守张仲景者，揣本求源，探微颐隐，取其大小奇偶之制，定君臣佐使之法而作医方，表里虚实，真千载不传之秘，乃大贤亚圣之资，有继往开来之功也……幸而守真刘子《指要论》《原病式》二书既作，则《内经》之理，昭如日月之明；《直格》《宣明论》二书既作，则长沙之法，约如枢机之要……若东垣老人，明《素问》之理，宗仲景之法，作《济生拔粹》《十书》以传于世，明脉取权衡规矩，用药体升降浮沉，是以有王道、霸道譬焉。至于丹溪朱氏，伤寒、内伤、杂病，无不精研，痰火奥义，犹其独得，宋太史濂谓其集医家之大成，诚哉是言也。"于是分别对其内容进行了纂要解说。特别是对张仲景的《伤寒论》，从六经正病、正伤寒、类伤寒、伤寒初证、伤寒杂证、传阳变阴、瘥危死证及妇人伤寒、伤寒用药赋、汗吐下渗和解温补方等方面进行详述，有歌有解，十分详悉。对刘完素的温暑，除简要介绍刘氏对《素问》病机十九条的阐发外，还介绍了轻、调、缓、淡、清、暑、湿、解、和、平、火、夺、寒、吐、补、甘、温、涩等十八剂的运用。对李东垣的内伤，除介绍李氏的内外伤辨外，重点介绍了他的脾胃虚实传变论和治疗内伤饥饱劳倦的总方，如补中益气汤、清暑益气汤等。对朱丹溪的杂病，李氏先列杂病提纲，对外感风、寒、暑、湿、燥、火及内伤调理脾胃、气、血、痰、郁、积热、诸虚、沉寒痼冷等进行简要介绍，然后分别对外感、内伤各类近 80 种病证进行详细论述。

（六）重视妇人、小儿、外科疾病

李梴认为，妇人、小儿、外科病证是中医临床的重要组成部分，故编纂过程中汇聚了历代相关医家的代表著作。其中，分别以陈自明《妇人良方》、杨仁斋《直指小儿方论》、薛己《外科枢要》作为妇人、小儿与外科病证的主要参考，再结合诸家意见和本人见解，编以歌括，加以释义，撰著而成。在"妇人门"主要对经候、崩漏、带下、癥瘕、胎前、临产及产后诸病进行分类论述，对妇人生理、病理、病因及病机等进行了简明介绍。

在"小儿门"，首先介绍观形、察脉、五脏形症、乳子调护，然后对小儿病机、治法进行分类阐述，详细介绍了小儿望诊中的望目与主病的关系及其临床意义。在"外科"中，首列"痈疽总论"，然后分脑颈部、手部、胸腹部、背腰部、臀腿部、足膝部、遍身部等共 80 余种病证进行论述。如"痈疽总论"，简明扼要地介绍了痈疽的病因、病

机和属性。其他各证亦多如此，为临床治疗妇人、小儿、外科疾病提供了良好借鉴。

（七）分别介绍各科常用方剂

李梴非常重视临床常用方剂，对方剂进行分门别类，以便初学者分类记忆与理解，并在需要时能快速查阅。除卷二"本草"附有食治方127首、卷三"伤寒"列有"伤寒用药赋"256首、"汗吐下渗和解温补总方"48首、"内伤"列有"内伤饥饱劳倦总方"28首、卷五"小儿门"随证列有140首方剂外，还在卷六列"杂病用药赋"，介绍治疗杂病的930余首常用方剂；在卷七列有"妇人小儿外科用药赋"，介绍490余首常用方剂；并在"拾遗"中列有47首，在"杂病妇人小儿外科总方"中列有气、血、痰、郁类共10首，"通用古方诗括"中列有近250首，总计2300余首方剂，且主方后多有药物加减变化，以便使初学者能灵活运用。

（八）强调治病求本

李梴特别强调治病求本，认为"本"即受病之源。他在"治法·标本论"中就曾详细论述标本之义。在"治法·求本论"云："伤寒从外之内，法当先治外而后治内；杂病从内之外，法当先治内而后治外；至于中外俱伤，治法一也。伤寒不离乎表，杂病不离乎里。表则汗，里则下，中则和，剂有轻重缓急之殊耳。后世分科，而医道支离，既不能融会贯通，又何以随机应变，而救人于危亡之际耶？"在"杂治赋"中提道："新病去邪，大剂猛治；稍久去邪养正，宽猛兼治；久病药必平和，宽治缓治。"所云者皆为至理，足为后世医家铭记于心。

四、价值影响与历史评价

《医学入门》从运气、经络、本草、脏腑、诊法到内、外、杂、妇、儿科的辨证治疗，再到历代医学姓氏、养生、古方古法、学习方法、注意事项等无所不包，体系完备，内容全面，堪称医学百科全书。李梴的解说往往触类旁通，对可能产生的疑义亦应答尽答。

《医学入门》严格遵循经典之训，在继承张仲景、刘河间、李东垣及朱丹溪的诊疗思想，梳理、整合各家学说的同时，能够不拘泥、不盲从，进而提出自己的观点。《医学入门》系中医门径类医籍，只求"令人可读而悟于心，临证应手而不苦于折肱"。因此，除了全面系统还具有较强的实用性。其论述由基础理论逐步深入于临床，符合初学者的学习需求。在基础部分的论述中也夹有治疗应用与实践的内容。此外，对于诊疗技术的操作，《医学入门》的具体描述细致入微，使读者容易理解并便于实践。

《医学入门》受到国内外医家的高度重视和赞扬，日本曾掀起持续近百年的"《医学入门》热"，朝鲜许浚的《东医宝鉴》则引用了本书的大量内容。《潜德录》评价说："其论以不欺为本，养性为功，行仁为要，博极群书为究竟。"

第十三节 《慎柔五书》

一、简介

（一）作者与成书年代

《慎柔五书》，明·胡慎柔著。初刊于 1636 年，现存系经清·石震校订本，1949 年后有排印本。

胡慎柔（1572—1636 年），法名释住想，字慎柔，出生于毗陵（今江苏常州），明末僧人，著名医家。幼年寄养于僧庙，及长则落发为僧。胡氏敏而好学，遍览佛儒经史百家著述，但因心血耗竭，罹患痨瘵，几近于死。后经名医查了吾（查万合）救治痊愈，遂由患转医，精研医术。后由查氏荐之于名医周慎斋继续深造，留心摘录周氏临证经验，医技精湛，名闻乡里，是慎斋学派代表人物之一，尤擅虚损、痨瘵。临终前将手札及生平著述授予石震，由石氏订正刊刻，名《慎柔五书》，并于胡氏故去后十年（清顺治三年，1646 年）将其出版，流传至今。其中主要包括对痨病（肺结核等）的治疗和论述。

（二）书名释义

关于《慎柔五书》的书名，慎柔为作者之名，五书指全书共分为五卷，分别记录了慎柔跟师查了吾学医期间，其师的临床训诫及诊治医案，慎柔自己的临证体会。其中最重要的是详细论述了胡慎柔对虚劳类病证的治疗经验，对后世医家具有很强的指导性。

二、内容提要

《慎柔五书》为内科专著，由五卷集合而成。全书以论述虚劳类病证为主，兼及其他证治。其学术思想系本李东垣《脾胃论》学说，其治疗方法亦以保护脾胃为主。

卷一为师训，主要记录胡慎柔跟随师父查了吾学医期间，其师的临床训诫及诊治医案。常随感随发，随问随述，词章虽琐屑无脊，语言也直率欠修饰，但医理凝练，一通百通，用词精准，值得细细体味。

卷二医劳历例，共三千余字，通过病例展示，讲述了胡氏治疗虚损的临证体会和个人经验。

卷三虚损，分别从脉法、病因病机、疾病传变、临床分型、治则治法、遣方用药等方面详细介绍"虚损"之病。

卷四痨瘵，从脉法、病因病机、临床分型、治法方药等方面详细叙述痨瘵之病，并根据发病机理及部位不同，将痨瘵分为骨蒸痨、血风痨、冷劳、热痨等几类，详细介绍了各自的病因病机、临床表现与治法方药。

卷五医案，主要记载了胡慎柔临证医案，并按风、疟、痢、伤、脾胃、虚劳、痛症及杂病等分门记述。

关于本书的主要内容，任启松总结出以下三条。

（一）坤载之先导

1. 认识到中土不枢，会火浮水沉 "大凡内伤症，下俱虚寒"。内伤症大率皆中气虚弱，中虚不能枢转，肺胃之气不降，君相之火不能下收，所以下俱虚寒。此条与黄元御所述内伤之火浮水沉与水寒土湿不谋而合，皆从临证实际得来，可谓真知灼见，只是坤载所述更加具体与系统，理论层次上也更高。

2. 宝贵中气 "五脏皆禀气于脾，脾虚不能灌溉四旁，故各脏之病俱见。如民以食为天，五谷一荒，万民俱病，故救荒之策，发粟为先。而五脏俱病者，救脾为要"。又云："人之一身，生死系乎脾胃。凡伤寒、杂病一七后，只当于脾胃求之，始免杀人之咎。"

3. 能知升降浮沉 胡慎柔曰："圣人固不过升降浮沉之法耳。"

（二）痛陈滋阴降火之弊

"虚损，六脉俱数，服滋阴降火之品，不及四五十剂者，犹可治之。如服至数十剂及百剂者，真元耗尽，虽脉大洪缓，中已无神。因用补剂即退去，洪缓变为细数，即渐痿困不起而毙矣"。这是因过用滋阴降火，累创中阳，遂致病不可救。"凡内伤，火在上，水在下，故发咳嗽而喘，此皆滋阴降火所致也"。意思是说，滋阴降火，中病即止，不可久服。但从清朝的温病学派以寒凉治内伤，一直到现在的主流医学与学院派，一派寒凉，逢人辄杀，还迷途不返，实乃遗祸后昆之举。

（三）注重护阴与阳杀阴藏

胡慎柔治虚损劳证有如下特点。①首提地黄汤，接着是金匮肾气丸。②以保元、补中培土生金，以黄芪、大枣益营卫，促金令大行。③常用麦冬、五味子清肺金，敛收金水；常用半夏右降，或陈皮理降肺胃之气。④在阐明阳气重要的同时也指出阴气的重要。"人身以阳气为主，一分阳气未绝，不至于死。一分阴气未尽，亦不至于死。盖孤阳不生，孤阴不长也"。胡慎柔既知养阳，又知护阴，还贵中土。

三、主要学术思想

胡慎柔将虚损痨瘵分为两门，认为虚损之证多气虚发热而善用温补，于五行母子论外又加五行父论，善用五行制化调虚疗损，重视固护脾胃，以培后天之基，遣方用药平和而灵活。他认为，虚损、痨瘵"症有不同，治有相反"。损病自上传下，至脾肾不治，并指出"以劳法治损，多转泄泻，以损法治劳，必致喘促"，至此虚损、痨瘵泾渭分明。

（一）虚损寒热论

周慎斋认为，内伤寒热多系气血两虚。气虚则发热，血虚则发寒。虚损之证多有发热，虚损之脉多兼数象，世医见发热、数脉多以热论，遂投以滋阴降火之剂，损耗真元，反致他证丛生。胡慎柔指出，"凡久病服寒凉克伐过多，以致三阳气衰，致痰凝气滞"；又指出，内伤发热，水火易位，服滋阴降火药可致咳喘。胡氏临证从虚处着手，认为发热脉数，多为邪阳胜而正阳虚，治病善用温补之剂。

胡氏重温补却不滥用温补，其运用温补之法次第分明，指出中气虚寒者，宜温之。但温药多易助火，直用温药则火起，故用益智温之，同时用山药以养脾。再有，温补之剂多为燥剂，燥易动风助火，故用温补常加当归身以润肝，以防燥起肝火。

（二）五行制化论

《师训》解地黄丸以释《难经》东方实、西方虚，泻南方、补北方之义，实为五行化气制克之理。我生者为子，生我者为母，而胡氏认为五行不仅有子母，亦需有父。父者，克母者也，此为胡氏所创见。如"木乃水生，独水不能生木。水为木之母，克水者土，则土为木之父，水土相兼，则少阳木生"。若脾土虚衰，则金失所养，水枯则火炽，木已成灰，虚火顿起。肾藏精元，化生真阴真阳，元气藏于肾中，静则守而为水为阴，动则化而为火为阳。肾为肝之母，水足则能涵肝木，以承乎心。心藏神，元气不足，则心神失养，脾土受损，金衰而木旺，诸脏皆病矣。五行生克制化之理明矣。

（三）以脾胃为本

胡氏重视脾胃对人的影响，查病按脉首重脾胃强弱，认为脾土一损，杂病多端。虚损诸病，久之皆属脾虚，谨养脾气，惟以保元气为主。纵有杂症，火起不必去火，有痰不治痰，讲究治病求因。用药他亦重固护脾胃，多用气味平和之药以和气血，慎用寒热之药。胡氏不但重视脾阳，亦有补脾阴之妙法。治脾燥，常用山药。治命门火旺，肾水不足，用四君加山药，以土能生金，金自生水，水升火自降。治损病六脉俱数，声哑，口中生疮，用四君加黄芪、山药等。纵观全书，山药为其补脾阴必用之药。

（四）方药平和论

胡氏用药多为平和之剂，如四君子汤、四物汤、保元汤等。他认为，平和之药疏畅气血，宜多不宜少；寒热之药，不过却病，宜少不宜多，多则大伤脾胃。用时注意固护脾胃阳气，即使火象较重，亦不用知柏等滋阴降火之品。胡氏用药极为灵活，药物炮制颇为讲究。如用桂制白芍，以制桂枝之辛而留其温。他认为，五苓散可升、可降、可吐。欲吐，先煎五苓散冷服，次服热汤；欲利小便，温饮；欲发汗，热饮。

四、价值影响与历史评价

胡氏的学术思想源于李东垣，化裁宗于薛立斋。虚损和劳瘵前人都认为是怯症而混同立论，胡氏将之截然分为两门，实为发前人所未发。其所述证治对临床颇有指导意义。治病用药，以脾胃为重，临床主张以平和之药，固护后天生化之源。保元汤、四君子汤、六君子汤、补中益气汤、参苓白术散、建中汤等方是其治疗虚损病的常用之方。胡氏对痨瘵病的诊治颇有独到经验，认为痨瘵乃因虫所致，而虫为气血凝滞瘀血所化。因此，治痨瘵常用人参养荣汤、虫丸、百劳丸、獭肝、干漆等，主张平补气血为主，兼以驱虫祛瘀，对今天临床仍有指导价值。

《慎柔五书》之学术思想宗于温补学派，多根据《内经》《难经》和《脉经》等古典医籍，并结合师传授受和自身临床实践，深入浅出地探讨虚损的临床证治，并批驳了诸多时医的某些学术观点。《慎柔五书》行文流畅，证治分明，对临证常用处方及药物详加分析，充分体现了胡氏渊博的中医理论知识与丰富的临床经验。其辨析虚损重症的学术思想，发古人之未究，启后学之先蒙，为后世论治虚损奠定了基础，确为中医学史上少有的佳作。

第十四节 《医宗必读》

一、简介

（一）作者与成书年代

《医宗必读》明·李中梓著，成书于1637年。现存三种明刻本，四十余种清刻本，多种石印本。1949年后有排印本。

李中梓（1588—1655年），字士材，号念莪，又号尽凡居士。江苏云间（又名华亭、松江府）南汇人，为明末清初著名医学家。李氏自幼丧父，天性聪颖，早年习举业，12岁就取得生员（秀才）资格，并获有声名。后因清刚之气、隽上之才不合"诗文要歌颂者，人物取软滑骨"的录取标准，应考九次而未能中举，仅两中副车（副榜贡生）。因早年多病，父母妻兄及两子被庸医药误而亡，逐转而业医。抱着不为良相、便为良医的志向，依靠自学成才。一方面系统学习经典著作，继承张元素、李东垣脾胃学说，薛立斋补肾学说，吸取张景岳擅用温补，反对以苦寒为滋阴，重视医学心理；另一方面边学习边实践，在实践中增长才干。他壮年学道，晚岁参禅，颇得真诠。一生治学严谨，勤于探索，有所创新。在学术上主张淹通众家之长，不偏不倚，谨守绳墨，往以变通。学验俱富，临证多奇效。弟子众多，一传为沈朗仲，再传为马元仪，三传为尤在泾，流传极广，世称"士材学派"。从事医学四十余年，先后撰书二十余种，著述屡经战乱，散佚过半，今仅存《医宗必读》《内经知要》《伤寒括要》《颐生激论》《诊家正眼》《病机沙篆》《本草通玄》《（镌补）雷公炮制药性解》《李中梓医案》9种。

（二）书名释义

《医宗必读》是研习中医历年来经典学术专著中学术界公认最佳版本，其论述医理颇能深入浅出，通俗易懂，主要体现了实用性、代表性、学术性、普遍性。该书是每一位中医临床工作者必读的医书，也是各科中医临床医师珍藏和工作中案头书和必备书。

二、内容提要

《医宗必读》为李中梓学术经验的代表作，全书共十卷。

卷一为医论图说，列医论十四篇，论述医学流派，脾肾有关理论，解剖生理，疑似证之辨治及仰人、伏人骨度图，改正内景脏腑图说等，论述精辟，图文并茂。

卷二载新著四言脉诀、脉法心参、色诊，摘引前贤各论，论述个人心得，纠正旧本之误。

卷三、卷四为本草征要，论药440余种，分草、木、果、谷、菜、金石、土、人、兽、禽、虫鱼十一部。每药论述药物的性味、归经、功用、主治、配伍及禁忌等。各药以歌赋体裁写成，便于诵读，并有小字注文予以阐述。

卷五为伤寒证治，是伤寒证治的重点辑录。

卷六至卷十共列伤寒、真中风、类中风、伤风、虚痨、水肿胀满、积聚、反胃噎膈、痢疾、头痛、呕吐哕等35种病证的病因、病机、证候、治法、方药及医案，详略得宜，按语多有独特见解。书中载自制新方七首，如润肺饮、阴阳攻积丸、肺涌神汤、拯阳理痨汤等。治泻九法，治癃闭八法；对积聚证，首倡初、中、末三期分治的原则；重视医学心理现象等，受到后世医著引用，至今仍为医家所遵奉。现存版本有五十余种，流传十分广泛。

三、主要学术思想

（一）立足脾肾，重在补土

脾肾为人身之根本。《医宗必读》对老年虚痨、痢疾、咳嗽、中风、淋证、便秘及反胃噎膈等病证的治疗，无一不是从脾、肾入手，并推崇王应震"见痰休治痰，见血休治血，无汗不发汗，有热莫攻热，喘生毋耗气，精遗勿涩泄，明得个中趋，方是医中杰"之论，认为"澄其源而流自清，灌其根而枝乃茂"。治疗大法特别强调"补肾理脾，法当兼行"，立足于脾肾而重在补土，对年高之人调理脾肾又重在理脾、调治老年病具有指导意义。

（二）注重养胃，专防克伐

《医宗必读》在老年病的治疗中主张调养胃气，反对"惟知尽剂，不顾本元"者。李氏认为，"中本虚衰，而复攻其积，元气不愈竭乎""胃气一败，百药难施"。正因如此，李氏提出，对元气薄弱者，宜"多事调养，专防克伐，多事温补，痛戒寒凉"。

（三）气血兼治，扶阳益阴

《医宗必读》的治疗案例中，对高龄患者李氏特别重视气血兼治，尤其倡导扶阳益阴。李氏以自然界万物生发之理比喻水火阴阳的关系，以补气引导补血，以温阳催化滋阴，其扶阳益阴思想与《内经》的"阳气者，若天与日；失其所，则折寿而不彰"的思想一致，补气养血、滋阴温阳几乎贯穿于老年人各科疾病的调治之中。

四、价值影响与历史评价

李中梓在学术上继承张元素、李杲、张介宾等易水学派诸家思想，取其众长，持论公允，不偏不倚，明确提出"肾为先天本""脾为后天本""气血俱要，而补气在补血之先""阴阳并需，而养阳在养阴之上""乙癸同源，肝肾同治"等观点，对调治老年性疾病有较高的学术价值。《医宗必读》所载诸老年病案均是在上述思想指导下有方有守，以缓图之。

第十五节 《景岳全书》

一、简介

（一）作者与成书年代

《景岳全书》成书于公元 1624 年，由明·张介宾所著。张介宾（1563—1640 年），字会卿（又作惠卿），号景岳，别号通一子。明代山阴会稽县（今浙江绍兴）人。

张景岳祖籍四川绵竹县，明初，其先世因军功世袭"绍兴卫指挥"，遂移居浙江。张景岳幼禀明慧，读书不屑章句，于经史百家无不博览，通易理、天文、兵法之学，尤精于医学。早年遵父训学习《内经》，14 岁随父至京。其父寿峰公为定西侯客，张景岳因而遍交术士，曾从名医金英（字梦石）学医数载，尽得其传。张景岳治学极为严谨，能师古而不泥，辨疑而不苟，既善于继承，又勇于创新，并重视理论联系实践。他致力医学，学术渊博，博览广搜，医学著作有《类经》《类经图翼》《类经附翼》《景岳全书》《质疑录》等。

（二）成书背景

金元之后，明代许多时医继承河间、丹溪之学，各执一说，保守成方，多用寒凉攻伐。虽然薛己等温补理论已经兴起，但流弊未绝，景岳学说的产生正基于这一现实。他首选《内经》《难经》《伤寒》《金匮》之论，博采历代医家精义，并结合其经验，于1624 年著成《景岳全书》。其学术思想受李东垣、薛立斋的影响较大，崇尚温补脾肾，反对刘完素寒凉攻伐及朱丹溪"阳常有余，阴常不足"之论，提出"阳非有余，阴常不足"之说。

（三）版本流传

现存最早的版本是明崇祯十三年（1640年）年刻本、《四库全书》本及清康熙年间多种刻本，1949年后有影印本和排印本出版。

二、内容提要

《景岳全书》为集大成著作。全书分为16类，共64卷。

卷一至卷三为传忠录，包括上、中、下三卷。统论阴阳、六气及前人得失，并述辨证、诊法及治则等，对辨证论治、理法方药等中医理论进行了系统论述，重点阐发了"阳非有余，阴常不足"的观点，治病注重温补，对刘完素、朱震亨重用寒凉攻伐的治法，提出了不同的学术见解。

卷四至卷六为脉神章，包括上、中、下三卷，载述诊家要语。上卷阐述《内经》脉义，主要从部位，脉度、三部九候、七诊、六经脉体、四时脉体、胃气、六变、内外上下、脉、人迎气口、脉从病反、搏坚软散、寸口诸脉、诸脉证、病治易难、真脏脉、关格、孕妇、乳子脉等方面加以阐述；中卷分析脉神、脉位，并介绍了浮、沉、迟、数、洪、微、滑、涩、弦、芤、紧、缓、结、伏、虚、实16种脉象，兼析脉之常变、逆顺等情况；下卷列述《难经》、张仲景、滑寿等诸家脉义。

卷七至卷八为伤寒典，包括上、下两卷，阐述伤寒多种病证，并从八纲的角度予以辨析。其治法主张"古法通变"，吸取《伤寒论》以后诸家的学术经验，并将有关方剂加以归类分析，结合临床提出一些创造性见解，代表了当时伤寒论研究的水平。

卷九至卷三十七为杂证谟，主要论述内科杂病（不包括伤寒病）证治，列诸内科杂证的病因病机、治理方药和部分医评，并附有部分医案，论述系统、精彩。

卷三十八至卷三十九为妇人规，包括总论、经脉、胎孕、产育、产后、带浊遗淋、乳病、子嗣、瘕类、前阴等十类，根据女性的生理特点和病变规律，论述妇科诊治法则。

卷四十至卷四十一为小儿则，主要论述小儿生理病理特点及小儿杂病（不包括麻、痘）证治。

卷四十二至卷四十五为痘疹诠，卷上论痘疮病源、形色、日期、部位、吉凶、脉法、气血、虚实、寒热等；卷中论痘疮证治、禁忌、饮食、咽喉口齿等；卷下论痘疹25种兼症及痘药正品、痘家药忌等，共收方289首。

卷四十六至卷四十七为外科钤，上卷为总论部分，包括经义、脉候、论证等41篇；下卷分别记述发背、脑疽、耳疮等39种病证的治疗。

卷四十八至卷四十九为本草正，择常用药300种，仿《本草纲目》编述，分山草、隰草、芳草、蔓草、毒草、水石草、竹木、谷、果、菜、金石、禽兽、虫鱼、人等14部，次第介绍其别名、性味厚薄、阴阳主要功效与机理、相似药物功效比较、药物配伍、临床运用范围、注意事项等。张氏擅用熟地黄，论述其功能主治、配伍炮制等，见解超群。书中将人参、熟地黄、附子、大黄作为药之"四维"以扶阳救阴。

卷五十至卷五十一为新方八阵，在古方八阵的基础上，以己意化裁制定新方186首，仍分为补、和、攻、散、寒、热、固、因八阵。书中首载各类制方总义，次分述各类附方、主治及其加减。这些方剂均系作者根据临床实践所创制，既符合其八阵之法，又有实际效验。

卷五十二至卷六十为古方八阵，张氏善兵法，在此借用药如用兵之义，以方药列八阵为"补、和、攻、散、寒、热、固、因"，共收古方1533方。

卷六十一至卷六十四为专科古方，包括妇人、小儿、痘疹、外科古方四卷，收录儿科199方，痘疹173方，外科374方。

三、主要学术思想

《景岳全书》的精髓在于辨证论治。他以虚实辨证为本，补泻疗法为经，分型论治为纬，创"非风"论，立"八阵"方，强调温补肾中阴阳，独树"精血"说，专辟"治形论"，善用熟地黄。全书批判性地继承和发展了前贤的医学理论，如立非风论、创八阵方等均有其不可磨灭的功绩，主要学术特点表现为以下几个方面。

（一）辨证从八纲，尤重虚实

张氏辨证，特别强调八纲，并以阴阳为统领，虚实为根本。

1. 阴阳为八纲之冠　张氏云："凡诊病施治，必须先审阴阳，乃为医道之纲领；阴阳无谬，治焉有差？医道虽繁，而可以一言蔽之者，曰阴阳而已。故证有阴阳，脉有阴阳，药有阴阳；以证而言，则表为阳，里为阴，热为阳，寒为阴（《景岳全书·卷一·阴阳篇》）"。又云："阴阳既明，则表与里对，虚与实对，寒与热对；明此六变，明此阴阳，则天下之病，固不能出此八者"（《景岳全书·卷一·明理篇》）。

2. 虚实乃辨证之本　虚实辨证是《景岳全书》的精髓所在，在表里、寒热、虚实六纲辨证中，张氏尤重虚实。其云："然惟于虚实二字，总贯乎前之四者，尤为紧要，当辨也"（《景岳全书·卷二·求本论》）。"矧人之疾病，无过表里寒热虚实，只此六字，业已尽之。然六者之中，又惟虚实二字为最要"（《景岳全书·卷五·脉神》）。辨证必分虚实这一精神，除体现于总论部分外，还贯彻到内、妇、儿、外、五官各科中。之所以要明辨虚实，其目的在于"求本"。而一切疾病的本质，非虚即实，"且治病之法，无逾攻补，用攻用补，无逾虚实"（《景岳全书·卷五·脉神》）。"盖虚者本乎元气，实者由乎邪气；元气若虚，则虽有邪气不可攻，而邪不能解，则又有不得不攻者"（《景岳全书·卷二·求本论》）。虚实辨证中，张氏特别强调辨虚，因为"夫疾病之实，固为可虑，而元气之虚，虑尤甚焉。故凡诊病者，必当先察元气为主，而后求疾病"（《景岳全书·卷一·虚实篇》）。

（二）论治分证型，主用补泻

1. 补泻疗法为经　在辨证尤重虚实的前提下，张氏于论治一项也就理所当然地主用补泻，并且创立了许多具体治法。

（1）补泻分用　以篇名而言，喘证分"虚喘证治"与"实喘证治"；呕吐分"虚呕证治"与"实呕证治"；从"外感之邪多有余""内伤之病多不足"的认识出发，对于咳嗽病的治疗，分"外感嗽证治"与"内伤咳证治"。

（2）补泻兼进　对于虚实夹杂证，张氏主张兼顾，处理虚实夹杂的证候，还要根据两者的孰轻孰重及年龄的壮老而分清标本，所以"治吞酸吐酸，当辨虚实之微甚，年力之盛衰。实者可治其标，虚者必治其本"。（《景岳全书·卷二十一·吞酸》）

（3）补重于泻　补虚泻实两法中，张氏尤其推崇补虚法，甚至认为与其失于误攻，不若失于误补。①未虚先补：对于危重险证，又应未雨绸缪，以作防患于未然之计。②大虚莫泻：泻法本为实证而设，如与补法配合，亦可用于虚实夹杂证，但大虚之候，已有主客不敌之势，须扶正以保根本，不令决裂为上策，故非泻法所宜。否则，支离之元气复遭戕贼，势必消亡殆尽。

2. 分型论治为纬　论治之道，虽可用补虚泻实二法以概之，然而虚证有阴阳气血、脏腑诸虚等之分，实证也有气血痰火、脏腑诸实等之别，张氏有鉴于此，在以补泻疗法为经的前提下，又以分型论治为纬，这样就更趋全面。以不寐为例。首先分无邪正虚和有邪邪实两大类。无邪正虚在以"养气养营为主治"的指导法则下，进一步分为"思虑劳倦伤心脾"。这一证型又有两方面，"气虚精陷而为怔忡、惊悸、不寐者，宜寿脾煎或归脾汤"；"中气不足，清阳不升，外感不解而寒热不寐者补中益气汤"。"若七情内伤，血气耗损，或恐畏伤肾，或惊惧伤胆，神以精亏而无依无寐者，宜五福饮、七福饮或三阴煎、五君子煎"。"若营卫俱伤，血气大坏，神魂无主而昼夜不寐者，必用大补元煎加减"。"若思虑过度"则"心虚不寐而微兼烦热者，养心汤或酸枣仁汤"。"耗心血，动心火而烦热干渴不寐者（本虚为主，标实为辅），天王补心丹"。"心虚火扰，烦乱内热而怔忡、不寐者（本虚标实并重），安神丸"。"精血虚耗，兼痰气内蓄而怔忡、夜卧不安者，秘传酸枣仁汤；痰盛者十味温胆汤"。对于有邪实者，以"去其邪而神自安"为总则，"风寒之邪必宜散……火热之邪必宜凉……痰饮之邪宜化痰……饮食之邪宜消滞……水湿之邪宜分利……气逆之邪宜行气……阴寒之邪宜温中"。（《景岳全书·卷十八·不寐》）

3. 兼及其他为辅　除上述大法外，张氏还有许多具体治法和用药法等。

（1）探病　用反治法探测病情是张氏的别出心裁处，与张仲景的正治探测法有异曲同工之妙。

（2）求因　"见痰休治痰，见血休治血，无汗不发汗，有热莫攻热，喘生休耗气，遗精不涩泄"这段论述，既是"治病必求于本"的理论说明，也是求因论治的实践指导。

（3）重阳　张氏善养阴血，长于治形，尽人皆知。在整部《景岳全书》中用参附者，比比皆是。由此可见，张氏一生不仅长于填阴生精益血而已，即扶阳一项，也有其另眼看待的一面。

（4）顺时　由于春暖、夏热、秋凉、冬寒四时节令的不同，因而外感证候的病因也往往各异，这一客观情况要求治疗上要适应环境，顺应时令，充实了辨证论治的内容；

而辨证论治的精神，使顺应时令的法则更加适用。

（三）名正言方顺，直呼非风

宋以前医家认为，中风病的发生系邪乘于外所致。由于对中风病的病因病机——内外风的认识有偏差，故混称之为中风。诚如张氏所言："既名为风，安得不从风治？既从风治，安得不用散风之药？"（《景岳全书·卷十一·非风·论正名》）这就是历代医家辄以《千金方》小续命汤作为治中风的代表方剂之由来。张氏洞察真情，进一步曰："非风一证，实时人所谓中风证也。此证多见卒倒，卒倒多由昏愦。本皆内伤积损，颓败而然，原非外感风寒所致。而古今相传，咸以中风名之，其误甚矣。故余欲易去中风二字，而拟名类风，又欲拟名属风。然类风属风，仍与风字相近，恐后人不解，仍尔模糊，故单用河间、东垣之意，竟以非风名之。庶乎使人易晓，而知其本非风证矣。"（《景岳全书·卷十一·非风·论正名》）

为了"凡诊诸病，必先宜正名"起见，张氏专门列"非风"病候，讨论了病因病机，叙述了症状，指出了治法。在病因病机方面，他认为最根本的是气阴两伤。在距今三个半世纪之前就有如此认识，实属难能可贵。关于治法，除辨证论治外，值得一提的是养血复阴法。非风专篇之设，不仅进一步丰富了中医学理论，也为当时和以后的医疗实践指明了方向。

（四）新方设八阵，示人方圆

理法方药，此为医者缺一不可。方由理法而来，示人以规矩方圆。张氏深明此义，借用药如用兵意，既集古方分八阵，又创新方分八阵，曰补、曰和、曰寒、曰热、曰固、曰因、曰攻、曰散，名新方八阵。新方八阵的特点，即"心得""经验"之所在。

1. 立方宜精宜专 新方八阵中计 189 方，其中每方用药在 11 味以上的 16 方，约占 8%，且绝大部分为丸、散、膏、丹之类；用药在 5 味以下的 62 方，占 33%；用药在 5～8 味的 86 方，占 45%；用药 9～10 味的 25 方，占 13%。用方精而专，反对杂药乱投是张氏的一大特色。一般情况下，张氏用补不兼泻，用温不兼寒，如著名的右归饮（丸）、四味回阳饮、六味回阳饮等，取其药精、味厚、力专，收效迅速。如果症情需要，他同样采用兼治的方药。

2. 遣药喜补喜温 在辨虚实证中，张氏重在辨虚，并由此有"养正积自除"的补重于泻和"若能预固元气……即大羸大溃，犹可望生"（《景岳全书·卷四十六·肿疡》）的主张。他从《内经》"阳气者，若天与日，失其所，则折寿而不彰"的论述中悟出"惟高明见道之士，常以阳衰根本为忧，此热方之不可不预也（《景岳全书·卷五十·新方八阵八略·热略》）"，从而有了喜用温药的习惯。张氏不认同《原病式》关于"若欲行温散，宁无助火添病也"（《景岳全书·卷二十五·心腹痛》）的论述，对朱丹溪"凡心腹痛者，用温散"的做法表示赞同。张氏有鉴于《内经》"形不足者，温之以气；精不足者，补之以味"的指示，得出了"虚实之治，大抵实能受寒，虚能受热，所以补必兼温，泻必兼凉"（《景岳全书·卷一·论治篇》）的结论，并应用于实践。《中国医学史》指出："温补一派，在明代亦颇有发明，继东垣而起的，厥为景岳。"这是近人陈邦贤对张氏的恰如其分的评价。

3. 法宗阴阳相济　根据"阴阳互根"理论，张氏指出："其有气因精而虚者，自当补精以化气；精因气而虚者，自当补气以生精。又有阳失阴而离者，不补阴何以收散亡之气。水失火而败者，不补火何以苏垂寂之阴？此又阴阳相济之妙用也。故善补阳者，必于阴中求阳，则阳得阴助而生化无穷"（《景岳全书·卷五十·新方八阵八略·补略》）。"凡病有不可正治者，当从阳以引阴，从阴以引阳，各求其属而衰之；如求汗于血，生气于精，从阳引阴也"（《景岳全书·卷一·阴阳篇》）。这些治则都体现于新方八阵中，例如从"夺血者无汗"和"精化为气"的论点出发可以看出，治"阳虚伤寒"的大温中饮及治"劳倦伤阴，精气不化"的补阴益气煎等之用熟地黄、当归，即是从阳引阴的范例。从阴阳互根的经旨出发，张氏指出："然血气本自互根，原不可分为两，如参芪白术之类，虽云气分之药，若用从血药，则何尝不补血？归芎地黄之类，虽云血分之药，若用从气药，则何尝不补气"（《景岳全书·卷四十四·痘疹铨总论·治法》）？此说在理论上既有遵循，在实践上又极其适用。前者如临床上常用的当归补血汤之用黄芪，后者如补中益气汤之用当归都与张氏之论不谋而合。

（五）治形须用补，首选熟地黄

精是形的基础，形由精生，无精则无形，所以张氏说："然则精血即形也，形即精血也。""形以阴言，实惟精血二字，足以尽之。""故凡欲治病者，以形体为主；欲治形者，以精血为先"（《景岳全书·卷二·治形论》）。欲填精血者，又当以何药为宜呢？张氏认为应该首选熟地。这也是张氏一生最具特色之处，善用熟地黄。试观新方八阵补阵中29方，用熟地黄者22方，其适应范围遍及肾、脾、肝、心、肺五脏，尤其是前三脏。未用熟地黄者仅7方，其中3方在加减项内使用熟地黄。

张氏善用熟地黄，似受补虚治形学说的影响。他认为，"无论阴阳，凡病至极，皆所必至，总由真阴之败耳！然真阴所居，惟肾为主……虚邪之至，害必归阴；五脏之伤，穷必及肾"（《景岳全书·卷十六·虚损》）。由于熟地黄能救阴，补精血，所以一切精血亏损之证，如肝脾虚损，精血不足，男妇精血、宫血不充，肾水真阴不足，精衰血少及脾虚失血；劳倦伤阴，精气不化；或阴虚内乏，以致外感不解；精气大亏……虚在阴分而精不化气者；气血双亏，须发早白，形体不充者，参地并用，可收补中托里之功。阴阳两伤者，熟地黄同样不可缺少。新方八阵189方中，用熟地黄者有50方。但张氏绝非一味填补，其用补用泻均视客观病情而定。

（六）矫枉当过正，另具只眼

张氏以其雄厚的医学基础和丰富的临床体验，在理论与实践上就前贤的一些论点进行述评，其中不乏中肯的意见。如辨河间：刘河间《原病式》所列病机，原出自《内经·至真要大论》"……奈河间不能通察本经全旨，遂单采十九条中一百七十六字，演为二百七十七字，不辨虚实，不察盛衰，悉以实火言病"（《景岳全书·卷三·辨河间》)。张氏对此持有异议，他认为，即以火而论，亦有虚实之分，实火固宜寒凉，而虚火最忌寒凉，须知寒凉之属，"多致伐人生气，败人元阳，杀人于冥冥之中而莫之觉也"（《景岳全书·卷三·辨河间》)，从而得出"有无之求，虚实之异"，是临床医生"最当深察"的医学格言，值得我们三思。

四、价值影响与历史评价

《景岳全书》内容丰富，囊括理论、诊法、本草、成方、临床各科疾病，是一部全面而系统的临床综合性医著。张景岳才学博洽，文采好，善雄辩，文章气势宏阔，议论纵横，多方引证，演绎推理，逻辑性强，故《景岳全书》得以广为流传。后世叶桂亦多承张氏的理论和方法。张景岳善辨八纲，探病求源，擅长温补，并在其医学著述和医疗实践中充分反映。治疗虚损颇为独到；反对苦寒滋阴，很好地纠正了寒凉时弊。他的阴阳学说、命门学说对丰富和发展中医基础理论有着积极的作用和影响。《景岳全书》阐发阴阳互根，强调命门水火，倡言"阳非有余，阴常不足"，善辨虚寒，擅用温补，并反对以苦寒为滋阴，对于纠正寒凉时弊起了很大作用，其也被后世奉为温补学派的代表医家。

在中医理论发展史中，张景岳代表着中医理论新的发展阶段。他的以温补为主的思想体系对中医基础理论的进步和完善起到了推动作用。他进一步完善了气一元论，补充并发展了阳不足论，并形成了独具特色的水火命门说。同时为了力挽时弊，在立论时未免偏激，他也遭到后世诸如姚球、陈修园、章虚谷等人的批评。

第十六节　《温疫论》

一、简介

（一）作者与成书年代

《温疫论》成书于明崇祯十五年（1642年），由明·吴有性所撰，是中医温病学发展史上具有划时代意义的标志性著作。吴有性（1582—1652年），字又可，号淡斋，明末清初著名医学家，姑苏（今江苏苏州）人。

（二）成书背景

明末1641年，吴有性49岁时，传染病遍及山东、浙江、河南等地。许多医生找不到新的治疗办法，以致治疗效果很差。吴有性目睹了当时一些传染病流行地区一巷百余家、无一家能免，一门数十口、无一口仅存者的惨景，悉心钻研，深感"守古法不合新病"。他通过对流行的传染病进行详细研究，结合自己丰富的治疗经验，并进行分析、总结，于1642年著成《温疫论》。该书在温疫的病因、病机、传变及治疗等方面均有卓见，是中医疫病学的奠基之作。

二、主要内容与学术特点

据《四库全书总目提要》载,《温疫论》两卷,补遗一卷,版本主要有清初刻本、四库全书本等。上卷载论文 50 篇,阐述温疫之病因、病机、证候、治疗,并从多方面论述温疫与伤寒的不同。下卷载文 36 篇,着重论述温疫的兼证,有数篇论述温疫名实和疫疠证治。

(一)"戾气"病因学说

吴氏强调温疫与伤寒完全不同。他明确指出:"夫温疫之为病,非风、非寒、非暑、非湿,乃天地间别有一种异气所感。"这种异气,吴氏命名为"戾气"。戾气侵入人体的途径是自口鼻而入。传播的方式有两种:有天受——通过自然环境而感染;有传染——通过接触患者而感染。此二者只是传播方式的不同,只要感染的是同一种戾气,那么"所感虽殊,其病则一"。

(二)重视机体抵抗力的重要性

该书认为,正气存内,邪不可入,机体抵抗力强,则虽有接触传染的可能,但不大会发病。假如正气适逢亏欠,呼吸之间,外邪因而乘之,机体抵抗力减低,又受到传染则可以发病。

(三)表里九传辨证论治思维模式

这一辨证模式是围绕"驱邪外出"这样一个中心展开的。吴氏认为,伤寒中脉络,由表入里。温疫之气从口鼻而入,初起则邪伏膜原,在不表不里之间。他创制达原饮以疏利膜原,溃散邪气。邪溃之后,可能出表,越于三经,可汗而已;也可能达里,内传于胃,可下而解。治疗上的特点是"注意逐邪勿拘结粪""下不厌早""下不以数计"。温疫后期可能有顺逆两种情况。顺者,表里气相通,里邪下而去之,表邪或从战汗而解,或从斑出而化。逆者,则应根据邪正虚实的情况酌情论治。

三、价值影响与历史评价

(一)《温疫论》与温疫学说的建立

"温疫"系温病呈大流行时的特殊称谓。温疫学说是研究温疫发生发展规律及防治方法的一种学说,是温病学的重要组成部分。吴又可《温疫论》首先提出温疫非风、非寒、非暑、非湿所致,乃天地间别有一种异气所感;温疫与伤寒有天壤之别;初病在膜原,邪溃有 9 种传变;首重病因治疗,强调但治其邪,不治其热而病自已。

（二）《温疫论》对卫气营血学说的影响

叶天士卫气营血辨证学说的创立，亦受吴又可的影响。吴氏认为，"气属阳而轻清"，留于气分之邪，可随汗而疏泄；"血属阴而重浊"，留于血分之邪，常被胶滞，不易祛除，只能从斑透而渐愈。气分之邪汗解、血分之邪斑解是温病的两大邪解途径及方式。叶天士《温热论》接受其观点论述道："若其邪始终在气分流连者，可冀其战汗透邪。"促成战汗的方法视温热、湿热而异，总以益胃为大法。其邪传血分，以急急透斑为要，使斑出热解。透斑的方法不外凉血、清热、解毒。叶氏的论述较吴氏更为精细，发展了吴氏的学术成果。

（三）对湿热学说的影响

薛生白首先肯定了吴又可关于邪从口鼻而入，直趋中道，归于膜原之说，同时又详述了膜原外肌肉、内近胃腑，为三焦之门户，实一身之半表半里的特殊部位。对于邪伏膜原的治疗，薛氏根据达原饮化裁，原方加入柴胡以引邪外出，去芍药、黄芩、甘草等，遏气机之弊，增入藿香、苍术、菖蒲、半夏等，协同原方的厚朴、槟榔、草果以增强开达透邪之力，再加滑石导湿浊从小便而去，此方较原方更为适用。对于膜原邪传胃肠，吴氏强调攻下逐邪，急症则急攻，勿拘结粪，革除了初头硬后必溏不可攻之的千古之弊，这是对前人学说的一大发展，但吴氏忽略了膜原之邪传于太阴的一面，经过薛氏的重要补充，始成完璧。如提出的湿偏盛、热偏盛、湿热参半等太阴病证的治疗，颇为实用，并为后世所珍视。

（四）对伏邪学说的影响

蒋宝素《医略十三篇》发展了《温疫论》有关伏邪的理论。他引申吴氏"伏邪"说为伏气温病，称"伏邪者，本篇所立之名，本之《内经》，参之诸家，验之今世，即世人泛指伤寒、温疫、春邪、秋邪、时邪、温病、热病诸病之本原也。然所谓伏者，冬寒伏于募原之间，化热伤阴，表里分传，多为热证"。吴氏伏邪论与后世伏气温病的概念不尽相符。吴氏所谓伏邪，实指湿热秽浊之邪，未及其他。而蒋氏所论之伏邪则为"寒邪"，此说本于《内经》"正邪之中人也微"之论。如冬伤于寒，春必病温。但他认为，伏邪部位仍在膜原，传变不出表里之间，从乎中治，先用吴氏达原饮加减，其后视病情或汗或下。

在温病学说的发展过程中，《温疫论》作为我国第一部治疗传染病的专著贡献是很大的。直至今天，我国应用温病学说的理、法、方、药治疗一些传染病，如流行性乙型脑炎、流行性感冒、麻疹、猩红热、痢疾等获得了很好的疗效，其中很多地方就是继承和发扬了《温疫论》的理论和经验。可以说，《温疫论》对温病学说的形成和发展起了极大的推动作用，该书是温病学的奠基作之一。

第十七节　《理虚元鉴》

一、简介

（一）作者与成书年代

《理虚元鉴》约成书于1644年，为明·汪绮石（生卒不详）所著，是我国第一部理法方药俱备的虚劳治疗专书，具有较高的学术价值。汪绮石在学术上以《内经》为宗，兼采诸家之长，对后世丹溪、东垣、立斋各家，从其学而不泥其说，采取"执两端以用中"、不偏不倚的态度。这种师古不泥、择善而从、扬长避短、勇于创新的治学精神，使其在理虚方面做出了一定贡献，成为明末一位擅治虚劳的名医。

（二）书名释义

《理虚元鉴》曰："治虚有三本，肺、脾、肾是也。肺为五脏之天，脾为百骸之母，肾为性命之根，治肺，治脾，治肾，治虚之道毕矣。"而肺、脾、肾三者之中又以脾、肾更为着重。本书为治虚专书，故名《理虚元鉴》。

（三）版本流传

本书成于乱世，起初以手抄本流于民间，清《八千卷楼书目》最早著录。清道光十七年丁酉（1837年）柯怀祖作序重刊。清·陆懋修校勘，重为订正，名为《重订绮石理虚元鉴》，于1866年刊于《世补斋医书》中。现存主要版本有清·乾隆三十六年辛卯（1771年）刻本，道光十七年丁酉（1837年）柯氏刻本，《啸园丛书》本，《中国医学大成》本，《世补斋医书十种》1939年上海医生书局铅印本，1958年上海卫生出版社排印本，1981年江苏科学技术出版社王新华校注本。

二、主要内容与学术特点

《理虚元鉴》共上下两卷，近三万字，内容丰富，系统完整，理法方药俱备，是一部虚劳证治专著。上卷对虚劳病的病因病机、脉证、治法、预防摄生均有详细论述，下卷载治虚劳方22首及治虚药讹一十八辨，对虚劳病治法的丰富和完善具有不可低估的学术价值和深远的影响。其学术特点主要体现在四个方面。

（一）对虚劳病因病机的阐发

汪绮石认为，引起虚劳的病因有六，即先天之因、后天之因、痘疹及病后之因、外感之因、境遇之因、医药之因，此称虚劳六因说，对临床很有参考价值。虚劳六因可以概括为三类，第一类是遗传因素，即先天之因。第二类是自我调护因素，包括先天之因、境遇之因。第三类是医源因素，包括痘疹及病后之因、外感之因、医药之因。

（二）虚劳病机从火立论

汪绮石对虚劳病机的认识，提出"心肾不交""心肾不交与劳嗽总论""虚火伏火"三论，都从"火"立论。他认为虚劳的发病机制与火关系密切，或为虚火，或为伏火。在分析虚劳病的一些典型症状时，他从火立说，认为劳嗽、吐血、骨蒸等都乃阴虚火亢所致。这种从火立论的观点成为《理虚元鉴》虚劳理论体系的立论核心，也是汪绮石"清金保肺"的立论根据。

（三）提出"治虚三本二统"论

汪绮石所言的"三本二统"论，是"理虚三本"与"治虚二统"的合称。虚劳是因五脏精气亏损引起的。汪绮石把虚损引起的病变归纳为治虚有三本，而三本中又以二统最为重要。他的"治虚三本"论指出："治病有三本，肺、脾、肾是也。肺为五脏之天，脾为百骸之母，肾为性命之根。治肺、治脾、治肾之道毕矣。"若三脏受损，则诸虚之证起矣。他在"治虚二统"中指出："治虚二统，统之于肺、脾而已………凡阳虚为本者，其治之有统，统于脾也，阴虚为本者，其治之有统，统于肺也。""治虚三本二统"论，说明汪绮石在重视五脏整体关系的基础上，强调肺、脾、肾为"治虚之本"，又突出肺、脾二脏的统摄作用，对虚劳的治疗提出了新思路与新方法，为完善中医虚损学说产生了深远影响。

（四）提出预防虚劳的具体方法

汪绮石十分重视虚劳病的预防，在其书中专列"虚劳当治其未成"一节，提出"六节""八防""二护""三候""二守"和"三禁"这些具体的防护措施。"六节"是指节嗜欲以养精，节烦恼以养神，节愤怒以养肝，节辛勤以养力，节悲哀以养肺，节思虑以养心。"八防"是指"春防风，又防寒；夏防暑热，又防因暑取冷而感寒；长夏防湿；秋防燥；冬防寒，又防风"，以防六淫之邪致病。"二护"是指护足和护肩，避免风寒之邪侵入。"三候"是指一为春初，木盛火生；一为仲夏，湿热令行；一为夏秋之交，伏火烁金。"二守"（一服药、二摄养）是指虚劳之浅者，宜摄生静养，可以不药而愈；虚劳之深者，需长期服药可痊愈。三禁是指禁用燥烈、苦寒和伐气的药物，避免进一步耗伤正气，为临床预防保健工作奠定了理论基础，提出了可师可法的具体方法，具有重要的现实意义。

三、价值影响与历史评价

《理虚元鉴》为治疗虚证的专著，其突出的特点在于紧密联系临床，是作者毕生医疗经验的总结，对指导临床具有很高的价值。全书朴实无华，有不少独创的见解，尤多经验之谈。

（一）指导临床实践

《理虚元鉴》提出了一整套虚劳的病因、病机、辨证、立法和制方理论和临床用方。在病因方面，汪绮石提出先天、后天、痘疹及病后、外感、境遇和医药等 6 种情况，总结了导致虚劳的各种原因。在病机方面，提出"心肾不交""心肾不交与劳嗽总论""虚火伏火"三论，都从"火"立论，成为虚劳理论体系的立论核心。针对虚证，汪绮石对肺的认识独辟蹊径。在治虚三本论中结合补肾中真水、真火，提出清金保肺和金行清化而合金水于一致。根据金生水、水救金的关系，提出救肾阴的独特见解，如"阴虚为本者，其治之有统，统于肺也"；"专补肾水者，不如补肺以滋其源"。该书下卷总结了汤丸散丹胶 22 首经验方，其中固本肾气丸和还元丹同治阳虚，充分体现了"阳虚三夺统于脾"的理论观点，均切临床实用。

（二）对后世医家的启迪

《理虚元鉴》对后世部分医家产生了较为深远的影响，清代医家柯怀祖、王旭高等尤为突出。柯怀祖在深究汪氏学术思想后，临床水平大进，因而对其之学的钟爱和崇拜无以复加。他在为《理虚元鉴》写序时云："余遍观诸家，虚症犹未尽厥奥……其治阴虚，主清金，肺为五脏之天也；治阳虚，主健中，脾为百骸之母也……则绮石之论虚劳，功不在禹下，绮石岂在仲景下耶？"可谓褒奖之至。王旭高在论治劳损时，特别强调从肺、脾、肾三脏进行治疗。他在《医学刍言·劳损治法》中说："劳瘵一门，其来有渐，而因各不同……然总以肺、脾、肾三经作主。"可见，汪绮石"治虚三本"的学术思想对他的影响相当深刻。

第十八节　《傅青主女科》

一、简介

（一）作者与成书年代

《傅青主女科》，清·傅山著，书成于清康熙十二年（1673 年），是一部颇具临床价值的妇产科专著。全书兼采众家，又多卓异，论述简要，辨证详明，理法严谨，药简方效，尤切临床实用，较之其他妇科著作确有独到之处。该书是中医临床、教学、科研，特别是中医妇产科临床工作者必读的中医古籍之一。

傅山（1607—1684 年），原字青竹，后改字青主，山西阳曲（太原）人，明末清初医学家。其博通经史百家，善工诗文书画，尤精于医药。

（二）版本流传

《傅青主女科》系中医妇科著作，又名《傅氏女科》。初刊于道光七年（1827 年），后收入《傅青主男女科》中，其合刊本名《傅氏女科全集》，后附产后篇二卷。后有清陆懋修收入《世补斋医书》中之校订本，改称《重订傅征君女科》。现存版本主要有清道光七年（1827年）刻本（四卷，附《产后篇》）、清咸丰元年（1851年）重刻本、清同治二年（1863年）聚星楼重刻本、清同治八年（1869年）湖北崇文书局刻本、清扫叶山房刻本、1957年商务印书馆版、1978年上海人民出版社版。

二、主要内容与学术特点

《傅青主女科》共四卷，分女科上、下卷，产后篇上、下卷。女科上卷论带下、血崩、鬼胎、调经、种子等五门，每门下又分若干证候，计38条，39症，41方；下卷论妊娠、小产、难产、正产、产后诸症等五门，共39条，41症，42方。产后篇上卷包括产后总论、产前产后方症宜忌、产后诸症治法等三部，分列为17症；产后篇下卷论述误破尿脬、淋、泻、完谷不化、痢、霍乱、呕逆、咳嗽、水肿杂病，分列为26症；并附补篇一章。书中反映了作者数十年临床经验，运用中医藏象理论和脏腑学说，阐明女性生理、病理特点及诸病证之临床表现；在诊断上以肝、脾、肾三脏作为辨证的主要依据；在治疗上强调辨证论治，善用培补气血、调理脾胃为主的治疗法则。其学术特点主要体现在三个方面。

（一）注重脏腑、气血、经络理论

傅氏在理论上注重对经典学说的继承和发扬，以脏腑、气血、经络理论指导辨证治疗。他重视五行学说在脏腑之间的应用，强调脏腑之间的相互协调，是以五行的模式，通过生克制化而完成的。傅氏认为可以通过这种制化关系，调理某脏的有余或不足，"用芍药以平肝，则肝气得舒，肝气舒自不克脾土，脾不受克，则脾土自旺，是平肝正所以扶脾耳"。又强调五脏安和，气血调达，冲任通畅，督带强健，是妇女经、孕、产、乳的生理基础，任何一方失调都可导致妇产科疾病的发生。对经水过多一症，傅氏提出了"血虚而不归经"的观点，指出"血归于经，虽旺而经亦不多；血不归经，虽衰而经亦不少"，不落窠臼。

（二）重视肝脾肾辨证，善调补精气血

傅氏重视脏腑、气血辨证，对每个病证均有精辟之见，证候剖析详尽，辨证以肝脾肾立论，治疗重精气血同补。

傅氏认为，"气乃血之卫，血赖气以固，气虚则血无凭依"。妇女以经血为本，"女科调经尤难，盖经调则无病，不调则百病丛生"。傅氏把肝失疏泄不能藏血调血、脾失健运不能生血摄血、肾虚精亏不能化气司生殖等作为三脏的主要病机，辨证治疗上每多围绕肝、脾、肾，从虚立论，倡用补法，抑或祛邪，亦每寓扶正之中。

傅氏在辨证治疗上注重调理气血，常以健脾益气、调肝养血、补肾填精、培补气血等为治。

（三）重视方证对应，用药纯和而精当

　　傅氏讲求方证对应，所创新方契合病机，用药精妙，效专力宏，许多效方广为后世临床所重。如补气以养血，以无形固有形，补中寓收敛之功的固本止崩汤之治疗血崩；产后忌大寒大热、妄补妄泻，而以温化立方，旨在使瘀祛新生、寒散痛止的生化汤之对产后诸证的加减治疗。傅氏重视方证对应，用药纯和而精当，书中的方剂几乎列有药物炮制要求，这对方剂配伍、中药炮制和制剂研究不无启示作用。

三、价值影响与历史评价

（一）《傅青主女科》对后世妇产科发展的影响

　　1. 医学理论对后世的影响　明清时期，医学发展存在多种学派，主要为复古和反复古。复古者主张"理必《内经》，法必仲景，药必《本经》"，极力推崇《金匮》《内经》《伤寒》等经方、经典，即所谓经方派，主张小方，量重。反复古者主张医方、医理应随着时代的发展而变化和创新，创制新的学派，即所谓时方派，主张大方，量轻。前者为中医经典理论的发展和整理做了大量工作，后者则充实了中医内容，开创了许多新理论。傅氏不拘门派之见，他博览群书，广采众长，并根据多年的行医经验，提出了很多独到的见解，尤其在女科的辨治方面有所创新，并为后世广为应用。

　　2. 辨治带下理论对后世妇科的影响　《傅青主女科》论治带下可以说是明清医著中理法方药体系最为完整的论述之一。其对带下形成的机理不沿袭旧说，将"五色带"按五行属性同五脏机械地联系在一起，而是自创五带病因说。他认为各种带下病的主要病机"俱是湿症"，并依带下色质和气味分别辨证论治，如白带"下流白如涕如唾，不能禁止，甚则臭秽"，其病机为"脾之虚、肝之郁、湿气之侵、热气之逼"，病位在脾、肝，治以"大补脾胃之气，稍佐以舒肝之品"，创制完带汤而肝脾同治。完带汤被视为女科第一方，被后世推崇为带下门中的一首名方。其他如黄带、青带、黑带、赤带均有相对应的理法方药。由此可见，傅氏对带下证的辨证论治体现了脏腑、经络病机在妇科中的灵活应用，具体症状具体分析，合理配伍立方，并且五种带下均创制了相应的方剂者只有傅氏一人。

　　3. 辨治血崩理论对后世妇科的影响　傅氏将血崩分为血崩昏暗、老年血崩、少妇血崩、交感出血、郁结血崩、闪跌血崩、血海太热七型，其中，将血崩分为老、中、少三期论治为其所创，与西医学将功血分为青春期功血、生育期功血、更年期功血相对照有许多相近之处。由此可见傅氏将血崩分期治疗之先见之明，对当今治疗功血有着极高的实用价值。

（二）《傅青主女科》及其安胎思想对妇科学的影响

　　《傅青主女科》中的安胎理论及遣方用药思想对后世医家产生了深远的影响。傅氏认为，先兆流产的病因系气血亏虚、肝脾肾功能失常，由此创立了"重视肝脾肾""重

视气血之扶正观"的安胎理论,组方思想既承古人智慧又有创新,多执古方而善变通,组方严谨,用药精简,重视药物炮制,其方剂广泛应用于临床,经久不衰。傅氏的安胎理论,是对前人经验的继承和创新,在病因病机上以虚为主,热者次之,疲者兼之。安胎的特色为重视肝、脾、肾三脏调治,重视气血之扶正观,重视五行生克的应用,形成了独具自身特色的安胎体系。

第十九节 《证治汇补》

一、简介

《证治汇补》成书于清·康熙二十六年(1687 年),为清·李用粹所撰。李用粹(约 1630—1690 年前后),字修之,号惺庵,祖籍鄞县(今属浙江宁波)。李用粹自幼勤学,然三试不第,遂随父习医,尽得家传,声名鹊起。至清代康熙年间与徐子瞻、刘道深、沈元裕并称"上海四大名医"。《证治汇补》初刊于康熙三十年(1691 年),其后有翻刻,流传颇广。本书汇集了清初以前历代医家对内科杂病的证治经验,并补入作者的心得体会。

二、内容提要

全书共八卷。分八门,卷一提纲门,卷二内因门,卷三外体门,卷四上窍门,卷五胸膈门,卷六腹胁门,卷七腰膝门,卷八下窍门。共含 82 类病证,每证之中首尾编次,皆列为十事,依次曰病因、外候、条目、辨证、脉象、治法、劫法、用药、附症、方剂。每项内均"集古人书而汇集之,删其繁而存其要,补其缺而正其偏",故名之《证治汇补》。书中精选历代医家的灼见真知,并加以阐发,补充个人见解及经验,是一部中医临床工作者的必备参考书。

(一)病因病机方面

1. 病因　李氏重视对病证病因的观察,所做结论常常既简明,又精确。如对哮证的病因,精辟地总结为"内有壅塞之气,外有非时之感,膈有胶固之痰"三句话,简明扼要,立论恰当。在众多病证的病因分析上皆较前人有所发挥。如对胁痛的病因提出"因暴怒伤触,悲哀气结,饮食过度,风冷外侵,跌仆伤形……或痰积流注,或瘀血相搏,皆能为痛。至于湿热郁火,劳役房色而病者,间亦有之",对胁痛的病因认识更趋完善。对肺痨证,李氏在前人正气不足、痨虫袭人的基础上又补充了"痰瘀稽留"一说。

2. 病机　李氏在病机演变方面也有新的发挥。如"发热章"将外感发热分为郁火发热、阳郁发热、骨蒸发热、内伤发热、阳虚发热、阴虚发热、血虚发热、痰证发热、伤食发热、瘀血发热、疮毒发热等 11 种,并分别列有治疗方剂。只有对病因学说研究得精细透彻,才能对病证作出如此全面的分类归纳。

（二）外候方面

呃逆乃临床常见病，李氏以其深厚的临床功底，精辟指出："伤寒及滞下后，老人、虚人、妇人产后多有呃症者，皆病深之候也。"指出呃逆若见诸危候患者，多为预后不良之兆，很具临床意义。

（三）诊断辨证

1. 擅长诊治湿证、暑证 李氏世居江南湿热交蒸之地，临床上湿证、暑证等病人较多，因此擅长诊治这些地域病。书中单一病证所补入的内容最多的便是暑证、湿证两篇。对于湿证，他认为应根据地域而分内外。东南卑下，多外湿；西北地高，多外燥内湿。再者他认为，湿证因所犯部位不同而临床证候各异："湿气伤人，在上则头重目黄、鼻塞声重；在中则痞闷不舒；在下则足胫跗肿；在经络则日晡发热；在肌肉则肿满如泥；在肢节则屈伸强硬；在隧道则重着不移；在皮肤则顽麻；在气血则倦怠。在肺为喘满咳嗽……在肾为腰疼阴汗。入腑则泄泻肠鸣，呕吐淋浊。入脏则昏迷不醒，直视郑声。又湿家为病，一身尽痛，身如熏黄"。此外又认为，因人的体质不同，感湿后又有夹寒、夹热之分，即黑瘦膏粱之人多湿热，肥白淡薄之躯多寒湿。

2. 辨证全面，加以补充 李氏在准确全面辨证的基础上，对很多病证又多有补充。如卷五提出肺胀还有"痰夹瘀血碍气……又风寒郁于肺中，不得发越，喘嗽胀闷者……有停水不化，肺气不得下降者，肾虚水枯，肺金不敢（得）下降而胀者……气散而胀者……气逆而胀者"等证型，对临床辨证均有一定参考价值。李氏结合自己的临床经验，对痫病提出了阳痫、阴痫的分证方法："痫分阴阳，先身热瘈、惊啼叫喊而后发，脉浮洪者为阳痫，病属六腑，易治。先身冷，无惊瘈啼叫而病发，脉沉者为阴痫，病在五脏，难治。阳痫痰热客于心胃，闻惊而作。若痰热甚者，虽不闻惊亦作也，宜用寒凉。阴痫亦本于痰热，因用寒凉太过，损伤脾胃，变而成阴，法当燥湿温补祛痰。"

（四）治则治法

李氏精研古典，博采诸家精华，加之多年临床经验，故对内科杂病的论治多有精辟独到的见解。

1. 治疗分清标本先后缓急 如对腰痛的治疗，指出"治惟补肾为先，而后随邪之所见者以施治，标急则治标，本急则治本，初痛宜疏邪滞，理经隧，久痛宜补真元、养血气"。他认为，鼻病有治本治标两法："鼻病治标……鼻病除伤风发散之外，皆由火热所致，俱用清金降火之法""鼻病治本……凡鼻渊疮痔久不愈者，非心血亏，则肾水少，养血则阴生而火自降，补肾则水升而金自清。又鼻塞久不愈者，亦有内伤肺胃，清气不能上升，非尽外感也。"李氏认为，郁病虽多，皆因气不周流。法当顺气为先，开提为次。至于降火化痰消积，犹当先分多少再论治之。对于饮证提出了治疗的次第：初宜分消，次宜调养，虚宜补中，久宜暖肾，颇有参考价值。对于消渴，初起宜养肺清心，久病宜滋肾养脾。盖五脏之津液，皆本乎肾。故肾缓则气上升而肺润，肾冷则气不升而肺枯。故肾气丸为消渴良方也。他对痞满的辨证论治进行了比较系统的总结："初宜舒郁化痰降火，久之固中气佐以他药；有痰治痰，有火治火，郁则兼化。"可见李氏擅于根据病程以施治，治分主次、分步骤，体现了他清晰审慎的思路。这种分清标本先后缓急的治疗原则对临床很有指导意义。

2. 提出治则治法的运用要注意适度　对于某些常用的治则治法，李氏提出要运用适度的忠告。如指出便秘的治则宜通便，但不能均用硝黄攻下。所述治则，简明扼要。李氏还归纳总结了前贤关于水肿的治法，认为调中健脾，脾气自能升降运行，则水湿自除，故为水肿治疗大法。此外，又列举了分治6法，治分阴阳、治分汗渗、湿热宜清、寒湿宜温、阴虚宜补、邪实宜攻。并指出治湿利小便虽为常法，但渗利太过，往往耗伤正气。这些认识可谓经验之谈，值得借鉴。

3. 提出"隔二""隔三"的著名治法　对于癃闭，李氏详细阐述了其治法。理法精当，殊堪效法。尤其是提出的"隔二""隔三"之论，成为后世广泛接纳的著名治法。另外，对于湿证的治疗，李氏提出三条大纲，即湿宜健脾、湿宜利水、湿宜风药。

（五）重视预防

李氏亦十分重视疾病预防，对某些疾病在早期出现轻微症状时，提出要见微知著，既病防变。如"平人手指麻木，不时眩晕，乃中风先兆，须预防之。宜慎起居，节饮食，远房帏，调情志，更以十全大补汤加羌活常服，自愈。若古法，用天麻、愈风等汤。开其玄府，漏其真液，适所以招风取中，预防云乎哉"。

三、主要学术思想

（一）删繁存要，补缺正奇

李用粹曾云："取古人书而汇集之，删其繁而存其要，补其缺而正其奇"（自序）。李氏证治疾病，擅长将中医各家学说与临床实践紧密结合，探寻疑难病证的有效疗法。《证治汇补》也形成了自己的学术风格。

有研究搜集《证治汇补》治疗脾胃病的处方发现，153味中药中，大黄、当归、半夏、厚朴、黄连、人参、陈皮、白术、茯苓、甘草应用频次最高，其次为白芍、川芎、泽泻、砂仁、枳实、枳壳、干姜、大枣、芍药、苍术，说明《证治汇补》治疗脾胃病较为注重温补、健脾，药物搭配主要以温性、辛味、行气为主，配以甘性药物，调和、和中药性，并较为重视脾胃和其他脏器的关系，体现了《素问·至真要大论》"谨察阴阳所在而调之，以平为期"的治疗原则。

（二）诊治疾患具有鲜明的江南地域特色

1. 著作论述多引用江南名医学术观点　除《灵枢》《素问》《伤寒论》引经据典之外，李氏较多采纳江南医家的学术观点，引述篇幅较多者如王肯堂《证治准绳》、李士材《医宗必读》、皇甫中《明医指掌》、方谷《医林绳墨》、张三锡《医学六要》等，且涉及朱肱、葛可久、王安道、楼英、缪希雍、张石顽、蒋示吉、秦景明等 10 余位江南名医。此外,《证治汇补》所引著述还包括许叔微、陈无择、王硕、严用和、喻嘉言、李梴、徐彦纯、张景岳、朱丹溪、虞抟、王纶、赵献可、孙一奎、徐春甫、吴崑、江瓘等众多宋明时期的江、浙、赣、皖名医大家。李用粹可谓传承江南医学之灵秀。

2.诊治疾患具有江南地域特点 江南地区位于长江中下游,自梅雨季开始,湿气加重,而夏秋之间,暑气交蒸甚剧,人易感其气而患湿疾。李用粹久居沪浙,深有感悟。《证治汇补·提纲门·湿症》的描述极为细致:"湿气伤人,在上则头重目黄,鼻塞身重……在肺为喘满咳嗽;在脾为痰涎肿胀;在肝为胁满癫疝;在肾为腰疼阴汗;入腑则泄泻肠鸣,呕吐淋浊;入脏则昏迷不醒,直视郑声。"诊治湿证,李氏心得独具,在先贤基础上,进一步提出湿夹寒热,当分而治之,热盛清热,寒者驱寒。治则上宜健脾利水,宜用风药,可主以四苓散,随证治之,灵活化裁。李氏更言湿分内外,南北异地,不可执一施治,尤其"东南卑下,山泽蒸气,湿从外入,自下而上;初宜汗散,久宜渗泄",疾患诊治的江南地域特色,可见一斑。同样以脾虚湿邪为患的黄病为例,《证治汇补·外体门·黄病》中,李氏先遵《黄帝内经》经旨"中央黄色,入通于脾",继引《医宗必读》"黄疸多属太阴湿土,脾不能胜湿,复夹火热,则郁而生黄",阐释郁结不通而趋于生黄的病理基础。论及黄病内因时,引述《明医指掌》观点,指出"发黄譬如盦曲相似"的原因,多在于饮食劳倦损伤脾土运化,致"湿热内蓄,无由发泄,流于脾肉,遍于四肢"。分析黄病外候时,李氏认为"湿热熏蒸,土气洋溢,面目爪甲身体俱黄",同样包涵明显的地域色彩。可见,地域要素对中医临床学术的发展有着很好的促进作用。

明末清初战乱兵燹,江南成为各种疫病的高发地区。以疟疾为例,李用粹对于病因分析十分全面,"大抵无痰不成疟,外感四气,内动七情,饮食饥饱,房事劳伤,皆能致之"。其中邪气凝滞、鼓动痰涎,贯穿病程始终。为此,他将疟疾分为风疟、寒疟、暑疟、湿疟、温疟等 16 种,并逐一详加辨析。他又对为寒为热、阳分阴分、连发间发、日轻日重、日发夜发、移早移晏等不同的症情加以区分,提出各自的治疗原则。李氏诊治疟疾等江南疫病的缜密思路为后世医家所效仿。

四、价值影响与历史评价

(一)价值影响

《证治汇补》以论述内科杂病为主,作者上遵经旨,下采诸家,集汇群书,在总结前人经验的基础上又将自己多年临床经验加以综述,补入其中,选论精要,条理分明,对研究内科杂病颇有参考价值。该书尤其对各种证候的病因病机、诊断、治法、方药辨析详明,切于实用,有很高的临床指导意义。

(二)历史评价

李氏此书既不是广辑类抄,资料汇编,也不是寻章摘句,杂合各家以为己说,而是精选类聚历代各家的不同见解，对其不足之处能将自己的见解及临床经验补入，去粗存精，条分缕析，有继承、有发挥，反映出李氏不恪守一家之言，善于博采众长，并能自出机杼，体现了他精深的理论造诣和丰富的临床经验。他在以上诸多方面的独到见解和突出成就，无论对于吾辈在理论上认识疾病，还是对于当今的中医临床实践均有重要的指导意义和较高的指导价值。

第二十节　《医学心悟》

一、简介

（一）作者与成书年代

《医学心悟》成书于公元 1732 年，为清·程国彭所著。程国彭（1662—1723 年），字钟龄，原字山岭，号恒阳子，天都（今安徽歙县）人，约生于清康熙雍正年间，为清代名医。

（二）成书背景

程国彭年少曾攻举子业，因体弱多病，每发缠绵难愈，闲暇时便研读《经》《难》之说。后潜心研究各家医著，博采众长，融会贯通，终以医术闻名遐迩，"踵门者无虚日"。对危重病人，只要有一线生机，均极力抢救，每能起死回生。毕生注重攻读医经著作，融合诸家之长，精于临床，长于内科杂病及外感病。程氏主张学贵沉潜，凡医理未明者则昼夜沉思，有所悟即笔之于书，历 30 年，著成《医学心悟》五卷。晚年至天都普陀寺修行，法号普明子，感《医学心悟》于外科有所未备，又著《外科十法》一卷，附于《医学心悟》之末。

二、内容提要

《医学心悟》全书共五卷。卷一总论中医一般理论，论述阴阳、表里、寒热、虚实八纲辨证，汗、吐、下、和、温、清、补、消八法和中医诊断方法，共 22 篇。卷二分析仲景《伤寒论》的理论及证治，对伤寒六经证治及传经、直中、合病、并病、两感、兼病等所见病证进行了详细剖析，回答了《伤寒论》诸多疑难问题。卷三阐述内科杂病，如虚劳、中风、吐血、疟疾、咳嗽、胃痛等 40 种病的证治。卷四除分述眼、耳、咽喉证治外，还叙述了外科痈、痔疮等证治。卷五论述了妇科病证。有的版本补入《外科十法》，共合六卷，补充了《医学心悟》外科证治的不足。

本书总结了中医病因学说，指出"人身之病，不离乎内伤外感，而内伤外感中，只一十九字尽之矣。如风、寒、暑、湿、燥、火，外感也；喜、怒、忧、思、悲、恐、惊与夫阳虚、阴虚、伤食，内伤也"；明确提出八纲辨证的概念，谓"病有总要，寒、热、虚、实、表、里、阴、阳八字而已"；明确提出治疗八法：汗、吐、下、和、温、清、补、消，逐一介绍其概念、适用范围、代表方剂、使用禁忌等，对内科临证有着全面的指导意义。

病证辨析清楚，脉因证治丝丝入扣。如论咳嗽，首分外感内伤，外感中复分风、寒、暑邪、湿气生痰、燥气焚金等；内伤又分七情气结、郁火上冲、肾经阴虚、内伤饮食、脾气虚弱等，基本涵盖了咳嗽的各种证型。

自拟方剂，药简效宏。本书附方百余首，多为程氏"苦心揣摩所得，效者极多"，如止嗽散、加味香苏散、消瘰丸、治痢散等至今仍在临床中广泛使用。此外，作者对"火"的论述亦简约明了，切于实用。历代中医论"火"称谓繁杂，如壮火、少火、天火、人火、君火、相火、龙火、雷火等，不易把握。程氏取丹溪思想之精华，以虚、实二字概括之："夫实火者，六淫之邪，饮食之伤，自外而入，势犹贼也。虚火者，七情色欲，劳役耗神，自内而发，势犹子也。"并指出治火之法为"贼至则驱之，如消散、清凉、攻伐等药……子逆则安之，如补气、滋水、理脾等药"，颇便临证掌握。

三、主要学术思想

（一）有的放矢，切中时弊

首卷以"医中百误歌"为先导，开宗明义第一句就说医中"之误有百端，漫说肘后尽金丹，先将医误从头数，指点分明见一斑"。接着针对当时医林、药界及病家实际存在的种种弊端，一一加以剖析。而存在于医生中的错误，事关重大，尤须重点纠正，所以首先针对"医家误"而"指点分明"，分析了一系列的弊端，诸如辨证难、脉不真、失时宜、鲜定见、强识病等。针对有些时医妄用温补治实火、滥施攻泻治虚火的毛病，又写了"火字解"篇，并在凡例中强调："虚火可补，实火可泻，若误治之，祸如反掌。"针对"时医更执偏见，各用一二法，自以为是，遂至治不如法，轻病转重，重病转危，而终则至于无法"。

程氏对"医门八法"进行了详尽论述，阐发的重点均是针对"用之不当"的时弊。例如清法，就分析了误用的四种情况："有当清不清误人者，有不当清而清误人者，有当清而清之不分内伤外感以误人者，有当清而清之不量其人、不量其证以误人者，是不可不察也。"对于汗法，则指出误治的五个方面，其他各法也无不如此。

（二）提纲挈领，执简驭繁

一旦患病，推求病因十分重要，程氏认为"内伤外感致病十九字"："风、寒、暑、湿、燥、火、喜、怒、忧、思、悲、恐、惊，以及阳虚、阴虚、伤食。总而言之，十九字不过内伤、外感而已。"纲目分明，示人执简以驭繁。

了解病因之后，还应全面搜集病情并初步辨证。对望、闻二诊，他又提出"入门辨证诀"，认为"凡看症之法，先辨内伤外感，次辨表里，得其大概，然后切脉问症"。对切诊，他概括为"脉有要诀，胃、神、根三字而已"，进而又将29种病脉区分为阳脉和阴脉两大类别，可谓得其要领。

在此基础上，他提出还须深入辨证，目的是为了论治，包括立法、遣方、用药。而治法上承辨证、下统方药是至关重要的一环，所以程氏对治法的论述极详，但始终围绕"医门八法"加以阐述。他强调说："此数十年来，心领神会，历试而不谬者，尽见于八篇中矣。"治法如此之多，而以"汗、和、下、消、吐、清、温、补八法尽之"，概括得何等精炼。

摄生预防最为重要，因而他提出"保生四要"："节饮食、慎风寒、惜精神、戒嗔怒"，简明扼要，使人一目了然。

（三）继承发展《伤寒论》

1. 八纲辨证是对六经辨证的补充与发展 在六经辨证的基础上，程氏提出伤寒的"表里寒热"四字论，并根据其传变规律演化出 8 种情况，即"有表寒、有里寒、有表热、有里热、有表里皆热、有表里皆寒、有表寒里热、有表热里寒"。至此，《医学心悟》的八纲辨证便演化而出。

2. 医门八法是对伤寒治法的凝练与提高 医门八法的创立，使伤寒治疗学纲举目张，体现了法从证出、以法统方的思想，如此简便的辨治体系具有实用性、可操作性。

3. 遣方用药师伤寒意而自创新方 用麻黄汤与桂枝汤若辨证准确固然建功卓著，但此二方有严格的禁忌证，"有汗不得用麻黄，无汗不得用桂枝"，且"麻黄汤不宜于东南，多宜于西北"。鉴于此，程氏自创香苏散一方，可"保药稳而效"。对于外感证，用香苏散加减确可收立竿见影之效，且无过汗之虞。可见，程氏不落窠臼，思前人意而不泥前人方，疗效卓著而多无不良反应

（四）汇通各家，取其精华

程氏虽然尊崇仲景，说"医道自《灵》《素》《难经》而下，首推仲景，以其为制方之祖也"，但他并不认为《伤寒论》完美无缺，说其对温疫和温热阐发不够。

对于金元四大家，他认为均有重大贡献，但又都有偏而不全的缺点。如"河间论温热及温疫，而于内伤有未备"，而"东垣详论内伤"，但对"阴虚之内伤，尚有缺焉"。因此，他主张汇通各家学说，取长补短。如将东垣之补气与丹溪之养阴合之，则对于内伤的论治就比较全面了。

由于程氏善于吸取各家之长，因此，他不仅在《医学心悟》中论述较为全面，而且临床疗效也大为提高。正如他的学生吴体仁所说："吾师钟龄程先生，博极群书，自《灵》《素》《难经》而下，于先贤四大家之旨，无不融会贯通，以故病者虽极危笃，而有一线之可生，先生犹能起之。"

四、价值影响与历史评价

《医学心悟》一书内容丰富，切于实用，条理清晰，纲目分明，篇幅不多，效方却不少。程氏自谓"苦心揣摩而得""哀馈于兹者三十余年"，是一点也不夸张的。程氏主张学贵沉潜，务求对医理有所悟，要求用药无成发，他的治学态度是严谨而不浮。他

据《伤寒论》而归纳、创导的医门八法是对中医学的一大贡献。本书通俗易懂，融《内经》、《伤寒论》、刘河间、李东垣、朱丹溪诸家为一体，论述精辟，流传甚广，自清代以来成为中医学者的必读之书。

五、研读方法

（一）阅读基础

程氏认为，医学自《内》《难》而下，首推仲景，因此《内经》《难经》《伤寒杂病论》是本书研读前的基础书籍。

（二）参考阅读

内科学内容庞杂，非单学此书所能，还要吸收各家所长，以开阔视野，因此在读《医学心悟》的同时，可以参考林珮琴的《类证治裁》、李用粹的《证治汇补》、沈金鳌的《杂病源流犀烛》及《张氏医通》的内科部分。

第二十一节 《医宗金鉴》

一、简介

（一）作者与成书年代

《医宗金鉴》是清代官修钦定的医学丛书，由清高宗倡议，政府主导，吴谦、刘裕铎等医官主持、百余位医家响应，搜集有史以来的医学典籍于1742年编纂而成。该丛书是清代最重要的医学成就之一。徐大椿曾高度评价："熟读是书，足以名世。"

吴谦（1689—1748年）是与张璐、喻昌齐名的清初三大名医，其生平资料罕见，目前可资借鉴的仅有《清史稿》中的传和《医宗金鉴》修撰过程中留下的一些奏折史料。总体上，吴谦是一位医术高明的临床医生、骨科圣手，乾隆年间被选入京城太医院。其医术得到清高宗的赞赏，"吴谦品学兼优，非同凡医"，可见其医名之著。《医宗金鉴》中关于《伤寒论》《金匮要略》的部分基本上是吴谦一人整理完成的。乾隆五年二月，和亲王弘昼曾在奏折中谈道，虽然医书馆的设立仍在迁延当中，吴谦却已经用闲暇时间删定《伤寒论》《金匮要略》的十之八九，很快就能成书。据此可推知，《医宗金鉴》中的伤寒学书内容，基本体现了以吴谦为代表的清代乾嘉时期官方主流医家的思想。

刘裕铎（1686—1757年）一位在北京牛街长大的回族医官。《冈志》云："刘裕锡，字鼎臣。沉雅好学，通天文、岐黄之术，尤喜造仪器奇巧之物，以天文生转博士，迁五官供奉养心殿，升任户部贵州司额外主事。"从康熙末到乾隆二十年左右，他曾为三个皇帝、众多王公大臣看病，这在御医中是很少见的。雍正帝称刘裕铎为"京中第一好医官"。此外档案中保存有他为庄亲王、班第、张廷玉及西洋画家郎世宁等人治病的奏折及药方。刘裕铎还是当时太医院中的治痘专家。在诊疗上，他善用古方随症化裁，药味精当、量少效佳，长于调摄，但其治学著述稍逊于吴谦。

（二）成书背景

清前期，康雍乾诸帝倾慕汉文化，多行"文治"以笼络士人。在图书方面，最突出的表现是以官方为主体，政府投资编纂各种大型类书、丛书。康雍年间，《古今图书集成》《康熙字典》《渊鉴类函》《佩文韵府》各种"御撰""敕撰"的大型书籍有四十余种。年轻的高宗即位后，不甘守成、渴望有所作为的心态，促使他继承并推进父祖的文化政策，积极开展图书编纂工作，以树立自己的声威，巩固统治。《医宗金鉴》的编撰就是清高宗倾慕唐宋明君、标榜文治的一大表现。从编撰目的上看，《医宗金鉴》一方面是模仿宋代的《圣济总录》来广泛搜集保存医学文献；另一方面也有学术上的取舍和评价，希望能够修成一部医生诊疗活动的参考书、太医院医学生的标准教材。筹备该书撰修工作的大学士鄂尔泰，不仅广收医书良方，还加紧设医馆，严格选拔修书人才。为了编纂好《医宗金鉴》，太医院内设立了"医书馆"。

从《医宗金鉴》整个编纂过程来看，无论是清政府，还是受命的编纂者，对这部医著的编纂都是十分重视的，如广征医书、专设医馆、精选人才、财力资助等。由于清高宗急于看到成果，故多次下旨催促，《医宗金鉴》的编纂时间不长，自乾隆四年十一月修书谕旨，到乾隆七年（1742 年）十二月十五日全书修完恭呈御览，不过 3 年时间。然内容广博，后世流传甚广，影响很大。

二、内容提要

全书九十卷，分十一类，160 万字，广泛收录历代医药典籍，分门别类，删除驳杂，采取精粹，发其深蕴，补其未备，包括理论和临床各个方面，理法方药俱全。

（一）订正仲景全书，即《伤寒论》《金匮要略》

医书自《灵》《素》之后，唯《伤寒论》《金匮要略》两书实一脉相承，但义理渊深，方法微奥，领会不易，且多为讹错。该书将诸注家之错讹者，悉为订正，逐条详加注释，更集诸注之实足阐发微义者，以备参考。

（二）删补名医方论

古人立一方必有一方之精意存于其中。旧有《医方考》《医方解》等书，尚未能畅发前人之精意，今于各书中能透发古方之精意者，萃而集之，不当者删之，未备者补之。

（三）运气要诀

天时之不济，民病所由生也。《素问》言五运六气特祥，医不明此，则不识亢害承制、淫胜郁复之理，不足以称医之良也。搜集经文五运六气之说汇集此篇，学者可一览无遗，庶易于融会贯通。

（四）四诊心法要诀

经云："能合色脉，可以万全。"又云："闻其声而知其人之疾苦，问其苦欲而知其病之所在。"今取崔紫虚《四言脉诀》，上合《灵枢》之言，望、闻、问、切者，集为一编，学者熟读玩味，自有临证时得心应手之妙也。

（五）妇科心法

妇科诸症与方脉无异，唯经带、胎产、崩漏、癥瘕不同。兹集于此数症，详加探讨，病情方药，要归正当。

（六）儿科心法

婴儿气血未充，形神怯弱，脏腑柔脆，风、痰、惊、食诸邪易乘难去，且易生疮惊等症。非理明心细，识精胆大，未易擅场，为博探群书，撮其精粹，以为幼科指南。

（七）痘疹论之颇详

夫种痘一法又去逆就顺，化险为平，欲以人定胜天者也。自宋以后，始有是法，皆互相授受，未有成书，今取专科世业、屡经试验方法，载之于书。

（八）眼科

据《灵枢》《千金》《外台秘要》《银海精微》等书详论五轮八廓、内障、外障七十二证。然五轮之说尚本于经，而八廓则凭臆立论，三因病情未见精切，采集诸书精蕴，弃其驳杂。

（九）针灸心法

经脉流行，交会支别，过接之际，与夫井、荥、输、经、合原等穴毫厘一差，千里遂谬，非穷究博考，口传心授，鲜能得其奥旨。今祖述《灵枢》，研究铜人，《甲乙》《千金》等书，取其精华，考其分寸，明其行列，一一绘图立说。

（十）外科心法

一切疮疡皆与经络脏腑有关，所谓"无外之非本于内矣"。是集绘图立说，外以辨其形色、部位、经络，内以察其脏腑、气血，与夫阴阳虚实、六淫七情、病因方药、内治外治诸法，详载于篇。

（十一）正骨心法

此前无正骨专书。兹以《准绳》为基础对经络、部位、骨度、名目、手法，均考据《灵枢·骨度篇》及十二经络与所伤部位及外治、内治、药饵、手法、器具，一一绘图立说，汇集成书。

三、主要学术思想

（一）兼容历代经典

《医宗金鉴》编成后被定为医学生教科书，其编修是古代中医教育史上最大型的一次教材编修活动。该书在历代医书中精选临床内容，集名家之精华，由编著者集体剪裁而成。如《杂病心法要诀》，以诸病作为纲目，将历代学说和证治精华收于其中，如李东垣之治内伤、朱丹溪之治郁等均有体现，但略去了诸家学术争议，以便于初学者把握。同时主编吴谦认为，张仲景之《伤寒论》与《金匮要略》为"诚医宗之正派，启万世之法程，实医门之圣书也"，故首先以订正注释二书冠首。其他各科也不同程度上各有所本，反映了《脉经》《针灸大成》《妇人良方大成》等各科名著的主要内容。

（二）分科详细

1. 伤科采用内治法辨证治疗原则 总论部分对伤科疾病的共性表现如"瘀血""失血""疼痛"等症状的内治原则进行分析，分论部分主要针对各种损伤的表现及患者可能兼夹的内科疾病症状提出辨治原则。以"辨瘀血与出血""辨病位"为辨证要点，其中"辨病位"结合伤科疾病的特点分为"辨上、中、下三焦""辨脏腑"及"辨阳络阴络"。

在伤科内治法治疗原则方面，书中认为，肝主血也，故败血凝滞，从其所属，必归于肝，瘀血皆应从肝论治。另一方面，伤损出血会使患者呈现血虚、气虚证候，而瘀血阻滞又可表现为实证。对这种虚实兼见的情况，可分阶段治疗，先去瘀血，再调气血。伤科患者易出现焦虑、抑郁、烦躁、愤怒等不良情绪，会加重病情，或使患处迁延难愈。

2. 正骨注重手法，讲究内治 《医宗金鉴·正骨心法要旨》系统总结了清代以前的骨伤科经验，对人体各部位的骨度、内外治法、方药记述最详，既有理论，又重实践，图文并茂。该书把正骨手法归纳为"摸、接、端、提、推、拿、按、摩"八法，并运用手法治疗腰腿痛等伤筋疾患，在固定方面，创造和改革了多种固定器具。

3. 妇科提倡未病先防，适龄婚育，调摄护养 女子月经受到自然界的影响，气候温暖时，水液平静，女子经水得时而至；水液受寒而凝，受热而沸，受风则激荡起伏，与此相仿。七情所伤、忧郁、愤怒等负性情绪都是导致月经病的原因。女子以血为本，以气为用，正常的经水潮止有赖于气血的调和通利，忧思过度则气结，气结则血亦结；忿怒过度则气逆，气逆则血亦逆。为此提出避其邪气、调摄情志在月经病的防治中具有重要作用。

主张男女结婚、生育的最佳年龄为男 30 岁、女 20 岁。此时男女双方发育健全，阴阳完实，能在一定程度上预防过早行房对双方所造成的伤害与疾病。同时适龄婚育能减少子女后代体弱而病的风险，对后代体质、智力等诸方面都有积极影响，与现代优生观不谋而合。

4. 人痘术阐述病因病机，注重方法择优　《医宗金鉴》认为，"夫痘，胎毒也"。"因感而发……或染时气，或感风寒，或因饮食，或由惊恐，以病引病"。难治的原因在于"其间顺吉者少，险逆者多"；"为患多端，变更莫测"。由于该病难治，且"种痘一科多口传心授，方书未载"，编者恐后人将此至理良法置于无用之地，故"将种痘一法细加研究，审度精详，纂辑成书，永垂千古"。《医宗金鉴》还特别指出了正痘与种痘的区别。正痘感于得病之后，治于成病之时；种痘施于未病之先，调于无病之日，以提醒人们区别对待。

《医宗金鉴》首推水苗种法，因其"势甚和平，不疾不徐，渐次而入"，种后"小儿无受伤之处，胎毒有渐发之机"。还根据小儿的不同年龄，予以不同剂量的痘痂，"一岁者，用二十余粒。三四岁者，用三十余粒"。

5. 内伤杂病证治重视脾胃，撷取精微　《医宗金鉴·杂病心法要诀·内伤病》总结了《脾胃论》关于内伤病的主要病因病机及证治特点，云"内伤劳役伤脾气，饮食伤胃伤其形"。其对应《脾胃论》的"夫饮食不节则胃病，胃病则气短，精神少而生大热，有时而显火上行，独燎其面"；"形体劳役则脾病，病脾则怠惰嗜卧，四肢不收，大便泄泻。脾胃病则其胃不能独行其津液，故亦从而病焉"。《医宗金鉴·杂病心法要诀·内伤外感辨似》将《内外伤辨惑论》中的内伤和外感病从脉象、寒热、手心手背、口鼻、头痛、筋骨四肢、饮食、渴与不渴相鉴别的内容通过歌诀的形式加以表现，书中的补中益气汤、调中益气汤、升阳益胃汤、升阳散火汤、葛花解醒汤等方剂均出自《脾胃论》。

四、价值影响与历史评价

(一) 价值影响

《医宗金鉴》对中医内科、妇科、儿科、眼科、外科、骨伤科、针灸等内容进行分科论述，尤其在骨伤科和痘科方面成就突出。目前的全国中医药院校教材中的代表方剂，不少出自《医宗金鉴》，相当数量的方剂被后世作为治疗临床各种疾病的首选方。

《医宗金鉴》十分重视临床实践，是一部临床医学的指导性医籍。其搜集古传药方，将临床验证有效、多数名医提倡的谓之《删补名医方论》，共载方 197 首。其他心法，《伤寒》123 首，《杂病》324 首，《幼科》300 首，《痘疹》124 首，《外科》567 首，《眼科》113 首，《正骨》91 首，总计 1642 首，可谓既集古方之大成，又经临床之切用，少而精当的中医药方，对中医临床各科颇有参考价值。

吴谦十分注重对中医经典的研究，特别对《伤寒论》和《金匮要略》有较深入的研究。他凭借渊厚的理论学识，亲自逐条订释，收集各家疏注，订其并误，加以阐发，对两书做了系统删定和补充，编成《订正仲景全书伤寒论注》和《订正金匮要略注》，并将其置于《医宗金鉴》最前面，占有较大篇幅。在注释上，他阐微发幽，采用"注""按""集注"3 种方法；体例先按、后注、再集注，集诸贤论与自己见解于一体；对于《伤寒论》只论述病证、未告知用何方治疗的情况，《医宗金鉴》弥补了《伤寒论》之未备。

对于《金匮要略》的订正，《医宗金鉴》以众多校本为底本，重理校。对原文重加订正，使失次者序之，残缺者补之，并博采群书，详加注释，目的是启发后学。对疑难者亦不舍弃，专设"存疑"一篇；在大量整理研究的基础上，提出了很多不易发现的问题，颇具启发意义，是较好的《金匮要略》注本之一。

（二）历史评价

《四库全书总目提要》评价《医宗金鉴》，有图、有说、有歌诀，俾学者既易考求，又便诵习。《辞海》评价《医宗金鉴》，论述各科疾病的诊断、辨证、治法、方剂等简明扼要，切合实用，将各科证治编成歌诀，便于记忆，歌诀后加注，是一部极具价值的临床参考书籍。

五、研读方法

1. 阅读基础 《医宗金鉴》重视经典，以《内》《难》《伤寒》为基础，因此《内经》《难经》《伤寒杂病论》是本书研读前的基础书籍。

2. 重视心法 各科心法是总结和提炼，集中了该科诊法治疗的基本认识和原则，值得注意。

第二十二节 《四圣心源》

一、简介

（一）作者与成书年代

《四圣心源》成书于乾隆十八年（1753 年），清·黄元御所著。黄元御（1705—1758年），名玉璐，字元御，一字坤载，号研农，别号玉楸子，山东昌邑县人，清代名医。

（二）成书背景

黄元御因医术高超，曾获乾隆御赐"妙悟岐黄"匾额。黄氏十分推崇《内经》《难经》《伤寒论》《金匮要略》等经典著作，并将黄帝、岐伯、秦越人、张仲景尊为医界"四圣"。他编写《四圣心源》，从理论到实践都是以上述典籍作为指导范本。《四圣心源》是一部以临床医学为主、结合基础理论的综合性医书。

二、内容提要

全书共十卷，前三卷为基础理论部分，包括"天人解""元气解"和"脉法解"。黄氏认为，古代"天人相应"的哲学思想必须与医学关联，作为一个医生需要识天道、知人理，否则，"人有无妄之疾，医乏不死之方"。后七卷，主论临床病证。

（一）卷一"天人"

本卷简要论述了阴阳五行、脏腑、经脉、气、营卫、精神、形骸等。作者重视脾胃，强调扶持或恢复脾胃正常升降功能的重要性。黄氏说："阴生于上，胃以纯阳而含阴气，有阴则降，浊阴下降，是以清虚而善容纳。阳生于下，脾以纯阴而含阳气，有阳则升，清阳上升，是以温暖而善消磨。水谷入胃，脾阳磨化，渣滓下传，而为粪溺；精华上奉，而变气血。气统于肺，血藏于肝，肝血温升，则化阳神；肺气清降，则产阴精。"同时指出，五脏之精总由土气（脾胃之气）所化生，胃气则由水谷所化生。上述理论渊源于《内经》而有所补充和发挥。

（二）卷二"六气解"

本卷论述六气从化，六气偏见，本气衰旺，以及风、寒、暑、热、湿、燥六气，认为内外感伤所致百病，"溯源穷委，不过六气"，并分别为厥阴风木、少阴君火、少阳相火、太阴湿土、阳明燥金、太阳寒水阐释治法和治疗的主要方剂。

（三）卷三"脉法解"

本卷列述寸口脉法、寸口人迎脉法、三部九候脉法、脏腑脉象、四时脉体、真藏脉义等，以《内经》理论为本，结合《难经》、张仲景、王叔和等有关脉学论述，分析浮、沉、迟、数、滑、涩、大、小、长、短、缓、紧、石、芤、促、结、弦、牢、濡、弱、散、伏、动、代共二十四脉，以阴阳为大纲，结合五行、病理，分析脉象及其临床意义。在分析脉象方面，有一些自己的见解，如迟脉与数脉，一般的概念是"迟则为寒、数则为热"，黄氏指出"迟不尽寒，而数不尽热"，并云："趺阳脉迟而缓，胃气如经也，寸口脉缓而迟，缓则阳气长，迟则阴气盛，阴阳相抱，营卫俱行，刚柔相得，名曰强也，是迟缓者，趺阳、寸口之常脉，未可以为寒也。曰病人脉数，数为热，当消谷引食，而反吐者，以发其汗，令阳气微、膈气虚，脉乃数也。数为客热，不能消谷，胃中虚冷故也，是数者，阳明之阳虚，未可以为热也。"

（四）卷四至卷十论述临床病证

卷四"劳伤解"，黄氏阐述了脾胃中气与保健的密切关系，认为中气旺则诸脏升降能各得其宜，如"中气衰则升降窒"，可以直接影响精（肾）、神（心）、气（肺）、血（肝）而产生疾病。他又进一步指出："中气者，和济水火之机，升降金木之轴……医家之药，首在中气，中气在二土（指脾胃）之交……火盛则土燥，水盛则土湿。泄水补火，扶阳抑阴，使中气轮转，清浊复位，却病延年之法，莫妙于此……"此处"补火"的"火"和"扶阳"的"阳"均指脾阳而言；"抑阴"的"阴"为水湿泛滥之邪。故立黄芽汤（人参、甘草、茯苓、干姜）作为调治中气的主方，而此方实为理中汤、四君子汤的变方。对于劳伤患者，黄氏辨证属阳虚者，用天魂汤；阴虚者，用地魄汤。在血证中，黄氏将便血、溺血、衄血等均归入"劳伤"，便血的治疗，变仲景黄土汤为桂枝黄土汤，加桂枝以达木郁，用于脾肾寒湿、肝郁动风而致的便血证。

卷五至卷七"杂病解"，介绍鼓胀、噎膈、反胃、痰饮、咳嗽、腹痛、腰痛、泄利、痢疾、中风、霍乱、黄疸、痎疟等29种常见病证，对于病证的认识和治疗黄氏有独到的见解。他认为，鼓胀的发生是中气衰败，"中气一败，则气不化水而抑郁于下，是为气鼓；水不化气而泛滥于上，是为水胀……气水变化之源出于中焦……"反胃是因阳衰土湿，下脘不开，黄氏主张用补中降逆、润肠燥湿之法，用姜苓半夏汤。这是仲景大半夏汤的变方，似更切合病机。关于腹痛，黄氏认为其根源是"寒湿"，病理上表现为"土湿而木贼"，只要内无饮食积滞，治宜培土疏木，温寒祛湿，立姜苓桂枝汤，为大建中汤之变方。对于泄利的病因病理，大多认为"阳衰土湿，脾阳陷败，不能蒸化水气，则水谷混合，下趋二肠"所致，黄氏立苓蔻人参汤（理中汤加桂枝、茯苓、肉豆蔻）以温中燥湿为主；对因木郁而内生风热引起的泄利，则用乌梅丸方，以清润其肝，温燥其脾。其他如霍乱之用桂苓理中汤等方。

卷八"七窍解"，列述目、耳、鼻、口、舌、齿、咽喉病证。黄氏谓"清阳升露，爰开七窍"，于是"精神魂魄之所发，声色臭味之所司"。也就是说，七窍在上，清阳升发是保证七窍生理功能的关键。其言："木火升清，清升则阳光外发而为两目；金水降浊，浊降则阳体内存而为双耳。""木火阴体而阳用，魂中有魄，外明内暗，故能见不能闻；金水阳体而阴用，魄中有魂，内虚外实，故能闻不能见。"概而言之，耳目为清虚之窍，以通为用。因此"目病者，清阳衰也"；"耳病者，浊阴之上填也"。

卷九"疮疡解"，介绍痈疽、癞风、痔漏诸症，其中也有一些较好的方剂。如牙痛龈肿用黄芩石膏汤、鼻孔发热生疮用黄芩贝母汤等。

卷十"妇人解"，列妇人经、带、胎、产、热入血室、骨蒸诸证。黄氏主张"调经养血之法，首以崇阳为主"。他认为，"仲景温经一汤，温中去湿，清金荣木，活血行瘀，诚为圣法"。除用以治疗崩漏下血、经来过多或至期不来外，并治带下及小腹寒冷、久不受胎，扩大了温经汤的适应证。其于经漏立桂枝姜苓汤，血崩用桂枝姜苓牡蛎汤，经水先期用桂枝姜苓汤，经水后期用姜苓阿胶汤，从立法到方药，与一般女科著作所述颇不相同。

三、主要学术思想

（一）重视阳气

黄氏认为，人生立命，阳气为先。《四圣心源》曰："阳动而阴性止，动则运而止则郁。""阳盛则壮,阴盛则病。""病于阴虚者,千百之一;病于阳虚者,尽人皆是也。""人之衰也,火渐衰而水渐长,燥日减而湿日增,阳不胜阴,自然之理。""扶阳抑阴为不易之道。"黄氏认为,阳气旺盛,则化生阴精,以营养五脏六腑、四肢百骸、五官九窍。阳气旺盛,生机振奋,神安体健,则百病不染。阳气若伤,群阴即起,则百病皆作。临证多从阳衰、水寒、土湿等立论,治疗以泄水补火、扶阳抑阴为大法,处处顾护阳气,用药喜温热而远苦寒,常用姜、桂、附、夏、苓等药。究其成因,一则为承"四圣"之旨。其学术渊源首先来源于《黄帝内经》,如《素问·生气通天论》云:"阳气者,若天与日,失其所则折寿而不彰。"又云:"阴阳之要,阳密乃固。"更受《伤寒论》重阳气思想影响。二则为纠正时弊。金元以后,刘完素之泻火说、朱丹溪之补阴说盛行,更有温病学派之崛起,临床滥用寒凉统治众疾已成时弊,故《四圣心源》云:"后世医术乖讹,乃开滋阴之门,率以阳虚之人而投补阴之药,祸流今古,甚可恨也!"

扶阳重阴是黄氏基本的学术思想。他强调治病立法,以扶阳为要,其重阳的学术见解,在临床中常常收到奇特疗效。在处方用药上,他善用姜、桂、附等扶阳之品,近代名医祝味菊、吴佩衡、范中林、李可等皆受益于此,临证屡起沉疴,救人无数。

(二)重视中气,气机升降之枢

黄氏重视气化升降学说,认为一切事物的发生都是气的运动变化所致。气是原始物质,气不断运行,上升下降而化生阴阳,再由阴阳化生万物。《四圣心源·脏腑生成》曰:"人与天地相参也,阴阳肇基,爰有祖气。祖气者,人身之太极也……中气升降,是生阴阳,阴阳二气,上下回周。"黄氏亦应用气化升降的学术思想,解释五脏之间的生理病理关系。对五脏气化升降,特别强调中气的作用。所谓中气,指脾胃之气而言。脾胃之气主升降之权,升降不息,上下相交,发挥各脏的生理功能。他认为,肾、肝、心、肺诸脏气之升降皆取决于中气,特别强调中气之治。《四圣心源·劳伤》曰:"脾为己土,以太阴而主升;胃为戊土,以阳明而主降,升降之权则在阴阳之交,是谓中气。胃主受盛,脾主消化,中气旺则胃降而善纳,脾升而善磨。水谷腐熟,精气滋生,所以无病。脾升则肾肝亦升,故水木不郁;胃降则心肺亦降,故金火不滞。""中气衰则升降窒,肾水下寒而精病,心火上炎而神病,肝木左郁而血病,肺金右滞而气病……四维之病,悉因于中气。中气者,和济水火之机,升降金木之轴。"黄氏认为,中气虚衰,致使升降失常是百病的根源。在治疗上,他主张以顾护中气升清降浊为主。《四圣心源》云:"以故医家之药,首在中气。"黄氏用药喜人参、茯苓、半夏、白术等以燥湿健脾,培补中气。

(三)强调辨证论治,善用经方

黄氏虽然以扶阳抑阴立法,崇尚温补,但亦能兼采众家之长,临证强调辨证论治,审因处方。如黄氏认为,温病与温疫同属热病,治疗绝不等同于伤寒。他主张"热病阳有余而阴不足,故泄其阳以补其阴";"温病之家阳盛阴虚,津枯血槁,最忌汗下火攻"。《四圣心源·疮疡解》中治牙龈肿痛用黄芩石膏汤,鼻孔发热生疮用黄芩贝母汤。他使用黄芩、石膏、元参、柴胡、芍药等寒凉药物以清热解毒，泻火补阴，并不囿于温补一途，无原则使用温补于临床。

《四圣心源》中黄氏自拟方甚多，从中可以看出与仲景经方的源流关系。黄氏立方，药味简洁，一般不超过八味，且注意药物间的相互制约。其自拟方多以仲景方化裁而成。如治劳伤的首方黄芽汤，为理中汤、四君子汤之变方；治反胃的姜苓半夏汤为大半夏汤之变方，用之补中降逆，润肠燥，较大半夏汤更切实用；治腹痛之姜苓桂枝汤为大建中汤之变方；治脾肾寒湿、肝郁风动之便血用桂枝黄土汤，以黄土汤加桂枝振奋阳气，疏木以畅达气机，升发阳气，使扶阳之功易奏。对妇科疾病，黄氏将仲景温经汤用治经来过多或至期不来、带下、小腹寒冷、久不受孕等，扩大了原方的适应证。

（四）重视六气病因的致病作用

黄氏对五运六气研究颇深，从六气的"从化""偏见""本气衰旺""六气治法"等详细阐释脏腑的生理功能、病理变化及确立理法方药。他认为，风、热、暑、湿、燥、寒"六气乃五行之魂，五行即六气之魄，人为天地之中气，秉天气而生六腑，秉地气而生五脏"；"内外感伤，总此六气"（《六气解·六气从化》）。黄氏以六气统六经论述了人体的生理病理，强调六气与五脏六腑相应，对伤寒病的立论应以六气所化为基础，认为六气从化阴易盛而阳易衰，在治疗上仍以温阳为主。

黄氏在设六气治法时，重视中气脾胃的温升与温降，确定了通利中轴以恢复升降的治疗思想。如治疗厥阴风木的桂枝苓胶汤、太阴湿土的术甘苓泽汤、治疗太阳寒水的苓甘姜附汤都用茯苓健运脾土，祛除水湿。他喜用法半夏、黄连、黄芩降中有燥，清中亦有燥，却又防燥利过度，而兼顾阴血之柔润。他重视桂枝－白芍、黄连－白芍、柴胡－白芍的配伍应用，使上焦甲木相火下降，肾水之源在上，津润而通，上水下布，肾水得济，则风木自平。

（五）阐释五行观

黄氏在《四圣心源·天人解》中认为："……清浊之间，是谓中气。中气者，阴阳升降之枢轴，所谓土也。枢轴运动，清气左旋，升而化火；浊气右转，降而化水……方其半升，未成火也，名之曰木……方其半降，未成水也，名之曰金……水、火、金、木，是名四象。四象即阴阳之升降，阴阳即中气之浮沉。"该段提出中气如轴，水、火、金、木如轮，进而指出水升火降，水升由木而火降过金，揭示了水、火、金、木、土在整个升降沉浮运动中的协同作用。这种协同作用是在单独个体作用之上形成的整体"气化"过程，不同于"水下润而火上炎"的简单过程。"水"本身属性趋下，"火"本身属性炎上。在五行协同作用中，水则逆势上行，火则逆势下行。唯有此，水不至于寒冰，火不至于炎炙，才能各自发挥正常的"润泽"和"温煦"之功。同时这种"逆势"又离不开金之肃降、木之疏泄、土之运化升清的功能。《四圣心源》随后的篇章，从"四时"到人之五脏病证均以此规律演绎贯穿，发前人之所未发。

另外，黄氏《四圣心源》对五行的认识，是整体运动中的认识观。这种认识观认为，独一个体是无法显现的，只能在整体中认识。除非独一个体处于"病态"，才能表现出个体的特征，如"木曰曲直""金曰从革"等。这种五行认识观与传统的"五行"思考方式有很大不同。

四、价值影响与历史评价

本书是清代名医黄元御的扛鼎之作，有"诸书之会极"之誉，居黄氏医书中的首要地位，堪称一部理论与实践相结合的综合性医书。本书阐述的一气周流体系，从"天人合一"角度，将理论与临床完美结合，不仅诠释了对脏腑病理生理的认识，而且重视脾胃中气的升降合宜，可以执简驭繁，帮助后学更好地领悟中医学的真谛。

第二十三节 《温病条辨》

一、简介

（一）作者与成书年代

《温病条辨》成书于嘉庆三年（1798年），作者吴瑭（1758—1836年），字配珩，号鞠通，江苏淮阴人，清代著名医家，其学术思想对后世温病学理论的发展有很大影响。

（二）成书背景

吴瑭少时习儒，19岁时其父亲病重年余，最终病危不治。吴瑭悲痛欲绝，心中愧恨难言，觉得身为人子，却因不懂医学，而在父病之时无能为力。于是他在习儒之余，兼以自学医理。后来看到张仲景《伤寒论》中"竞逐荣势，企踵权豪，孜孜汲汲，惟名利是务，崇饰其末，忽弃其本……忘躯徇物，危若冰谷"，慨然决定，放弃举子业，专心攻读医书。后吴瑭有机会去京师参加检校《四库全书》，得到了接触大量医学著作的好机会。他广泛阅读，用心体会，逐渐有了较深刻的感悟，学识大有长进，并逐步开始为人治病，且常获奇效。吴氏36岁时，京师发生温疫的大流行，经其救治，活人无数。吴氏深深感到当时的医生治疗温病缺少正确的理论和治法，常常用治疗伤寒的方法治疗温病，从而造成不良后果。为此，他广泛采辑自《内经》以下历代名医有关外感热病的论述，去其驳杂不清不确之处，吸取精华，并附以个见解和经验，于1798年著成《温病条辨》，1813年刊行。由于这是一本非常切合临床实际、理法方药俱全的温病学专著，故问世后深受当时及后世医家的重视。

二、内容提要

《温病条辨》共六卷，卷首一卷。本书主体以三焦为主线，分上、中、下三篇，共265条，内有方剂208首，另有原病篇和杂论、解产难、解儿难等篇。上、中、下三篇均以病名为目，重点论述了风温、温热、暑温、伏暑、湿温、秋燥、冬温、温疟、痢疾、黄疸等病证，分述各病在上、中、下三焦的表现和诊治方法。《温病条辨》模仿《伤寒论》的写作体例，采用逐条叙证的方式，文字简明精要，又方便记诵。因其担心条文过于简单而令医理难明，致后世诸多医家妄自揣测，故每条之下又自加注释，对条文中未尽之意进行阐发，以弥补条文之不足。此种写作手法为本书的一大特色。

三、主要学术思想

（一）创立三焦辨治纲领以治温病

吴氏在继承前人理论和证治经验的基础上，通过自己的丰富临床实践，认识到温病的发生发展与三焦所属脏腑的病机变化有密切的关系，而且在温病过程中，这些脏腑的传变和治疗有一定的规律，而这些规律可以用三焦进行归纳，从而创立了温病的三焦辨证系统。温病的发展一般发自上焦，传至中焦，最后波及下焦，在这一基础上又提出了三焦的治疗原则，即"治上焦如羽，非轻不举；治中焦如衡，非平不安；治下焦如权，非重不沉"。这一辨证体系与叶天士创立的卫气营血辨证体系共同构建了温病学的辨治体系。卫气营血理论与三焦理论相辅相成，具有纵横交错之妙。前者突出了温病的发展阶段和病变的层次，后者则在其基础上更突出了其病变的具体病位。

（二）重视祛邪扶正，扩充攻补治法

"虚则补之，实则泻之"，祛邪扶正是中医调节人体阴阳平衡、治疾疗病的基本法则。在温病的治疗方面，吴氏对祛邪与扶正都给予重视，处方用药往往攻补兼施，一方面强调要祛除病邪，另一方面又处处强调顾护正气。尤其是在祛邪方面提出"随其所在，就近而逐之"及"逐其余邪"等观点，在扶正方面又强调要"护津液""预护其虚"，体现了邪正并重、邪正合治的思想。另外，吴氏对温病祛邪法中的解表、攻下、化湿、清营凉血等法的运用较前人都有重大发展。比如"五承气汤"的提出，实为继承前人基础上的创造发明，丰富了传统的攻下法。在温病滋阴法的运用方面，吴氏也有重大贡献。他在书中说："温病伤人身之阴，故喜辛凉、甘寒、甘咸以救其阴。"这句话暗含着三焦辨证用药的规律，即对上焦肺阴虚、中焦胃肠阴虚、下焦肝肾阴虚等不同病证各有相应的治法方药，如此有的放矢，灵活辨治，堪为良法。

（三）完善温病的病因病机，理法方药一以贯之

在温病的病因病机方面，吴氏综合前人的研究论述，尤其是在《黄帝内经》《难经》《伤寒杂病论》等著名典籍的基础上进行细致而客观的探索，提纲挈领对温病进行分类。他在上焦篇开篇即云"温病者，有风温，有温热，有温疫，有温毒，有暑温，有湿温，有秋燥，有冬温，有温疟"。此外，吴氏对温病过程中的各种具体病证也确立了病机、治法、方剂和药物，从而使温病的治疗在理法方药方面一以贯之。如对温病中出现的神昏、谵语，确立了相应的治法方药，强调用清心开窍之法。特别是书中创立的安宫牛黄

丸，在现代临床上不仅用于神昏的急救，而且广泛用于高热和出血性疾病。吴氏还对温病中常见的痉厥的成因、种类、证治要点等进行了较全面系统的论述，区分了实风与虚风的不同。

四、价值影响与历史评价

（一）详细论述伤寒、温病之异同

伤寒与温病自古争论极多。伤寒之原，原于水；温病之原，原于火。伤寒病之寒邪，为水之气；膀胱者，水之府，寒邪先伤足太阳膀胱经，是以水病水。温热病之温邪，为火之气；肺者，金之脏，温邪先伤手太阴肺经，是以火乘金。吴氏重视寒温之邪性质的研究，为温病学理论体系的建立打下了坚实的基础。伤寒由毛窍而入，自下而上，始于足太阳。足太阳膀胱属水，寒为水之气，同类相从，故病于此。寒邪首犯太阳之表，阴胜则伤阳，故其传变必先表后里，先阳后阴，由太阳而后阳明、少阳、太阴、少阴、厥阴，故治疗必以仲景六经次传为法。温病由口鼻而入，自上而下，鼻通于肺，始于手太阴。手太阴肺金也，温为火之气，风为火之母，火必克金，故病始于此。温邪由口鼻而犯肺卫，是火来克金，先上焦、后中焦、再下焦，治必从河间三焦定论。

（二）临床重视清热养阴大法以治温病

由于伤寒属水，因此治疗始终以扶阳气为主；温病属火，故治疗始终以护阴津为主。温为阳邪，最宜化燥，故应时刻顾其津液，因此有温病忌汗之说。太阴温病，不可发汗，发汗而汗不出者，必发斑疹；汗出过多者，必神昏谵语。对叶天士"温邪在肺，其合皮毛"用辛凉轻剂的治疗，吴氏结合自己的临床实践，总结出桑菊饮之辛凉轻剂、银翘散之辛凉平剂、白虎汤之辛凉重剂等三法，以解散肺卫之邪。对于清里热，他又总结出清营、清宫、清络三法，用清络饮治暑温余邪深留于络，即使是余邪也不宜用重剂。而邪气深留，不用深透浅出之品又不能胜其任，而选用辛凉芳香之品，既有轻清之性，又可透邪外出。至于热入于营，又立清营汤一方，使叶氏"透热转气"之法付之实施。方中选用咸寒苦甘诸品相伍，既清热凉血养阴，又透达邪热，使营中之热得以清除。用清营汤中，因其不烦渴，知邪热入而未深，故又有去黄连法，其深浅程度的掌握，真有"不容一发"之感。若邪陷心包，吴氏又总结出清宫汤解胸中秽浊邪热，取诸药辟秽解毒，清心凉营，配伍牛黄丸、紫雪丹、至宝丹之类化痰开窍，以治神昏谵语诸症。温热病宜时时顾护阴液，吴氏最有成熟经验，其创立的一甲复脉汤、二甲复脉汤、三甲复脉汤，针对阴亏之不同类型而设，分别有温、镇、济之不同，可谓匠心独具。

（三）将六经辨证、三焦辨证、卫气营血辨证融为一体

吴氏在前人的基础上进行继承发明，明析六经辨证、卫气营血辨证之特点，创立温病的三焦辨证体系，将叶天士的卫气营血辨证思想融于其中，并弥补了卫气营血辨证的不足。他以三焦为纲，卫气营血为目，指出上焦病有卫分、气分、营分、血分之不同，

中焦病亦有气分、营分与血分的不同。卫气营血辨证分辨表里，三焦辨证分辨上下，一横一纵，相互配合，相得益彰，使温病的辨证更加准确与具体，并创立了许多名方，被后世奉为经典。

第二十四节 《温热经纬》

一、简介

（一）作者与成书年代

《温热经纬》著于咸丰二年（1852年），作者是清代著名医家王孟英。王孟英（1808—1868年），名士雄，晚年改字梦隐（或作梦影），又号潜斋，别号半痴山人，浙江海宁人，居于杭州。

（二）书名释义

本书"以轩岐、仲景之文为经，叶薛诸家之辨为纬"，又主论温热病，故名《温热经纬》。

（三）成书背景

王氏三世以上皆精于医，他自幼耳濡目染，受家庭医风熏陶，深感医生职业之重要，所以立志习医，曾足不出户庭十载，尝尝废寝忘食，手不释卷，其所阅医书，可上溯至《黄帝内经》《难经》《伤寒论》《金匮要略》，下及众多诸家，尤其对叶天士之《临证指南医案》《温热论》及王清任之《医林改错》等钻研颇深。学成之后正式行医，其时已三十岁，不久即名噪一方。晚年由于战乱，居无定处，在江浙等地漂泊行医，最后定居于上海。长期颠沛流离的生活，使他一方面得以接触最底层的平民百姓，感其疾苦，另一方面也积累了丰富的临床经验。王氏生平著作甚丰，其中尤以《温热经纬》一书影响较大。该书是后人学习温病学的重要参考书，故王氏被列为清代温病四大家之一。

二、内容提要

《温热经纬》是一部文献汇编性质的著作，选取《黄帝内经》《伤寒论》《金匮要略》有关热病的论述，以及叶天士、陈平伯、薛生白、余师愚等清代诸家温病条文，分卷分条辑录，并采用后世诸家的见解，参以王氏按语逐条注释析义，乃19世纪60年代以前温病学说之集大成者。王氏根据其临证经验，补充发挥了温病学说。他在书中明确了温病按新感和伏邪分类，继承了叶天士的卫气营血辨证并进行发挥，提出伏气温病由血及气的传变；对前人"暑必夹湿"提出异议；对温病治疗进行了补充，提出可用常用食品代替药物养阴生津，创立了甘露消毒丹、清暑益气汤等温病名方。

三、主要学术思想

（一）辨暑、湿之邪，明暑病治法

"暑必夹湿"前人多有论述，认为暑热之邪必夹有湿邪，王氏对此不甚赞同，认为暑与湿可合而为病，但并非暑邪必然夹湿，这一认识可谓更客观中肯。王氏在疾病治疗方面也有许多重要发挥，如治疗热性病，多用西瓜翠衣、西洋参、荷叶、竹叶等药，并创制了清暑益气汤等名方。对于病热在气分的治疗，归纳其治疗大法为"无湿者白虎汤，夹湿者六一散"。

（二）辨新感、伏邪机理之异

王氏率先提出温病分新感温病和伏气温病两大类，《温热经纬》按新感、伏邪分类，书中既有"仲景伏气温病篇"，又有"仲景外感热病篇"，并把叶天士的《温热论》改名为《叶香岩外感温热篇》，意在突出该篇所论是新感温病。同时把节选叶氏《幼科要略》的内容命名为《叶香岩三时伏气外感篇》，表明所讨论的病种有伏气和新感温病的不同，对于伏气温病的临床特点及其治法，王氏也有许多精辟论述。他认为，伏气温病发自里，发展趋势犹如抽丝剥茧，层出不穷，故临床审证须精详。

（三）辨证严谨，处方活泼

王氏诊治温病主要遵循叶天士创制的卫气营血辨证，附以自己的见解加以发挥。如病邪在肺，王氏认为"治必轻清"。如邪已传入气分，虽应以清气为大法，但因病因的性质有温热、湿热之异，所以具体治法不同于邪热传入营血分者，主张治以王晋三犀角地黄汤。对于气血（营）两燔者，提出用白虎汤加生地黄、黄连、犀角、竹叶、莲子心等，以两清气营。王孟英还创制了一些治疗温病的名方，如甘露消毒丹、清暑益气汤等，处方辨证精细，用药轻灵活泼。这些治法和方剂十分切合临床，至今仍然指导着温病的诊断和治疗。

（四）论治温病，重视津液

王氏治学严谨，崇古而不薄今，学术思想上继承了叶天士、吴鞠通等，提出在温病的治疗过程中，必须时刻重视对阴液的顾护，其中包括防止阴液耗伤和滋养阴液两个方面。他善于利用常见的一些食品代替药物养阴生津，如用青果、萝卜汁（名青龙白虎汤）清养肺胃，用梨汁（名天生甘露饮）养胃阴等，不仅令患者易于接受，且滋阴而不腻膈，收效颇佳。

四、价值影响与历史评价

（一）综合梳理温病学术

温病学术发端于秦汉，奠基于金元，形成于明，繁荣于清，王氏则是其理论与方法的系统总结者。王氏的《温热经纬》是对温病学术的梳理归纳和总结。全书共五卷，卷一录《内经》有关温病原文及各家注释为"内经伏气温热篇"；卷二录张仲景有关温病原文及各家注释为"仲景伏气温热篇"等五篇；卷三、卷四录叶天士、陈平伯、薛生白、余师愚等人论述；卷五为方论，录甘草汤等 113 方，另在各项下以"雄按"为标目进行阐释论解。

至王氏时，温病学派早已名家辈出，且多有论著，但王氏"以轩岐仲景为经，叶薛诸家为纬"，体例仿《霍乱论》，其医理益加精粹，论述益加详备，其言则前人之言也，而其意则非前人所及也。

首先，对温病的传变提出了"顺传"与"逆传"。如《温热经纬》中有这样的论述："温邪上受，首先犯肺，逆传心包。""盖温邪始从上受，病在卫分，得从外解，则不传矣。"第四章中云："不从外解，必致里结，是由上焦气分以及中下二焦者为顺传。惟包络上居膻中，邪不外解，又不下行，易于袭入，是以内陷营分者为逆传也。然则温病之顺传，天士虽未点出，而细绎其议论，则以邪从气分下行为顺，邪入营分内陷为逆也。"

其次，王氏对某些偏颇观点进行了辨正。如关于"暑"，王氏认为"阳之动，始于温，盛于暑，盖在天为热，在地为火，其性为暑，是暑即热也，并非二气"，指出暑无阴阳之分。

（二）注重医学文献的整理

王氏的著述比较丰富，而且注重医学文献的整理，对多种医书或选录，或参订，或辑刊，主要有对单验方"选其药廉方简，而用之有奇效，无险陂者，集为四卷，题曰《四科简效方》"。该书分内、外、女、幼四科，列甲、乙、丙、丁四集，以病证为目，每目之下载单验方若干，叙其组成及制服方法；"录简易而有效验之方"成《潜斋简效方》一卷；选编宋代《圣济总录》中方剂成《圣济方选》两卷，中国中医科学院图书馆藏有抄本；从俞震《古今医案按》中"选其尤善者，参以一管之窥"，成《古今医案按选》；校订魏之琇《续名医类案》六十卷为三十六卷；录魏之琇《续名医类案》中按语 85 条及单方 100 余条，并加评按，成《柳州医话》；参订沈尧封《女科辑要》而成《女科辑要按》两卷；校订徐大椿《洄溪医案》，并加评按，成《洄溪医案按》；参订徐大椿《慎疾刍言》而成《医砭》；将史典《愿体医话》、魏之琇《柳州医话》及自己的《潜斋医话》合刊为《三家医话》；将其曾祖父王秉衡所撰的《重庆堂随笔》与斐一中的《言医》等刊为《潜斋医学丛书八种》。

第二十五节 《医学衷中参西录》

一、简介

（一）作者与成书年代

《医学衷中参西录》又名《衷中参西录》，为清末民初名医张锡纯所著。张锡纯

（1860—1933 年），字寿甫，河北省盐山县人，祖籍山东诸城。张氏治学严谨，重视实践，主张沟通中西，取长补短，是近代中西医汇通派的代表之一。其结合多年临证经验与汇通中西体会，于 1918 ～ 1931 年著成《医学衷中参西录》。

（二）成书背景

19 世纪初西医大规模传入中国，传统的中医理论受到了猛烈冲击。张锡纯认为，中医学者不但要吸取西医之长，还要对古人的理论扩充变化，尤其不能囿于《黄帝内经》，只有创新，才能更好地发展。张锡纯力主中西贯通，取长补短，以中为本，以西为用。张锡纯对临证所创得心应手、疗效卓著之方详加记述，并阐明方义，附有治验之案，日积月累，久而成篇，名《医学衷中参西录》。原书自 1918 ～ 1931 年分六期陆续刊行，一经出版，便得到广泛赞誉，被称为医界"第一可法之书"。各期出版后曾多次印行，每次再版时，张氏均于"原书增补若干，又间有删改之处"。1933 年，张锡纯病逝，其子应社会各界之邀，将其遗著《伤寒论讲义》作为第七期刊行。1957 年，张氏传人又将遗稿献出，以成《医学衷中参西录》第八期。

（三）版本流传

1909 年由天津新华印书局首版，另有天地新学社等刊本，1949 年后多次出版排印本。

二、内容提要

《医学衷中参西录》分为《处方学》八卷、《医论》八卷、《医话拾零》《三三医书评》《药物讲义》四卷、《伤寒讲义》四卷、《医案（附诗草）》四卷，系作者多年临证经验和治学心得之总结，是 20 世纪初我国重要的临床综合性名著。张氏致力沟通中西医学，主张以中医为主体，取西医之长，补中医之短。他认为："欲求医学登峰造极，诚非沟通中西医不可。"他主张师古而不泥古，参西而不背中。他重视基础理论，对藏象学说和解剖生理的互证尤为重视。书中指出：脑为元神，心为识神，心力衰竭与肾不纳气相通；脑充血与薄厥相近，等等。在临证方面，他讲究细致观察和记述病情，建立完整的病历。其于诸病治法，注重实际，勇于探索，并独创了许多新的治疗方剂，体验了若干中药的性能。对诸如黄肉救脱，参芪利尿，白矾化痰热，三七消疮肿，生硫黄内服治虚寒下痢，蜈蚣、蝎子定风消毒等均能发扬古说，扩大药用主治。如对调治脾胃，主张脾阳与胃阴并重，升肝脾与降胆胃兼施，补养与开破相结合。书中结合中西医学理论和医疗实践阐发医理，颇多独到的见解。书中载述张氏所制定的若干有效方剂；在方药应用方面，创用中西药相结合的方剂，并对石膏、生山药、代赭石等药的临床施治，在古人基础上有重要的补订、发挥。

三、主要学术思想

（一）中西互参而融会贯通

张锡纯力主中西贯通，取长补短，以中为本，以西为用。"师古而不泥古，参西而不背中"，这是张氏的治学宗旨。他提出"合中西融贯为一"的设想，并以"中医包括西医之理"学说为理论依据，力图沟通中西医。他的中西医结合理论阐述，均为处方用药提供了理论依据。在临床处方用药过程中，他深深体会到中药、西药各有所长，配伍应用不宜互相抵牾，而应相济为用，以增强疗效为目的。在理论上，他将中西医学加以结合，互相渗透，中西药并用，取长补短，使其更好地发挥临床疗效。在用药上，他采用中药、西药并用的方法，以提高疗效。他首创的石膏与阿司匹林同用就是具有代表性的方剂之一，用于治疗实热性关节肿痛多有奇效。这些在衷中参西思想指导下进行的医学实践，具有一定的科学性和实用性，对后世中西医结合有很大的启迪。如现代临床常用的维 C 银翘片、感冒胶囊等，打破了中西医界限，融两者之长为一体，大大提高了临床治疗效果。这种中西医汇通的思想，在当时是有远见卓识的，这种勇于实践、大胆创新的精神是难能可贵的。

（二）据《本经》药性而活用本草

张氏认为，《神农本草经》对 365 种药物"皆详载其气味与主治"，而"明其气味，主治之理即寓其中矣"。因而本书讲述药物的功能主治，皆祖述《本经》，从气味入手，参以主治病证。为阐明其理，并引经典之用而征之，且于其后附有验案以佐证，如论桂枝，根据其"辛甘微温"之气味，提出其功能"力善宣通，能升大气，降逆气，散邪气"，而以仲景"苓桂术甘汤用之治短气，是取其能升也；桂枝加桂汤用之治奔豚，是取其能降也；麻黄、桂枝、大小青龙诸汤用之治外感，是取其能散也"证之。同时认为，桂枝"其花开于中秋，是桂之性原得金气而旺，且又味辛属金，故又善抑肝木之盛使不横恣，而桂之枝形如鹿角，直上无曲，故又善理肝木之郁使之条达也"；"为其味甘，故又善和脾，能使脾气之陷者上升，气之逆者下降，脾胃调和，留饮自除，积食自化。其宣通之力，又能导引三焦下通，以利小便"。如此诠释桂枝，不仅有利于对《本经》的理解，而其发明创新又有利于临床应用。

对《本经》所论药物功能，后世本草不载者，张氏亦详加记述。比如，山茱萸补益肝肾、敛汗固脱为世人所知，但《本经》谓其主心腹疼痛，逐寒湿痹，后世本草很少提及。张氏认为，山茱萸味酸性温，得木气最厚，收敛之中兼具条畅之性，故可"通利九窍，流通血脉"，所以可治心腹疼痛及寒湿痹证，并附有以山茱萸为主治愈大怒后腿痛，不能转侧，陡然腿疼，不能行动；素患心疼，发作时昼夜呼号诸案以证之。为了考校药物的性能及毒副作用，张氏还对很多药物亲尝品验，如自服花椒一二钱，即感肺不收而胸闷，后饮凉水数碗方解，因感花椒辛热开散之性甚烈等。

张氏在深研《本经》的基础上，经过多年观察和亲自品验，对 70 余种药物的功用主治进行了详细探讨与补充，丰富了中药学的内容，特别是所附大量验案，为理解、应用这些药物提供了宝贵借鉴。

（三）宗医圣法度而创制新方

张氏治病，初多遵古方，后医随年进，经验日丰，多依圣方意自创新方。虽有用古方者，亦多加减化裁，"辄能得心应手，挽回沉疴"。本书所载自创新方 160 余首，皆是"屡试屡验"、后人用之亦"屡试不爽"者。如升陷汤治疗大气下陷诸症，常能立挽沉疴。今日以治气陷欲脱者，亦效如桴鼓。活络效灵丹治疗气血瘀滞之癥瘕、腿疼背疼多有良效，现代用治冠心病之冠心 1 号、冠心 2 号、复方丹参片（滴丸）及宫外孕之宫外孕 1 号、宫外孕 2 号，皆宗此方而出。用以治疗滑胎之寿胎丸，药少攻专，现代研究证实，以本方化裁治疗习惯性流产，确有保胎安胎之效。

（四）治病求本而配伍精当

张氏治病，注重治本，扶助正气，尤其重视滋阴、补气及收敛正气。从他的医案可以看出，治内伤杂病常用山药、地黄、枸杞子等药滋阴补脾肾；治大气下陷、劳嗽、崩漏、闭经、疮毒常用黄芪补气；治吐衄、便血、脱证常用山茱萸、龙骨、牡蛎收敛正气。治外感病注意扶正，如治太阳病常在麻黄汤中加黄芪扶正发汗，治外感实证也注意扶正，如治阳明病小承气汤证常不用小承气汤而用白虎加人参汤，以人参扶正，以免伤正气。张氏认为猛悍药，若不得已用之，亦宜补气血。他治实证，即使第一、二方不用扶正药，第四方也常用扶正药善其后。他认为"青皮、枳壳、香附等药物易伤正气"，故拟方多不用，唯恐耗气伤正。

四、价值影响与历史评价

张锡纯治学，勤求古训，博采众家，师古不泥，勇于探索，志在创新。他主张以中医为本，西医为用，取彼之长，补己之短，弘扬国医思想，即衷中参西。他更是身体力行，从理论到临床，从诊断到治疗，对中西医互通进行了大胆探索，对当时及以后医家都有很大的启发。《医学衷中参西录》不仅是 20 世纪中医临床医学的创新名著，也是中西医汇通的代表性著作，对后世中西医结合医学的发展有重要的影响。

第六章　医案医话▷▷▷▷

第一节　《医说》

一、简介

（一）作者与成书年代

《医说》成书于 1189 年的南宋初期，由南宋医家张杲所著。张杲，字季明，生卒年无所考，大约生活在 1149～1228 年间。张杲系新安人（今安徽歙县），出身于医学世家。家中三代从医，其伯祖张扩师承当时的名医庞安时，后又从四川名医王朴。后张扩将其医术亲授于其弟张挥，即张杲的祖父。张挥再将医术传授其子张彦仁。张杲从其父亲张彦仁习得医术，成为张家第三代名医。

张杲所处的南宋时期，社会阶层结构变化重大，社会上出现了一个新的群体——儒医。自古以来，医学先贤毕生所习之医术只能师徒相传，秘方绝不可外泄，因此，一部分医士学习士大夫的做法，收集著述，并整理编撰，编订成书，将大批药方、治法等披露于公，并推而广之，服务公众。大夫与医士之间由阶层分明过渡到相互交错、身份认同。他们在朝廷内合作，在朝廷外交友路数，收集和整理处方、医书，学习、编辑、出版医学书籍，对当时的医学发展产生了积极影响。张杲少承家业，具有高于常人的文化水平和医学理论素养，他一方面致力于临床诊治，另一方面发挥其儒医特长，收集南宋以前的医学典籍、文史著作等，并加以整理编撰成书。《医说》的编写修订过程绵延 36年，是张杲心血的结晶。

（二）书名释义

《文章辨体序说》解释："说者，释也，解释义理而以己意述之也。""说"是古代通过记叙、说明或议论等方式用以阐明事例的文体，常采用以小见大、寓言故事等说明事理。"医说"是阐明医学事例的文体。全书共十卷，分 49 门。内容包罗万象，涉及自古到唐代王冰等 160 名医家、医书、医史、针灸、神医、神方、本草、诊法、内外妇儿、跌仆损伤诸病、杂病奇疾、饮食宜忌、养生调摄、医德等，集医学杂录、医学笔记、医史传记、医学典故传说于一体，具有临床诊治参考和文献研究价值。

（三）版本流传

《医说》分为国内版本和国外版本两类。国内版本分宋本、明本、清本以及民国以来诸版本。宋本一种，为刊本，存世共三本，分别收藏于北京大学图书馆、南京图书馆和日本宫内厅书陵部。明本共 15 种，有增补本和原本传承本两种，前者包括张子立刊本、傅凤翱刊本、沈藩刊本等，后者有顾定芳刊本、《四库全书》、吴勉学刊本等。国外版本有朝鲜活字本和日本刊本两种。

二、内容提要

（一）医家医史

《医说》开篇总述历代医家，上至三皇，下至唐代的王冰。以传统的手法开篇，列出一条谱系，以历史发展为线索，勾勒出一个个医家的豪杰谱系，以树立医学正统。其中大部分条目出自《史记》到《隋书》的正史，小部分来自野史和怪志，耐人寻味。

（二）诸病诊治

《医说》是张杲临床思想和经验的集中反映，以病例和分科进行编排分类，还包括文学作品和道听途说得来的有趣医案。病例中不仅再现了各医案的诊治情景、当时医生的治法方药和刺法灸法等，还有诊治疾病的理论依据、病因分析。在治疗方面，如针灸部分，并没有过多的篇幅论述救治，而更多地在谈论革新或出奇制胜的方式。与当时大部分医书相比，风格有别，角度新奇。

（三）养生调摄

《医说》在养生中注重诸气，与世人所指的阳气、阴气有所不同，张杲注重的是神气、心中气、六气、精气、人气等。他认为，保养诸气能增益阴阳之气，达到养生的目的。张杲《医说》中的养生观可分为以下五点。

1. 保元气　书中很多地方都提到调和脏腑以生气血，气血生则元气足。故他重视调和脏腑，而调和脏腑又以健脾益胃为主，因脾胃为后天之本，气血生化之源。《医说》中提出的饮食节制、忌过食肥甘厚腻、食宜细嚼等均体现出他注重调和脏腑以生气血、保元气的思想。

2. 保肾精　张杲在书中多次谈到藏精的重要性，强调男女均不应房劳过度，否则易耗伤肾精。

3. 调情志　张杲提倡情绪和谐，不为七情所苦。少忧虑，不以忧虑伤脾。少郁怒，不以郁怒伤肝。这与我们现在所说的保持乐观的心态是一致的。

4. 多运动　在书中张杲提出："养性之道，欲小劳，但莫大疲及强所不能堪尔。"意思是养生应做适量的运动，量力而行，不宜过劳。书中还介绍一些导引方法，如"夜卧常叩齿九通，咽唾九过，以手按鼻左右数十过"等。

5. 慎起居 张杲强调作息应规律，并提出了许多起居建议，如"夜卧常习闭口，口开则邪从外入""坐卧处不可久欲风""汗衣湿衣，皆不可久着"等。这些对我们预防疾病、延年益寿都具有指导意义。

（四）本草药物

《医说》除对病例进行整理分析外，还对中药进行归类。其中，有一篇专门针对异名同药的记载。张杲通过不同的史料，甚至传说典故，对部分异名的药物进行考证。如"南威，橄榄也"；"卢橘，枇杷也"等。这对后世的文献撰写和临床应用颇具参考价值。

（五）医德医风

《医说》不仅是南宋以前的医学文献宝库，还是一部医学教育著作。张杲尊崇历代名医的医德圣业，崇尚儒医，以医术为根，以医德为本，严守医德风范。书中记载了多个赞颂医风医德的事例，包括习医的故事、伦理道德等，见证"儒不读诸史，何以知人才贤否，得失兴亡；医不读本草，何以知明德性味，养生延年"。

三、主要学术思想

（一）重视养生

《医说》中的养生思想收集了各家学说的优点，故在调畅情志、居处饮食、修身养性、导引等方面有着很大程度的相似性。

1. 注重诸气 张杲提出养生应注重诸气，以得养生之功。养神气，能使人精神饱满。《医说》谈道："人以气为道，道以气为生，生道两存，故能长生久视。"此气不独为形体之用，亦对精神大有裨益，乃诸气之主。

精气，生命的来源。《管子·内业》认为精气是最精微的气，言"精也者，气之精者也"。张杲则认为养精气，对养生有效。故《医说》言中夜危坐，服药练息，则能藏精气于内，善蓄者不竭，乃有生生之道。

人气，指人的气力。《医说》提出立不疲、坐不久、行不疾、暮闭口、劳不过等做法，可以存人气、延寿命。

2. 量力而为 《医说》独树一帜地提出"心智不可过用"的养生观。张杲认为，过用心智终会误了性命。在运动方面，《医说》以华佗的五禽戏重视动为例，同时告诫吴普"不当使极耳"，倡导量力而为的运动，以达养生之目的。

3. 重视道德 张杲认为道德在养生中起着重要作用，有道德的人多为长寿之人。张杲还提出养生之人要注重道德，医者更要重视医德，提倡医者以救人为本，勿做失德之事。

4. 饮食养生 张杲倡导用粥来养水谷之气。他赞同《内经》中"有胃气则生，无胃气则死"的观念，重视健脾胃来养生。他认为粥有调畅气机、益胃生津的功效，言"嗜好食粥者，五脏内实，过天命而不逝"。

5. 注重小儿护养　张杲认为养生应从小儿开始，这是一种超前的养生思维。他认为，小儿在元气未受损的时候就开始护养，能助其增盈精气，更能够延年益寿。年老的时候才开始养生，只能减缓体内精微的消耗。

（二）防治疾病

1. 心疾宜抑情顺理　张杲在《医说》中谈到，思虑、忧愁过度，情志不畅是导致心疾的根本原因，故提出"与其畏病而求医，孰若明理以自求"。他认为，道理明白后方可通情，方能抑伤心之情解心结。因此，防止疾病，调理情志必不可少。

2. 小中不须深治　张杲重视"养气"，认为小病不必立即用药，恐伤胃气。比如中风轻微的病人，他认为服用温性、平和的药物即可，待正气恢复以逐邪外出；不可用峻猛的药物，以防破坏人体的阴阳平衡。

四、价值影响与历史评价

宋代盛行"五运六气"理论，这与当时的伤寒病密切相关。但张杲的《医说》与当时的做法截然不同，他侧重探讨疾病的内在问题，主张诊病从整体上认清病因，对临床诊治具有一定的实用价值。

《医说》引用了宋及宋以前的医药典籍、文史达130余种，汇集了历代名医、本草、针灸等49门，对后世医家的影响颇大，如明·李时珍的《本草纲目》《普济方》等都有所摘引。《医说》引用的文献资料还包括一些已散佚的古籍。因此，这是一个很有价值的校本。

《医说》有日本刊本和朝鲜活字本，可见其影响深远。

第二节　《格致余论》

一、简介

（一）作者与成书年代

《格致余论》成书于元代至元七年（1347年），为元代著名医家朱震亨所著。朱震亨（1281—1358年），字彦修，婺州义乌人（今浙江金华义乌），因其故里有一条叫作丹溪的小溪，故名丹溪，后人尊称其为"丹溪翁"。朱丹溪极力倡导"阳常有余，阴常不足"之说，并创立阴虚相火的病机学说，被后世称为"滋阴派"的创始人，与刘完素、张从正、李东垣并列，为"金元四大家"之一。朱丹溪天资聪颖，刻苦学习。他先行儒学，后改医道，30岁时因母亲患"脾疼"无人能医而研读《素问》，3年后，治好了母亲的病。36岁时向朱熹的四传弟子许谦学习程朱理学，并悟得其真谛，将理学整合到医学中，形成了医学新风气。

朱丹溪生活在元朝初期，虽然不是太平盛世，但他生活的地方婺州义乌，商品经济繁荣，统治阶级穷奢极欲，生活极度荒淫糜烂，贪嗜膏粱，纵欲嗜酒，醉生梦死，或情志不畅，七情过极，引火耗精，甚至火炽精竭。同时，义乌为江南水乡，气候湿热，人们体质柔弱，易受湿热之邪的侵扰。加之当时《和剂局方》盛行，时人不分寒热阴阳，滥用温补、辛香燥热之剂，以致耗伤阴精。在这样的时代背景下，朱丹溪整合理学，融会百家，结合实际，反思总结，深深感到沿用古方来治今病的不足，最终发展出滋阴派这一独特的丹溪医学理论体系。

（二）书名释义

《格致余论》为儒家思想中"格物致知"的延伸。"格物致知"一词出自《礼记·大学》中"致知在格物，物格而后知至"。程朱理学将其解释为"言欲致吾之知，在即物而穷其理也"。朱丹溪通儒精医，他的医学思想整合了儒和医两个方面，正如他在自序所言："古人以医为吾儒格物致知一事，故目其篇曰《格致余论》。"

（三）版本流传

现存版本主要为元刊本、明正德间刊本、《古今医统正脉全书》本、日宽文五年（1665年）村上勘兵卫新刊本和《四库全书本》。目前国内可见版本有元刊本、明正德间刊本、《古今医统正脉全书》本、东垣十书本、1954～1956年人民卫生出版社影印本等，共16种。

二、内容提要

《格致余论》是朱丹溪的医学论文集，集中反映了朱丹溪的学术思想。全书共一卷，41篇，除论述其主要学术观点"阳常有余而阴常不足"和"相火论"之外，还包括内外妇儿、养生调摄、性保健、老年医学等。全书主要围绕人身相火易动、阴精易亏、百病由生的论点进行论述，抑相火、护阴精是治病防病的关键。《格致余论》对于脾胃的生理功能也有独特见解，强调脾胃的升降功能对调畅脏腑气机的作用。

（一）阳有余阴不足与相火致病

《格致余论·阳有余阴不足》说："人身之阴气，其消长视月之盈缺，故人之生也，男子十六岁而精通，女子十四岁而经行，是有形之后，犹有待于乳哺水谷以养，阴气始成而可与阳气为配，以能成人，而为人之父母，古人必近三十、二十而后嫁娶，可见阴气之难于成而古人之善于摄也。"《格致余论·养老论》曰："人身之阴难成易亏，六七十后，阴不足以配阳，孤阳几欲飞越，因天生胃气尚尔留连，又借水谷之阴，故羁縻而定耳。"短短两句话，道出了人身之阴精形成之难得，而亏损之容易。

书中有围绕年龄增长、阴精消长的篇章。孩童时期，稚阳未充而稚阴未长，具体表现为心、肝二脏常有余，而肺、脾、肾三脏常不足；青年时期，阴平阳秘，为一生之中精力最为充沛、体魄最为强壮的鼎盛时期；中年之后，阴气自半乃至先亏耗矣，加之有物欲、情欲等多度纵欲，相火妄动，可加剧阴精的损耗，故此阶段主要表现为阳有余而阴不足；老年时期，则阳废在前，阴竭在后，表现为阴阳俱亏。阴阳的消长转化贯穿在生命的全过程。书中提出应根据不同的年龄阶段，阴阳消长情况不一，治法治则需随之改变。

书中对脏腑生理功能的研究颇为全面，将脏腑的生理功能与阴阳消长相对应。其中，心、肝二脏阳常有余而阴常不足。心为君主之官，神明出焉，忧思过度，暗耗心阴，七情五志过极化火而易伤及心阴。肝为刚脏，体阴而用阳。情志不遂，郁怒化火而灼伤肝阴。脾脏为后天之本，喜燥而恶湿，饮食不节、过劳、过忧思则折耗中阳，故阴有余而阳不足。肺、肾二脏则阳不足且阴易伤，肾为先天之本，元阴元阳之府，肾多虚证。肺为娇脏，易受邪扰，肝火易亢则木火刑金，肺之阴阳俱损。

朱丹溪认为，相火一可理解为生发之气，即"少火"，是人生命活动的动力；二可理解为亢烈之火，即"壮火"，由五志过极化火而来。君火居于心而相火居于肝、肾，若心神不被人欲所迷惑，则相火不会妄动，方能禀命守位，阴精得以顾护。反之，当心神被人欲所吸引，则君火引动相火，导致相火亢盛，灼伤阴精，则百病由生。顾护阴精、抑制相火是朱丹溪治病防病的关键，他善用滋阴降火之法治疗阴虚阳亢之病。其中四物加知母黄柏汤为典型代表。

（二）节欲饮食

朱丹溪受宋明理学"存天理，灭人欲"的影响深远，在《格致余论》的开篇即谈到饮食、男女乃人生两大欲望，属于"天理"，然贪嗜膏粱和放纵性欲则属"人欲"，应当节制。

节饮食是朱丹溪推崇的养生理念，散见于《慈幼论》《色欲箴》《养老篇》《茹淡论》等篇中。他还针对不同生命阶段，提出不同的饮食方法。

在节色欲方面，朱丹溪不仅前承先辈的节欲思想，还提出自己的独到见解。他指出，男女结合是自然规律，并提倡晚婚晚育，提出具体的"谨四虚"来节制房事。

在七情五志方面，朱丹溪提倡收心以养心，以防情志不遂暗耗阴精或五志过极，灼伤阴液。

（三）顾护脾胃

朱丹溪认为，血为阴，脾胃为气血生化之源，滋阴本于顾护脾胃。在《格致余论·慈幼论》中，朱丹溪认为小儿稚阴稚阳，阴气尚未产生，脾胃生化功能不足，故应注意饮食，避免食入难消化之物。在《养老论》中，他认为，老年人阴精亏损，提倡补益重在补脾。在《大病不守禁忌论》中，他提出大病不能强食，否则脾胃更伤，会加重病情。在用药方面，他常用人参、白术温补脾气，用粳米以补阴。在《茹淡论》中，他提到粳米由自然之气所生，适合养阴，配合天地间冲和之物味甘的山药、味咸的粟米与大麦、味辛的葱等共同滋养阴液。

三、主要学术思想

（一）阳有余而阴不足

《格致余论》最大的一个特点就是朱丹溪论述的"阳有余而阴不足"，其为后世温病学说的发展奠定了基础。朱丹溪在书中云："人身之阴气，其消长视月之盈缺，故人之生也……可见阴气之难于成而古人之善于摄养也。"自然界中，朱丹溪以天地、日月比喻，认为日实月缺、天大于地，故阳常有余而阴常不足。

（二）相火致病论

《格致余论·相火论》言："火内阴而外阳，主乎动者也，故凡动皆属火。以名而言，形气相生，配于五行，故谓之君；以位而言，生于虚无，守位禀命，因其动而可见，故谓之相。天生万物，故恒于动；人有此生，亦恒于动。其所以恒于动，皆相火为也。"又云："相火易起，五性厥阳之火相扇，则妄动矣。"朱丹溪指出，正常的相火是生命的动力，正常守位时不显现，但妄动的时候便可显现出来，而相火妄动往往容易损伤人体的阴液，故"相火妄动"这个致病因素是他学术思想的核心之一。

（三）健脾以保阴精

朱丹溪认为，阳有余而阴不足，血属阴，脾胃为生血之源，故重视调理脾胃以生阴精。他在《格致余论·大病不守禁忌论》中谈道："夫胃气者，清纯冲和之气，人之所赖以为生者也。"在《格致余论·脾约丸论》中又谈道："理宜滋养阴血，使孤阳之火不炽，而金行清化，木邪有制，脾土清健而运行，精液乃能入胃，则肠润而通矣。"这足以反映朱丹溪健脾以保阴精的思想。

（四）调理情志以治病

《格致余论·胎妇转胞病论》云："转胞病，胎妇之禀受弱者，忧闷多者，性躁急者，食味浓者，大率有之。"说明妇人平素忧愁思虑、性情急躁、过食肥甘厚腻，容易得转胞病。《格致余论·乳硬论》云："若夫不得于夫，不得于舅姑，忧怒郁闷，昕夕积累，脾气消阻，肝气横逆，遂成隐核，如大棋子，不痛不痒，数十年后，方为疮陷，名曰奶岩。"奶岩即乳腺肿瘤，朱丹溪认为妇人忧郁思怒过多，导致肝气郁结最终易结成乳腺肿瘤。在治疗方面，他提出"若于始生之际，便能消释病根，使心清神安，然后施之以治法，亦有可安之理"。他主张治病以调畅情志为主，这一思想对当代临床亦有很好的指导作用。

（五）气血痰瘀致病论

《格致余论》中多处可见朱丹溪的气血痰瘀致病理论，如《格致余论·涩脉论》云："人之所借以为生者，血与气也。或因忧郁，或因浓味，或因无汗，或因补剂，气腾血沸，清化为浊，老痰宿饮，胶固杂糅，脉道阻涩，不能自行，亦见涩状。"《格致余论·虚病痰病有似邪祟论》云："血气者，身之神也，神既衰乏，邪因而入，理或有之。若夫气血两亏，痰客中焦，妨碍升降，不得运用，以致十二官各失其职，视听言动，皆有虚妄。以邪治之，其人必死。"朱氏把气血虚弱与痰联系起来，认为气血虚则生痰，痰阻气机则脏腑失职而致病。气血虚弱责之于中焦脾胃，脾胃虚弱无法输布水谷精微，酿而生痰。因虚生痰，痰阻致虚，故朱氏以气血痰瘀为纲论治杂病。

四、价值影响与历史评价

（一）养阴学说的建立

根据"阳有余而阴不足"理论，朱丹溪创立养阴学说，纠正了很多医道的错误，让医者认识到阴虚可能是因阳亢伤阴或阳虚不能化生阴液而导致的。朱氏善用黄柏、生地黄等滋阴降火药，以及黄芪、附子等温补药，为后世医家治疗阴虚病证提供了重要的指导作用。其所创制的大补阴丸沿用至今。

（二）指导内伤杂病辨证论治

朱氏在《格致余论》中辨证内伤杂病最突出的思想是气血痰瘀。其主要病位在脾胃，故他重视脾胃。全书共有 17 例病证明确提出与脾胃有关，治疗的过程中，朱氏不仅仅用健脾益胃之品，还配伍了化痰清肺、利水渗湿的药物。这一诊治思路对当代临床实践有着重要的指导意义。

（三）重视食疗

朱氏在书中总结了自己食疗治病经验。他认为食物就像药物一样，除有酸、苦、甘、辛、咸五味外，也有温、凉、寒、热四气。若食物的五味四气与个人不适应，便会产生危害。根据这一理论，他提出治病应药食相结合，共同治病。他创立了葱、姜等食材放入方中的妙用。这一思想为后世药食同源提供了指导。

第三节　《名医类案》

一、简介

（一）作者与成书年代

《名医类案》由明代嘉靖间的江瓘所编撰。江瓘历时二十载，于嘉靖二十八年（1549 年）完成初稿，未及刊刻而殁。后经长子江应元及次子江应宿校正和补述，于明万历十九年（1591 年）初刊。

江瓘（约 1503—1565 年），字民莹，号篁南子，安徽歙县人。江瓘士人出身，志向经国济民，后因科场连连失利，仕途无缘，加之身患呕血恶疾，难以医治，遂转而走上由儒而医之路。江瓘自学医术，刻苦钻研，细心体会，认真实践，终贯通医理，不仅治愈了自己的恶疾，还能为他人诊治。江瓘不仅精通医术，而且为人正直，深切民间疾苦，曾因饥荒为民撰书请愿，他的身上集中体现了儒医的形象。

（二）书名释义

江瓘受《褚氏遗书》"博涉知病，多诊识脉，屡用达药"的启发，引发"山居僻处，博历何由"的思考，本着"宣明往范，昭示来学"的宗旨，广泛收集古今著名医家贤士医治的临床经验、妙法精治等，并将其分门别类。江瓘在自序中说："为书曰《名医类案》，是亦褚氏博历之意也。"编撰《名医类案》正应"博历"之意。

（三）版本流传

《名医类案》的版本主要有明初刊本、复刻本，清校订本、复刻本、《四库全书》本、抄本、丛书本和魏之琇《续名医类案》的合刻本等。

《名医类案》初稿的刊行离不开其长子和次子的校正及述补。其中次子付出最大。据闻，《名医类案》初稿刊行前，稿子已"散失强半"了，经江应宿的"述"——传述及整理其父江瓘的稿子和"补"——增补内容，《名医类案》已较原稿有了较大不同。

清·乾隆三十五年（1770年），鲍以文和魏之琇二人完成了对《名医类案》的全面校订，并在前新增了两篇序文。其中魏氏在校订《名医类案》时有感，并仿其医例，编撰《续名医类案》一书。魏氏在校订该书中补释病证、病名，分析病机、治法证治，解说脉象，对归类、医案甚至医家等纠错补正起到了重要作用。乾隆三十七年，《名医类案》被收入《四库全书》，同治十年（1871年），与魏氏《续名医类案》合刻刊行。民国期间，《名医类案》被收录入1937年出版的陆士谔《基本医学丛书》。中华人民共和国成立后，1957年，新安鲍氏知不足斋本被人民卫生出版社缩影发行，为现通行本。

二、内容提要

《名医类案》全书共十二卷，根据病证分为205门，收集明以前著名医家的临床验案2400余则。其所收集的医案时间跨度大，述补精详，内容丰富，主要以内科病证为主，兼及外科、妇科、儿科、五官各科，是对明以前医案的全面整理。所载医案，大多有患者姓名、年龄、体征、病证、诊治等要点，部分重要医案附有按语提示要点。每案所述的发病机理清晰，诊断明确，辨证妥贴。除载历代医案，还载有江瓘本人的医案55则、医论6条。

《名医类案》每卷均设若干标目，每标目下又载若干医案。卷一至卷六和卷八主要记载内科杂病医案，卷七主要记载鼻、喉、耳、目、舌等五官科医案，卷九主要记载淋闭、疬风、黄疸等医案，卷十主要记载痈、疽、疮等外科医案，卷十一、卷十二主要记载经、带、胎、产、脐风、疳积等妇科、儿科医案。

三、主要学术思想

(一) 精选明代以前的精华医案

《名医类案》首次将明代以前的两千余年医案进行归纳总结。明代以前是中医学发展的重要阶段，《名医类案》为研究明代以前的医案提供了实用平台。如《名医类案·中风》总结了明代以前是如何治疗中风的，给医家以启示，指导医家重视中风先兆，并多种治法配合，以达到最佳的疗效。除中风病外，内、外、妇、儿、五官科等都有涉及，从中可获得很多明代以前医家宝贵的成功经验。

(二) 注重调畅情志

《名医类案》总结出七情发病多以怒、思、忧三种情志为主。对心理异常疾病，其特点是把问诊放在首位，在预防和治疗上注重调畅情志。

(三) 善于整理，善用温补

《名医类案》体现出江瓘善用演绎、归纳总结等方法整理医案。在诊治疾病的过程中，江瓘将他善用温补、论病重虚的特点完美展现，如治疗痰证用附子理中汤、治疗带下亡阳用附子配薄荷防风、治疗头痛用附子配当归、治疗衄血用附子配人参、治疗尿涩用附子配苍术等。如此独特的用药方法，展现出江瓘力求创新的学术思想。

三、价值影响与历史评价

(一) 开创医案整理之先河

明代以前的医案资料散乱，江瓘父子将跨时两千多年的历代医案反复筛选，进行整理，从中筛选出经典医案，并分类排序，整理成册。有的医案后附小结、按语，不仅提炼了医案的精髓部分，也推动了临床学术经验的传承。

(二) 影响深远，传播海外

《名医类案》凭借丰富的医案、精炼的按语、符合临床实际等突出优点被后世医家所重视。虽然刊行期间流传不断减少，前后反反复复翻刻数十次，但依然无法阻止其传播。《名医类案》是明以前名医临床经验之集大成者，是中国历史上第一部中医全科医案专著，对后世影响深远。随着中日医学界的交流频繁，《名医类案》流传到日本，被日本刊刻或传抄。

(三) 归纳总结明以前的传统疗法

该书除了载入 400 多种药物及 400 余首方剂外，还总结了外治法、内外合治法、精神疗法、涌吐法等传统疗法，并记载了熏蒸、敷贴、热熨、搐鼻等特殊治疗技术，对于现今临床用药选材、治疗内科急症等仍具有参考意义。

四、研读方法

（一）勤于思考

《名医类案》年代久远，文辞精简，学习过程中不仅要求具有中医基础理论基础，还要有扎实的古汉语功底、中国医学历史等基础知识，这样才能理解医案中的辨证论治方法和思路，才能融会贯通，学以致用。

（二）探索规律

认真探求古代名医的辨证治病思路及用方用药规律，从病因、病机、诊治、用方等多个方面挖掘其中的奥妙。

（三）重视其所载的失败医案

《名医类案》虽然记载了大部分成功案例，但也载有相当数量的失败案例。对此应仔细研究，深挖其因，自觉培养中医辨证论治、三因制宜、标本缓急等临床思维，避免临床上的失治误治。

（四）取其精华，去其糟粕

要结合实际生活和现代科学，摒弃不合乎时宜、有悖科学的内容，吸收精华，为我所用。

第四节 《临证指南医案》

一、简介

（一）作者与成书年代

《临证指南医案》系清代名医叶天士原著，由其门人华岫云据其临证医案编撰整理而成，成书于清·乾隆二十九年（1764 年）。

叶天士（1667—1746 年），清代著名医家，名桂，号香岩，江苏苏州人。叶氏乃世医出身，幼承家学，未及弱冠之年已通读《黄帝内经》《伤寒论》《药性歌括》等中医学经典著作。叶氏勤勉好学，性格谦逊，先后拜师张路玉、周扬俊、王子接、马元仪、沈明生、程郊倩、蒋示吉、尤生洲、柯韵伯、叶横山、顾松园、祁正明等 17 位医家，尽得各家所长，临证经验丰富，后人称其"师门深广"。

（二）书名释义

锡山邵新甫序言："观其论证则援引群书之精义，拟法则选集列古之良方，始知先生一生嗜古攻研，蕴蓄于胸中者，咸于临证时吐露毫端，此即随证发明之著作也。""以此行世，凡医林之士见之，自必勤求古训，博采众方，迨将日造乎高明，庶不致临证有望洋之叹。"可见华岫云所整理皆为叶氏临证验证或随证发微之经验医案，是叶氏临证思路及学术观点的真实记录。

（三）成书背景

叶氏是温病学的奠基人之一，也是中国最早发现猩红热之人。他擅于治疗时疫、痧痘，对温热病的病因病机、辨证论治研究极深；在临证时也擅长运用五运六气，注重顾护正气。遗憾的是，因叶氏毕生忙于诊事，无暇著述，今传《温热论》《临证指南医案》《叶案存真》《未刻叶氏医案》等均系其门人编辑整理而成。

（四）版本流传

《临证指南医案》版本众多，流传极广，复刻重印多达 50 余种。现存主要版本包括清·乾隆三十三年（1768 年）卫生堂刻本、清·乾隆四十年（1775 年）崇德书院刻本排印本、清·道光二十四年（1844 年）苏州经鉏堂朱墨套印刻本、清·同治三年（1864 年）刻本、清·同治六年（1867 年）天德堂刻本、清·光绪十年（1884 年）古吴扫叶山房刻本及 1928 年上海锦章书局石印本。

二、内容提要

《临证指南医案》共十卷，收载医案 2576 则，3137 诊次。卷一至卷十为内科杂病医案，涵盖诸风掉眩、虚劳喘嗽、癥瘕积聚、痹痛等病证，兼收外科和五官科相关医案；卷九为妇科经、带、胎、产等医案，卷十为幼科痧痘、吐泻等医案。全书共分 89 门，涉及病证 86 种。每门以病证为标目，序列叶氏经治医案，言简意赅，切中肯綮，于学术多有所体悟，于后学启迪甚多。每门之末附有论述该门证治大要的附论一篇，系由叶氏门人分别执笔撰写而成。

三、主要学术思想

《临证指南医案》集中展示了叶氏的诊疗经验与临证思路方法，具有鲜明的学术特点。

（一）勤求古训不泥古，继承发微创新说

重视对前人学术经验的继承与吸收，是叶天士重要的学术特点之一。

叶氏论温病，充分吸收了刘河间"辛温解表"等经验，对吴又可的"邪自口鼻而入"说、盛启东的"热入心包"说、喻嘉言的"三焦分治论"等皆可兼收并蓄，择善从

之。例如治虚劳,叶氏不仅遵从《难经》之"五损"理论、《金匮要略》之"脉大为劳,脉极虚亦为劳"的观点,也十分赞同宋·张杲的"元无所归则热灼"观点;在治疗中风、脾胃病的医案中也体现了叶氏对刘河间、缪仲淳、李东垣等前辈医家学术经验的继承和发展。

叶氏师古但不泥古,既善于从前人的理论和经验中汲取精华,又善于结合具体的临床实践灵活运用、创新发展。因推崇李东垣的脾胃论,则提出"脾胃为病,最详东垣"的观点,但又补前人"详于治脾,而略于治胃"之不足,进而提出"脾胃当分论分治",认为当世之人胃阳衰者多,首次全面而系统地阐述了"通补胃阳"的观点。

继承仲景"肝胃理论",并发展出肝胃同治八法,即疏肝醒胃法、养胃息风法、镇阳息风法、安胃和肝法、温胃泄肝法、苦辛降泄法、泻心平调法、培土御木法。这些肝胃同治的方法用之临床均取效不错。

在内科诊疗方面叶氏还提出"肝为刚脏"说、"阳化内风"说、"久病入络"说等具有创新性的观点,对中医学术的发展产生了深远影响。

(二)博采众家遣方药,别开法门运用广

在立方遣药方面,"博采众方,别开法门"是《临证指南医案》最突出的学术特点。叶氏对仲景经方体会最深,应用最广。桂枝汤在《临证指南医案》中用于治疗虚人外感、病后复感、劳倦复感、阳伤饮结的咳嗽,以及疟、泻、喘、痞、胃脘痛、腹痛、胁痛、身痛等病证的医案多达30余则,化裁使用复脉汤的医案也有40余则。

《临证指南医案》采集前代其他著名医方,广泛应用。千金苇茎汤出自唐·孙思邈的《备急千金要方》,本用于治疗肺痈,叶氏在此基础上广泛用于咳嗽、吐血、肺痿、肺痹、哮喘、风温、温热、暑证、痰证等病证的治疗。

叶氏不仅善于拓展古方运用,更善于创制新方。据统计,清·吴鞠通所著《温病条辨》一书中共载录方剂198首,除36首仲景方外,有102首方剂引用或取法于《临证指南医案》,且与其中所述之主症、方药使用完全相同者占十之七八,足见其对后世影响之大。

(三)精研温病揭规律,久病入络需分治

叶天士对温热病的研究贡献极大,是温病学派的奠基者和集成者。他提出,"大凡看法,卫之后方言气,营之后方言血。在卫,汗之可也;到气,才可清气;入营,犹可透热转气,如犀角、元参、羚羊角等物;入血,就恐耗血动血,直须凉血散血,如生地、丹皮、阿胶等物是也",揭示了外感温热病传变的一般规律,创建了以"卫气营血"为层次的辨证纲领。《临证指南医案》中有关温热、痉厥、暑、燥、湿温、寒湿等医案,充分展示了叶氏在温热病辨治方面的理论和经验。有研究证实,现代中医常用的治疗温热病的方剂,如五个加减正气散、两个宣痹汤、两个青蒿鳖甲散汤、三香汤、银翘马勃散、黄芩滑石汤、杏仁薏苡汤、宣清导浊汤、断下渗湿汤等均为叶氏在《临证指南医案》中所创制的。

　　叶氏另一著名论点"初病气结在经，久病血伤入络"是基于前人经验总结出的邪气侵袭人体的传变规律，其创立的卫气营血辨证体系也是"久病入络"理论的体现。《临证指南医案》记载的痛证以胃痛和胁痛居多，共 67 则，其中 37 则属久痛入络。叶氏认为，凡痛证，初起在气者伤经，当以治气、理气为主；久病在血者伤络，当以治血、活血为先。至此，"久病入络"学说才趋于成熟，为后世医家治疗久病不愈的病证提供了思路。

　　叶氏治疗络病，并非一般的理气逐血之法，而是取自《黄帝内经》"疏其气血令其条达"之法，在"络以通为用"的原则下，归纳出多种通络方法，如辛温通络法、搜邪通络法、活血化瘀通络法、降气通络法、补虚通络法等，使"血无凝滞，气血宣通"则病自愈。在久痛、顽痹、癥瘕、积聚等病证的治疗中，他每以一两味虫类药，如蜣螂、地龙、全蝎、蜂房等配合他药制丸服用，以收搜剔入络、峻药缓攻之效。后人学其经验者，多能收到显著效果。

（四）重视脾胃护正气，提倡脾胃分论之

　　叶天士提出的"脾胃当分析而论"的观点，是对李东垣脾胃学说的发展。叶氏认为，脾和胃虽然同居中焦，但其喜恶有别，功能各异，当分析不同而治，并指出"运化主脾，纳食主胃；脾宜升则健，胃宜降则和"，分别针对脾胃阴阳之不足提出了"温运脾阳、敛养脾阴、运化为主"，以及"濡养胃阴、温理胃阳、养通结合"的不同治法。

　　《临证指南医案》中的胃阴学说具有相当的创新性。胃阴学说主要由"脾宜升则健，胃宜降则和""脾喜刚燥，胃喜柔润""太阴阴土，得阳则运，阳明阳土，得阴自安"等内容构成。叶氏认为，导致胃阴虚的原因大致有外感温热燥邪或外邪入里化热、五志过极化火、饮食不节伤胃、误治等伤及阴液和年老阴虚五类。叶氏根据"胃喜润喜降"的特点，针对胃阴虚证的"脾阳不亏、胃有燥火"，多选甘平或甘凉之品，滋阴不碍胃，以使津液来复，胃自降和，所创立的益胃汤，源自仲景的麦门冬汤，被后世名为叶氏养胃汤，现已成为治疗各种胃阴虚病证的基本方。

　　"通补胃阳"是叶氏对仲景脾胃学术思想的又一继承和发展，即通过顺降胃气、补中寓通的方法，以达胃气下行、腑气畅通之效。后世诸医家多综仲景"阳明多实"之说，用泻实之法治疗胃腑病证，而叶氏认为，胃为阳腑，胃阳充足则纳食传导之功方能正常。胃阳衰微，犹如灶中无火，不能腐熟水谷及上输下传，故曰"食谷不化，胃无火也"。胃阳受损，腑病当以通为补，指出胃腑应以通降为顺。若为阳明热证及阳明腑实证，当清之泻之；但若为虚证，则需补中有通，通补结合，以恢复胃之通降。

（五）五运六气重实用，天时岁运合药性

　　《临证指南医案》虽无专篇阐述运气学说，但从其所载医案中可知其将运气理论与病机、体质、药性有机结合运用于临床实践。理论方面，叶氏对运气交接点的争议问题，持"大寒交接"观点，亦重视岁运及六气胜复等病机，认为人身禀赋受天时岁运之影响。叶氏推崇药性，并将其与运气学说结合运用。从医案中可见其对冬令藏精、开阖

枢理论的运用。

四、价值影响与历史评价

《临证指南医案》征引广博，实用性强，不仅较全面地展现了叶天士在温热时证、各科杂病方面的诊疗经验，也反映了叶天士融汇古今、继往创新的学术特点，对当代中医温热病学、内科病学、妇产科学等理论的发展及临床诊疗水平的提高均具有相当的参考价值。

《临证指南医案》是中医工作者教学、科研，特别是临床诊疗必读的中医古籍之一。对于进一步掌握古代医家的临床经验，继承、发扬历代先贤的学术思想，不断提高临床诊疗水平都具有相当重要的现实意义。

五、研读方法

（一）同类总览，个案分析

医案既是医师临床诊疗的记录，也是医师思路方法的反映。医师的学术观点乃至独到的体悟必然反映于医案之中。《临证指南医案》中的个案虽言辞简略，但若能综其标目下同类医案而精审分析，则不难把握叶氏针对具体病证的辨证立法、制方选药规律。

（二）重视评语，撷取精华

《临证指南医案》每门之后都附有门人华岫云、邵新甫、邹滋九、姚亦陶、华德元的评论。这些评论或强调诊疗特点，或论述证治大法，颇能直中肯綮，很有参考意义。评论虽短，但却能把叶氏治疗眩晕的辨证分型、立法用药揭示得有条有理、清清楚楚。著名医家兼医学评论家徐灵胎对全书2424则病案进行了深入研究，写出260余条眉批，3600余处行批，80余条门后附评。徐氏的批注，对叶天士的临证经验及学术创新之处给予了高度评价，对其不足、错误亦能直言不讳地批评和补正，对于学习与理解叶天士的学术思想、撷取叶案中的精华很有裨益。

（三）验证临床，举一反三

《临证指南医案》是叶天士学术思想和临床经验集成，要真正掌握叶案的精髓，指导临床，提高疗效，就必须结合具体的临床案例，亲身实践，举一反三，探其精妙。例如，后世名医章次公用虫类药为主治疗类风湿关节炎、恽铁樵用止痉散加平肝息风药治疗热甚动风之抽搐，都不能说不与叶氏的"久病入络"思想无关。现代中医已将活血通络法作为一条重要的治则，广泛用于各科临床，且每每取得满意疗效。《临证指南医案》中诸如此类的理论，如通补奇经、三策理虚、注重脾胃等都是临床经验的总结，均需从临床入手进行认真探讨和研究，这是学好《临证指南医案》的重要方法。

需要指出的是，《临证指南医案》所载医案大多太过简练，有的医案仅寥寥数字，项目不全，载述不详，个别医案还存在不合时宜之处，学习时需加以鉴别。

第五节 《古今医案按》

一、简介

（一）作者与成书年代

《古今医案按》系清代名医俞震整理纂辑，成书于清·乾隆四十三年（1778 年）。

俞震（1709—1799 年），清雍正、乾隆间著名医家。字东扶，号惺斋，浙江嘉善（现嘉兴市嘉善县）人。年少患病，早年学医，尊崇经典，谙熟经史，尽得同邑名医金钧所传，临证经验丰富，诊疗疾患多效。俞氏素喜研读医案，囊括古今，又善于结合自身临床经验，条分辨析异同，概其要领，指其精要。

（二）书名释义

该书序云："惜向来刊行医案，醇疵互收，一为去取而巧者愈见，此予所以复有古今医案之选也。""故予于每条下，妄据鄙见以按之，辨其真伪，别其是非，晰其同中之异，表其青出于蓝；或综数事为数语，以隐括其大略；或纂述旧说新说，以补诸案之未逮。"可以看出，从淳于意到叶天士，俞氏选择经典或典型医案，并在其后增加按语，或辨析是非异同，或概括大意要领，或补充不足未尽，而成《古今医案按》。

（三）成书背景

医案类书的纂述，到清·乾隆年间已有登峰造极的势头。俞震精选历代医案，但并不求全，酌加按语而探其要旨。《古今医案按》的编撰耗时 5 年，每案所含理论均可解决实际临床相关的问题，便于读者理解医案中的关键信息、习得前人经验，乃俞氏毕生钻研古今医案的心得之作，深得后世医家的青睐。

（四）版本流传

《古今医案按》流传较广，版本较多。现存的主要版本有清·乾隆四十三年（1778年）酌古堂刻本、清·光绪九年（1883 年）重刻吴江李氏藏版及乌程庞玉澂藏版、清·光绪三十年（1904 年）会稽董氏斯堂刻本，以及 1900 年上海会文堂书局石印本、上海会文堂粹记石印本等。

二、内容提要

《古今医案按》共十卷，选择 60 余位历代名医医案 1060 余则，以明清时期医家的医案为主。全书按病证列目，同病证的医案编为一类，分为 19 类，类名之下大致以时代顺序，列述各家医案。医案后附俞氏 530 多条精心评注的按语。

全书涉及各科病证 156 种。卷一至卷八为内科杂病医案，包括中风、伤寒、消渴、虚损等病证，卷九为妇产科医案，包括崩漏、带下、恶阻、转胞等病证，卷十为外科及儿科医案，包括痱痤、肠痈、胎毒、惊搐等病证。也有不以病证为类目名称者，如卷七有面病、耳、鼻、目、咽喉等类名。书末附有俞氏所撰《却病求嗣六要》一篇，着重论述起居、精神、饮食方面的宜忌。

三、主要学术思想

《古今医案按》集中展示了历代名医医案中的思路方法与诊疗经验，取材严谨，辨析异同，充分反映了俞震在古今医案研究方面探隐索微、由博返约、独树一帜的学术特点，对后世医家学习历代名家医案经验影响深远。

（一）遴选广博而严谨，秉正且求实

《古今医案按》的文献来源十分广博，上起仓公淳于意，下至清代叶天士，凡古今名医名案，皆在遴选之列。《古今医案按》所载千余则医案之中，30% ～ 40% 取自明·江瓘《名医类案》，10% ～ 20% 取自其他名医著作，其余乃俞氏广泛搜罗而来。俞氏选案严谨，宁缺毋滥。所选医案均为各家医案之精华。例如湿门仅选取罗谦甫治中山王知府次子薛里一案。俞氏按曰："古人治湿病案，殊无高论奇方，故仅选此条。"对自己不甚熟稔的病证，俞氏选案时更加审慎。俞氏说："于疡科、幼科，素所未谙，故不敢选。"对部分怪诞不经、于临床诊疗无益甚至错误的内容，俞氏则进行了适当删减，甚至给出言语犀利、直击要害的批评。如中寒门吴球一则医案后，俞氏按语言："此等邪说，殊不可信。夫药以治病，中病即止，太过则变生他病矣。是人服附子枚半，病已愈，则不宜多至三枚也。若必须三枚，则枚半未能愈其病也。乃云吾投三枚，使活三年，是以之延年，非以之治病，何不投三十枚，俾活三十年乎？"再如肿胀门张子和治疗下邑妇人腹胀案，"震按：此妄言也，蛇长二尺，重几斤，何以不啮破肠胃耶？子和不过引为偶得吐法耳，然荒唐无证。所谓吐下之神功，大率类此。"以上均可反映出俞氏治学态度严谨、求真求实，值得后学者反思、学习。

（二）按语精妙直中，明辨解惑释疑

清代医家在医案评注方面有所发展，纵观《古今医案按》全书，按语乃精华所在。俞氏的按语分为"一案而按""一案再按""数案一按"三种形式；或对有关医家的学术思想加以阐发，归纳要旨，指明其中临床思路、辨证用药的关键，或结合自身临床经验，明辨异同，析疑解惑，补其不足；按语与医案前后呼应，能够最大限度地帮助读者理解诸则医案的精神实质，明辨是非，学习其中的临床诊疗思路。

例如，厥证是临床之大病，临证务必仔细辨别。在厥门中俞氏按语："《内经》、仲景所谓厥者，手足逆冷耳。故有寒厥、热厥之辨。今人所谓厥者，乃晕厥耳。"此条按语讨论古今所指厥证的不同含义，对于后学理解古今对厥证记载、诊疗思路的不同大有裨益，足资参考。

俞氏的按语多论点鲜明，阐述清晰。在发热门立斋治府庠王以道发热一案中，俞氏

按曰："壮热露胸，目赤泪凝，舌干如刺，纯是火象。惟气息沉沉欲绝，是虚象。脉洪大鼓指，按之如无，则可决其内虚寒而外假热矣。"其按分析精准，点明要旨，画龙点睛。俞氏诸多医案按语皆是如此。

（三）四诊合参明诊断，注重脉诊便效仿

《古今医案按·凡例》俞氏言："治病所凭在脉，故叙证而兼叙脉者始选之。若不载脉象，但侈治验，入选奚益？盖治病之难，难于识病。识病之难，难于识脉也。"俞氏所选医案注重四诊合参，强调明确诊断，并且认为脉诊在诊断与验效方面举足轻重，因此常以经典原案却不载脉象为憾，甚或不纳入载录。如中风门："丹溪治肥人中风口喝，手足麻木，左右俱废，作痰治……皆不载脉象若何，何以效法？故不并录。"肿胀门："读此案，不禁拍案叫绝，只恨不载脉象若何，难以模仿。"俞氏认为，后学者品读医案、学习经验，到临床应用时，脉象变化对临证具有指导意义，可作为验效标准之一，便于后学效法并确认其疗效。

明清时期脉学专著不断问世，尤其早期专著《脉经》等反复刊行，反映了当时脉诊领域的繁荣及其对临证的指导意义巨大。俞震强调脉诊，一方面反映出当时医学发展的实际情况，另一方面也说明脉诊在中医诊断中具有不可或缺的地位。

（四）尚经典亦重变通，临证参变调身心

《古今医案按》所载清代医家怀远治疗积劳感寒发热案的按语云："天地人为三才，医者咸知讲究。天道幽微，而司天运气逐岁变迁，人病应之，推测殊难。然夏宜于凉，冬宜于热，到处皆然，人亦共晓。惟地之水土不同，怀氏只就松江地方所见而言，推之嘉苏，亦复如是。若南京人患伤寒，用麻黄者十有二三；若江北人，不用麻黄全然无效，况直隶、陕西乎？所以《内经》有散而寒之，收而温之，同病异治之论也……此两等人者，各禀阴阳之一偏，又天令地气所不能拘，故立方用药，总贵变通，不独麻黄一味令人推敲也。"俞震熟读经史，崇尚经典，遵《内经》等古籍，强调同病异治、天人相应，但也重视临证变通，不可以一概全。

血证门载："震按：吐血甚多，其因由于郁且怒，则肝脾受伤久矣。重用人参，佐辛热以从治，可谓技进乎道者也。若解郁平肝，血岂能止？然血止后因怒复大作，更何法可治。其死无疑矣。"对于心思郁结且易于发怒的血证患者，不仅要补益脾气、解郁平肝，还需嘱其不可动怒，以防病情反复。这也表明俞氏重视心身同治的临证变通之法，对于后世临证有重要指导意义。

（五）增加按语别树一帜，后世学习影响深远

一般认为，《古今医案》是我国第一部综合性医案类书，而《古今医案按》则从其对《古今医案》的选录处理及按语中可以看出，俞氏治学常不拘泥于前人陈规，每有创新发挥。如临床常见病黄疸，俞氏对其辨治和预后均很有心得。黄疸"有因他病而后发黄者，有先发黄而后现他病者，必于半月、一月之内退尽其黄，则他病亦可治。设或他

病先瘥而黄不能退，至一年半载仍黄者，必复现他病以致死。"这段按语表明俞氏对时行发黄之阴黄、迁延不愈之久黄都有不同见解，超出前人的认识，可谓独树一帜。

四、价值影响与历史评价

俞震纂辑《古今医案按》一书，开创了全面评述辨析古今医案的先河。《古今医案按》搜罗宏富，选案精当，评注中肯，示范性强，不仅比较全面地展现了古今医家的主要诊疗经验，充分展示了历代名医的创新观点与学术特色，对中医学术经验的传承及中医临证医学的发展具有较大的影响，后世不少名医也对其大加赞许和推崇。《冷庐医话》作者清代名医陆以湉盛赞该书"选择简严，论说精透，可为医林圭臬"。晚清名医王士雄认为，本书"虽不如《续案》之网罗繁富，而所附近案及按语，颇可补魏氏之不逮"。

《古今医案按》不仅汇集了古今著名医家的临床经验，也涵盖了俞震的学术成就，对于中医理论的发展及诊疗水平的提高均具有重要参考价值，是中医工作者必读的中医古籍之一。

五、研读方法

（一）全面浏览，重点把握

学习《古今医案按》要浏览全书医案。该书所载医案时间跨度长，来源广泛，乃古今医案之精华，要认真浏览，从整体上把握古今医家的临床经验。俞氏尝谓"多读医案能予医者治法之巧"，这是极有道理的。

《古今医案按》所载医案众多，需要重点把握。如宋金元时期朱丹溪、李东垣的医案，明代汪石山、张石顽、张景岳、李士材的医案，清代喻嘉言、周慎斋、叶天士的医案，均须反复研读，潜心体悟。

（二）细读按语，取其精华

《古今医案按》中的按语是俞氏研究古今医案的心得之作，对提高临床诊疗水平和学术理论水平很有帮助，应仔细研读，取其精华。俞氏按语多辨析精准，议论中肯，见解独到。如对缪仲淳"吐血三要诀"的批判，对权衡标本先后、轻重缓急的见解，对历代《伤寒论》注家的评价，对汗法的变通使用，对古人有关疟疾成说不可拘泥的议论，对"治病所凭在脉"的感悟等均属经验之谈，值得深入研究。

（三）概括规律，择善从之

《古今医案按》既是历代名医临证经验的集成，又是俞震学术思想的体现。俞氏的治学经验提示我们，一方面要掌握《古今医案按》的精髓，用其指导临床实践，以提高疗效；另一方面还须结合临床实际，以俞氏审视分析古今医案之法，探索新的规律，以指导当代临床诊疗。例如，俞氏在研究叶天士治疗湿病医案的基础上总结出叶氏治湿十九法，凡十九条，近八百字，使叶氏治湿的证治方药条理分明，颇便掌握。当代学者通过对《古今医案按》的研习，相继总结出熨敷熏浴法、平中见奇法、奇症奇治法等中医自然疗法。有人对《古今医案按》中的汗法进行研究，概括出益气发汗法、温阳发汗法、养阴发汗法、涌吐发汗法、熏蒸发汗法、激怒发汗法等，丰富了中医治法的内容。

由于历史的原因，《古今医案按》尚存在不合时宜的内容，特别是所附《却病求嗣六要》，有宣扬轮回报应的描述，研读时需加以甄别，择善而从。

第六节　《王孟英医案》

一、简介

《王孟英医案》又称《王氏医案》，作者王士雄。王士雄（1808—1868 年），字孟英，号梦隐，又号潜斋，别号半痴山人、睡乡散人、随息居隐士、海昌野云氏，祖籍浙江海宁盐官，迁居钱塘（杭州）。中医温病学家，毕生致力于中医临床和理论研究，对温病学说的发展做出了承前启后的贡献，尤对霍乱的辨证和治疗有独到见解。重视环境卫生，对预防疫病提出了不少有价值的观点。其子王聚奎曾在太医院任御医。现存多种清刻本、石印本及潜斋医学丛书本。

二、内容提要

《王孟英医案》分正续编，正编两卷，原名《回春录》；续篇八卷，原名《仁术志》。约成书于 1850 年。全书详述作者对温热病、杂病等治疗验案。不分门类，每证自成一案。王氏论病，溯因辨证，处方强调随证变化，不拘成方。用药极平淡，治病多奇中。正编详于杂病治案，续编详于温、热、暑、湿病证治案。王氏于医理宗崇《内经》《伤寒》诸典籍，而间有发挥；一生致力于温热、霍乱诸病之研究，且对叶天士、薛雪诸名医之论多所借鉴，尤擅长温热病的治疗。其蚕矢汤、燃照汤、黄芩乱乱汤是迄今为止治疗霍乱（真霍乱）最早而又有效的方剂。对病理的分析，注重寒热虚实的推究，每能求得其本。《王孟英医案》皆为追忆式医案，所选者大都为症情疑似难辨的治验。王氏文笔简洁流畅，诊治过程较清楚，尤其对识证关键能一一点明，对读者颇有帮助。与徐灵胎医案相比，王氏医案注重辨证的经验记叙，偏重于"验"，徐氏医案注重于对时弊的抨击与医学思想的阐述，偏重于"理"。

三、主要学术思想

（一）长于温热病

王孟英"勤求古训，博采众方"，长于治疗温热病，临证外感内伤皆精，作为清代"温病四大家"之一，在温病证治方面，广泛继承前人特别是温病学家的经验，又有所发挥。温病传变，叶天士有"逆传心包"之说，但语焉不详。王孟英对此曾作阐述，谓传心包称逆，是相对于传胃入气称顺而言的。在肺之邪，能下行传胃，是从腑出腑，为有出路，是谓顺；不移胃而传心，是从脏传脏，邪无去路，内蕴滋变，是谓逆。他还指出："若不下传于胃，而内陷于心包络，不但以脏传脏，其邪有气分（此处指肺之气）入营，更进一层矣，故曰逆传。"说明邪从肺入心、由卫入营均为逆转病变。论伏气温病，王孟英阐发说："起病之初，往往舌润而无苔垢，但察其脉软而或弦，或微数，口未渴而心烦恶热，即宜投清解营阴之药；迨邪从气分而化，苔始渐布，然后再清其气分可也。伏邪重者，初起即舌绛咽干，甚有肢冷脉伏之假象，亟宜大清阴分伏邪，继必厚腻黄浊之苔渐生，此伏邪与新感先后同处。更有邪伏深沉，不能一齐外出者，虽治之得法，而苔退舌淡之后，逾一二日，舌复干绛，苔复黄燥，正如抽丝剥茧，层出不穷，不比外感温邪，由卫及气，自营而血也。"对伏气温病的复杂传变现象，他描绘得清晰如画。对温病邪留气分证的治疗，叶天士主张"法宜益胃"，何谓益胃却没有细说。王孟英从气机的畅达和顺析理，谓"益胃者，在疏瀹其枢机，灌溉汤水，俾邪气松达，与汗偕行"，订正了章虚谷等拘泥于字面、以补益胃气释理的错误。

王孟英论温，善辨六气，而对暑热尤有发挥。他认为，暑即热，同属于阳，两者同气，但以热之微甚为异。此说澄清了人们对暑的属性的一些模糊认识。据临证所见，暑天时病，有因野外劳作感受暑邪而得，也有因避暑反被寒伤所致，前人曾立阴暑、阳暑之名加以区别，初衷是为了区别施治，无可非议，但取名不当，概念不清，往往造成误解，混乱投药。针对这一客观实际，王氏指出，暑性纯阳，绝不能冠以"阴"字。所谓"阴暑"者，实即夏月伤于寒湿，不能属于暑病的范畴。这对区别寒与暑性质、概念和正确辨治有着实际意义。

王孟英之前的许多医家都认为暑必兼湿。针对此说，他指出，暑与湿，一为天气，一为地气，迥然二气，虽易兼感为病，但绝不能因此而说暑中必定有湿。"论暑者，须知为天上烈日之炎威，不可误以湿热二气并作一气始为暑也，而治暑者，须知其夹湿为多焉"。这一论点，对于认清暑邪的性质和暑病的治疗都是大有裨益的。

（二）善用舌诊

舌诊不仅是温病辨证的关键环节，而且对于温病的论治起到了重要的指导作用。王孟英临证中灵活而恰当的舌诊运用，是其显著临床疗效的重要根据。王氏舌诊特色及临床运用对当前中医防治传染病具有重要参考价值。

温病发展变化迅速，而舌象能较为及时地反映病情，所以舌诊在温病的诊察中显得尤为重要，以至后世有"杂病重脉，温病重舌"之说。通过对舌象的观察，可以判断患者感邪的轻重，邪气的属性，病变的深浅，津液的盈亏，病情的顺逆，并直接指导临床用药。王孟英明确指出："必验之于舌，乃治温热之要旨。"王氏论舌不是无所凭借，而是紧密结合临床实际，直接指导立法、选方、用药，历来为后世所推崇。王氏临证，有以舌诊为辨证关键者，如张柳吟荆人案，言"苔虽黑而边犹白润，唇虽焦而齿色尚津，非热证也"，投药如匙开锁，数剂霍然（《王孟英医案三编·卷一》）。王氏注重舌诊，亦强调四诊合参，不拘于单纯的察舌辨证。如谢氏妇案，素体孱弱，属阴虚暑疟久延。舌色鲜赤无苔，他医以为脱液之象，广投养血，而不见功。孟英视之曰：舌虽无苔，色绛而泽，此非脱液，乃液为痰隔而不能上布，故不生苔。痰虽因火灼成，究是水液所结，其潮气上腾，舌自不燥。王氏抓住"鲜泽"，结合病因、素体、兼症等，辨为痰湿内阻之实证。于此，王氏指出："临证必先辨其病属何因，继必察其体性何似，更当审其有无宿恙，然后权其先后之宜，才可用药。"又言："热证有见白润苔者，亦痰盛于中，潮气上蒸也。此不可遽施凉润，先宜开以辛通，而昧者但知苔色白润为寒证之的据，遂不详勘其兼证，而妄投温散燥补以误事者多矣。"强调辨舌固然重要，亦要全面结合四诊资料，同时注意考察患者的病因、体性、宿恙（《王孟英医案三编·卷三》）。温病过程中，舌色、舌苔的变化提示热邪的进退、津液的存亡，故舌象变化可作为疾病进退的征兆。舌色渐润、苔退知饥、舌布新苔等是趋向康复的标志，舌润表示津液来复，苔退指厚腻、黄燥、垢苔等病理性舌苔退掉，表示邪气已退；舌布新苔表示胃气已苏。脉舌不符，舍脉而求诸舌。潘肯堂室喘嗽案，王孟英诊后认为，两气口之脉为肺经所主。而今证肺为痰壅，气不流行，虽脉见虚象，未必即为虚证。况年甫三旬，平时善饭，病起于暴，苔腻痰浓，纵有足冷面红、不饥、不寐、自汗等症状，绝非虚候，而是痰阻枢机、有升无降所致。王孟英认为，其脉象"虚促虽形，未必即为虚谛"，故根据苔腻、痰浓等特征，径用清热化痰法调理而安。此案为脉象因痰而出现假象，故舍脉求舌（《王孟英医案续编·卷八》）。

（三）用药轻灵取胜

王孟英认为，"身中之气有恙有不恙，恙则留着而为病，不恙则气默运以潜消，调其恙而使之不恙，治外感内伤诸病无余蕴矣"。基于这种认识，他治病往往从调恙着手，讲究运枢机、通经络，善用轻清流动之药，致力于气机的通达无恙，常以轻药而收卓效。如对温病营分或血分证的治疗，用犀角地黄汤时，大都言明"王晋三犀角地黄汤"。晋三方较诸《备急千金要方》的犀角地黄汤，清营凉血的犀角、生地黄均用为主药，但后者配牡丹皮、赤芍，重视凉血散瘀；前者配连翘、甘草，力求轻灵透发，轻透之用，最合王意，故深为推崇。具体运用中，他常配金银花、石膏、菖蒲、羚羊角等以加强泄卫透营、清气达邪的作用。其中牡丹皮、赤芍取其"通其经遂"之意。曹炳章称王孟英"裁方用药，无论用补用泻，皆不离运枢机，通经络，能以轻药愈重病，为自古名家所未达者"，评价甚为恰当。

四、价值影响与历史评价

王氏临诊辨证精确，处方熨贴，用药灵巧，效果出奇制胜，对后学多有启迪。本书是一部水平较高的学术著作，有一定的临床实用价值。王氏学术成就之中对温热病有明显擅长，本书对后世治疗温热病影响深远。

主要参考书目

[1] 曲安京. 中国数理天文学 [M]. 北京：科学出版社，2008.

[2] 陈美东. 中国古代天文学思想 [M]. 北京：中国科学技术出版社，2007.

[3] 王恩涌. 中国文化地理 [M]. 北京：科学出版社，2008.

[4] 张全明. 中国历史地理学导论 [M]. 武汉：华中师范大学出版社，2006.

[5] 张培瑜. 中国古代历法 [M]. 北京：中国科学技术出版社，2008.

[6] 常秉义. 周易与历法 [M]. 北京：中央编译出版社，2009.

[7] 方药中，许家松. 黄帝内经素问运气七篇讲解 [M]. 北京：人民卫生出版社，2007.

[8] 梁繁荣. 针灸学 [M]. 北京：中国中医药出版社，2005.

[9] 吴富东，常小荣. 针灸医籍选读 [M]. 北京：中国中医药出版社，2012.

[10] 王自强. 内难经三十论 [M]. 北京：中国中医药出版社，1994.

[11] 李聪甫. 中藏经语译 [M]. 北京：人民卫生出版社，1990.

[12] 华佗. 中藏经 [M]. 农汉才点校. 北京：学苑出版社，2007.

[13] 李亚军，丁殿利. 医学三字经注译 [M]. 西安：三秦出版社，1998.

[14] 邵旭东，杨中一. 医学三字经注释 [M]. 长沙：湖南科学技术出版社，1998.

[15] 贾君，郭君双. 脉经 [M]. 北京：人民卫生出版社，2007.

[16] 巢元方. 诸病源候论 [M]. 孙理军，张登本点校. 北京：中国医药科技出版社，2018.

[17] 胡方林. 崔真人脉诀 [M]. 北京：中国中医药出版社，2016.

[18] 王家葵，张瑞贤. 《神农本草经》研究 [M]. 北京：北京科学技术出版社，2001.

[19] 班固. 汉书 [M]. 北京：中华书局，1999.

[20] 顾颉刚. 秦汉的方士与儒生 [M]. 上海：上海古籍出版社，1998.

[21] 陈修园. 神农本草经 [M]. 肖钦朗校注. 福州：福建科学技术出版社，1982.

[22] 祝之友. 神农本草经药物解读：从形味性效到临床 [M]. 北京：人民卫生出版社，2017.

[23] 尚志钧. 补辑肘后方 [M]. 合肥：安徽科学技术出版社，1996.

[24] 雷自申，赵石麟. 孙思邈《千金方》研究 [M]. 西安：陕西科学技术出版社，1995.

[25] 钱超尘，温长路. 孙思邈研究集成 [M]. 北京：中医古籍出版社，2006.

[26] 唐慎微. 证类本草 [M]. 尚志钧，郑金生，尚元藕，等点校. 北京：华夏出版社，1993.

[27] 唐慎微. 重修政和经史证类备用本草 [M]. 北京：人民卫生出版社，1957.

[28] 李东垣. 珍珠囊补遗药性赋 [M]. 上海：上海科学技术出版社，1959.

［29］潘吉星 . 李时珍研究集成［M］. 北京：中医古籍出版社，2003.

［30］李时珍 . 本草纲目［M］. 刘衡如点校 . 北京：人民卫生出版社，1982.

［31］秦玉龙 . 历代名医临床经验集粹［M］. 北京：中国中医药出版社，2013.

［32］李中梓 . 雷公炮制药性解［M］. 北京：中国中医药出版社，1998.

［33］钟赣生 . 中药学［M］. 北京：中国中医药出版社，2016.

［34］李经纬，余瀛鳌，蔡景峰 . 中医名词术语精华辞典［M］. 天津：天津科学技术出版社，1996.

［35］罗美 . 古今名医方论［M］. 北京：中国中医药出版社，1994.

［36］邓中甲 . 方剂学［M］. 北京：中国中医药出版社，2003.

［37］余瀛鳌，李经纬［M］. 中医文献辞典［M］. 北京：北京科学技术出版社，2000.

［38］江昂 . 医方集解［M］. 北京：中国医药科技出版社，2011.

［39］项长生 . 明清名医全书大成：汪昂医学全书［M］. 北京：中国中医药出版社，1998.

［40］吴有性 . 瘟疫论［M］. 北京：人民卫生出版社，2007.

［41］汪绮石 . 理虚元鉴［M］. 北京：人民卫生出版社，2015.

［42］朱丹溪 . 格致余论［M］. 北京：中国中医药出版社，2008.